糖尿病の薬学管理必携

糖尿病薬物療法認定薬剤師ガイドブック

監修
清野　裕
杉山　雄一
門脇　孝
南條輝志男

編集
日本くすりと糖尿病学会

じほう

おことわり

　本書に掲載する医薬品情報は，原稿執筆時点での最新情報に基づいていますが，改訂されることもありますので，実際の使用にあたっては，最新の添付文書・インタビューフォームをご参照ください。

監修にあたって

　「日本くすりと糖尿病学会」は，病院ならびに薬局勤務の薬剤師，そして基礎薬学研究者らが集い，薬剤師としての糖尿病領域での専門性を高め，糖尿病薬物療法の発展と社会貢献を目的として2011年に一般社団法人として設立された。

　このたび，学会の活動の大きな柱として，「日本くすりと糖尿病学会認定薬剤師制度」が誕生した。この制度は，糖尿病の薬物療法に関する専門性の高い知識および技能を修得し，医師，看護師，栄養士，その他医療従事者とともに糖尿病患者の治療に資する薬剤師を育成することを目的としている。そして，2018年度に第1回糖尿病薬物療法認定薬剤師認定試験を実施するにあたり，受験者のテキストとすべく本書『糖尿病の薬学管理必携』（副題：糖尿病薬物療法認定薬剤師ガイドブック）が編集された。

　糖尿病治療において，近年多数の新薬が上市され，治療の選択肢が広がった反面，それぞれの薬剤のもつ作用，副作用についての指導には多くの知識が要求されている。さらに食事や運動と薬の効果も薬剤ごとに考えることも必要になっている。加えて，薬剤の特性からシックデイ対策や服薬中止に対する指導も重要である。このように薬剤師は適正な薬物療法を担保するために薬学管理以外に，患者自らが適切に療養生活を送ることができるよう支援することが要求されている。そのためには，基礎薬学から臨床薬学まで幅広い最新の知識を修得し，患者はもとより，医師をはじめとする他の医療スタッフと十分なコミュニケーションをもつことが何よりも重要である。

　ここに上梓した本書が，糖尿病薬物療法を深く学ぼうとする薬剤師や薬学研究者の必携の書として，また，糖尿病領域での薬剤師活動を目指す学生諸君の教科書として，活用されることを望む。

平成29年10月
監修者を代表して
清野　裕

編集にあたって

　近年多くの新薬が上市され，糖尿病治療の選択肢が広がりました。しかし，その反面，各々の薬剤の特性を十分に把握し，食事や運動との関係を踏まえて患者の療養生活全体に至る幅広い視野をもって薬学管理するには，より専門性の高い知識と技能が求められます。

　そこで，日本くすりと糖尿病学会（以下，本学会）は，糖尿病の薬物療法に関する専門性の高い知識および技能を修得し，医療チームの一員として糖尿病患者の治療に資する薬剤師を育成することを目的に，「日本くすりと糖尿病学会認定薬剤師制度」を立ち上げました。このたび，2018年度に第1回糖尿病薬物療法認定薬剤師認定試験を実施するにあたり，受験者のテキストとすべく本書『糖尿病の薬学管理必携』（副題：糖尿病薬物療法認定薬剤師ガイドブック）を編集いたしました。

　本学会の基軸は「研究」と「教育」，そして「実践」にあります。したがって，この認定薬剤師は基礎薬学と臨床薬学の知識・技能を密接に融合させて，糖尿病治療に貢献できなければなりません。そこで，従来のガイドブックにはみられなかった基礎薬学と臨床薬学を大きな柱とし，食事や運動などの療養指導に関わる事項や特殊な病態，ライフステージ別の薬物療法など広範囲を網羅した構成としました。そして，本学会の認定薬剤師制度認定委員会が策定した到達目標に基づき，適正な薬物療法を担保するために必要な基本事項以外に，患者自らが適切に療養生活を送ることができるよう支援するために必要な視点を盛り込み，臨床で医師をはじめとする他の医療スタッフと十分なコミュニケーションをもつために必要な内容を加えました。しかし，限られた紙面で詳細を取り上げることはできませんので，本書以外に学会が2012年に発刊した「薬剤師のための糖尿病療養指導ガイド」や学会が推薦するサブテキストも活用されることを望みます。

　最後に，ご多忙のなかご執筆いただいた先生方，さらに本学会設立時よりご指導いただいております関西電力病院総長の清野　裕先生，理化学研究所 イノベーション推進センターの杉山雄一先生，東京大学大学院医学系研究科糖尿病・代謝内科教授の門脇　孝先生，和歌山ろうさい病院長の南條輝志男先生にご監修いただきましたことにお礼申し上げます。そして，本書の刊行にあたりご尽力いただきました株式会社じほうの諸氏に深謝いたします。

平成29年10月
ガイドブック編集委員会
委員長　朝倉　俊成

ガイドブックの刊行によせて

　「一般社団法人　日本くすりと糖尿病学会」は，任意団体として活動していた「薬と糖尿病を考える会」を発展的に解消し，2012年1月に設立された。

　本学会では，糖尿病の薬物療法に関する十分な知識および技能を修得し，医師，看護師，管理栄養士，その他医療従事者とともに糖尿病患者の治療に資する薬剤師を育成したいという目的で，2015年度より「日本くすりと糖尿病学会認定薬剤師制度」を立ち上げ，教育・研修体制の強化を図ることとした。この認定薬剤師制度は，薬の専門家として広範にわたる糖尿病の知識と技能を備えた薬剤師を社会に輩出し，質の高い医療・教育・研究を行いながら，高度化する医療のなかで良質かつ安全な薬物療法の確立を図ること，さらに基礎薬学・医療薬学の普及向上を目的としている。

　本学会の認定薬剤師制度は，糖尿病療養指導（食事療法，運動療法，薬物療法など）全般についての知識および技能を有する医療従事者を認定する日本糖尿病療養指導士（CDEJ）および地域糖尿病療養指導士（CDEL）とは一線を画して，糖尿病療養指導のなかで「薬物療法」に関する十分な知識および技能を有する薬剤師を養成することを目的としている。さらに，薬物療法に関する「技能」を担保するために，技能研修会（服薬指導，インスリン・SMBG手技）の受講を認定資格条件とした。薬局薬剤師も受験資格を有している。本学会では，「糖尿病薬物療法准認定薬剤師（准認定薬剤師）」と「糖尿病薬物療法認定薬剤師（認定薬剤師）」の2つの認定を行う。これまで3回の准認定薬剤師認定審査が行われ，准認定薬剤師として165名が認定されており，2018年度には第1回認定薬剤師試験が実施される予定である。認定更新は5年ごとに課すこととしている。なお，将来的には糖尿病薬物療法専門薬剤師制度の導入を目指したいと考えている。そのためにも技能研修を全国的に展開するなど，充実した魅力ある認定制度を構築することが望まれる。

　糖尿病薬物療法に関する十分な知識に加えて本認定制度の特徴でもある「技能」を修得した認定薬剤師が，糖尿病療養指導に携わることにより，患者のアドヒアランスの向上，有効かつ安全な薬物療法の提供に，ひいてはメディカルスタッフと連携を取りながら，日々進歩する糖尿病治療に貢献できることを期待している。

　本書が，本学会のスローガンでもあるように，薬剤師として糖尿病治療に貢献することを目標として日々，糖尿病患者ケアに携わる諸兄に活用されることを祈念している。

平成29年10月
一般社団法人　日本くすりと糖尿病学会
理事長　厚田　幸一郎

※2020年10月1日　規程改定に伴い，准認定薬剤師は履修薬剤師に名称変更。

監　修
　　　　清野　　裕　（関西電力病院　総長）
　　　　杉山　雄一　（理化学研究所イノベーション推進センター　特別招聘研究員）
　　　　門脇　　孝　（東京大学大学院医学系研究科糖尿病・代謝内科　教授）
　　　　南條輝志男　（和歌山ろうさい病院　病院長）

ガイドブック編集委員会

　　委員長　　朝倉　俊成　（新潟薬科大学薬学部　教授）
　副委員長　　小林　庸子　（杏林大学医学部付属病院薬剤部　科長補佐）
　副委員長　　武藤　達也　（名鉄病院　薬剤部長）
　　　委員　　井上　　岳　（北里大学薬学部　講師）
　　　委員　　篠原久仁子　（フローラ薬局河和田店　薬局長）
　　　委員　　武田真莉子　（神戸学院大学薬学部　教授）
　　　委員　　濱口　良彦　（関西電力病院　薬剤部長，中央診療センター長）
　　　委員　　本田　一春　（公立昭和病院　薬剤部長）
　　　委員　　和田　幹子　（すずき糖尿病内科クリニック　看護師）

ガイドブック査読委員会

　　委員長　　武田真莉子　（神戸学院大学薬学部　教授）
　副委員長　　阿部　和史　（前　東京都立多摩総合医療センター　薬剤科長）
　副委員長　　清水　淳一　（東京都済生会中央病院　薬剤部長）
　　　委員　　大木　一正　（クリーン薬局　薬局長）
　　　委員　　小林　庸子　（杏林大学医学部付属病院薬剤部　科長補佐）
　　　委員　　二神幸次郎　（前　福岡大学薬学部　教授）
　　　委員　　武藤　達也　（名鉄病院　薬剤部長）

執筆者（五十音順）

朝倉　俊成（新潟薬科大学薬学部　教授）
厚田幸一郎（北里大学薬学部　教授，北里大学病院　薬剤部長）
阿部　和史（前　東京都立多摩総合医療センター　薬剤科長）
家入　一郎（九州大学大学院薬学研究院　教授）
石黒　友康（東都医療大学理学療法学科開設準備室）
伊藤　清美（武蔵野大学薬学部　教授）
井上　岳（北里大学薬学部　講師）
岡田　浩（アルバータ大学医学部EPICOREセンター　リサーチフェロー）
格谷美奈子（富山大学附属病院薬剤部）
亀井　敬泰（神戸学院大学薬学部　助教）
工藤　敏之（武蔵野大学薬学部　講師）
黒瀬　健（関西電力病院糖尿病・代謝・内分泌センター　センター長）
小出　景子（永寿総合病院糖尿病臨床研究センター　療養指導主任）
小林　庸子（杏林大学医学部付属病院薬剤部　科長補佐）
佐竹　正子（薬局恵比寿ファーマシー　薬局長）
幣　憲一郎（京都大学医学部附属病院疾患栄養治療部　副部長）
篠原久仁子（フローラ薬局河和田店　薬局長）
清野　弘明（せいの内科クリニック　院長）
竹内　裕紀（東京薬科大学薬学部　准教授）
武田真莉子（神戸学院大学薬学部　教授）
辻本　勉（兵庫県立尼崎総合医療センター　薬剤部長）
虎石　顕一（医療法人社団江頭会さくら病院薬剤部）
長井　一彦（下越病院　薬剤課長）
中野　玲子（萬田記念病院　薬局長）
濱口　良彦（関西電力病院　薬剤部長，中央診療センター長）
原島　伸一（京都大学大学院医学研究科糖尿病・内分泌・栄養内科学　講師）
藤井　博之（虎の門病院薬剤部　病棟薬剤科長）
二神幸次郎（前　福岡大学薬学部　教授）
本田　一春（公立昭和病院　薬剤部長）
松本　晃一（東京医科大学茨城医療センター　副薬剤部長）
丸山　歩（えちごメディカル西長岡センター薬局）
宮田　茂雄（群馬大学大学院医学系研究科　助教）
武藤　達也（名鉄病院　薬剤部長）
室井　延之（赤穂市民病院　薬剤部長）
薬師寺洋介（大阪市立総合医療センター糖尿病内科）
八代　智子（村山医療センター臨床研究部　主任）

COI（利益相反）について

　一般社団法人日本くすりと糖尿病学会においては，医学・薬学研究実施者，関係者，被験者および医療機関を取り巻く利益相反の存在を明らかにし，社会の理解と信頼を得て，医学・薬学研究の適正な推進を図ることを目的として，402頁に掲載のとおりCOI指針を定めています。
　以下に「糖尿病の薬学管理必携」（糖尿病薬物療法認定薬剤師ガイドブック）編集委員・執筆者のCOI関連事項を示します。

1）営利を目的とした企業・法人組織や団体の役員，顧問職への就任
　本学会の定めた開示基準に該当するものはない。

2）株式の保有
　本学会の定めた開示基準に該当するものはない。

3）営利を目的とした企業・法人組織や団体からの特許使用料
　本学会の定めた開示基準に該当するものはない。

4）講演料
　MSD株式会社，サノフィ株式会社，大正製薬株式会社，田辺三菱製薬株式会社，アステラス製薬株式会社，日本イーライリリー株式会社，ノボノルディスクファーマ株式会社，日本ベクトン・ディッキンソン株式会社，小野薬品工業株式会社，日本ベーリンガーインゲルハイム株式会社，テルモ株式会社，ジョンソンエンドジョンソン株式会社

5）企業・組織や団体がパンフレットなどの執筆に対して支払った原稿料
　日本イーライリリー株式会社，アークレイマーケティング株式会社

6）営利を目的とした企業・法人組織や団体が提供する研究費
　田辺三菱製薬株式会社，アストラゼネカ株式会社，第一三共株式会社，富士フィルムファーマ株式会社，ノボノルディスクファーマ株式会社，サノフィ株式会社，MSD株式会社，アステラス製薬株式会社，塩野義製薬株式会社

7）営利を目的とした企業・法人組織や団体が提供する寄付金
　サノフィ株式会社，日本化薬株式会社，MSD株式会社，ノボノルディスクファーマ株式会社，小野薬品工業株式会社，武田薬品工業株式会社

8）企業などが提供する寄付講座
　本学会の定めた開示基準に該当するものはない。

9）旅行・贈答品などの提供
　本学会の定めた開示基準に該当するものはない。

CONTENTS

I章 糖尿病薬物療法認定薬剤師の役割・機能
1. 糖尿病薬物療法認定薬剤師制度（厚田　幸一郎）……… 2
2. 関連団体（厚田　幸一郎）……… 5

II章 糖尿病の概念，定義，診断，成因
1. 糖尿病の概念と定義（黒瀬　健）……… 12
2. 血糖の恒常性とその異常（黒瀬　健）……… 19
3. 糖尿病の診断（黒瀬　健）……… 24
4. 糖尿病の成因と分類（黒瀬　健）……… 28

III章 糖尿病の治療（総論）
1. 食事療法（幣　憲一郎）……… 36
2. 運動療法（石黒　友康）……… 42
3. 薬物療法の基礎（原島　伸一）……… 48

IV章 糖尿病患者の心理
糖尿病患者の心理とエンパワーメント（岡田　浩）……… 56

V章 糖尿病の薬物治療（各論）

1. 薬学基礎
- A　薬物の体内動態（家入　一郎）……… 64
- B　薬物の投与方法（亀井　敬泰）……… 69
- C　薬物の主作用と副作用（宮田　茂雄）……… 76
- D　薬物の作用点（宮田　茂雄）……… 81
- E　薬物相互作用（工藤　敏之，伊藤　清美）……… 87
- F　製剤の種類と特徴（武田　真莉子）……… 94

2. 薬物治療各論（経口薬）
- A　スルホニル尿素薬（SU薬）（二神　幸次郎）……… 104
- B　速効型インスリン分泌促進薬（グリニド薬）（長井　一彦）……… 113
- C　DPP-4阻害薬（濱口　良彦）……… 120
- D　α-グルコシダーゼ阻害薬（α-GI）（小林　庸子）……… 131
- E　ビグアナイド薬（BG薬）（本田　一春）……… 137
- F　チアゾリジン薬（藤井　博之）……… 146
- G　SGLT2阻害薬（阿部　和史）……… 153

3. 薬物治療各論（注射薬）
- A　インスリン（松本　晃一）……… 162
- B　GLP-1受容体作動薬（格谷　美奈子）……… 181
- C　適正な注射手技（朝倉　俊成）……… 191
- D　適正なSMBGの手技と活用法（武藤　達也）……… 202

4. 薬物治療各論（併用療法）
- **A** 内服薬同士の併用療法（中野　玲子）……209
- **B** 内服薬と注射薬の併用療法（井上　岳）……215
- **C** 注射薬同士の併用療法（虎石　顕一）……222

VI章　糖尿病の合併症

1. 急性合併症（清野　弘明）……230
2. 慢性合併症（薬師寺　洋介）……236

VII章　特殊な病態における糖尿病薬物治療

1. シックデイ（丸山　歩）……252
2. 腎障害（竹内　裕紀）……257
3. 肝障害（竹内　裕紀）……270
4. 周術期（濱口　良彦）……277
5. 感染症発症時（室井　延之）……283
6. 副腎皮質ホルモン投与時（丸山　歩）……287
7. 経腸栄養療法（濱口　良彦）……293
8. 経静脈栄養療法（濱口　良彦）……309
9. 災害時（丸山　歩）……319

VIII章　ライフステージ別の糖尿病薬物治療

1. 小児（辻本　勉）……326
2. 高齢者（辻本　勉）……331
3. 妊娠（八代　智子）……336

IX章　持続的な治療と検査

インスリンポンプ・SAP・CGM（小出　景子）……344

X章　糖尿病の社会的問題

1. 医療経済，健康保険など（篠原　久仁子）……356
2. 自動車運転などに関わる問題（佐竹　正子）……361

付録
- 糖尿病治療薬一覧……366
- 日本くすりと糖尿病学会　入会のご案内……381
- 一般社団法人日本くすりと糖尿病学会　認定薬剤師制度規程……382
- 一般社団法人日本くすりと糖尿病学会申請書類等　細則……386
- 認定薬剤師認定制度　申請更新時における単位基準……388
- 糖尿病薬物療法認定薬剤師研修カリキュラム……389
- 一般社団法人日本くすりと糖尿病学会利益相反（COI）に関する指針……402

索引……408

略語一覧

略語	和文	英文
α-GI	α-グルコシダーゼ阻害薬	α-glucosidase inhibitor
AAA	芳香族アミノ酸	aromatic amino acid
ABCトランスポーター		ATP-binding cassette transporter
ACEI	アンジオテンシン変換酵素阻害薬	angiotensin-converting enzyme inhibitor
ADA	米国糖尿病学会	American Diabetes Association
ADL	日常生活動作	activity of daily living
ADP	アデノシン二リン酸	adenosine diphosphate
ARB	アンジオテンシンⅡ受容体拮抗薬	angiotensin Ⅱ receptor blocker
ATP	アデノシン三リン酸	adenosine triphosphate
BCAA	分枝鎖アミノ酸	branched chain amino acids
BCRP		breast cancer resistance protein
BEE	基礎代謝エネルギー量	basal energy expenditure
BOT	基礎インスリン経口併用療法	basal supported oral therapy
CDE	糖尿病療養指導士	Certifiid Diabetes Educator
CDEJ	日本糖尿病療養指導士	Certified Diabetes Educator of Japan
CDEL	地域糖尿病療養指導士	Certified Diabetes Educator in local Area (Certified Diabetes Educator of Local)
CGM	持続血糖モニター	continuous glucose monitaring
CKD	慢性腎臓病	chronic kidney disease
CPI	CPRインデックス	CPR index
CPR		C-peptide immunoreactivity
Cre	クレアチニン	creatinine
CSII	持続皮下インスリン注入療法	continuos subcutaneous insulin infusion
CTLA-4遺伝子	細胞傷害性Tリンパ球抗原-4遺伝子	cytotoxic T lymphocyte associated antigen 4 gene
CYP	シトクロムP450	cytochrome P450
C-ペプチド		connecting peptide
DHA	ドコサヘキサエン酸	docosahexaenoic acid
DKA	糖尿病性ケトアシドーシス	diabetic ketoacidosis
DPP-4		dipeptidyl peptidase-4
EASD	欧州糖尿病学会	European Association for the Study of Diabetes
ED_{50}	50%有効量	50% effective dose
eDKA	正常血糖糖尿病ケトアシドーシス	euglycemic diabetic ketoacidosis
eGFR	推算糸球体濾過率	estimated glomerular filtration rate
EPA	エイコサペンタエン酸	eicosapentaenoic acid
ESRD	末期腎不全	end-stage renal disease
FAD	フラビンアデニンジヌクレオチド	flavin adenine dinucleotide
FDA	米国食品医薬品局	Food and Drug Administration
FGM		flash glucose monitoring
GA	グリコアルブミン(糖化アルブミン)	glycoalbumin
GAD	グルタミン酸脱炭酸酵素	glutamic acid decarboxylase
GDH	グルコースデヒドロゲナーゼ	glucose dehydrogenase
GER	胃内容排出速度	gastric emptying rate
GFR	糸球体濾過率	glomerular filtration rate
GIP	グルコース依存性インスリン分泌刺激ポリペプチド	glucose-dependent insulinotropic polypeptide (gastric inhibitory polypeptide)
GLP-1	グルカゴン様ペプチド-1	glucagon-like peptide-1
GLUT2	糖輸送担体2	glucose transporter 2
GLUT4	糖輸送担体4	glucose transporter 4
GPCR	G蛋白質共役型受容体	G protein-coupled receptor
GST	グルタチオンS-転移酵素	glutathione S-transferase
GWAS	ゲノムワイド関連解析	genome wide association study
HHS	高血糖高浸透圧症候群	hyperglycemic hyperosmolar syndrome
HLA遺伝子	ヒト白血球型抗原遺伝子	human leukocyte antigen gene

略語	和文	英文
HOMA-R	HOMA-R 指数	homeostatic model assessment ratio
HOMA-β	HOMA-β 指数	homeostasis model assessment for β-cell function
IA-2	インスリノーマ関連蛋白-2	insulina-associated antigen-2
IAA	インスリン自己抗体	insulin antoantibody
ICA	膵島細胞抗体	islet cell antibody
IFG	空腹時血糖異常	impaired fasting glucose
IGT	耐糖能異常	impaired glucose tolerance
IRI	免疫反応性インスリン	immunoreactive insulin
ISPAD	国際小児思春期糖尿病学会	International Society for Pediatric and Adolescent Diabetes
JADEC	日本糖尿病協会	Japan Association for Diabetes Education and Care
JDDM	糖尿病データマネジメント研究会	Japan Diabetes Clinical Data Management Study Group
LD_{50}	50%致死量	50% lethal dose
LES	睡眠前軽食療法	late evening snack
LPL	リポ蛋白リパーゼ	lipoprotein lipase
MBI		mechanism-based inhibition
MODY	若年発症成人型糖尿病	maturity-onset diabetes of the young
MSW	医療ソーシャルワーカー	medical social worker
MUFA	一価不飽和脂肪酸	monounsaturated fatty acid
NAD	ニコチンアミドアデニンジヌクレオチド	nicotinamide adenine dinucleotide
NAFLD	非アルコール性脂肪性肝疾患	non-alcoholic fatty liver disease
NAT	N-アセチル基転移酵素	N acetyltransferase
NPH	中間型ヒトインスリン製剤 (結晶性プロタミンインスリン)	neutral protamine hagedorn
OD 錠	口腔内崩壊錠	oral disintegrating tablet
OGTT	経口糖負荷試験	oral glucose tolerance test
PAD	末梢動脈疾患	peripheral arterial disease
PEG	経皮内視鏡的胃瘻造設術	percutaneous endoscopic gastrostomy
PEJ	経皮内視鏡的空腸瘻造設術	percutaneous endoscopic jejunostomy
PG	血漿血糖値	plasma glucose
P-gp	P-糖蛋白質	P-glycoprotein
PM	プアーメタボライザー	poor metabolizer
PMDA	独立行政法人医薬品医療機器総合機構	Pharmaceuticals and Medical Devices Agency
POCT	臨床現場即時検査	point of care testing
PP	パンクレアチックポリペプチド	pancreatic polypeptide
PPARγ	ペルオキシソーム増殖因子活性化受容体γ	peroxisome proliferator-activated recepter γ
QOL	生活の質	quality of life
RAS 阻害薬	レニン-アンジオテンシン-アルドステロン阻害薬	renin-angiotensin-aldosterone system inhibitor
REE	安静時エネルギー消費量	resting energy expenditure
ROS	活性酸素種	reactive oxygen species
SAP	パーソナルCGM機能付きインスリンポンプ	sensor augmented pump
SGA	主観的包括的評価	subjective global assessment
SGLT	ナトリウム・グルコース共輸送担体	sodium-glucose cotransporter
SLC トランスポーター		solute carrier transporter
SMBG	血糖自己測定	self-monitoring of blood glucose
SPIDDM	緩徐進行1型糖尿病	slowly progressive insulin dependent diabetes mellitus
SULT	細胞質型硫酸転移酵素	sulfotransferase
SU 薬	スルホニル尿素薬	sulfonylureas
TPMT	チオプリンS-メチル基転移酵素	thiopurine S-methyltransferase
TPN	完全静脈栄養	total parenteral nutrition
TTS	経皮吸収治療システム	transdermal therapeutic system
UGT	UDP-グルクロン酸転移酵素	UDP-glucuronosyltransferase
UKPDS	英国前向き糖尿病試験	United Kingdom Prospective Diabetes Study
WHO	世界保健機構	World Health Organization
ZnT8	亜鉛輸送担体8	zinc transporter 8

I 章

糖尿病薬物療法認定薬剤師の役割・機能

1. 糖尿病薬物療法認定薬剤師制度
2. 関連団体

1 糖尿病薬物療法認定薬剤師制度

1. 目的

　2013年に施行された改正医療法において糖尿病は，医療計画制度の根幹となる「5疾病・5事業および在宅医療」の1疾病として取り上げられ，その指針では，「糖尿病の予防・治療には，患者自身による生活習慣の自己管理に加えて，内科，眼科，小児科，産科，歯科などの各診療科が，糖尿病の知識を有する管理栄養士，薬剤師，保健師，看護師などの専門職種と連携して実施する医療サービスが必要となる」と明記されている。このような状況のなかで相次ぐ新薬の登場により複雑化する薬物療法における薬剤師への期待はますます高まっている。

　糖尿病の薬物療法に関する十分な知識および技能を修得し，医師，看護師，栄養士，その他医療従事者とともに糖尿病患者の治療に資する薬剤師を育成したいという目的で，本学会では「日本くすりと糖尿病学会認定薬剤師制度」を立ち上げた。この認定薬剤師制度は，薬の専門家として広範にわたる糖尿病の知識と技能を備えた薬剤師を社会に輩出し，質の高い医療・教育・研究を行ないながら，高度化する医療のなかで良質かつ安全な薬物療法の確立を図ること，さらに基礎薬学・医療薬学の普及向上を図ることを目的としている。

2. 概要

　本学会の認定薬剤師制度は，糖尿病療養指導全般（食事療法，運動療法，薬物療法など）についての知識・技能を有する医療従事者を認定する「日本糖尿病療養指導士」（Certified Diabetes Educator of Japan：CDEJ）および「地域糖尿病療養指導士」（Certified Diabetes Educator of Local：CDEL）とは一線を画して，糖尿病療養指導のなかで「薬物療法」に関する十分な知識および技能を有する薬剤師を養成することを目的としている（図1.1.1）。

　本学会では，以下の2つの認定を行う。

①糖尿病薬物療法認定薬剤師（以下，認定薬剤師）
　糖尿病の薬物療法に関する十分な知識・技能を用いて，質の高い医療・教育・研究を行うものをいい，認定に必要な資格を有し，本学会の認定薬剤師認定審査に合格したものとする。

②糖尿病薬物療法准認定薬剤師（以下，准認定薬剤師）
　糖尿病薬物療法に関する自己研鑽を積んだ薬剤師をいい，認定に必要な資格を有し，本学会の准認定薬剤師認定審査に合格したものとする。

※2020年10月1日　規程改定に伴い，准認定薬剤師は履修薬剤師に名称変更。

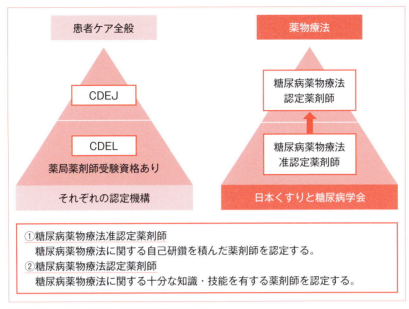

図1.1.1　糖尿病薬物療法認定薬剤師制度

3. 認定資格の取得条件

以下に認定資格の取得条件を示す．

1）認定薬剤師の認定資格

認定薬剤師の認定を申請する者は，次の各項に定める資格をすべて満たすこと．
①日本国の薬剤師免許を有していること．
②本学会が認定した准認定薬剤師として2年以上継続して本学会会員であること．
③本学会が示す単位基準の習得単位が，受験年の直近2年間で30単位以上あること．
④本学会において，筆頭発表者として1回以上の学会発表があること．
⑤直近5年間の自験例を10例有すること．または，糖尿病治療に関連した原著論文が3報以上（うち1報以上は筆頭者）であること．
⑥本学会が開催する技能研修会に参加していること．

上記のすべての条件を満たし，認定試験（筆記試験）に合格した者は，認定薬剤師の認定を申請できる．

ただし，本学会が認定した准認定薬剤師として2年以上継続して本学会会員であり，CDEJ認定を受け5年以上経過している者は，前項の③〜⑥および認定試験（筆記試験）を免除するものとする．

2）准認定薬剤師認定資格

准認定薬剤師の認定を申請する者は，次の各項に定める資格をすべて満たすこと．

①日本国の薬剤師免許を有していること。
②薬剤師歴5年以上，申請時において2年以上本学会会員であること。
③本学会が示す単位基準の修得単位が，申請時の直近2年間で30単位以上あること。
④上記③において，CDEJ，CDEL，日本医療薬学会認定薬剤師，同薬物療法認定薬剤師，日本薬剤師会生涯学習支援システムレベル5以上，薬剤師認定制度認証機構により認証された生涯研修認定制度による認定薬剤師あるいは日本臨床薬理学会認定薬剤師のいずれかを取得している者は，本学会が示す単位基準の習得単位が，申請時の直近2年間で20単位以上あること。

3）認定更新

更新は5年ごととする。①認定薬剤師，②准認定薬剤師のそれぞれについて個別に更新していくものとする。

※認定薬剤師，履修薬剤師の取得条件の最新版（2021年9月30日改定）については，日本くすりと糖尿病学会ホームページよりダウンロードしてご確認ください。

2 関連団体

1. 日本糖尿病協会

　日本糖尿病協会（Japan Association for Diabetes Education and Care：JADEC）は，1961年設立の公益社団法人として，患者と医師・歯科医師をはじめ，看護師，薬剤師，管理栄養士，臨床検査技師，理学療法士など医療スタッフと市民・企業などで組織された団体であり，会員数は約10万人である（図1.2.1）。患者やその家族が暮らす地域や職場にも呼びかけ，糖尿病の正しい知識と予防に関する啓発を実施している。

1）日本糖尿病協会の活動

　普及活動から国際交流まで幅広い活動を展開している（図1.2.2）。活動は大きく以下の5つに分けられる。

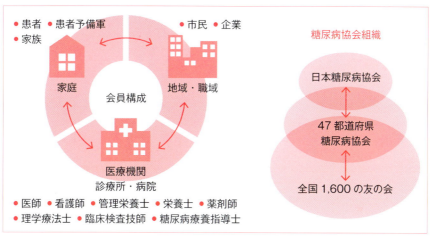

図1.2.1　日本糖尿病協会とは

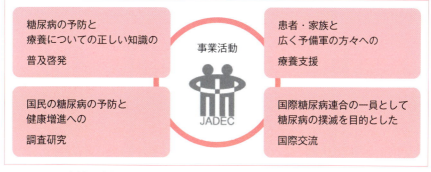

図1.2.2　日本糖尿病協会の活動

(1) 糖尿病の予防および治療に関する正しい知識の普及啓発
　　①糖尿病の発症予防
　　②重症化や合併症の予防
　　③医療スタッフへの情報発信・資格の整備
　　④糖尿病治療の質の確保

　そのほか，「糖尿病ライフさかえ」（図1.2.3）の発行，全国糖尿病週間の実施，世界糖尿病デー関連イベントの実施，療養指導学術集会の開催など多岐にわたった活動を行っている。

(2) 糖尿病の患者および家族に対する療養支援
　　①患者同士の交流の場
　　②小児患者対象のキャンプ
　　③療養に役立つグッズの制作・発行
　　　・糖尿病連携手帳，自己管理ノート，糖尿病患者用IDカードなど（図1.2.4）

(3) 療養指導スタッフの育成
　　登録医，療養指導医，歯科登録医師の認定，各都道府県におけるCDELの認定を行い，糖尿病医療の全国における質の向上，均てん化を行っている。

(4) 国民の糖尿病の予防と健康増進への調査研究
　　①糖尿病治療薬の市販後調査
　　②患者や医療関係者へのアンケート調査

(5) 糖尿病の撲滅を目指した国際交流
　　①世界各国の学・協会との協調
　　②国際糖尿病連合の一員としての活動

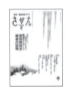

図1.2.3　月刊「糖尿病ライフさかえ」

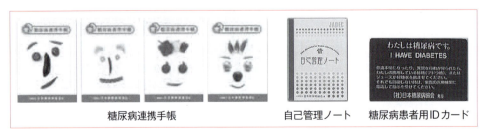

図1.2.4　日本糖尿病協会制作グッズ

③アジア地域の糖尿病足病変抑制事業

2）日本糖尿病協会への入会

　入会には2つの方法がある．1つは，「友の会」（各地の医療機関ごとに，糖尿病患者とその家族，医師，看護師，薬剤師などの医療スタッフで組織されている）に入会する．もう1つは，「本部会員」として直接，日本糖尿病協会事務局にて入会手続きをする．入会すれば糖尿病情報誌「さかえ」が毎月無料で購読できる．

2. 日本糖尿病療養指導士認定機構

1）誕生の背景

　糖尿病患者数の増加に対応するためには，糖尿病療養指導従事者の質的向上と人員の充実が不可欠であるが，日本糖尿病学会認定専門医数は2014年10月現在4,974人であり，急増する糖尿病患者の療養指導には対応できない．しかしながら，コメディカル専門職種の参加により，療養指導の向上を図ることが可能である．米国，カナダ，オーストラリアなどでは1970年代の初頭より，糖尿病療養指導従事者の専門性と認定について検討され，1986年には資格として糖尿病療養指導士（Certified Diabetes Educator：CDE）制度が発足した．わが国でも，2000年に日本糖尿病学会，日本糖尿病教育・看護学会，日本病態栄養学会が母体となって，日本糖尿病療養指導士認定機構が発足した．

2）位置づけ

　CDEJは，糖尿病患者の療養指導に従事するコメディカルスタッフ，すなわち，看護師，管理栄養士，薬剤師，臨床検査技師，理学療法士に与えられる資格である．糖尿病療養指導士に認定されるということは，糖尿病の臨床における生活指導のエキスパートであると認められたことである．

　CDEJの目的は，糖尿病とその療養指導全般に関する正しい知識を有し，医師の指示の下で患者に熟練した療養指導を行うことである．療養指導は糖尿病治療そのものであるとする立場から，療養指導士が行う指導業務はわが国の医療法に則って行うこととしている．アメリカでCDEの療養指導に公的保険の給付が実施されたのは2000年であり，発足より14年の歳月がかかった．わが国のCDEJの社会的地位は今後の活動による実績にかかっているといえる．

3）資格取得方法

　CDEJの受験資格は表1.2.1に示すとおりである．第1に，国家認定医療職の有資格者であること．第2に，熟練した療養指導ができるように，常勤または非常勤の日本糖尿病学会専門医が勤務する施設または日本糖尿病学会の会員である医師が常勤で勤務している施設において2年以上勤務し，この間にそれらの施設において通算1,000時間以上の糖尿病患者の療養指導業務に従事しているまたは従事した経験があるもの．第3に，認定機構開催の講習会の受講者．第4に，療養指導自験10症例の提出，である．

表1.2.1　CDEJの受験資格

①看護師，管理栄養士，薬剤師，臨床検査技師，理学療法士 ②2年以上継続勤務し，1000時間以上の療養指導 ③療養指導自験例10症例提出 ④認定機構主催の講習会受講（2日間）
施設条件 ①糖尿病学会専門医または学会員医師が受験者を指導 ②外来で糖尿病患者の診療が恒常的に行われている ③糖尿病患者教育，食事指導が恒常的に行われている
→病院・診療所勤務薬剤師は受験資格あるが，現状では薬局薬剤師に受験資格ない

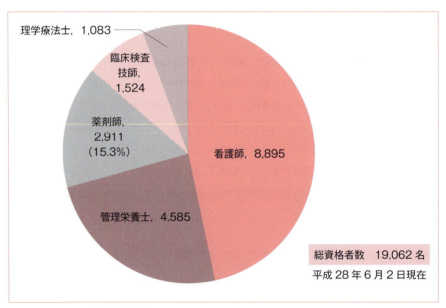

図1.2.5　CDEJ有資格者数

　認定試験は，年1回実施され，試験方法は筆記試験と受験願書とともに提出した療養指導自験10症例の書類審査である．本資格は，5年ごとに認定更新が行われ，更新には認定期間中に糖尿病療養指導関連と自己の医療職についての研修をそれぞれ20単位以上取得することを条件としている．第1回から平成28年6月現在までの認定試験による資格取得者は19,062人となり（図1.2.5），職種は，取得者の多い順に看護師，管理栄養士，薬剤師，臨床検査技師，理学療法士となっている．薬剤師の資格取得者数は2,911人で全体の約15％を占めている．現状では，薬局薬剤師には受験資格はない．

　一方，独自のCDELを施行している地域も全国で30団体以上ある．このCDELは，薬局薬剤師にも受験資格があり，多くの薬局薬剤師がCDELとして活躍している．

4）CDEとしての薬剤師の役割

　糖尿病療養指導を実施する際には，チームアプローチが必要である．チームの形式は医療機関の

表1.2.2 糖尿病療養指導チームのメンバー役割分担例

療養指導項目	医師	看護師	管理栄養士	薬剤師	臨床検査技師	理学療法士
糖尿病の診断,治療方針の決定	●					
療養における自己管理の意義	○	○	○	○	○	○
療養上の課題/問題把握	●	●	○	○	○	○
食事療法の概要	○	○	○	○	○	○
栄養管理の意義	○		●			
献立,調理などの理論と実践	○		●			
薬物治療の概要	○	○	○	○		
薬剤の作用機序	●			●		
服薬指導	○	○		●		
インスリン自己注射	○	○		○		
糖尿病に関する検査の概要	○	○	○	○	○	○
検査の意義	●				●	
血糖自己測定	○	○		○		
運動療法の概要	○	○	○			○
運動の種類と効果	●					●
運動の実践方法と評価	○					●
療養指導の計画と立案	●	○	○	○	○	○
療養指導の実践と評価	○	●	○	○	○	○

○:一般的であるが患者教育として必要なもの,●:特に専門知識を必要とするもの

規模などにより異なるが,重要なことはその施設の療養指導に対する考え方であり,計画,実施手順,評価に関する意思統一である。糖尿病療養指導チームのメンバー役割分担例を表1.2.2に示した。

CDEとしての薬剤師の役割の第一は,他の職種と同様に継続自己管理の意識づけであり,薬剤師として患者をエンパワーメントすることである。薬剤師として最も重要な療養指導は服薬指導である。療養指導としての服薬指導は,通り一遍の服薬指導ではなく患者の生活を理解し,目標を立て,カウンセリング手法を取り入れながら行うべきである。そして,患者の自己管理能力と知識,理解度,アドヒアランスなどを評価する。

糖尿病の薬物療法は,新薬の開発により治療が複雑化し,処方の多様化をもたらした。経口血糖降下薬はそれぞれの異なる作用様式と重篤な副作用を有している。一方,インスリン製剤も超速効型や持効型などのアナログインスリン製剤の開発やデバイス(注入器)の普及により多種多彩な製剤が用いられており,糖尿病治療が大きく変革してきている。

このようななか,薬剤師として薬剤の特性を十分理解し,患者に適切な指導をわかりやすく行うことができるように努力すべきである。

II章

糖尿病の概念，定義，診断，成因

1. 糖尿病の概念と定義
2. 血糖の恒常性とその異常
3. 糖尿病の診断
4. 糖尿病の成因と分類

1 糖尿病の概念と定義

1. 疾病概念

　糖尿病はインスリンの作用不足による慢性的な高血糖状態を主徴とする疾患群であると定義されている[1]。インスリンが標的臓器とする骨格筋，肝臓，脂肪組織でのインスリン抵抗性が関与しているが，糖尿病発症には必ずインスリン分泌不全が併存している。初期には無症状で経過するが，高血糖状態が慢性的に持続すると特有の合併症が生じる。この細小血管合併症の重症化は高血糖の程度に依存し，平均血糖値の上昇に応じて指数関数的に頻度が増加する特徴を有する[2]。
　三大合併症は糖尿病に特有な合併症であって，神経障害，網膜症，腎症である。この順序で徴候が発現することが多いが，重症化すると神経障害では下肢の疼痛や知覚障害からくる下肢の壊疽，網膜症では視力低下や失明，腎症では蛋白尿，腎機能低下から腎不全，透析に至り，生活の質（quality of life：QOL）は著しく低下する。
　一方，糖尿病は高齢になるほど頻度が多くなり，全身の動脈硬化症をも進展させ，脳梗塞，心筋梗塞，下肢の閉塞性動脈硬化症など，糖尿病に特有ではないが生命予後に直接関連する合併症の頻度を増加させる。また，最近では歯周病も糖尿病の合併症と捉えられるようになり，さらに認知症の頻度やがんの発生率も血糖コントロールの悪化とともに高まる可能性が示唆されている。一方，治療に際しての医原性の低血糖や急性の高血糖昏睡なども起こることがあり，急性の合併症にも細心の注意が必要である。

2. 基本的な代謝異常

　血糖値は主として腸から吸収されたブドウ糖が門脈を経て肝臓，骨格筋，脂肪細胞といった臓器での取り込みや，肝臓からの糖の放出により100mg/dL前後に制御される。インスリン作用により肝臓ではグリコーゲン合成が促進され，糖新生が抑制される。骨格筋ではグルコースの取り込みやグリコーゲン合成が促進され，脂肪組織ではグルコースの取り込み促進，中性脂肪の合成，脂肪分解抑制が起こる。
　2型糖尿病ではインスリン分泌不全とインスリン作用の障害がさまざまな程度で起こり，高血糖がもたらされる（図2.1.1）。ただし，インスリン作用障害のみでは糖尿病は発症せず，必ずインスリン分泌不全が存在している。

1）インスリン分泌障害

　インスリン分泌障害は膵β細胞の量的異常と質的異常の両者が関与すると考えられている。2型糖尿病患者では約30％前後減少していると報告されている。ただし，これだけでは糖尿病を発症するには不十分で，通常機能異常がなければ90％の膵切除で初めて糖尿病が発症する動物実験も

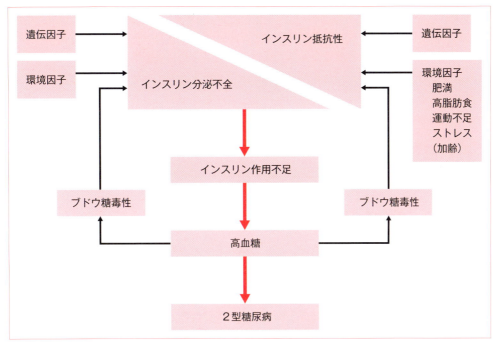

図2.1.1　2型糖尿病の病態
（日本糖尿病学会編著，"糖尿病専門医研修ガイドブック改訂第7版"，診断と治療社，東京，2017，p.70．）

あることから，必ず機能異常が併存していると考えられている。

　2型糖尿病患者では経口糖負荷試験を行うと，明らかな初期分泌の低下と遅延過剰反応が報告されている。膵β細胞は糖尿病ではグルコースに対する応答性が選択的に障害されており，アルギニンの静脈投与など他の刺激には比較的良好であるが，グルコースの静脈内投与には著しく応答性が低下している[3]。また，高血糖に伴う酸化ストレスはβ細胞内の活性酸素種（reactive oxygen species：ROS）の過剰産生により引き起こされ，膵β細胞の分泌機構を障害する。さらに，2型糖尿病ではインクレチン効果の減弱も知られており，適切なタイミングでのインスリン分泌障害をきたす。

2）インスリン抵抗性

　2型糖尿病ではインスリン抵抗性も重要な役割を果たしている。インスリン抵抗性は末梢の肝臓，骨格筋，脂肪組織にも起こるが，中枢神経のインスリン抵抗性も問題となる。視床下部のインスリン抵抗性は食欲抑制効果を示さず，食欲亢進から肥満にもつながる。

　一方，脳にインスリンを作用させると肝臓での糖産生が抑制されるが，インスリン抵抗性が存在すると，肝臓の糖産生は亢進してくる。また，インスリンはグリコーゲン合成を促進するが，抵抗性のある状態ではグリコーゲン合成も抑制される。

　一方，脂肪の合成についてはインスリンによって促進されるが，インスリン抵抗性が存在しても脂肪酸合成に関わる作用は増強しており，この作用はインスリンに独立して起こり，むしろその基質によってドライブを受けていることが示唆されている。

骨格筋ではインスリンにより糖輸送担体4（glucose transporter 4：GLUT4）の活性化が起こりグルコースの輸送が促進される。骨格筋はインスリン非依存性にもグルコースを取り込むメカニズムがあるので，筋細胞の収縮を起こさせる運動はインスリン抵抗性があってもグルコース輸送を促進できる重要な働きをしている。骨格筋における蛋白合成もインスリンで促進されるが，インスリン抵抗性が存在するとこうした蛋白合成の低下と分解の促進が起こり骨格筋からのアミノ酸放出は肝臓での糖産生の基質となって肝糖新生の亢進を引き起こす。

脂肪組織においてもインスリン抵抗性が生じると脂肪酸の遊離，グリセロールの増加から肝糖産生が促進される。

3. 治療の一般的な目標

糖尿病治療の目標は糖尿病による血管合併症の発症と進展を防止して，日常生活を活動的で質の高い状態に維持し，健康寿命を確保していくことである（図2.1.2）[4]。治療目標を達成するためのコントロール指標は血糖（図2.1.3）のほか体重，血圧，血清脂質の良好なコントロールの維持が必要である。血糖コントロールの目標は，個々の症例の特性を考慮し，個別に設定する患者中心のテーラーメイド医療が進められている。特に高齢者では，加齢の影響が個々の例で著しく異なることもあり，認知機能，日常生活動作（activities of daily living：ADL）をしっかりと評価して，併用薬剤の種類や量にも留意する（Ⅷ章-2，332頁，図8.2.1参照）。

血糖コントロール以外のコントロール指標は表2.1.1にまとめる。

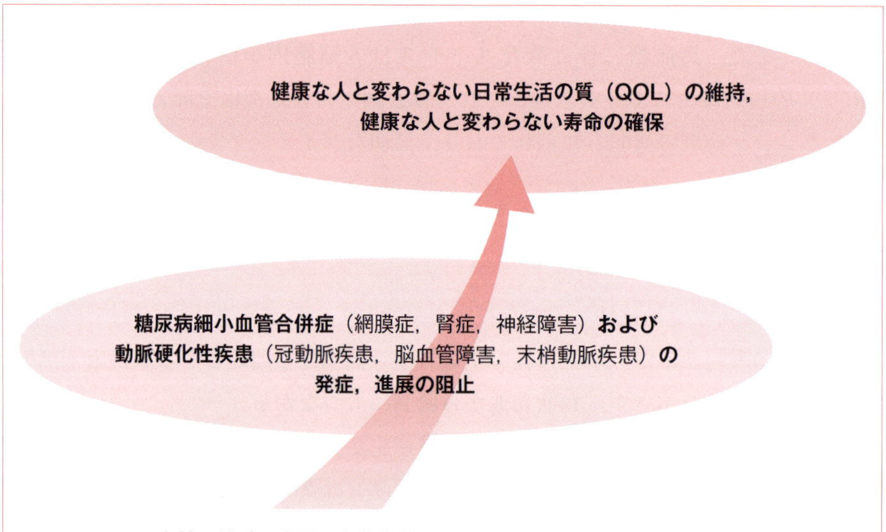

図2.1.2　糖尿病治療の目標
（日本糖尿病学会編著，"糖尿病治療ガイド2016-2017"，文光堂，東京，2016，p.26.）

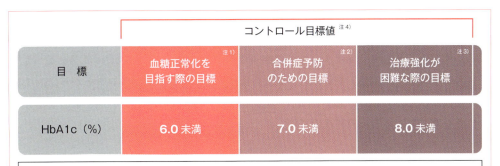

図2.1.3　血糖コントロール

(日本糖尿病学会編著，"糖尿病治療ガイド2016-2017"，文光堂，東京，2016，p.27.)

表2.1.1　血糖コントロール以外のコントロール指標

体重	標準体重（kg） BMI（kg/m²）	身長（m）×身長（m）×22 体重（kg）/身長（m）/身長（m） 標準体重，BMI22を目標にする
血圧	降圧目標	＜130/80mmHg（尿蛋白1g/日以上の場合：＜125/75mmHg）
血清脂質	LDLコレステロール	＜120mg/dL（冠動脈疾患がある場合100mg/dL未満）
	中性脂肪	＜150mg/dL（早朝空腹時）
	HDLコレステロール	≧40mg/dL
	non-HDLコレステロール*	＜150mg/dL（冠動脈疾患がある場合130mg/dL未満）

＊：総コレステロール値からHDLコレステロール値を引いたもの

(日本糖尿病学会編著，"糖尿病治療ガイド2016-2017"，文光堂，東京，2016，p.28.)

4. 発症に関わる素因と要因

1）1型糖尿病

　1型糖尿病ではインスリンを分泌する膵β細胞が何らかの理由で選択的に破壊され，インスリン分泌が枯渇して発症する。1A型に分類される自己免疫性1型糖尿病は，遺伝素因の関与の下で，細胞性免疫を主体とする自己免疫が膵β細胞の破壊を起こすと考えられている。他方，1B型に分類される特発性には遺伝素因の関与に加え，ウイルス感染などの環境因子が加わり，抗ウイルス免疫応答が膵β細胞の破壊に関わると考えられている。

　1型糖尿病の発症に関連する疾患感受性遺伝子として，ヒト白血球型抗原（human leukocyte

antigen：HLA）遺伝子，インスリン遺伝子，細胞障害性Tリンパ球抗原-4（cytotoxic T lymphocyte associated antigen 4：CTLA-4）遺伝子などが報告されている。また，1型糖尿病の発症に関わる環境因子として，ウイルス感染と食事要因が考えられている。ウイルス感染は1型糖尿病の約20％と考えられる劇症1型糖尿病で先行感冒様症状を伴うことが多いことから，ウイルス感染が環境要因のひとつにあげられている。一方，母乳栄養は1型糖尿病の発症を予防するとの報告があり，乳児期の牛乳摂取との関連の可能性が指摘されているが，直接的な根拠には乏しい。

2）2型糖尿病

　2型糖尿病は日本人糖尿病の90％以上を占めるありふれた糖尿病であるが，インスリン分泌不全とインスリン抵抗性がさまざまな程度に関与して糖尿病が発症する。インスリン分泌不全とインスリン抵抗性を来たす複数の遺伝因子に加えて，過食，ストレスや運動不足といった環境因子が加わりインスリン作用不足を起こして2型糖尿病が発症する。

　ゲノムワイド関連解析（genome wide association study：GWAS）といった最近の手法による解析から，多数の糖尿病感受性遺伝子が明らかになりつつある（Ⅱ章-4，32頁参照）。

5. 慢性合併症

　慢性高血糖，脂質異常などの代謝異常に高血圧が加わり，全身血管を中心とした組織変性や機能喪失が起こる。糖尿病の慢性合併症を大きく2つに分けると，高血糖を基盤とする代表的な細小血管障害と高血糖以外に複数のリスク因子が関わる大血管障害に分類される。

　細小血管障害は神経障害，網膜症，腎症に分類され，大血管障害は脳血管障害，冠動脈疾患，末梢動脈疾患に分類される。ほかに糖尿病足病変や歯周疾患，最近では認知症など多彩な合併症がある。いずれも患者の機能予後に関連し，QOLや生命予後に関わるのでこれら合併症治療や対策が重要である。

　予防には糖尿病の早期発見，適切かつ継続的なリスク管理が重要である。細小血管障害は慢性高血糖により引き起こされる細胞内代謝異常により起こる，①ポリオール代謝経路の亢進，②プロテインキナーゼCの活性化，③ヘキソサミン経路の亢進，④終末糖化産物（AGEs）およびAGE受容体系の活性化，などが細小血管障害の発症進展に大きく関与している。

1）糖尿病網膜症

　網膜の細小血管壁内皮細胞の機能異常，周皮細胞の脱落や基底膜の肥厚などが原因で血流障害が発生し，出血，白斑，網膜浮腫などの初期病変が生じ，進行すると黄斑症や血栓形成から虚血が生じる。高血糖の持続や虚血から血管新生を促す血管内皮細胞増殖因子（vascular endothelial growth factor：VEGF）などが放出され，網膜前あるいは硝子体内に新生血管が生じ，硝子体出血や網膜剥離を引き起こし視力障害を来たす。

　病期は，①正常，②単純網膜症，③増殖前網膜症，④増殖網膜症，の4期に分類される。①，②は血糖コントロール，高血圧の治療など内科治療が重要で，③以降は眼科医の治療が必須である。

血管新生緑内障は高率に失明につながる末期合併症で，ほかに白内障も視力障害を来たす．

2）糖尿病腎症

糖尿病を発症してから約5～10年の経過で尿中アルブミンの出現をもって発症する．慢性高血糖により腎糸球体の過剰濾過，糸球体構造の破壊，メサンギウム領域の増生，さらに機能低下が生じる．

糖尿病腎症の病期は5期に分類される．糸球体濾過率〔推算糸球体濾過率（estimated glomerular filtration rate：eGFR）〕と尿中アルブミン排泄量（UAE）または尿蛋白排泄量によって病期を判定する．

① 第1期（腎症前期）：尿中アルブミンが随時尿で30mg/gクレアチニン（creatinine：Cre）未満で，良好な血糖コントロール，降圧治療が重要である．

② 第2期（早期腎症期）：尿中アルブミン30mg/g Cre以上，300mg/g Cre未満．良好な血糖コントロール，降圧治療に加え，蛋白質の過剰摂取を控える．

③ 第3期（顕性腎症期）：尿中アルブミン300mg/g Cre以上あるいは持続的蛋白尿0.5g/g Creであり，適切な血糖コントロール，降圧治療，脂質管理に加え，蛋白質制限食が加わる．

④ 第4期（腎不全期）：eGFRが30mL/min/1.73m^{2}未満となり血清クレアチニンが上昇してくる時点で，尿蛋白の値は問わない．透析を視野に入れる時期で，血圧，血糖管理に加え低蛋白食，貧血治療も考慮する．

⑤ 第5期（透析療法期）：腎不全が進行し，透析療法に至った時期である．現在わが国における血液透析導入の原疾患1位が糖尿病である．糖尿病腎症の進行を遅らせることはたいへん重要である．

3）糖尿病神経障害

糖尿病三大合併症のうち最も早期に現れ，また最も発症頻度が高く，全身の末梢神経系が障害される．左右対称性の多発神経障害と単神経障害があり，糖尿病以外の原因による神経障害を除外することが重要である．主として両足の感覚・運動神経障害と自律神経障害を呈する．良好な血糖コントロールを維持することによりその発症・進展を抑制できる．

4）大血管障害

（1）脳血管障害

脳出血より脳梗塞が多い．糖尿病は脳梗塞の独立した危険因子であり，非糖尿病者の2～4倍高頻度である．糖尿病有病率はアテローム血栓性脳梗塞とラクナ梗塞で高い傾向にある．脳血管障害の予防には早期から良好な血糖コントロールを保ち，高血圧治療を十分に行う必要がある．

（2）冠動脈疾患

糖尿病では心筋梗塞を起こす危険度は健常者の3倍以上で，日本でも虚血性心疾患が直接死因となる糖尿病患者が増加している．糖尿病患者の心筋梗塞は，無症候性に経過するものや，発症時にすでに多枝病変を有する進行した症例が多く，心不全や不整脈を起こしやすい．

(3) 末梢動脈疾患

　糖尿病患者の10～15%に合併する。糖尿病患者の下肢潰瘍は下肢の末梢動脈閉塞を主因とするものは半数以下であり，多発神経障害，微小循環障害，外傷や感染などが複雑に関与する。足病変の管理では毎日の足の観察が重要で，傷や感染などの有無を見たうえで，早期に主治医と相談するように指導を行う。

5）歯周疾患

　歯周病はグラム陰性嫌気性菌の感染による歯周組織の慢性炎症で，糖尿病の重大な合併症である。糖尿病患者では歯周病は重症化しやすく，血糖コントロールも悪化しやすい。慢性炎症が改善するとインスリン抵抗性が軽減して血糖コントロール状態も改善する。

引用文献

1) 清野裕，南條輝志男，田嶼尚子，他，糖尿病の分類と診断基準に関する委員会報告（国際標準化対応版），糖尿病，2012，55，485-504.
2) Kilpatrick ES, Rigby AS, Atkin SL, A1c variability and the risk of microvascular complications in type1 diabetes, *Diabetes Care*, 2008, 31, 2198-2202.
3) Pfeifer MA, Halter JB, Porte D Jr, Insulin secretion in diabetes mellitus, *Am J Med*, 1981, 70, 579-588.
4) 日本糖尿病学会編著，"糖尿病治療ガイド2016-2017"，文光堂，東京，2016，pp.26-40.

2 血糖の恒常性とその異常

1. 血糖の恒常性

　血糖を構成する主な糖はブドウ糖（グルコース）で，血液中に最も多く存在し，きわめて狭い範囲（約70～140mg/dL）に厳密に調節されている。なぜブドウ糖が最も使われているのか，また，なぜこのように狭い範囲に調節されているのかについては，種々の仮説がある。哺乳類がブドウ糖を使う理由は，他の昆虫や植物が利用しているトレハロースなど二糖類に比べ効率よくエネルギーが取り出せることと，単糖類のなかでも特に長時間存在することによって起こる蛋白質との相互作用である蛋白質の糖化作用（glycation）が起こりにくいことが大きいと考えられている[1]。また狭い範囲に調節されている最大の理由は高濃度に存在することによって起こるglycationの加速，また低い血糖値によって起こるエネルギー不足の弊害をそれぞれ防ぐことである。低血糖を防ぐ理由は中枢神経が活発に糖を利用するため，低血糖による脳の機能不全すなわち意識障害を防ぐことが最も重要である。

　血糖値を一定に保つためには血液中への糖の流入と糖の消失がバランスをもって調節されていることが必要である。血液中への糖の流入は主として食物からの栄養素としてブドウ糖が腸から吸収されることによる。また，空腹時など腸から吸収されないときは肝臓から糖が放出される。一方，体内からの糖の消失は体内の各臓器，組織で糖が利用されることにより起こる。特にブドウ糖は筋肉で大量に消費される。この血糖値を一定に保つための機構が血糖調節機構である（図2.2.1）。

　血糖値を調節する際に重要な臓器は肝臓であり，そのほか筋肉，腎臓，脂肪組織，脳，消化管なども関与する。これらの臓器，組織は神経ならびにホルモンの影響下に血糖調節を行っている。

2. 膵島とインスリン分泌

　血糖調節には多くのホルモンが関与するが，これらのうちインスリンのみが血糖降下に作用し，グルカゴン，カテコールアミン，成長ホルモン，副腎皮質ホルモン，甲状腺ホルモンなど他のホルモンはすべて血糖値を上昇させる。これは，動物は血糖値を上昇させなければならない，闘うあるいは急いで逃げる場面で，脳や筋肉に糖を供給しなければならない状況で有利にさせることがあげられる。また，低血糖を何重にも防御する精巧な機構とも考えられる。

　一方，インスリンは高血糖を防ぐ唯一のホルモンであり，その不足は高血糖につながる。

　膵臓の詳細な組織学的な検討により，特殊な細胞の集塊が規則的に存在することを1869年に報告したLangerhansにちなんで，ランゲルハンス島（ラ氏島）とよばれる膵島が存在する（図2.2.2）[2]。インスリンを分泌するβ細胞，グルカゴンを分泌するα細胞，ソマトスタチンを分泌するδ細胞，パンクレアチックポリペプチド（pancreatic polypeptide：PP）を分泌するPP細胞などが存在し，その存在比率はβ細胞が約80％，α細胞15％，δ細胞5％で，PP細胞などは2％未満

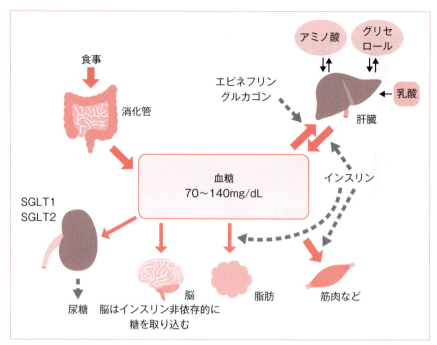

図2.2.1 血糖調節の仕組み

がほとんどであるが，一部PP細胞に富む膵島が膵臓の頭部に多く分布している。

膵β細胞から分泌されるインスリンはA鎖（21個）とB鎖（30個）がS-S結合で結びついた51個のアミノ酸からなり，前駆体のプロインスリンから生成する[3]。この際A鎖とB鎖をつないでいたC-ペプチド（Connecting peptide）が等モル生成される。インスリン分泌を促進する最も重要なものはブドウ糖である。ほかにアルギニンなどアミノ酸，グルカゴン，消化管ホルモンのうちインクレチン〔グルカゴン様ペプチド-1（glucagon-like peputide-1：GLP-1）やグルコース依存性インスリン分泌刺激ポリペプチド（glcose-dependent insulinotropic polypeptide：GIP）がある。インクレチンは，ブドウ糖によるインスリン分泌を増幅する作用が強力であることから，生理的に重要である。一方，交感神経のα受容体刺激に働くエピネフリンやソマトスタチンは抑制因子として働く。膵β細胞の周囲のブドウ糖濃度が上昇すると，糖輸送担体2（glucose transporter2：GLUT2）を介してブドウ糖が細胞内に流入する。ブドウ糖は細胞内で代謝を受けATPが産生される。

3. インスリン作用と抵抗性

インスリンの働きは表2.2.1に示すとおり，筋肉や肝臓でのグリコーゲン合成の促進やアミノ酸の取り込み，蛋白合成の促進，脂肪合成の促進など主な標的臓器における作用のほか，中枢神経や造血細胞における役割など多彩な作用がある。インスリン抵抗性とは十分効果的にインスリンが血糖値を下げることができない状態を指しており，代表的な状態は加齢，肥満，ストレスで生じる。

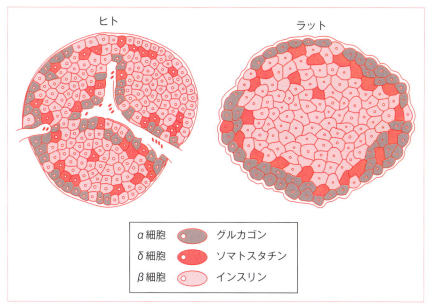

図2.2.2 ランゲルハンス島の構造

表2.2.1 インスリンの作用

筋肉	脂肪組織	肝臓
グリコーゲン合成促進	糖利用促進	グリコーゲン合成促進
アミノ酸の取り込み促進	脂肪合成促進	グリコーゲン分解抑制
糖の取り込み促進	脂肪分解抑制	cAMP濃度低下
蛋白合成促進	蛋白合成促進	解糖系酵素誘導
膜電位上昇	cAMP濃度低下	糖新生系酵素誘導の抑制
K^+の取り込み促進		

4. インスリン拮抗ホルモン

インスリン拮抗ホルモンとしてあげられるものは、グルカゴン、エピネフリン、コルチゾール、成長ホルモンなどである。これらのホルモンの重要な役割はなんといっても、低血糖の防御である。低血糖が始まって2時間くらいまでの早期の低血糖からの回復に重要なホルモンが、グルカゴンとエピネフリンである。これらは肝臓のグリコーゲン分解、糖新生を同時に促進する。一方、持続的な遷延する低血糖で重要なのが、2～3時間後の比較的遅い時間から作用するコルチゾールや成長ホルモンである。これらはブドウ糖の末梢からの取り込みを抑制する、脂肪分解を促進して糖新生の基質となるグリセロールやエネルギー基質の脂肪酸の供給を増加させるなどして低血糖の回復を促進する。

5. インクレチンの分類と作用

　インスリン分泌は血糖値に応答して増加するが，もしインスリン分泌制御が血糖値のみで制御されるとすれば，血糖値の上昇をインスリンが抑制することは非常に困難となる。すなわち，この場合，インスリン分泌は血糖値の上昇に追随するので泥縄式の血糖制御になる。正常の血糖制御では早期の神経性の制御や摂取する栄養素に応じてインスリン分泌を制御しているので，血糖値の上昇を予測して，インスリンが分泌される。インクレチンは栄養素の摂取に伴い消化管から分泌され，インスリン分泌を増加させるホルモンであり，しかも血糖値が上昇しているときにのみ増強が起こる特異なホルモンである。栄養素によってインクレチンが増加し，またこの増加量に応答してインスリンも増加するので，時間的にも遅れがない。インクレチンはこのような多細胞生物の血糖制御上，欠くことのできない繊細な血糖値の制御を行うための仕組みを担ったホルモンである。

　インクレチンにはGLP-1とGIPがある。それぞれG蛋白共役型受容体を介して作用する。いずれのインクレチンホルモンもブドウ糖依存性にインスリン分泌を促進することは共通であるが，それぞれの分泌細胞はGIPが小腸上部のK細胞から，GLP-1は小腸下部のL細胞から分泌される。GLP-1はグルカゴン分泌を抑制し，中枢で食欲抑制に働くほか，胃排出抑制効果もある。一方，GIPはグルカゴンについては正常血糖状態で分泌促進することが報告されているほか，胃酸分泌抑制効果，脂肪蓄積効果，骨形成促進効果も知られている[4]。

6. インスリン作用と脂質代謝[5]

　過剰なエネルギー状態になると肥満することは周知であるが，これにはインスリン作用が重要な役割を果たす。食後に分泌されたインスリンは脂肪組織のブドウ糖輸送を通常の30倍に増加させる。インスリンは糖輸送担体4（glucose transpoeter4：GLUT4）を脂肪細胞の細胞質（サイトゾル）から形質膜へ移行させ，これが脂肪細胞の中へのグルコースの輸送を促進し，このグルコースはトリアシルグリセロールに代謝され脂肪細胞内の球状脂肪滴として貯蔵される。ただ，多くの場合，トリアシルグリセロールは食物中にあり，腸でカイロミクロンに組み込まれ輸送される。食物摂取過剰で高エネルギー状態となったミトコンドリアでは大量のATPとNADPH＋H^+が存在し，Krebs回路のイソクエン酸デヒドロゲナーゼを阻害する。この結果クエン酸が蓄積し，ミトコンドリアから担体を介して細胞質に拡散する。

　このクエン酸およびATPは解糖系のホスホフルクトキナーゼを阻害し，グルコースからの代謝物を解糖系ではなく五炭糖リン酸経路に振り向ける。この経路に代謝物を流してNADPH＋H^+を産生させ，脂肪酸合成系を活性化する。したがって，余分なグルコースは肝臓のグリコーゲン貯蔵がいっぱいになると脂肪組織でのトリアシルグリセロール合成に使われ，貯蔵エネルギーとなる。

　一方，貯蔵脂肪の分解は脂肪細胞のホルモン感受性リパーゼにより起こる。このリパーゼは運動時はカテコラミン，空腹時はグルカゴンによって刺激されトリアシルグリセロール（中性脂肪）を遊離脂肪酸とモノアシルグリセロールに分解する。このように生成された遊離脂肪酸は肝臓でβ酸化を受け代謝される。一方，インスリンはこのホルモン感受性リパーゼを阻害し，脂肪分解を抑制

する。

引用文献

1) 垂井清一郎，1．生命活動と血糖，"血糖値を見る・考える"，島健二編，南江堂，東京，2000年，pp.1-6.
2) Unger RH, Orci L, 9. Glucagon, "Joslin's Diabetes Mellitus 13th Edition", CR Kahn, GC Weir ed, Williams & Wilkins, Philadelphia, 1994, pp.163-176.
3) 日本糖尿病学会，"改訂第7版　糖尿病専門医研修ガイドブック"，診断と治療社，東京，2017，pp.91-141.
4) Seino Y, Fukushima M, Yabe D, GIP and GLP-1, the two incretin hormones: Similarities and differences, *J Diabetes Investig*, 2010, 1 (1-2), 8-23.
5) JG Salway, "Metabolism at a glance 一目でわかる代謝学", 麻生芳郎訳, メディカルサイエンスインターナショナル, 東京, 1994, pp.20-23, pp.64-65.

3 糖尿病の診断

1. 糖尿病診断の進め方

　糖尿病の診断は，医師により高血糖が慢性に持続していることを証明することによって行われる[1]。いわゆる典型的な糖尿病の症状には，口渇，多飲，多尿，体重減少があり，このような症状がある場合はもちろん診断を進めるが，ほかにも糖尿病の疑いがある場合には診断手順を進める。最近では糖尿病の典型的な症状で来院することは少なく，人間ドックや健康診断で高血糖の疑いを指摘されて来院する場合が圧倒的に多い。

1）診断基準

　高血糖の判定については，表2.3.1のような血糖値による判定区分を用いる。

(1) 糖尿病型
①空腹時血糖値≧126mg/dL

②75g経口糖負荷試験（oral glucose tolerance test：OGTT）2時間値≧200mg/dL

③随時血糖値≧200mg/dL

④HbA1c≧6.5％

(2) 正常型
空腹時血糖値＜110mg/dL，かつOGTT2時間値＜140mg/dL。

(3) 境界型
糖尿病型でも正常型でもないもの。

表2.3.1　空腹時血糖値およびOGTT2時間値の判定基準（静脈血漿値，mg/dL）

	正常域	糖尿病域
空腹時値 75gOGTT2時間値	＜110 ＜140	≧126 ≧200
75gOGTTの判定	両者を満たすものを正常型とする。 正常型にも糖尿病型にも属さないものを境界型とする。	いずれかを満たすものを糖尿病型＊とする。
	＊随時血糖値≧200mg/dLおよびHbA1c（NGSP）≧6.5％の場合も糖尿病とみなす。	

正常型であっても，1時間値が180mg/dL以上の場合には、180mg/dL未満のものに比べて糖尿病に悪化するリスクが高いので，境界型に準じた取り扱い（経過観察など）が必要である。また，空腹時血糖値100〜109mg/dLのものは空腹時血糖正常域の中で正常高値とよぶ。

＊OGTTにおける糖負荷後の血糖値は随時血糖値には含めない。

2）臨床の場における診断（図2.3.1）

（1）糖尿病型の判定と糖尿病の診断

まず初回の検査で，前述①～④のいずれかを認めた場合は「糖尿病型」と判定する．さらに別の日に再度検査を行い，「糖尿病型」を確認できれば糖尿病と診断する．ただし，HbA1cのみの反復検査による診断は不可である．また，血糖値とHbA1cが同一採血で糖尿病型を示すこと（①～③のいずれかと④）が確認されれば，この1回の検査だけでも糖尿病と診断できる．糖尿病が疑われる場合には，血糖値による検査と同時にHbA1cを測定することを原則とする．

（2）糖尿病型と身体症状

血糖値が糖尿病型（①～③のいずれか）を示し，かつ次のいずれかの条件が満たされた場合は，初回検査だけでも糖尿病と診断できる．

・糖尿病の典型的症状（口渇，多飲，多尿，体重減少）の存在

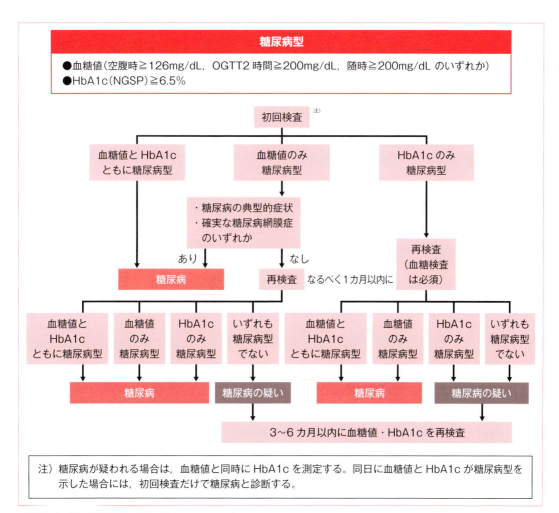

図2.3.1　糖尿病の臨床診断のフローチャート
（日本糖尿病学会糖尿病診断基準に関する調査検討委員会．糖尿病の分類と診断基準に関する委員会報告．糖尿病，2010，53，458．より改変）

・確実な糖尿病網膜症の存在

(3) 過去の糖尿病診断

過去において上記 (1) あるいは (2) の条件が満たされていたことが確認できる場合は,現在の検査結果にかかわらず,糖尿病と診断するか,糖尿病の疑いをもって対応する.

(4) 診断確定しないとき

診断がはっきりとは確定しない場合には,患者を追跡し,時期をおいて再検査する.

(5) 臨床診断時の留意点

糖尿病の臨床診断に際しては,糖尿病の有無のみならず,成因分類,代謝異常の程度,合併症などについても把握するよう努める.

3) 経口ブドウ糖負荷試験の解釈

OGTTは,早朝空腹時に75gのグルコースを水などに溶かした溶液を経口的に負荷し,血糖値の推移を調べる検査で,糖代謝異常を判定する鋭敏な検査法である.あくまでも軽度の高血糖を示す症例に行い,病初期の糖尿病を判定することに適している.判定基準を表2.3.1に示す.

ただし,正常型であっても,空腹時が100mg/dL上のもの,および1時間値が180mg/dL以上のものでは糖尿病に進展する割合が多いので,境界型に準じて経過を慎重に観察する.糖尿病では血糖値の上昇に比してインスリン値の早期の上昇が低い

$$\left(糖負荷30分間の \frac{\Delta IRI (\mu U/mL)}{\Delta PG (mg/dL)} が0.4以下\right)$$

IRI:免疫反応インスリン
PG:血漿血糖値

という特徴を示すので,境界型の段階ですでにこの特徴を示すものは糖尿病に進展しやすいと考え,経過観察を行っていく.

(1) 境界型

経口糖負荷試験の結果,正常型にも糖尿病型にも属さないものが境界型である.この領域では糖尿病特有の合併症を来たすことはほとんどないが,糖尿病を発症するリスクが高く,動脈硬化のリスクも高い.境界型のなかには糖尿病が改善した状態,インスリン抵抗性症候群,健常者が一過性に耐糖能悪化を来たしたものなどさまざまな状態が含まれていると考えられている.

境界型は75gOGTTで糖尿病型にも正常型にも属さない血糖値を示す群で,米国糖尿病学会 (American Diabetes Association:ADA) やWHOの空腹時血糖異常 (impaired fasting glucose:IFG) と耐糖能異常 (impaired glucose tolerance:IGT) とを合わせたものに一致し,糖尿病型に移行する率が高いので,特に注意を払って経過を観察する(図2.3.2)[3].境界型のなかには糖尿病の発症過程にあるものや,改善過程にあるものが混在している.この病態にはインスリン分泌不全が主としてあるものと,インスリン抵抗性が中心となっているものとがあり,特にインスリン抵抗性が主たるものについてはメタボリックシンドロームを呈するものが多い.境界型は糖尿病特有の合併症は少ないが,動脈硬化症のリスクは正常型よりも大きい.

一方,HbA1cが6.0～6.4%の場合は,糖尿病の疑いが否定できず,また,HbA1cが5.6～5.9%の場合も含めて,現在糖尿病でなくとも将来糖尿病の発症リスクが高いグループと考えられている.

IFGは空腹時血糖値が110～125mg/dLで75gOGTTを測定すると2時間値が140mg/dL未満の群

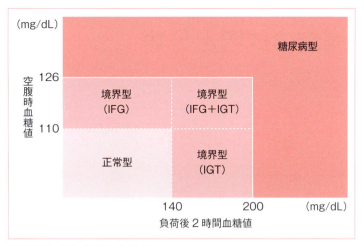

図2.3.2　75gOGTTの判定

を示す（WHO）。ただし，ADAでは空腹時血糖値110〜125mg/dLとして，空腹時血糖値のみで判定している。

IGTはWHOの糖尿病診断基準に取り入れられた分類で，空腹時血糖値126mg/dL未満で75gOGTT2時間値140〜199mg/dLの群を示す。

空腹時血糖値が100〜109mg/dLは正常域であるが，「正常高値」とする。この集団は糖尿病への移行やOGTT時の耐糖能障害の程度からみて多様な集団なため，OGTTを行うことが推奨される。

引用文献
1) 日本糖尿病学会編著，"糖尿病治療ガイド2016-2017"，文光堂，東京，2016，pp.17-25.
2) 清野裕，南條輝志男，田嶼尚子，他，糖尿病の分類と診断基準に関する委員会報告（国際標準化対応版），糖尿病，2012，55，485-504.
3) 日本糖尿病学会編著，"改訂第7版　糖尿病専門医研修ガイドブック改訂第7版"，診断と治療社，東京，2017，pp.55-63.

4 糖尿病の成因と分類

1. 糖尿病における成因と病態

　糖尿病を診断分類する際に必要な考え方が，成因と病態を考えることである[1]。糖代謝異常の分類は成因分類が主体となっており，これにインスリン作用不足の程度を反映する病態（糖尿病の進展に伴い通常インスリン作用不足は悪化する）を併記する。例えば，1型糖尿病インスリン依存状態などとする。糖尿病をこのように診断することにより，治療に役立てることができる。

　成因として①1型，②2型，③その他の特定の機序・疾患によるもの，④妊娠糖尿病，に分類する（表2.4.1）。病態として，インスリン作用不足によって起こる高血糖の程度，病態によって正常領域，境界領域，糖尿病領域に分けられる（図2.4.1）。

　糖尿病領域はさらに，インスリン不要，高血糖是正にインスリン必要，生存のためにインスリン必要の3区分に分ける。前半の2つの領域はインスリン非依存状態，最後の領域はインスリン依存状態とよばれる。インスリン依存状態とは，単にインスリンを用いなければ治療できない（高血糖が改善しない）というだけではなく，インスリンがなければ生命の維持が困難な状態を意味している。この点が誤解されている向きもあり，インスリン依存とは単にインスリンが治療に必要であることだけと判断されていることがあるが，これは明らかに間違いで，この点は特に誤解のないように，特段の注意が必要である。

表2.4.1　糖尿病と糖代謝異常*の成因分類

Ⅰ．1型（膵β細胞の破壊，通常は絶対的インスリン欠乏に至る） 　　A．自己免疫性 　　B．特発性
Ⅱ．2型（インスリン分泌低下を主体とするものと，インスリン抵抗性が主体で，それにインスリンの相対的不足を伴うものなどがある）
Ⅲ．その他の特定の機序，疾患によるもの 　　A．遺伝因子として遺伝子異常が同定されたもの 　　　（1）膵β細胞機能にかかわる遺伝子異常 　　　（2）インスリン作用の伝達機構に関わる遺伝子異常 　　B．他の疾患，条件に伴うもの 　　　（1）膵外分泌疾患 　　　（2）内分泌疾患 　　　（3）肝疾患 　　　（4）薬剤や化学物質によるもの 　　　（5）感染症 　　　（6）免疫機序によるまれな病態 　　　（7）その他の遺伝的症候群で糖尿病を伴うことの多いもの
Ⅳ．妊娠糖尿病

注：現時点では上記のいずれにも分類できないものは分類不能とする。
＊：一部には，糖尿病特有の合併症を来たすかどうかが確認されていないものも含まれる。

〔清野裕，他，糖尿病の分類と診断基準に関する委員会報告（国際標準化対応版），糖尿病，2012，55，7，490．〕

2. 成因分類の手順[1-3]

　成因を考える場合には現段階の病態の把握が必要で，どのような自然経過を辿ったか，今どのような内因性インスリン分泌状態か，あるいは家族に糖尿病患者がどのくらいいるか，これまでの罹患した病気など，できるだけ多くの情報から成因を考える．したがって，成因分類はにわかには決し難いこともあり，経過を観察しつつ検査データなどの情報を集めながら確定する（表2.4.2, 2.4.3）．

　原因が明らかと考えられる糖尿病であれば，それは「その他の特定の機序，疾患によるもの」に分類されうる．一部は従来の二次性糖尿病とされていたものも含まれ，遺伝子異常が明らかにされたものや，肝疾患，膵疾患，内分泌疾患など多くのものがある．本来は二次性は原因が明らかなので，原因がなくなれば糖尿病状態もなくなるのが原則であるが，実臨床では証明しづらいことも多い．

　次に原因の明らかでない糖尿病として1型と2型がある．大まかな考え方からすると自然経過が重要で，急激に発症するものは1型が多く，緩やかに発症するためいつ発症したのかがわかりにくいのが2型の特徴である．ただ，発症の経過は重要ではあるものの，後述するように必ずしも決定的ではなく，種々の臨床情報をあわせ考慮する．糖尿病の家族歴，遺伝形式，発症時の年齢，身体的特徴，特に肥満の有無，過去の体重歴，難聴の有無（ミトコンドリア異常症），黒色表皮腫などの詳細な病歴，身体所見を参考にする．その他，GAD抗体，IA-2抗体，インスリン自己抗体，膵島細胞抗体（ICA），ZnT8抗体などの膵島関連自己抗体やHLAの抗原型（疾患感受性としてのDR4, DR9, 疾患抵抗性としてDR2など）などは1型糖尿病の診断に有用な情報を与える．

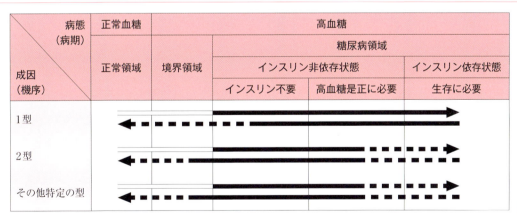

図2.4.1　糖尿病における成因（発症機序）と病態（病期）の概念
〔清野裕，他，糖尿病の分類と診断基準に関する委員会報告（国際標準化対応版）糖尿病，2012, 55, 7, 489.〕

表2.4.2　糖尿病の成因による分類と特徴

糖尿病の分類	1型	2型
発症機構	主に自己免疫を基礎にした膵β細胞破壊，HLAなどの遺伝因子に何らかの誘因・環境因子が加わって起こる。他の自己免疫疾患（甲状腺疾患など）の合併が少なくない。	インスリン分泌の低下やインスリン抵抗性を来たす複数の遺伝因子に過食（特に高脂肪食），運動不足などの環境因子が加わってインスリン作用不足を生じて発症する。
家族歴	家系内の糖尿病は2型の場合より少ない。	家系内血縁者にしばしば糖尿病がある。
発症年齢	小児〜思春期に多い。中高年でも認められる。	40歳以上に多い。若年発症も増加している。
肥満度	肥満とは関係がない。	肥満または肥満の既往が多い。
自己抗体	GAD抗体，IAA，ICA，IA-2抗体，ZnT8抗体などの陽性率が高い。	陰性

HLA：human leukocyte antigen　　ICA：islet cell antibody
GAD：glutamic acid decarboxylase　　IA-2：insulinoma-associated antigen-2
IAA：insulin antoantibody　　ZnT8：zinc transporter 8

（日本糖尿病学会編著，"糖尿病治療ガイド2016-2017"，文光堂，東京，2016，p.14.）

表2.4.3　糖尿病の病態による分類と特徴

糖尿病の病態	インスリン依存状態	インスリン非依存状態
特徴	インスリンが絶対的に欠乏し，生命維持のためインスリン治療が不可欠	インスリンの絶対的欠乏はないが，相対的に不足している状態。生命維持のためにインスリン治療が必要ではないが，血糖コントロールを目的としてインスリン治療が選択される場合がある
臨床指標	血糖値：高い，不安定 ケトン体：著増することが多い	血糖値：さまざまであるが，比較的安定している ケトン体：増加するがわずかである
治療	1. 強化インスリン療法 2. 食事療法 3. 運動療法（代謝が安定している場合）	1. 食事療法 2. 運動療法 3. 経口薬，GLP-1受容体作動薬またはインスリン療法
インスリン分泌能	空腹時血中Cペプチド0.6ng/mL未満が目安となる	空腹時血中Cペプチド1.0ng/mL以上

（日本糖尿病学会編著，"糖尿病治療ガイド2016-2017"，文光堂，東京，2016，p.15.）

インスリン分泌能やインスリン抵抗性の指標を空腹時血糖，インスリン，C-ペプチド濃度の測定，糖負荷試験後のインスリン分泌反応などから算出し，2型糖尿病の病態や成因診断の補助に用いる。

3．1型糖尿病の成因と分類

1）1型糖尿病の定義と成因

1型糖尿病は「体内でインスリンを分泌する唯一の細胞である膵β細胞が何らかの理由により破壊され，インスリン分泌が枯渇して発症する糖尿病」と定義されている。特定の型のHLAで示さ

れる遺伝因子と，ウイルス感染などの誘因あるいは環境因子が加わることで生じる。典型的な例は，若年者で急激に発症する経過をとるが，高齢者を含めたあらゆる年齢層に起こる。発病初期に膵島抗原に対する自己抗体（GAD抗体などの膵島関連自己抗体）が証明できることが多く，この場合には「自己免疫性」と診断している。自己抗体が証明できないもので，最終的にインスリン依存状態に至る場合は「特発性」としている。しかし，このようななかで遺伝子異常が特定されるものや清涼飲料水ケトーシスなどによって一時的にインスリン依存状態に陥るものは特発性には含めていない。

一方，発症のしかたやインスリン依存状態への進行の速さによって，劇症，急性，緩徐進行性に分類されている。劇症の場合は膵島関連自己抗体が陰性なので，今のところ特発性に分類される。他方，急性1型糖尿病，緩徐進行1型糖尿病の2つは原則的に膵島関連自己抗体が陽性であり，自己免疫性に分類される。

自己免疫性1型糖尿病は遺伝素因がまず関与し，細胞性免疫を中心とする自己免疫異常が膵β細胞の破壊を起こし，発症すると考えられている。一方，特発性1型糖尿病の劇症1型糖尿病では遺伝因子の関与の下で，ウイルス感染など環境因子が加わり抗ウイルス免疫反応が膵β細胞を破壊して発症するものと考えられている。

自己免疫異常として液性免疫の異常があり，患者血清中に膵島細胞抗体（islet cell antibody），インスリン未使用患者でのインスリン自己抗体（insulin autoantibody），グルタミン酸脱炭酸酵素（glutamic acid decarboxylase：GAD）抗体など膵島関連自己抗体が検出される。ただ，これらの自己抗体には膵β細胞障害性はないと考えられているが，これらの自己抗体が発症前から陽性の症例もあるため，発症の予知，予防に役立てることが期待されている。

一方，膵β細胞の破壊というメカニズムについては，液性免疫よりはむしろ細胞性免疫が関わると考えられている。発症早期の1型糖尿病の膵組織で細胞障害性T細胞のCD8陽性T細胞が主体の膵島炎がみられ，細胞性自己免疫反応の関与が膵β細胞破壊に働くものと考えられている。

遺伝因子としてこれまで，1型糖尿病の全ゲノム関連解析から，疾患感受性遺伝子の候補として，HLA遺伝子，インスリン遺伝子，細胞障害性Tリンパ球抗原-4（cytotoxic T lymphocyte associated antigen-4：CTLA-4）遺伝子などが報告されている。このなかで特に強く関連するのがHLA遺伝子である。

また，環境因子としてはウイルス感染が1型糖尿病の20％，劇症1型糖尿病では70％に関与していると考えられている。コクサッキーウイルス，ムンプスウイルスなどあげられているが，劇症1型との関連はヘルペスウイルス，エンテロウイルス群が関連するとの報告がある。母乳保育は1型糖尿病発症予防効果が報告されている。

(1) 緩徐進行1型糖尿病

糖尿病の診断当初はインスリン分泌低下が顕著ではないが，膵島関連自己抗体は過去または現在において陽性で，経過とともに年余にわたりインスリン分泌低下が進行して，数年後にインスリン依存状態に陥るタイプを緩徐進行1型糖尿病（slowly progressive insulin dependent diabetes mellitus：SPIDDM）とよんでいる。

(2) 劇症1型糖尿病

　劇症1型糖尿病はウイルス感染を契機に，わずか数日間で膵β細胞のほぼ完全な破壊が生じ，ケトアシドーシスに急速にいたる劇症型で，高血糖症状が出現して数日のうちにインスリン治療を開始しなければ生死に関わる。また，前駆症状として感冒様症状や腹部症状が約70%以上の症例でみられる。

4. 2型糖尿病の定義と成因

1) 2型糖尿病の定義と特徴

　2型糖尿病はインスリン分泌低下が主体となって，あるいはインスリン感受性の低下（インスリン抵抗性とよぶ）に相対的なインスリン分泌低下が種々の程度に加わって，インスリンの作用不足が生じ，慢性の高血糖状態に至る代謝性疾患である。日本人糖尿病の90%以上を占めるといわれ，ごくありふれた糖尿病でインスリン非依存状態にある糖尿病の大半がこの糖尿病である。診断の際には1型糖尿病を除外し，さらに原因の明らかなその他の糖尿病を除外して診断を行っている。

　糖尿病の成因にはインスリン分泌不全とインスリン作用不足を来たす複数の遺伝因子に，加齢，過食，運動不足などの環境因子が加わりインスリン作用不足を生じて発症する。

2) 遺伝因子

　2型糖尿病では1型糖尿病以上に遺伝因子の作用が強い。GWASといった最近の手法による解析から，多数の糖尿病感受性遺伝子が明らかになりつつある。代表的な遺伝子にKCNQ1，TCF7L2，CDKAL1などあるが，これまで60以上の遺伝子領域が同定されている。このなかでほとんどの領域はインスリン分泌に関わる領域と推定されている。

　一方，環境因子のなかで最も重要なのが，身体活動の低下あるいは運動不足である。この結果生じる肥満も重要で，これはインスリン抵抗性を増大する。さらに，食事のなかで過食は過剰エネルギー摂取になり，動物性脂肪の摂取の増加も2型糖尿病発症リスクのひとつと考えられている。

5. その他の特定の機序・疾患によるもの（表2.4.4）

　糖尿病の診断のなかで，頻度は低いものの明らかな原因が特定されるものがある。いわゆる二次性糖尿病といわれてきたもので，代表的には膵性糖尿病，肝疾患に伴うものや，薬剤性，遺伝子異常の明らかなものなどがある。この場合，基本的にはその原因がなくなれば糖尿病もなくなることが前提であるが，その証明は難しいことが多い。

1) 薬剤や化学物質によるもの

　種々の薬物が耐糖能異常に関与するが，代表的な薬剤としてまず，グルココルチコイドがある。ステロイド糖尿病とよばれるが，肝での糖新生，糖放出の亢進，グルカゴンの上昇など種々のメカニズムが関与する。グルココルチコイドは腎の尿排泄閾値を下げるのでより尿糖が出やすい。経口

表2.4.4 その他の特定機序，疾患による糖尿病と糖代謝異常*

A．遺伝因子として遺伝子異常が同定されたもの (1) 膵β細胞機能に関わる遺伝子異常 　インスリン遺伝子（異常インスリン症，異常プロインスリン症，新生児糖尿病） 　HNF4α遺伝子（MODY1） 　グルコキナーゼ（MODY2） 　HNF1α遺伝子（MODY3） 　IPF-1遺伝子（MODY4） 　HNF1β遺伝子（MODY5） 　ミトコンドリアDNA（MIDD） 　NeuroD1遺伝子（MODY6） 　Kir6.2遺伝子（新生児糖尿病） 　SUR1遺伝子（新生児糖尿病） 　アミリン 　その他 (2) インスリン作用の伝達機構にかかわる遺伝子異常 　インスリン受容体遺伝子（インスリン受容体異常症A型妖精症Rabson-Mendenhall症候群ほか） 　その他	B．他の疾患，条件に伴うもの (1) 膵外分泌疾患 　膵炎 　外傷/膵摘手術 　腫瘍 　ヘモクロマトーシス 　その他 (2) 内分泌疾患 　クッシング症候群 　先端巨大症 　褐色細胞腫 　グルカゴノーマ 　アルドステロン症 　甲状腺機能亢進症 　ソマトスタチノーマ 　その他 (3) 肝疾患 　慢性肝炎 　肝硬変 　その他 (4) 薬剤や化学物質によるもの 　グルココルチコイド 　インターフェロン 　その他 (5) 感染症 　先天性風疹 　サイトメガロウィルス 　その他 (6) 免疫機序によるまれな病態 　インスリン受容体抗体 　Stiffman症候群 　インスリン自己免疫症候群 　その他 (7) その他の遺伝的症候群で糖尿病を伴うことの多いもの 　Down症候群 　Prader-willi症候群 　Turner症候群 　Klinefelter症候群 　Werner症候群 　Wolfram症候群 　セルロプラスミン低下症 　脂肪萎縮性糖尿病 　筋強直性ディストロフィー 　フリードライヒ失調症 　Laurence-Moon-Biedl症候群 　その他

＊：一部には，糖尿病特有の合併症を来たすかどうかが確認されていないものも含まれる。
〔清野裕，他，糖尿病の分類と診断基準に関する委員会報告（国際標準化対応版），糖尿病，2012, 55, 7, 491.〕

表2.4.5 妊娠糖尿病の定義と診断基準

妊娠糖尿病の定義:
妊娠中に初めて発見または発症した糖尿病に至っていない糖代謝異常。
妊娠糖尿病の診断基準:
75gOGTTにおいて次の基準の1点以上を満たした場合に診断する。 　　空腹時血糖値　　　≧92mg/dL 　　1時間値　　　　　≧180mg/dL 　　2時間値　　　　　≧153mg/dL 　ただし，臨床診断において糖尿病と診断されるものは妊娠糖尿病から除外する。

〔清野裕，他．糖尿病の分類と診断基準に関する委員会報告（国際標準化対応版），糖尿病，2012，55，7，497．を改変〕

投与で糖尿病が発症あるいは増悪するが，吸入ステロイドや関節腔内注射などでも種類によっては血糖値に影響することが報告されている。また，インターフェロンの投与で高血糖を来たす症例は多く，なかには1型の糖尿病を発症することも報告されており注意が必要である。

ほかには向精神薬（オランザピン，クエチアピンなど）による糖尿病の発症も多数報告されているので，高血糖の副作用の記載のあるものについては特に注意喚起が必要である。従来より，サイアザイド系利尿薬，βアドレナリン作動薬など報告されているものについても注意が必要である。

2）その他

膵疾患，内分泌疾患，肝疾患，ウイルス感染，種々の遺伝的な症候群に伴ってみられる糖尿病などが含まれている。

6. 妊娠糖尿病の定義

妊娠中に初めて発見または発症した，糖尿病に至っていない糖代謝異常である。成因論的には1型と2型糖尿病と共通の発症機序が基盤にあって，妊娠を契機に糖代謝異常が顕在化するものと考えられている。臨床的に特別な配慮を要する糖代謝異常で，独立した項目として取り扱われている。すなわち，妊娠自体が糖代謝の悪化のきっかけになること，妊娠中の比較的軽い糖代謝異常でも母児ともに大きな影響を与えやすいので，診断，管理に特別な配慮が必要であることがあげられる。妊娠糖尿病の診断基準は**表2.4.5**[1]に示すとおりである。

引用文献

1) 清野裕，南條輝志男，田嶼尚子，他．糖尿病の分類と診断基準に関する委員会報告（国際標準化対応版），糖尿病，2012，55，7，485-504．
2) 日本糖尿病学会編著，"糖尿病専門医研修ガイドブック改訂第7版"，診断と治療社，東京，2017，pp.64-94．
3) 日本糖尿病学会編著，"糖尿病治療ガイド2016-2017"，文光堂，東京，2016，pp.8-16．

Ⅲ章

糖尿病の治療（総論）

1. 食事療法
2. 運動療法
3. 薬物療法の基礎

1 食事療法

1. はじめに

　糖尿病はインスリン作用不足による慢性の高血糖状態を主徴とする代謝疾患群とされ，肥満，高血圧，脂質代謝異常などを伴うことが多い．そこで，血糖，体重，血圧，血清脂質などを良好な状態に維持し，糖尿病細小血管合併症および動脈硬化性疾患の発症，進展の阻止，ひいては健康な人と変わらない日常生活の質（quality of life：QOL）を維持し，健康な人と変わらない寿命を確保することが糖尿病治療の目標とされている．そこで，最も重要視されているのが，すべてのタイプの糖尿病の治療の根幹となる「食事療法」である．食事療法の実践により，血糖コントロール状態が改善されることは多くの報告[1-3]で示されており，一生涯にわたる療養支援を行う多くのスタッフが食事療法の重要性を認識し，患者をサポートすることが求められている．

　2013年に発表された「日本人の糖尿病の食事療法に関する日本糖尿病学会の提言」では，2型糖尿病における食事療法の意義を総合的に考えると，総エネルギー摂取量を適正化することによる肥満の解消は，インスリン作用からみた需要と供給のバランスを円滑にし，高血糖の改善だけではなく糖尿病に関連する種々の病態の改善を行うことにある．インスリン作用は糖代謝のみに影響するものではなく，脂質代謝や蛋白質代謝などにも大きく影響し，これらは相互に密接な関連をもつことから，食事療法の実践にあたっては，あらゆる側面からその妥当性を検証しなければならない．との方針が示されている．

　現在のわが国における2型糖尿病の増加は，インスリン分泌能の低下を来しやすい体質的素因のうえに，内臓脂肪蓄積型肥満によるインスリン抵抗性状態が加わったことに起因するところが大きいとされ，糖尿病データマネジメント研究会（Japan Diabetes Clinical Data Management Study Group：JDDM）の報告（図3.1.1）にもあるように，糖尿病患者は1型，2型ともに平均BMIが増加傾向にあり（2型は近年，若干の低下傾向がみられるが），大きな問題となっている．その原因としては，戦後のわが国における（食）生活習慣の変化，身体活動度の低下に加え，特に脂質を中心とする栄養素摂取バランスの崩れにあると考えられており，2型糖尿病の予防と治療には，（食）生活習慣の是正が第一義的な意味を有し，エネルギー管理を主とする体重の適正化が最も重要となるが，昨今，治療薬の進歩に伴いインスリンを早期に使用することも多くなり，直接的に血糖管理の視点を意識した食事療法が必要とされている（後述）．

2. 食事療法の実践に向けて

　食事療法は，すべての糖尿病患者において治療の基本となることを述べたが，食事療法で重要なポイントは，患者の長期にわたる食事の嗜好性や食事時間など食生活習慣を加味し[4]，身体活動量なども十分に考慮することであり，患者が日々の生活のなかで実践することにより達成できるもの

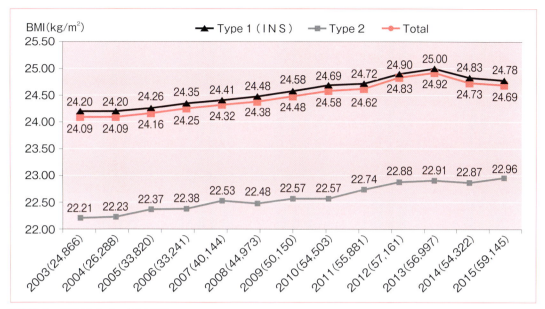

図3.1.1　糖尿病患者のBMI推移
対象・方法：2003年以降，2015年までにJDDMの多施設共同研究に登録された1型・2型糖尿病患者の平均BMIについて調査。（　）内は各年の登録患者数を示す。
〔糖尿病データマネジメント研究会：基礎統計資料（2015年度），http://www.jddm.jp/data/index-2015.html〕

を提案すべきである。そのためには患者個々に応じた適切な栄養スクリーニングと栄養アセスメントが求められ，患者のおかれた医療環境，生活環境，職場環境，そして生計・家計なども考慮した対応が必要である。

1）食生活指導の実践

　糖尿病患者は多くの場合「無症状」であり，生活の質を下げるような厳しい食事療法を強いることは継続に大きな問題となる場合がある。すなわち，食事療法の達成には「行動変容」が不可欠であるが，これまで慣れ親しんできた自身の生活習慣を改善するには大きな負担を伴い，脱落する患者も多い。その多くの場合，患者のQOLには目を向けずに，厳しい制限を強要したり，実現不可能な計画を提案することなどで発生することから療養指導者側の問題となっており，糖尿病の食事療法のどのような点が患者の苦になっているのかを正確に把握し，実現可能な計画を提案することが重要となる。特に食事療法については，日本糖尿病学会により「糖尿病診療ガイドライン」[5]の改訂も行われており，その内容にも配慮して対応することが求められる。

（1）規則正しい（食）生活習慣の確立に関するアドバイス

　糖尿病患者の食生活習慣を調査すると，「欠食習慣」や「かため食い」，「早食い」など，血糖値の乱高下に影響する食生活習慣が確認できる。特に，「早食い」は肥満をもたらす可能性が高く[6]，食事を開始する際には，野菜を先行して食べることで食後血糖の上昇を抑制し，HbA1cを低下，体重減少ができたとの報告[7]もあることから，食事量ばかりに目を向けるのではなく，食品の摂取順序なども工夫して，治療満足度の維持にも努める必要がある。また，食事回数は1日3回が基本と

Ⅲ章 糖尿病の治療（総論）

され，実践可能な範囲で均等に配分し，良く噛んで摂取すること（満足度の向上）も重要とされている。

(2) 適切なエネルギー摂取に関するアドバイス

われわれ日本人は，軽度の肥満であってもインスリン抵抗性やインスリン分泌障害に陥ることが知られており，過剰なエネルギー摂取を避け，標準体重（目標体重）を維持できるように適切なエネルギー摂取量を遵守することが重要となる。また，適切なエネルギー管理は，血糖コントロールに有用なだけではなく，老化の遅延や寿命の延長にもつながることが知られており，適切なエネルギー摂取のアドバイスに活用できる。

治療開始時の目安となる「指示エネルギー摂取量の設定方法」を下記に示すが，身長，体重，年齢，性別，血糖値，血圧，血清脂質値など合併症の有無，エネルギー消費（身体活動）などを十分に評価して調節される必要があり，糖尿病患者には，体重の継時的変化，身体構成成分（体脂肪量や骨格筋量，体水分量など）の変化を客観的なデータとして示すことが非常に有用である。

[エネルギー摂取量＝標準体重×身体活動量※]

※身体活動量の目安
- 軽労作（デスクワークが多い職種など）　　　25～30kcal/kg標準体重
- 普通の労作（立ち仕事が多い職種など）　　　30～35kcal/kg標準体重
- 重い労作（力仕事が多い職種など）　　　　　35～　kcal/kg標準体重

(3) バランスのよい健康的な食事内容に関するアドバイス（図3.1.2）

糖尿病治療における食事療法では，単に摂取エネルギー量が適切であれば完結するものではなく，動脈硬化症や細小血管障害など合併症の予防，進展を防止するために，各種栄養素のバランスを整える必要がある。基本としては，三大栄養素（糖質，脂質，蛋白質）やビタミン，ミネラル，食物繊維などを過不足なく摂取することが重要となるため，食品選択に際しては「糖尿病食事療法のための食品交換表 第7版」[8]を用いることが有用であり，各種栄養素の適正配分例についても，炭水化物エネルギー比率50%，55%，60%とバリエーションをもって掲載されており参考にしてもらいたい。しかし，単位（栄養価）計算などを困難と感じる患者も多いことから，患者に合わせて指導方法や指導媒体を変更することが求められる。

a）炭水化物（糖質）

炭水化物摂取量の基準について，日本国内におけるエビデンスはいまだ乏しく，また，摂取下限に関するコンセンサスが得られていない現状では，エネルギー比率上限60%を超えない程度とすることが望ましいと考えられている。近年話題となっている「低炭水化物食」ではあるが，低炭水化物食と低脂肪食の1年後のHbA1cと空腹時血糖値に有意な差は認められていない[9]との報告や，低炭水化物食に伴う高蛋白質食状態は，腎症の悪化を招く[10]との報告があることから，糖尿病患者の食事を考えた場合，炭水化物の配分や量だけに着目するのではなく，食事に含まれる蛋白質や脂質の量や質にも配慮することが重要である。また，ナトリウム・グルコース共輸送担体2（sodium-glucose cotransporter 2：SGLT2）阻害薬使用中の2型糖尿病患者で炭水化物制限中の正常血糖糖尿病ケトアシドーシス（euglycemic diabetic ketoacidosis：eDKA）も報告されており[11]，使用薬剤と食事バランスについても注意する必要がある。

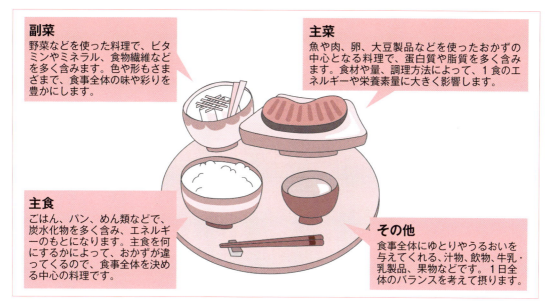

図3.1.2 バランスのよい健康的な食事
〔厚生労働省,"日本人の長寿を支える「健康な食事」"(http://www.mhlw.go.jp/stf/seisakunitsuite/bunya/0000129246.html)〕

　欧米では,糖尿病患者の食事療法において,糖質による食後血糖値への影響が大きいことから,食事中にどれだけ糖質量が含まれているかを把握する「カーボカウント法」が導入され,1型糖尿病患者の血糖コントロールには「応用カーボカウント」が有用である[12]との報告がある。そこで,わが国においても,糖尿病患者の食事療法に「基礎カーボカウント」を取り入れることは重要と考えており,「糖尿病食事療法のための食品交換表 第7版」[8]の別表にも,食品1単位あたりの炭水化物(糖質)量が示されている。食物繊維については20g/日以上の摂取が推奨されており,野菜に限定せず,キノコ類や海藻類など種々の食品から食物繊維をできるだけ多く摂取することが重要となる。

b) 蛋白質

　蛋白質摂取量に関しては,標準体重1kgあたり1.0〜1.2gが指示されることが多く[12],エネルギー比率としては15〜20％が適当とされている。種類としては植物性蛋白質(大豆製品など),魚介類を中心に摂取し,動物性蛋白質(獣鳥肉類)の摂取量を控えることが勧められている[13]。一方,蛋白質の過剰摂取については,意識にない患者も多いので注意が必要である。もちろん,糖尿病腎症を合併した症例には,蛋白質量と食塩の制限が有効とされる。

c) 脂質

　過剰な脂質摂取はインスリン抵抗性を惹起するとともに,糖尿病が心血管疾患の大きな危険因子であることを考慮して,エネルギー比率としては25％以下が適当とされている。特に,魚油に多く含まれるn-3系多価不飽和脂肪酸〔エイコサペンタエン酸(eicosapentaenoic acid：EPA)やドコサヘキサエン酸(docosahexaennoic acid：DHA)など〕や一価不飽和脂肪酸は,血糖値や中性脂肪値を下げる作用もあり[14,15],脂肪酸の構成にも十分な配慮が必要となる。

d) 食塩

食塩摂取量については，高血圧合併例では6g/日未満とするなど，病態に合わせて別個に検討が必要とされている．特に高齢者では，食塩制限による食欲低下や低Na血症を来たすことが少なからずみられるので，十分な配慮が必要である．高血圧の予防も含めて，加工食品や冷凍食品，惣菜などの使用頻度について注意するなど，患者個々の食生活に則して実践可能なレベルでの見直しが必要と考えられている．

3. おわりに

糖尿病患者に実践されている食事療法について述べてきたが，単なる高血糖の是正を目的とした食事療法ではなく，将来的に危惧される合併症への対応も含めた食生活習慣の改善を目指したものである．糖尿病患者の高齢化・個食化を背景にさらに食事療法は困難となることが予測されるため，安易にサプリメント類に頼ってしまう患者も多く，筆者らの施設では「食生活調査表」（図3.1.3）に基づき，聴き取りを行っている．すなわち，問題点や指導ポイントの一方的な情報提供では効果は不十分であり，食事療法の継続的な実践においては，種々の指導媒体を駆使して，患者とのコミュニケーションを十分にとり，QOLが低下していないかチーム医療の観点での各スタッフとの情報共有が求められる．

参考文献

1) UK Prospective Diabetes Study 7, *Metabolism*, 1990, 39, 905-912.
2) Pastors J, Warshaw H, Daly A, et al, *Diabetes Care*, 2002, 25, 608-613.
3) Wing RR, Blair EH, Bonoi P, et al, *Diabetes Care*, 1994, 17, 30-36.
4) Kulkarni K, Castle G, Gregory R, et al, *J Am Diet Assoc*, 1998, 98, 62-70.
5) 食事療法，"糖尿病診療ガイドライン2016"，日本糖尿病学会編，2016，南江堂，東京，pp.37-66.
6) Maruyama K, Sato S, Ohira T, et al, *BMJ*, 2002, 337, a2002.
7) Imai S, Matsuda M, Hasegawa G, et al, *Asia Pac J Clin Nutr*, 2001, 20, 161-168.
8) 日本糖尿病学会編著，"糖尿病食事療法のための食品交換表 第7版"，文光堂，東京，2013．
9) Stern L, Iqbal N, Seshadri P, et al, *Ann Intern Med*, 2004, 140, 778-785.
10) Raal FJ, Kalk WJ, Lawson M, et al, *Am J Clin Nutr*, 1994, 60, 579-585.
11) Hayami T, Nakamura J, et al, *J Diabetes Invest*, 2015, 6, 5, 587-590.
12) 高橋徳江，内藤泰，錦田裕孝，他，日臨栄会誌，2007，29，114-120.
13) Bazaano LA, Joshipura KJ, Tricia YL, et al, *Diabetes Care*, 2008, 31, 1331-1317.
14) Fung TT, van Dam RM, Hankinson SE, et al, *Ann Intern Med*, 2010, 153, 289-298.
15) Garg A, High-monounsaturated-fat diets for patients with diabetes mellitus: a meta-analysis, *Ann J Clin Nutr*, 1998, 67, 3(Suppl), 577S-582S.
16) Friedberg CE, Janssen MJ, Heine RJ, et al, *Diabetes Care*, 1998, 21, 494-500.

食生活調査表

京都大学医学部附属病院 疾患栄養治療部

どなたと同居していますか？	
調理担当はどなたですか？	本人・母・妻・夫・娘 その他（　　　　　　　　　　　）
栄養指導を受けたことはありますか	はじめて・（　　）年前に（　　　　　　）病院で
食事療法を行ったことはありますか	なし・あり（　　）前　　現在→継続中・中断中
食生活で気をつけていたことは	
朝食（　　時　　分ごろ）	毎日　食べる・食べない（週　　回）
昼食（　　時　　分ごろ）	毎日　食べる・食べない（週　　回）
夕食（　　時　　分ごろ）	毎日　食べる・食べない（週　　回）
間食（　　時　　分ごろ）	しない・する（　　回/日・週・月） ・どのようなものを食べますか？（　　　　　　）
外食を活用しますか？ ・いつの食事ですか ・よく食べるメニューは	しない・する（週　　回） 朝食・昼食・夕食・夜食 麺類・丼物・お寿司・中華・焼肉・定食（　　　） その他（　　　　　　　　　　　）
好き嫌いはありますか？	ない・あまりない・ある 　　好きなもの（　　　　　　　　　　　） 　　嫌いなもの（　　　　　　　　　　　）
ご家庭の味付はどうですか？	濃い　・　薄い　・　ふつう　・　塩辛い　・ 　　甘い　・　甘辛い　・　油っこい
漬物や佃煮をよく食べますか？	よく食べる・あまり食べない・ほとんど食べない
味噌汁などの汁物は？	よく食べる・あまり食べない・ほとんど食べない （　　杯/日 ・ 週）
アルコール類を飲みますか？ ・何歳ごろから飲み始めましたか？ ・何をどのくらいの量飲みますか？	飲まない・飲む・以前は飲んでいたがやめた （　　　　）歳ごろ 晩酌（　　回/週）　　日本酒（　　合） ビール（大 ・ 中 ・ 小 ・ 缶　　本） ウイスキー（S・W　　杯）　焼酎（　　合） その他（　　　　　　　　　　　）
タバコを吸われますか？	吸わない ・ やめた（　年前）・ 吸う（　本/日）
コーヒー・紅茶を飲みますか？ ・砂糖は入れますか？ ・フレッシュミルクは？	飲まない ・ 飲む（　　杯/日・週） 入れない ・ 入れる（スプーン　　杯） 入れない ・ 入れる
食品のアレルギーはありますか？	なし・ある（　　　　　　　　　　　） ある場合→（　　）歳ごろから
サプリメントや健康食品を 使用したことはありますか？	ビタミン剤 ・ ミネラル ・ ダイエット関連商品 健康食品（　　　　　　　　　　　）
ご自身の食事の(習慣)とり方に 当てはまるものはありますか？	少食 ・ 欠食がち ・ 時間が不規則 ・ だらだら食い 早食い ・ ながら食い ・ どか食い（まとめ食い） もったいない食い ・ 同じ食品を続けて食べる ストレス食い その他（　　　　　　　　　　　）

図3.1.3　食生活調査表

2 運動療法

1. 運動のとらえ方

　まず，運動とはどういうことかについて考えてみたい。健康日本21では「運動は余暇時間に行うものであり，疾病を予防し，活動的な生活を送る基礎となる体力を増加させるための基本的な身体活動である」[1]と定義し，「身体活動」（生活活動＋運動）という概念を提案している。「生活活動」とは仕事や買い物，通勤などの生活に関わる活動をいい，「運動・スポーツ」とは体力の維持・向上を目的として計画的・意図的に実施するものをいう。これらの活動を，ともに身体活動を増やす手段として同列にとらえ，広い意味で運動としているところに特徴がある。一方，私たちにとって運動とはどのようなものかを考えると，運動の目的は多様であり，同じ運動（内容）であっても，その目的や意義は人それぞれである。人と競うことを目的とする人，娯楽や趣味，あるいは鍛練という人もいるかもしれない。さらに健康維持や，治療などを目的にすることもある。また，どのようなことを運動というかについても千差万別である。ジョギングは運動だが，散歩は運動ではないと考える人がいても何ら不思議ではない。運動指導においては，その人にとって運動とはどのようなことを指すのか，どのような目的で行うのか，誰と行うのかなどを明確にすることは，運動を継続させるうえで大切なポイントと考えられる。（図3.2.1）

2. 糖尿病運動療法の意義

　糖尿病治療の目標は，健康な人と変わらない生活の質を保ち，健康人と変わらない寿命を全うすることにあり，これを達成するために代謝是正により糖尿病に特有な合併症などを予防することにある[2]。通常糖尿病の領域で運動療法という場合は，身体運動による血糖コントロールを中心に，体力の維持・向上，体重の是正などを目的とした治療法を意味することが多い。形態としては体操

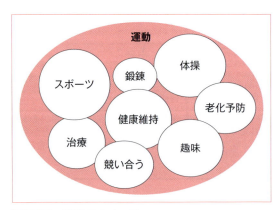

図3.2.1　運動のイメージ

などの全身運動，歩行などを中心とした有酸素運動や，自重やゴムチューブ，重りなどを利用した抵抗運動（レジスタンス運動）が採用される。特に，骨格筋のインスリン抵抗性改善（インスリン感受性改善）効果は，身体運動のみがもつ特徴的な事柄であり，インスリン抵抗性が亢進した骨格筋では，運動により糖取り込みや利用が増加し，特に2型糖尿病に特有な食後過血糖を是正し，短時間ではあるが血糖を低下させることが知られている[3]。さらに，運動のとらえ方も大きく変化し，最近では「非運動性熱産生（Nonexercise Activity Thermo-genesis：NEAT）」とよばれる，特別な運動によらない日常生活によるエネルギー消費の重要性が指摘され[4]，買い物や掃除などの生活活動も運動であるという考え方が広まっている[5,6]（図3.2.2）。

Diabetes Prevention Study（DPS）[7]は，522例の境界型糖尿病に対し，生活活動を増加させ，ライフスタイルの改善により糖尿病発症抑制効果を調査したものだが，食事療法に加えて週4時間以上の運動を継続することで，たとえ体重の変化がなくても，有意に糖尿病の発症リスクが低下する。そして運動の内容は家事，ガーデニング，仕事にまつわる身体労作でも有効であると報告している。

運動を単純に生理的効果のみでとらえると，強度，持続時間，頻度，運動の形態やメニューなど，さまざまな事柄を満足しなければ，十分な効果を得ることができない。さらに，実施する側（患者）においても，相応の準備（やる気であったり，時間の工面であったり）が必要となり，運動の継続に支障を来たす要因ともなる。これは何らかの原因で，運動に制限をもつ対象者においては，運動実施を一層困難にする。しかし，日常の身体活動や趣味活動まで運動の幅を広げることにより，多くの対象者にとって，運動実施の敷居は低くなることが期待される。運動指導に際しては，このような点も十分に考慮する必要がある。

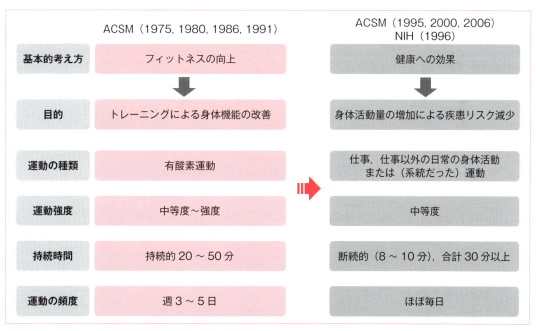

図3.2.2　米国スポーツ医学会の運動の目的の変遷

3. 運動による糖利用

骨格筋は人体で最大の組織であり、エネルギー代謝、糖取り込みなどの重要な場である。糖尿病治療における筋収縮・運動療法の役割は、運動により骨格筋の糖利用が増加し、特に食後の高血糖が是正されることで血糖コントロールの効果的な役割を果たすことである。骨格筋における糖利用は以下のごとく行われている。

1）運動の急性効果

運動（筋収縮）による骨格筋への糖取り込みのメカニズムは、①糖輸送担体4（glucose transporter4：GLUT4）が細胞内小胞から細胞膜上に移動し、②糖と結合する。そして③GLUT4と結合した糖が取り込まれるという3つのステップを経て行われる。さらに骨格筋の糖取り込みには2つの経路が存在する。

①インスリンがインスリン受容体と結合し、さまざまな情報伝達経路を経てGLUT4の細胞膜上への移動を促す経路（インスリン依存性糖取り込み）。

②骨格筋の収縮自体がインスリン非依存的に糖を取り込む経路で、運動による骨格筋内のカルシウムイオン濃度の変化や、AMP活性化蛋白（AMPK）の働きが注目されている[1,8]（図3.2.3）[9]。

2）運動の慢性効果

運動の継続により、骨格筋のインスリン抵抗性が改善し、骨格筋における糖代謝が円滑に行われ

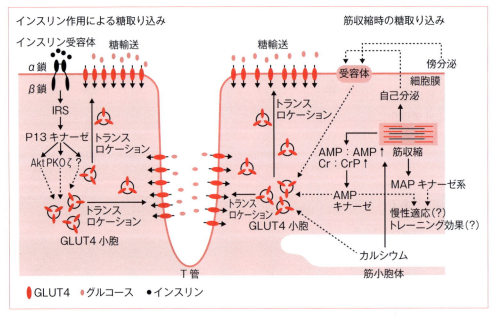

図3.2.3 骨格筋におけるGLUT4のトランスロケーション
（田村好史、"わかったつもりの糖尿病知識Q&A"、医歯薬出版、東京、2016、pp.34-35.）

る。この現象にはいくつかのメカニズムが存在している。

　①運動が骨格筋のGLUT4含量を増加することにより，運動によって遺伝子の転写因子が活性化されると考えられている。GLUT4の総量は運動後最大2倍に増加するが，2～4日運動を中断すると平常の状態まで減少する[10]。

　②運動により骨格筋の赤筋化が認められる。すなわち適度な運動により骨格筋では，有酸素能力が高くミトコンドリア密度と活性が高い，糖・脂質代謝が積極的に行われ，かつ，持久的な運動でも疲労しにくい遅筋繊維（赤筋・Ⅰ繊維），速筋繊維（白筋・ⅡA繊維）の割合が増加する。

　③ミトコンドリア機能（ATP産生能）が向上し，脂肪酸のβ酸化を増加させ，脂肪組織から放出されている遊離脂肪酸が処理されやすくなり，肝臓での中性脂肪の蓄積を生じにくくなるなどである[11]。

　さらに，運動によりインスリンの標的組織である，骨格筋量を維持することも運動の主要な効果である。すなわち，筋量を維持することは基礎代謝量の低下を予防し，食事療法の効果を裏打ちすることになる。

4. 糖尿病合併症と運動

糖尿病患者が運動を行う場合，運動が禁忌となるのは以下の状態である[12]。

　①代謝コントロールが極端に悪い場合（空腹時血糖値≧250mg/dLまたは尿ケトン体中等度以上陽性）。
　②増殖性網膜症による新鮮な眼底出血がある場合（眼科医と相談する）。
　③腎不全の状態にある場合。
　④虚血性心疾患や心肺機能に障害のある場合（専門医の意見を求める）。
　⑤骨・関節疾患がある場合（専門医の意見を求める）。
　⑥急性感染症
　⑦糖尿病性壊疽
　⑧高度の糖尿病自律神経障害

これらの状況では，いかなる運動も制限される。上記以外の場合でも運動を制限する，あるいは実施を考慮しなければならないこともある。したがって臨床的には，目の前にある疾患・症状の治療が最優先され，すべての身体活動は許可された範囲を超えない，あるいは日常生活レベルに抑えられるのが原則である。

1）細小血管障害

・糖尿病網膜症：眼底出血を起こしている網膜症では運動は禁忌である。増殖性網膜症の場合，低血糖や著しい血圧の上昇を来たさない種目であれば運動は可能である。
・糖尿病腎症：とりわけ激しい運動でない限り，運動制限は必要でない。十分な管理が必要となるのは『3期B：顕性症後期』以降である[13]。特に透析を行っている利用者は，同年代の健常者

に比べて運動機能が著しく低下し，特に，下肢筋量低下に伴う筋力の低下が著明であることが報告されており，運動は積極的に行うべきである。この際，長期間透析を行っている利用者では，容易に心不全に陥ることがあるため体調，運動の強さなどには十分留意する必要がある[14]。

・糖尿病神経障害：高度な循環器系の自律神経障害がある場合は，日常生活を基本とし，特別な運動は実施しない。また，強い痛みやしびれなどを訴えている場合は，日常生活自体が制限されるため，運動を強いるべきでない。

2）大血管障害

心筋梗塞，脳梗塞，脳出血などの急性期は，これらの治療が優先され，治療として行われる運動療法以外は行わない。しかしこの時期を脱すると，血圧変動，不整脈，麻痺などにより運動内容に工夫が必要となるものの，一般的にはあらゆる運動が可能である。

3）運動器疾患

運動器疾患の場合，例えば骨折や変形性関節症（膝，股関節など），腰痛や肩関節炎（五十肩や腱板損傷），リウマチなどの有痛性疾患も，まずその治療が優先されるが，これらを治療するための筋力増強などは，糖尿病にも有効であるため，運動器疾患では，症状を悪化させないよう配慮して運動が勧められる。

5. 合併症に配慮した運動とは

このように，運動を妨げる（継続を阻害する）可能性のある障害をあげたが，医師によるメディカルチェックで，運動の内容や強さなどを適切に設定すると，運動がまったくできない，あるいは，運動を中止しなければならない，といった事象は思いのほか少ない。脳血管障害や整形外科疾患，心疾患などのリハビリテーションを専門とする理学療法士の立場から述べると，これらの疾患のリハビリテーションは，運動療法が中心的な治療手段となり，エルゴメータやトレッドミル，あるいは階段を利用した有酸素運動や，重錘を使用した筋力トレーニングなどの運動療法が，病態や重症度に応じた内容で実施されている。

筆者は運動継続の第一歩を，「ジッとしていない」習慣の獲得と考えている。糖尿病患者への運動指導では，持続時間や強度，種目などを定めた歩行などの有酸素運動が指導されることが多いが，これは運動習慣のない対象者にとっては大仰で現実的でない。まずは体を動かす習慣を喚起すべきであろう。次いで，運動を型にはめないことも重要である。指示された運動ができないとき，趣味活動や散歩，買い物や掃除など，こまごま動くことも身体活動として推奨することで，運動習慣が途切れない。

6. まとめ

運動の考え方は大きく変わり，日常生活における身体活動をも運動と捉えるようになった。療養

指導にあたってはこのことに留意し，対象者が確実にできることを，さらに，いくつかのオプションを準備し，自らの状況に応じた運動を選択できるよう指導すべきである。

引用文献

1) 厚生労働省，身体活動・運動，健康日本21，厚生労働省ホームページ（http://www1.mhlw.go.jp/topics/kenko21_11/b2.html，最終確認2017年9月8日）
2) 日本糖尿病学会編著，糖尿病治療ガイド2016-2017，文光堂，東京，2016，pp.26-27.
3) 高木偉碩，他，運動とインスリン抵抗性，糖尿病，2004，48，622-625.
4) 坂口一彦，エネルギー消費と代謝障害5，NEATと肥満/糖尿病，糖尿病，2012，55，pp.313-315.
5) "運動処方の指針"，日本体力医学会体力科学編集委員会監訳，南江堂，東京，2006，pp.4-18.
6) Genevieve NH, et al, Sedentary time and cardio-metabolic biomarkers in US adults, NHANES, 2003-06, *Eur Heart J*, 2011, 32, 5, 590-597.
7) Tüomileto J, et al, Prevention of type2 diabetes mellitus by changes in lifestyle among subjects with impaired glucose tolerance, *N Engl J Med*, 2001, 344, 1343-1350.
8) Hayassi T, et al, Exercise regulationof glucose transport in skeletal muscle, *AMJ Physiol*, 1997, 273, E1039-E1051.
9) 田村好史，"わかったつもりの糖尿病知識Q＆A"，石黒友康，田村好史編，医歯薬出版，東京，2016，pp.34-35.
10) 川中健太郎，"糖尿病の食事・運動療法"，津田謹輔編，文光堂，東京，2007，pp.126-130.
11) 亀井康富，他，骨格筋からみた糖尿病の病態と治療，月刊糖尿病，2015，7，1，2-7.
12) 日本糖尿病学会編著，"糖尿病治療ガイド2016-2017"，文光堂，東京，2016，pp.45-47.
13) 惣那俊樹，他，透析しているのに運動してもよいのか，考える理学療法［内部障害編］，文光堂，東京，2008，pp.389-402.
14) 河野健一，他，血液透析患者の対する運動療法の最前線，理学療法学，2017，44，66-71.

3 薬物療法の基礎

1. 糖尿病の成因と病態を考慮する

　糖尿病患者は初診でも自覚症状のないことが多いため，適切に質問することで症状を見出すことが重要である．また，糖尿病は一疾患でなく高血糖を呈する症候群であるため，現病歴，糖尿病発症の様式，既往歴，糖尿病の家族歴，生活歴をしっかり聴取し，身体所見を把握して，1型糖尿病，2型糖尿病といった糖尿病の成因を考えていく必要がある[1]．特に，甲状腺機能亢進症やクッシング病などの内分泌疾患，肝硬変などの肝疾患，慢性膵炎などの膵外分泌疾患，ステロイドなどの薬剤，若年発症成人型糖尿病（maturity-onset diabetes of the young：MODY）やミトコンドリア病など遺伝子異常が同定されている糖尿病など，その他の特定の機序，疾患による糖尿病を鑑別することが求められる[2]．そのうえで，空腹時血糖値，空腹時インスリン値，血中・尿中C-ペプチド値，グルタミン酸脱炭酸酵素（glutamic acid decarboxylase：GAD）抗体などを測定し，インスリン抵抗性の指標であるHOMA-Rやインスリン分泌能の指標であるHOMA-β指数（homeostasis model assesment for β-cell function：HOMA-β），インスリン治療開始の判断基準となるC-ペプチドインデックス（CPI）などを計算し，糖尿病の病態を把握し，治療を選択することが重要となる．

2. 薬物治療の基本的な考え方

　糖尿病の薬物治療においては，初めに，インスリン治療が優先される病態かどうか判断する[3]．次に，年齢や肥満の程度，慢性合併症の程度，肝機能や腎機能を考慮し，経口血糖降下薬かインスリン製剤かグルカゴン様ペプチド-1（glucagon-like peptide-1：GLP-1）受容体作動薬が適切か判断する．インスリン依存状態ではインスリン療法が必須となる．インスリン非依存状態では，インスリン療法に加え，GLP-1受容体作動薬や経口血糖降下薬による治療を行う．

　経口血糖降下薬や注射薬は，少量から開始し，血糖コントロールの状態を確認しながら徐々に増量するのがよい．血糖コントロールの改善に伴い，高血糖状態によってインスリン分泌不全と作用障害がさらに増悪する悪循環である糖毒性が解除され，経口血糖降下薬や注射薬の減量や中止が可能となる場合もある．そのため，薬剤は漫然と継続して使用されるのではなく，常に減量や中止を考慮する必要がある．

　一方で，血糖コントロールの改善が認められない場合は，病態を再評価し，生活習慣を見直し，薬剤を変更するなどして，同じ薬剤が漫然と継続・増量されることのないように注意する必要がある．

3. インスリン療法

　インスリン療法の絶対的適応であるか相対的適応であるかを判断し，絶対的適応では遅れること

なくインスリン療法が開始される必要がある[4]。

1）インスリン療法の絶対的適応

下記，①〜⑥の場合は，インスリン療法を速やかに開始する必要がある。
①インスリン依存状態
②高血糖性の昏睡（糖尿病ケトアシドーシス，高血糖高浸透圧症候群，乳酸アシドーシス）
③重症の肝障害，腎障害を合併しているとき
④重症感染症，外傷，中等度以上の外科手術（全身麻酔施行例など）のとき
⑤糖尿病合併妊婦（妊娠糖尿病で，食事療法だけでは良好な血糖コントロールが得られない場合も含む）
⑥静脈栄養時の血糖コントロール

2）インスリン療法の相対的適応

必ずしもインスリン治療が必須というわけではないが，病態コントロールのためには，インスリン療法を開始するほうが望ましい。
①インスリン非依存状態の例でも，著明な高血糖（例えば，空腹時血糖値250mg/dL以上，随時血糖値350mg/dL以上）を認める場合
②経口薬療法のみでは良好な血糖コントロールが得られない場合
③やせ型で栄養状態が低下している場合
④ステロイド治療時に高血糖を認める場合
⑤糖毒性を積極的に解除する場合

3）その他インスリン療法が必要となる場合

薬剤により1型糖尿病が誘発される場合がある。例えば，インターフェロンはインスリン抵抗性を増大し耐糖能障害を来すのみならず，HLA DR4やDR9を有している症例では，細胞性免疫が活性化され1型糖尿病を発症する場合がある。最近では，免疫チェックポイント阻害薬であるニボルマブやペムブロズマブにより劇症1型糖尿病を含む1型糖尿病が誘発されることが報告されており，速やかな診断とインスリン療法が必要になることに注意する。

3. インスリン依存状態の治療

図3.3.1に示すように，初診時インスリン依存状態（1型糖尿病）が疑われる場合は，ただちにインスリン療法を開始する。とくに，ケトーシスやケトアシドーシスを認め患者の反応が低下している場合は，緊急処置を要する。患者の病態が安定し急性期治療が終了した後は，1型糖尿病では強化インスリン療法が必須となるため，治療を中断することなくインスリン療法を継続するように患者教育が必要となる。

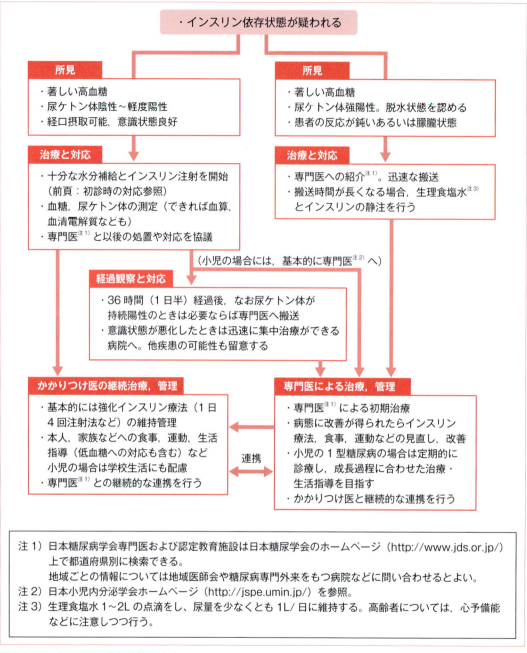

図3.3.1　インスリン依存状態の治療

（日本糖尿病学会編著，"糖尿病治療ガイド2016-2017"，文光堂，東京，2016, p.33.）

4. インスリン非依存状態の治療 （図3.3.2）

インスリン治療が優先されず，一定期間の食事療法や運動療法を実施しても空腹時血糖値が140～160mg/dL程度またはそれ以下，随時血糖値が250～300mg/dL程度またはそれ以下，尿ケトン

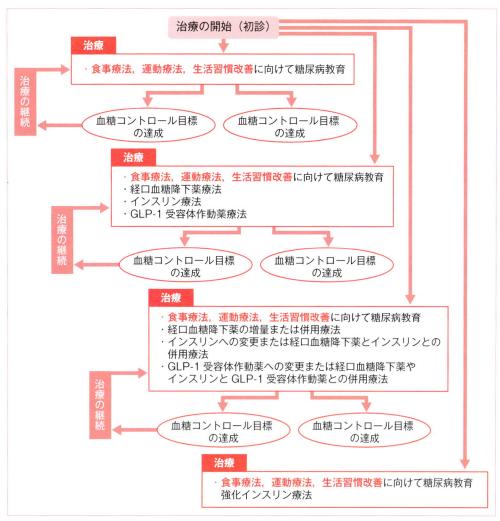

図3.3.2 インスリン非依存状態の治療
(日本糖尿病学会編著,"糖尿病治療ガイド2016-2017",文光堂,東京,2016, p.30.)

体陰性,非妊婦で妊娠する可能性が低くまた授乳中でないインスリン非依存状態の2型糖尿病症例が,経口血糖降下薬やGLP-1受容体作動薬のよい適応となる。

　食事療法,運動療法を継続し,生活習慣の改善を維持することは最も重要で根本的な糖尿病治療である。血糖コントロールの目標は,患者の年齢や病態などを考慮して患者ごとに設定する。その結果,血糖コントロールの目標が達成された場合は,食事療法と運動療法を継続し,薬物療法は開始しない。しかし,未達成の場合は薬物治療を開始する。病歴が長く,インスリン非依存状態であってもインスリン分泌能が低かったり,慢性合併症から経口血糖降下薬が使用しにくかったりする場合は,この時点でもインスリン療法を開始する。血糖コントロールの改善に加え,体重減少効果を期待する場合はGLP-1受容体作動薬を開始する。あるいは,糖尿病の病態に合わせて経口血糖降下薬を選択する(図3.3.3)。

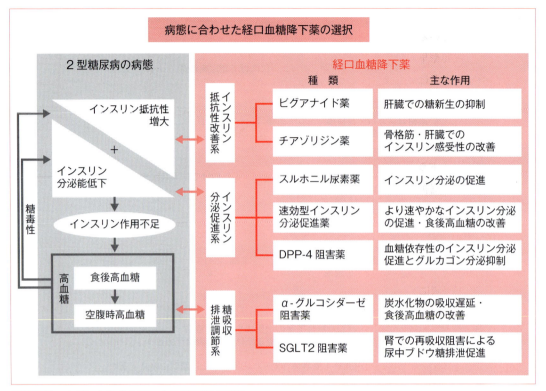

図3.3.3　病態にあわせた経口血糖降下薬の選択
(日本糖尿病学会編著，"糖尿病治療ガイド2016-2017"，文光堂，東京，2016，p.31.)

　糖尿病の病態としてインスリン分泌不全が主体の場合はインスリン分泌促進系の薬剤であるスルホニル尿素薬（sulfonylureas：SU薬），速効型インスリン分泌促進薬（グリニド薬），DPP-4阻害薬のいずれかを用いる。インスリン抵抗性が主体の場合は，インスリン抵抗性改善系の薬剤であるビグアナイド薬かチアゾリジン薬を用いる。また，空腹時血糖値は130mg/dL未満だが，食後血糖が180mg/dL～200mg/dLを超えるような症例では，糖吸収・排泄調節系の薬剤に属するα-グルコシダーゼ阻害薬（α-glucosidase inhibitor：α-GI）を用いる。インスリン分泌能低下の寄与度が高い症例ではグリニド薬を用いてもよい。また，インスリン分泌能は保持されているがインスリン抵抗性から空腹時高血糖を認める症例では，同じく糖吸収・排泄調節系薬剤であるSGLT2阻害薬を用いる。
　単剤治療で血糖コントロールの目標が達成された場合は，その治療を継続する。単剤治療では血糖コントロールの目標を達成できない場合は，糖尿病の病態や慢性合併症，患者の年齢や生活レベルを考慮し，他の薬剤を用いて併用療法を行う。おおむね3つの異なる薬剤を併用しても目標の血糖コントロールを達成しない場合は，患者教育を再行し，インスリン療法を実施する。この場合，経口血糖降下薬は減量または中止する。

5. 注意事項

　薬剤の使用にあたっては，それぞれの作用特性を十分に理解する。特に，低血糖を来たしていな

いか定期的に確認することはたいへん重要となる．病歴が長い症例では，自律神経障害から無自覚低血糖を来たしている場合もあり，インスリン療法を行っている患者では，血糖自己測定を定期的に行ったり，夜間や早朝に測定するなどして，重症低血糖予防に努める必要がある．

また，糖尿病患者は高血圧症や脂質異常症などの併存疾患に対して多くの薬剤が投与されていたり，尿路感染症などに対して抗菌薬が投与されたりするため，薬剤性低血糖にも注意を要する．加えて，シックデイ時には中止すべき薬剤もあるため患者指導を徹底する必要がある．

さらに，糖尿病患者の約半数は65歳以上の高齢者であり，糖尿病治療においては「高齢者の安全な薬物療法ガイドライン」（表3.3.4），「高齢者糖尿病診療ガイドライン2017」などを参考にして，薬剤を慎重に選択することが望ましい．

表3.3.4　特に高齢者に慎重な投与を要する薬物のリスト―糖尿病薬

分類	薬物（クラスまたは一般名）	代表的な一般名（すべて該当の場合は無記載）	対象となる患者群（すべて対象となる場合は無記載）	主な副作用・理由	推奨される使用法	エビデンスの質と推奨度
糖尿病薬	スルホニル尿素（SU）薬	クロルプロパミド アセトヘキサミド グリベンクラミド グリメピリド		低血糖とそれが遷延するリスク	可能であれば使用を控える．代替薬としてDPP-4阻害薬を考慮	エビデンスの質：中 推奨度：強
	ビグアナイド薬	ブホルミン メトホルミン		低血糖，乳酸アシドーシス，下痢	可能であれば使用を控える．高齢者に対して，メトホルミン以外は禁忌	エビデンスの質：低 推奨度：弱
	チアゾリジン薬	ピオグリタゾン		骨粗鬆症・骨折（女性），心不全	心不全患者，心不全既往者には使用しない．高齢者では，少量から開始し，慎重に投与する	エビデンスの質：高 推奨度：強
	α-グルコシダーゼ阻害薬（α-GI）	アカルボース ボグリボース ミグリトール		下痢，便秘，放屁，腹満感	腸閉塞などの重篤な副作用に注意する	エビデンスの質：中 推奨度：弱
	SGLT2阻害薬	すべてのSGLT2阻害薬		重症低血糖，脱水，尿路・性器感染症のリスク	可能な限り使用せず，使用する場合は慎重に投与する	エビデンスの質：低 推奨度：強
インスリン	スライディングスケールによるインスリン投与	すべてのインスリン製剤		低血糖のリスクが高い	高血糖性昏睡を含む急性病態を除き，可能な限り使用を控える	エビデンスの質：中 推奨度：強

（日本老年医学会，日本医療研究開発機構研究費・高齢者の薬物治療の安全性に関する研究研究班編，"高齢者の安全な薬物療法ガイドライン2015"，メディカルレビュー社，東京，2015，pp.29-30.）

引用文献

1) 日本糖尿病学会編著,"糖尿病診療ガイドライン2016",南江堂,東京,2016,pp.5-22.
2) 日本糖尿病学会編著,"糖尿病専門医研修ガイドブック第7版",診断と治療社,東京,2017,pp.64-94.
3) 村田啓,"最新インスリン療法改訂第2版",中山書店,東京,2015,pp.10-13.
4) 日本糖尿病学会編著,"糖尿病治療ガイド2016-2017",文光堂,東京,2016,pp56-57.

Ⅳ章

糖尿病患者の心理

糖尿病患者の心理とエンパワーメント

糖尿病患者の心理とエンパワーメント

1. はじめに

　糖尿病治療の目的は,「健康な人と変わらない生活の質（quality of life：QOL）の維持,健康な人と変わらない寿命の確保」である。糖尿病は長期にわたる高血糖によって引き起こされる合併症が患者のQOLを大きく損なうため,発症,進展の阻止が非常に重要になる。血糖コントロールを良好に維持しておくことは合併症発症防止に必要だが,しばしば医療者は,患者の良好な血糖コントロールの維持を目的にしがちである。当然であるが,患者は血糖値を良好に保つために生きているのではなく,患者の人生を全うすることが目的である。本章では,医療者は患者を支援するという糖尿病エンパワーメントの概念と健康行動理論の変化ステージ理論について概説する。

2. 糖尿病患者心理を理解するポイント

　なぜ糖尿病患者の心理を理解することが必要なのだろうか。糖尿病は現在までのところ,一度発症してしまえば,生涯完治することのない病気である。糖尿病の治療には食事や運動といった生活習慣の改善が重要であるが,それらは個人の人生観や価値観と大きく関係している。生涯続けなければならない療養行動を,医療者が治療上必要だからと生活習慣の変更を糖尿病患者に指導したとしても,患者は受け入れることがなかなかできないのは当然である。糖尿病に関わる薬剤師は,糖尿病患者の心理を理解したうえでなければ,医療者として十分な支援を行うことはできない。

1）受診している糖尿病患者は一部

　糖尿病患者の40％は医療機関を受診していない（**図4.1**）。このことは,病院・診療所や薬局を訪れ,医療者と出会っている糖尿病患者とは,患者のなかでも,貴重な時間と費用を使って治療継続の努力を続けている人だということである。受診を継続し,努力を続けている患者に対し,医療者は血糖コンロールの良否について安易な指摘をするよりも,療養行動の継続に対する敬意とねぎらいの気持ちが先にあるべきであろう。

2）治療中断が合併症を進める

　糖尿病合併症の発症は,治療中断者に多いことが知られている。糖尿病の治療は,合併症の発症・進展の阻止が目的となるが,初期には自覚症状がないこともあって,受診を中断してしまいがちである。一般に人は,「長期的な利益」よりも「短期的な利益」を優先させることはよく知られている。糖尿病患者の場合も,血糖コントロールを良好に維持して合併症を予防する「長期的な利益」よりも,「短期的な利益」である日々の仕事を優先させてしまって受診中断することもある。実際,治療中断の理由として「仕事が忙しい」や「体調がよいから」といった理由が多い（**表4.1**）。

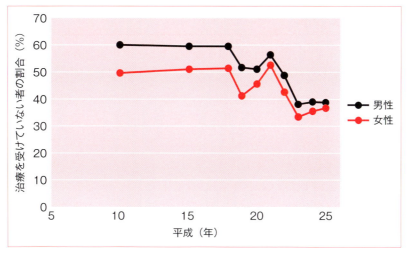

図4.1 「糖尿病が強く疑われている人」の約4割が糖尿病治療を受けていない
〔野田光彦，他，"糖尿病中断対策ガイド"，2014，p.2．（http://dmic.ncgm.go.jp/medical/050/dm_jushinchudan_guide43.pdf）〕

表4.1 受診中断者の特徴と中断理由

受診中断者の特徴
・受診中断率は年8％程度と推定される。
・受診中断は男性で仕事をもっている人に多い傾向がある。
・高齢者に比べ，若年者（50歳未満，特に20〜30歳台）で受診中断が多い。
・血糖コントロールの悪い人（HbA1cが8％以上），または，かなりよい人にも多い。
・過去に受診中断をした人の受診中断率は高い。
受診中断の理由
・治療優先度の理解の不足（忙しいなど），疾患への認識不足（体調がよいからなど）
・医療費が経済的に負担

〔野田光彦，他，"糖尿病受診中断対策マニュアル"，2004，pp.1-2．（http://dmic.ncgm.go.jp/medical/050/dm_jushinchudan_manual.pdf）より改変〕

　薬剤師が糖尿病患者の療養行動について，患者と直接話す機会はそれほど多くないのかもしれないが，HbA1cが高い患者に対し「血糖値を良好に維持できない意識の低い患者」だと思っているのだとしたら，それは大きな誤りである。医療者の思っていることは，言葉で言わなくても言外に患者には伝わるものである。薬剤師の糖尿病患者への理解の低さが，受診中断につながるようなことになってはならない。

3）完璧を目指すと続かない

　真面目な患者さんほど，正常血糖を目指して，検査値をみて一喜一憂することになりやすい。しかし，このような態度で療養行動を行っていると，糖尿病の場合はうまくいかないことも多く，精神的にもたない。医療者は，患者に完璧な糖尿病療養を目指すよう促すのではなく，患者が継続できる療養行動を，無理なく継続できるように支援していくことが求められるのである。

3. エンパワーメント

　糖尿病エンパワーメントとは「患者は本来糖尿病をもちながら生きる力をもっており，医療者はそれを患者自身が見つけることを助ける」という考え方で，Robert AndersonとMartha Funnellが提唱した。エンパワーメントは動機づけ面接のようなスキルではなく，糖尿病患者についての概念である。

　薬局で薬剤師が飲み忘れの多い糖尿病患者に対して，「薬だけは忘れずに飲んでください」と話したとしても，おそらく薬をきちんと飲むようになることはほとんどない。強制では人の行動は変えられないからである。強制ではなく，医療者は患者が自分自身で問題解決をする力を引き出すことで患者のもつ問題を解決するというのがエンパワーメント・アプローチである（表4.2）。

1）エンパワーメントのための共通認識

(1) 変化を支援する
　患者へ指導を行っても，患者の行動が変わらないということは多くの医療者が経験している。強制によって人の行動を変えることはできない。医療者にできることは，患者の変化を支援することである。

(2) 患者は問題解決する力をもっている
　患者は自分のことを自分で決め，自分の問題を解決する能力をもっている。しかし，医療者が長期に指導することは，患者が本来もつ問題解決能力を低下させることになる。医療者が指導し，患者がそれに従うという関係ができると，次第に患者は自分自身の問題であるにもかかわらず，自分で考えて解決していくのではなく，医療者に考えてもらいそれに従うというように変わってしまう。

(3) 聴くことでチャンスが生まれる
　患者の話を聴くことでチャンスは生まれる。よく聴くことなしに患者を理解することはできないからである。

表4.2　エンパワーメントモデルと従来型モデルの違い

	従来型モデル	エンパワーメント型モデル
糖尿病	身体的疾患	生物・心理・社会的疾患
医療者患者関係	医療者の専門的な見解に基づく権威主義的な関係	専門的見解を分かち合う民主主義的な関係
問題点と必要性	医療者が決める	患者が特定し決める
医療者	問題を解決し，治療する主体診断と治療結果の責任を負う	医療者は資源のひとつ 患者の自己管理を助ける
目標	行動変容 コンプライアンス向上のため	インフォームドチョイスを可能にする 行動理論は患者の学習ツール
動機づけ	医療者など外側から	患者内部から
権力	医療者がもつ	患者，医療者ともにもつ

2）エンパワーメントの評価

自分が患者をエンパワーメントできているのか，自分の面接に点数を付けて評価する方法もある（表4.3）。患者との対話で，「感情や目標に注意を向ける」と＋2点である。対話を続けながら「問題を掘り下げる」ことができれば＋1点とされている。逆に，「患者の代わりに問題を解決する」ことは－1点で，薬剤師が服薬指導などで日常的に行っている提案はこれにあたる。また，「患者を批評する」と－2点である。例えば「HbA1cがまだまだ高いですね」といった患者の行動を評価する発言や「お正月はどうしても食べ過ぎますよね」といった薬剤師が良かれと思って行っている共感的な態度も，患者の行動変容のエネルギーを下げることになるため，エンパワーメントとは逆の方向に作用する。

4. 変化ステージ理論

健康教育は黎明期（1940年代）の「知識習得により行動が変わる」という「KAP（知識 Knowledge／態度 Attitude／習慣 Practice）モデル」から，転換期（1990年代）のエンパワーメントアプローチ，動機づけ面接，さらに現代のテーラーメイドの時代へと変化してきた。変化ステージモデルは，この過程で考案されたさまざまな行動変容の技法を投稿したもので，Prochaskaらが禁煙をモデルに提唱したモデルである。現在は，禁煙だけでなく，食事・運動などさまざまな自己管理行動の変化を説明する際に使われている。

1）変化ステージモデル

変化ステージモデルでは，人に行動変容が起こるに至る過程には心の準備状態（レディネス）によって，5つの段階（図4.2）があるとされている。

表4.3 糖尿病エンパワーメントセルフチェック

点数	項目	言葉の例
＋2	感情や目標に注意を向けている	これはできそうですか？ 負担になっていませんか？ 検査の結果をどう感じていますか？
＋1	問題を掘り下げている	治療で困っていることはありますか？ 低血糖が起きたのはどんなときでしたか？
0	分類不能（情報提供）	
－1	患者の代わりに問題を解決する	薬はあらかじめテーブルに出しておきましょう 一駅前で降りて歩きましょう
－2	患者を批評する	HbA1cはまだまだ高いですね お正月はつい食べ過ぎますよね

（"糖尿病エンパワーメント第2版"，石井均監訳，医歯薬出版，東京，2001，pp.204-207. を元に作成）

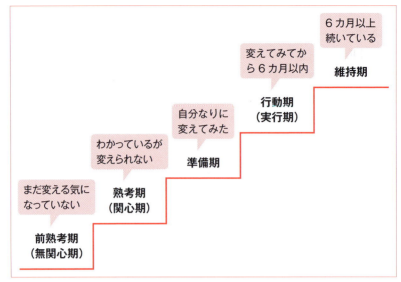

図4.2 変化ステージモデル（多理論統合モデル）とその定義
行動変化は一方にのみ進むのではなく，行きつ戻りつ変化する。維持期の患者であっても，急に前熟考期（無関心期）になることもあるし，その逆も起こりうる。
（岡田浩，"3☆ファーマシストを目指せ！"，じほう，東京，2012，p.67.）

表4.4 変化ステージ別の患者の言葉と対応方法

ステージ	定義	患者の言葉	対応
前熟考期 （無関心期）	6カ月以内に行動変化を考えていない	説明はいいから，早くして！	情報収集，簡単な情報提供
熟考期 （関心期）	6カ月以内に行動変化を考えている	仕事が忙しくて…… そうは言っても……	過去の成功体験を聞く 情報を押し付けない
準備期	1カ月以内に行動変化を考えている	以前はHbA1cよかったんですけど……	やろうという気持ちをほめる できていることを見つけ称賛する
行動期 （実行期）	行動変化を起こして6カ月以内	最近，散歩を始めました	継続するための阻害要因の対策を聞く
維持期	行動変化を起こして6カ月を超える	毎日1万歩歩かないと気持ち悪いです	継続のコツをたずねる

2）ステージ別の対応方法（表4.4）

(1)「前熟考期（無関心期）」

　知識が不足している場合は，簡単でわかりやすい情報提供が効果的な場合もある。関心を示さないからと，患者に脅すような発言をしたり，無理に説得しようとすることは反発を招き，逆効果である。患者に負担にならない程度の会話やパンフレットを渡すなどの情報提供で十分である。

(2)「熟考期（関心期）」

　行動変化を考え始めているので，やりたくない理由や障害となっていることについて聞いてみることが有効である。療養行動の重要性を伝えるような情報提供や障害を小さくするコツを伝えるこ

とが行動開始のきっかけとなることもある。患者の意思を確認することなく，薬剤師が実行すべきこととして生活習慣の改善を提案してしまうと，患者からは「でも……」，「そんなこと言っても……」といわゆる「抵抗」を示すことが多い。患者が「抵抗」を示さないよう，患者の意思を十分に聴いたうえで，薬剤師ではなく，患者本人に決めてもらうことが重要である。

(3)「準備期」

ちょっとした具体的なアドバイスで行動変化が始まる可能性が高いのがこの時期になる。具体的に取り組んでいることや，療養行動で難しい点などを確認し，現在できていることを称賛するだけでもステージが進むことが少なくない。行動変容への自信がないことが多いので，自信を高めるようなアプローチが有効である。実際に試した行動に対しては，称賛し継続を促すことも重要である。

(4)「行動期（実行期）」

すでに行動変化は起きているので，健康的な生活習慣が継続できるように支援することが重要である。例えば，運動療法継続のために「雨が降っている日はどうしますか？」や「雪が降った日は？」など障害になりそうなことをあらかじめたずねて，準備を考えておいてもらうと脱落しにくくなる。この時期の患者に対しては，薬剤師は投薬のたびに療養行動について短時間でもいいので確認し，継続できている点を称賛する。短時間であっても，こうすることで患者の療養行動が維持されやすくなるからである。

(5)「維持期」

食事・運動・服薬といった療養行動が，普段の日常生活でどの程度患者のQOLに影響を与えているのか，患者に聞いておくとよい。質問することで，患者は普段の生活習慣のメリットについて再認識することができ，脱落防止になる。また，現在継続できている療養行動について，継続できている理由や継続のコツについてたずねることも有効である。継続のコツをたずねることで，患者は継続できている理由を振り返ることになり，継続へのモチベーション維持にもつながる。

引用文献

1) "薬剤師のための糖尿病療養指導ガイド"，門脇孝監，じほう，東京，2012.
2) 野田光彦，他，"糖尿病受診中断対策包括ガイド"，2014.（http://dmic.ncgm.go.jp/medical/050/dm_jushinchudan_guide43.pdf）
3) 野田光彦，他，"糖尿病受診中断対策マニュアル"，2014.（http://dmic.ncgm.go.jp/medical/050/dm_jushinchudan_manual.pdf）
4) "糖尿病エンパワーメント第2版"，石井均監訳，医歯薬出版，東京，2001.
5) "糖尿病エンパワーメント101のコツ"，大橋健訳，医歯薬出版，東京，2005.
6) "糖尿病1000年の知恵，石井均監訳，医歯薬出版，東京，2011.
7) 岡田浩，"3☆ファーマシストを目指せ！"，じほう，東京，2012.
8) 坂根直樹，"Dr.坂根のやる気がわいてくる糖尿病ケア"，医歯薬出版，東京，2009.
9) 石井均，"糖尿病医療学入門"，医学書院，東京，2011.

V章

糖尿病の薬物治療（各論）

1. 薬学基礎
2. 薬物治療各論（経口薬）
3. 薬物治療各論（注射薬）
4. 薬物治療各論（併用療法）

1 薬学基礎

A 薬物の体内動態

1. 吸収（absorption）

1）膜の輸送

　薬物が消化管から吸収されるためには，生体膜を透過する必要がある。後述する分布や排泄過程においても生体膜の通過が基本になるため，薬物の体内動態を考える場合には，生体膜の透過機構の理解が重要となる。一般に，脂溶性薬物は受動拡散，水溶性薬物は能動輸送で輸送される。受動拡散の特徴は，濃度勾配に従い，生体膜を介して，濃度の高いところから低いところへ移動することから，エネルギーは不要となる。多くの薬物は受動拡散を受ける。能動輸送は，濃度勾配に逆らう輸送であることから，エネルギーを必要とする。能動輸送の本体は，薬物トランスポーターであり，アデノシン三リン酸（ATP）を駆動力とするものを一次性能動輸送，イオン勾配などを駆動力とするものを二次性能動輸送と分類する（図5.1.1）。一次性能動輸送には，p-糖蛋白質（P-gp）やMRPs，BCRPといったABCトランスポーターが，二次性能動輸送には，OCTs，OATs，OATPsが属する。薬物トランスポーターを考える場合は，発現部位，輸送方向性，基質薬物が重要となる。小腸上皮細胞を見ると，消化管管腔側にはP-gp，MRP2，BCRP，OATPsが，また，血液側にはMRP3が発現している。しかし，輸送方向は一定ではなく，管腔側から血液側に輸送方向性を有するトランスポーターが吸収促進に働く（図5.1.2）。

2）初回通過効果（first-pass effect）

　薬物の吸収率（bioavailability）は，ほとんどすべての薬物で100%を下回る。経口投与した薬物は，主に腸管から吸収される。最も重要な小腸でのプロセスは，①小腸上皮細胞の管腔側から細胞内に取り込まれる，②細胞内に存在する薬物代謝酵素により，一部が代謝される，③細胞の血液側から毛細血管に到達する，④さらに太い血管に入り，最終的に門脈に入る，⑤門脈血は肝臓に到達し，肝臓内でさらに一部の薬物が代謝を受ける，⑥肝臓から出た血液が全身循環する。すなわち，経口投与後，全身循環に到達するまでの間に，小腸上皮細胞と肝臓に存在する薬物代謝酵素で代謝されることになる。このロスを初回通過効果とよぶ。小腸上皮細胞にもCYP3A4/5といった代謝酵素が高発現している。さらに，近年では，小腸上皮細胞管腔側に発現するP-gpによる管腔側への汲み出し（プロセス①の後）も初回通過効果として定義されている。

2. 分布（distribution）

　薬物は全身循環に回った血液により臓器へ運搬され，毛細血管を透過して，細胞間・内に移行す

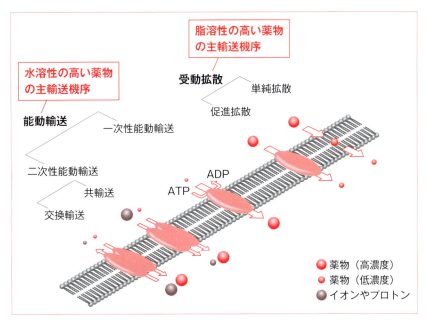

図5.1.1　薬物の生体膜透過メカニズム

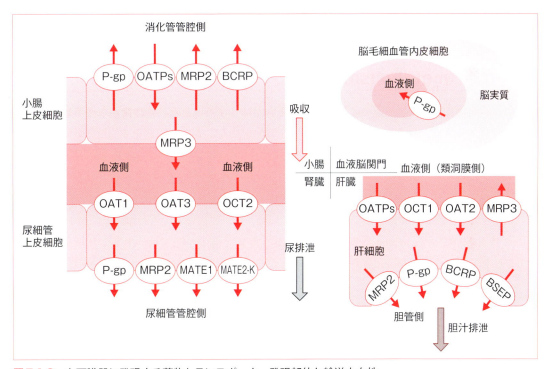

図5.1.2　主要臓器に発現する薬物トランスポーター発現部位と輸送方向性

る。この過程を分布とよぶが，毛細血管の構造，蛋白結合，血流量，薬物トランスポーターが分布を支配する要因となる。

　血漿中では，酸性薬物はアルブミンと塩基性薬物はα1-酸性糖蛋白質と結合している。一般に蛋

白と結合していない薬物が細胞膜を透過する。蛋白結合率は，薬物でほぼ一定の値を取るが，併用薬や疾患などにより結合率は変化する。蛋白結合率が高い薬物においては，次の点について，注意が必要と言える。血中濃度の1%が蛋白結合していない場合（99%が蛋白結合している），この1%が作用部位や代謝臓器に到達する。何らかの原因で，1%が2%になった場合，分布容積の増大，作用部位への薬物到達の増加に伴う薬効や副作用の増強や薬物代謝亢進が生じることになる。その結果，少し複雑な体内動態の変化を伴う。

肝臓や腎臓への血流量は，1,000mL/minを超えるのに対し，脳や筋肉では700mL/min前後，皮膚では60mL/minと臓器や組織間で異なる。一般に血流量が低下すると，腎や肝クリアランスは低下するので，薬物の血中濃度は上昇する。

生体中で重要な機能を有する組織への薬物の分布には，さまざまな関門が重要な機能を有する。血液脳関門（脳移行，図5.1.2），血液脳脊髄液関門（脳脊髄液移行），血液胎盤関門（胎児移行）などがある。これらの関門では，薬物トランスポーターが機能している。例えば，血液脳関門の実態は，脳毛細血管内皮細胞の血管側と脳組織側に発現している多くの薬物トランスポーターであり，輸送する薬物が詳細にプログラムされている。例えば，血管側に発現するP-gpは，基質薬物を細胞→血液へ輸送する（汲み出す）ことで，脳保護の役割を果たす（図5.1.2）。したがって，P-gpの排出機能が阻害された場合（薬物相互作用などによる）や新生児・乳児のようにP-gpの発現量が未完成である場合は，本来脳移行しない薬物が脳内に到達し，思わぬ薬効発現の原因となり得る。

3. 代謝（metabolism）

一般に，薬物代謝は化学構造の変化を伴い，極性が増加する（水溶性が増す）とともに，薬理活性を失うプロセスで，基本的には解毒機構と言える。しかし，薬剤の安定化や作用持続時間の延長を狙うプロドラッグでは，それ自体には薬効はないが，消化管や血中あるいは主要臓器で代謝を受けることで，はじめて活性体となる。

薬物代謝の様式は，酸化，還元，加水分解を行う第Ⅰ相反応と抱合を行う第Ⅱ相反応に大別される。代謝反応は，主に肝臓や小腸で行われるが，腎臓，肺，皮膚などでも行われる。第Ⅰ相反応は，シトクロムP450（cytochrome P450：CYP）が最も重要である。CYPは，ファミリー，サブファミリー，分子種のように細分化される。例えば，CYP2C9分子種はCYP2ファミリー，CYP2Cサブファミリーと分類される。一般に，CYPの基質特異性は低く，1つの薬物は数種類のCYPで代謝されることが多い。単一のCYPで代謝される薬物がまれにみられるが，相互作用や遺伝子多型の影響が強く出るので，この場合は注意が必要となる。臨床で使用される薬物については，CYP1A2，1A6，2C8，2C19，2D6，3A4/5，4Aでほとんどが説明できる。加水分解による代謝も多く，種々のエステラーゼが関与する。カルボキシルエステラーゼによる反応が代表的である。

第Ⅱ相反応には，グルクロン酸抱合，硫酸抱合，アセチル抱合，グルタチオン抱合，メチル抱合などがある。グルクロン酸転移酵素（UGT）には，UGT1とUGT2のファミリーがあるが，UGT1A1の代表的基質としてはイリノテカン，UGT1A6にはアセトアミノフェン，UGT2B7にはモルヒネがある。N-アセチル化酵素（NAT）には，NAT1とNAT2があるが，イソニアジドが

NAT2によりアセチル化される。グルタチオン抱合，硫酸抱合，メチル抱合は，それぞれ，グルタチオンS-転移酵素（GST α，μ，π，κ，ζ），硫酸転移酵素（SULT），チオプリンS-メチル転移酵素（TPMT）が触媒し，多くの抗癌剤の代謝に関与する。

4. 排泄（excretion）

腎臓からの薬物の排泄は，以下の式で表すことができる。

$CLr = (f_B \times GFR + Ccr) \times (1-f_r)$

すなわち，①糸球体濾過〔当該薬物の蛋白非結合率（f_B）×糸球体濾過速度（GFR），GFRはクレアチニンクリアランス（Ccr）で代替される〕，②尿細管分泌（CLrs），③尿細管再吸収（f_r）の3つの過程で構成されている。

①糸球体濾過：分子量5,000以下の薬物はほぼ100%濾過されるが，蛋白と結合した薬物は濾過されない。蛋白結合率の高い薬物が尿中排泄されずに半減期が長くなる原因である。先にも述べたが，蛋白結合率が99%から98%にわずか1%変化した場合でも，糸球体濾過速度は2倍に増加することになる。また，肝代謝がなく，尿排泄が主要な消失経路である薬物では，全身クリアランスはGFR，すなわち，Ccrと良好な正相関を認める。

②尿細管分泌：図5.1.2に記載した尿細管上皮細胞を介して，薬物が血液側から尿細管管腔側へ移動する過程を指す。図からも明らかなように，さまざまな薬物トランスポーターが機能している。血液側に局在する有機アニオントランスポーターとしては，OAT1,3があり，β-ラクタム系抗生物質などを，有機カチオントランスポーターOCT2は，シメチジンやメトホルミンを輸送する。一方，尿細管管腔側には，ABCトランスポーターの発現が認められる。

③尿細管再吸収：尿細管分泌と逆の輸送機構を指す。再吸収においては，分泌ほど薬物トランスポーターの寄与はない（図5.1.2）。尿細管において水の再吸収が行われるため，尿細管内の薬物が濃縮され，濃度が増加する。細胞内外の濃度勾配による受動拡散（濃度の高いほうから低いほうへの膜透過）が輸送の主要な機序となる。そのため，脂溶性薬物が再吸収され，水溶性薬物が主に排泄されことになる。

5. 薬物の体内動態に影響する要因

1）遺伝子多型（genetic polymorphisms）

体内動態に寄与する薬物代謝酵素やトランスポーターは蛋白質であるので，それらをコードする遺伝子が存在する。その遺伝子に変異があることで，代謝能や輸送能に変化が生じることがあり，体内動態の個人差の原因となる。CYP2C9には，*CYP2C9*3*と記述される一塩基変異（SNPsとよぶ）があり，ワルファリン，フェニトイン，グリベンクラミドなどの代謝が低下し，血中濃度が上昇する。また，肝細胞血液側に特異的に発現するOATP1B1には*SLCO1B1*15*変異があり，多くのスタチンやレパグリニドの肝取り込みが低下し，消失経路を失うことから，血中濃度が上昇する。ほとんどの代謝酵素やトランスポーター遺伝子には遺伝子多型がある。

2）食事・嗜好品

　喫煙は，代謝酵素，特にCYP1A2を強力に誘導する。プロポキシフェン，ペンタゾシン，テオフィリンの体内動態を大きく変化させることが報告されている。グレープフルーツジュースは，消化管に発現するCYP3A4/5による代謝やOATP2B1の取り込み能を阻害することから，前者においては，小腸における初回通過効果の減少（血中濃度上昇），後者では吸収率低下（血中濃度低下）が生じる。

3）年齢

　未熟児における薬物代謝や排泄能は極めて低下しており，おおむねクリアランスや半減期は，成人の値より低く，長い。薬物代謝能（主にCYPによる代謝）と年齢との関係を大まかに見ると，未熟児＝高齢者＜新生児＜成人＜小児となり，小児で全身クリアランスが大きい。代謝酵素活性がやや高いのみならず，体重当たりの肝重量が大きい，肝体重あたりの肝血流量が多いなどの理由があげられる。体重あたりの投与量を小児と成人で比較すると，前者で高い理由である。分布についてみると，新生児から小児では水溶性薬物の分布容積が，また，高齢者では脂溶性薬物の分布容積が大きくなる。排泄では，高齢者では加齢とともにCcrが低下する。

4）性差と妊娠

　効果や副作用の発現頻度に性差が指摘される薬物が散見されるが，薬物動態の差から説明されるケースは少ない。一方，妊娠時には，生理的諸因子が変動することから，妊娠の進行とともに薬物動態は変化する。胃内pHの上昇，胃内容排出速度の低下は，弱酸性，弱塩基性薬物の溶解度や最高血中濃度到達時間に影響する。さらに，心拍出量，肝血流量，糸球体濾過速度はいずれも妊娠の進行で増加することから，肝・腎クリアランスは，増加する傾向を示す。また，多くの薬物の蛋白結合率は低下し，代謝酵素活性も亢進する。

5）病態下における薬物動態

（1）肝疾患

　肝疾患が薬物の体内動態に及ぼす影響としては，①肝血流量の低下，②肝の薬物代謝に関与する酵素活性（肝固有クリアランス）の低下，③蛋白結合の低下があげられる。肝障害の中でも肝硬変は，薬物動態に直接影響する。肝硬変では，食道静脈瘤などを経由する肝外門脈側副血流路が形成されやすくなり，この場合，肝血流量の50〜75％が肝臓を迂回して大循環に環流するため，実質的な肝血流量が減少し，肝クリアランスが著しく低下する（特に肝血流量依存型薬物）。

（2）腎疾患

　腎から主に未変化体のままの形で排泄される薬物は，腎疾患による腎血流量やCcrの減少に伴い，腎クリアランスは低下する。エナラプリルは主として尿中に排泄されるので，腎障害によりその血中濃度は著しく上昇するが，肝において胆汁排泄されるテモカプリルでは，腎障害の影響は軽微となる。薬物選択には，肝腎振り分けを考慮する。

B 薬物の投与方法

　薬物がその治療効果を発揮するためには，作用部位における薬物濃度を十分に高める，あるいは適切に調節することが必要である。投与方法によって，薬物の吸収されやすさや代謝の受けやすさは大きく変動する。つまり，同じ量の薬物を投与したとしてもその経路によって作用部位における薬物濃度は同一にはならない。一方，投与方法は，このような吸収・分布・代謝・排泄といった体内動態と関連するのみでなく，患者の利便性（使い方や保管方法）にも影響し，これがQOLやコンプライアンスの低下につながる要因ともなり得る。したがって，各々の薬物の物理的・生物学的な特性に適した投与経路および剤形を選択することが必要である。本項では，各投与方法の特徴について解説する。

1. 経口投与

　薬物の投与方法は，内用，外用，および注射の3つの経路に大きく分類される。このうち内用とは，経口的に胃腸管へ投与（経口投与）することを意味している。経口投与のための剤形としては，散剤，顆粒剤，錠剤，カプセル剤，液剤などが一般的である。錠剤を例に取ると，胃内あるいは小腸内で錠剤が崩壊，分散することにより薬物が消化管管腔液中に溶解し，その後，薬物が小腸粘膜を透過することにより血中へと吸収される（図5.1.3）。経口投与された薬物の多くは，小腸粘膜から血中へと吸収されることにより薬効発現が期待される（消化管内の殺菌や粘膜保護といった局所作用を目的とした薬物を除く）。小腸からの薬物の吸収性に影響を与える要因として以下のものがあげられる。

1）薬物側の要因
（1）脂溶性
　Fickの拡散法則（下式）に従うと，薬物の吸収速度は脂質—水間分配係数K（つまり脂溶性）に比例する（dQ/dtは透過速度，Qは薬物透過量，Dは拡散定数，Sは膜表面積，hは膜厚，C_DおよびC_Rは膜の両側の薬物濃度を示す）。

$$dQ/dt = DSK(C_D - C_R)/h$$

（2）解離度
　薬物の多くは弱電解質（弱酸あるいは弱塩基）であり，水溶液中では分子形（非解離形）とイオン形（解離形）の両者が共存している。生体膜は主として脂質から構成されていることから，分子形として存在する薬物の割合が大きいほど，またその脂溶性が大きいほど吸収されやすい（pH分配仮説，図5.1.3）。分子形分率の割合（f_{HA}およびf_B）はHenderson-Hasselbalchの式を変形した以下の式より求めることができる。

　　弱酸性薬物：$f_{HA} = 1/(1 + 10^{pH-pKa})$
　　弱塩基性薬物：$f_B = 1/(1 + 10^{pKa-pH})$

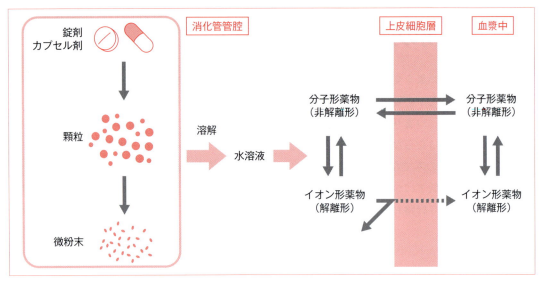

図5.1.3　経口投与された薬物が吸収される過程

(3) 分子量

分子量が大きくなるほど，消化管上皮細胞やその間隙を透過しにくくなるため，吸収性は低下する。

(4) 溶解速度

薬物の吸収性は，薬物の溶解速度によって影響を受ける。すなわち難水溶性薬物の場合には製剤からの薬物溶出過程が吸収の律速段階となる。溶解が拡散律速の場合には，Noyes-Whitneyの式〔$dC/dt = kS(Cs - C)$〕が成立し，これより溶解速度（dC/dt）を左右する要因が薬物の表面積（S）および溶解度（Cs）であることが示される（kは溶解速度定数，Cは時間tにおける消化管内薬物濃度を示す）。難溶性薬物の溶解速度を改善するためには，微粉化による表面積の増大，塩の利用，結晶多形の利用（非晶質化），あるいは溶媒和などの方法が有効であり，薬物の吸収性にも影響する。

(5) 消化管内安定性

消化管内の胃液や消化酵素（トリプシン，キモトリプシンなど）による加水分解，あるいは消化管上皮細胞内および肝臓のCYPなどによる代謝（初回通過効果）を受ける薬物の場合には，吸収性が著しく低下する（図5.1.4）。

(6) 食事および製剤添加物

摂食により胃内容物排出速度（GER）が低下することが知られている。また，食物成分や界面活性剤，油脂成分，高分子材料などの製剤添加物によって，薬物の溶解性や胃内容物排出速度が変化し，薬物の吸収性が変動する場合がある。

2）生体側の要因

(1) pH

消化管内のpHは通常，胃内では1～3程度，十二指腸で5～6，空腸および回腸で7～8に保たれ

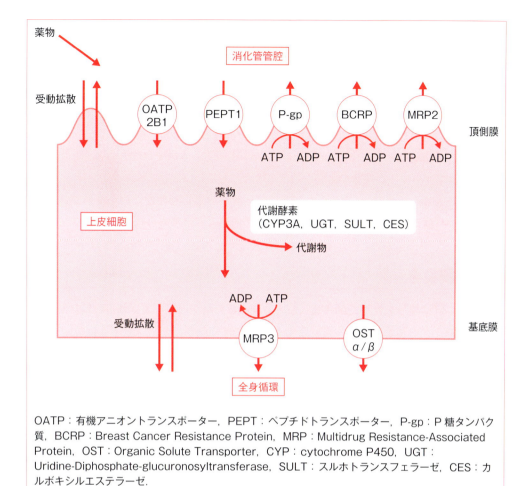

図5.1.4 消化管粘膜上皮細胞に発現する各種トランスポーターおよび代謝酵素

(Tanaka Y, et al, *J Pharm Sci*, 2016, 105, 431-442.)

ている。食事などの影響によりpHが変動し、薬物の解離度（分子形分率）が変化し、吸収性が変動することが知られている。

(2) 分泌液

胆汁中に含まれる胆汁酸塩の界面活性作用により、難溶性薬物が可溶化され吸収性が増大することがある。一方で胆汁酸濃度が臨界ミセル濃度以上に達した場合には、薬物がミセルに取り込まれ吸収性が低下することがある。

(3) 胃内容物排出速度

経口投与された薬物は主として小腸で吸収される。そのため、薬物が胃を通過して小腸に到達するまでの時間や速度（胃内容物排出時間あるいは速度）が薬物の吸収性に影響する。一般的に食後のほうが胃内容物排出速度は低下し、吸収が遅れる。

(4) 血流速度

消化管からの薬物の吸収は、吸収部位の血流速度に依存する。すなわち、血流速度が速いほど管

腔側と血液側の薬物濃度勾配が大きくなり，吸収性が高くなる．血流速度は食事や運動によって変動する．

特に溶解性および膜透過性の低い薬物は，経口投与によって十分な吸収性を得ることは困難である．また，前述のように経口投与された薬物は，全身循環に移行する前に上皮細胞内や肝臓での初回通過効果を受けるため，その効果を受けやすい薬物は吸収性が著しく低下する．さらに，インスリンやグルカゴン様ペプチド-1（GLP-1）などのペプチドのように分子量が大きく，かつ，不安定な薬物の場合には小腸などからほとんど吸収されない．一方，本項では詳しく紹介していないが，各種排出トランスポーターが薬物の吸収を妨げる場合，あるいは取り込みトランスポーターが吸収を助ける場合がある（図5.1.4）．このように経口投与製剤は最も利便性が高い剤形であるものの，その設計のためにはこれらのさまざまな要因をクリアすることが求められる．

2. 経粘膜投与

前述のように経口投与を介して全身吸収性を期待する経路が内用とよばれるのに対し，鼻，肺，眼，口腔，直腸などの粘膜組織から吸収される投与全般を外用とよぶ．主な剤形としては，液剤（点鼻），エアゾール剤，点眼剤，トローチ剤，坐剤などがあげられる．内用で用いられる薬物と異なる特徴として，外用で経粘膜投与された薬物はいずれも初回通過効果を受けないことがあげられ，薬物の吸収効率の点で大きなメリットとなる．以下にそれぞれの経粘膜投与の特徴を解説する．

1）直腸投与

直腸は，胃，小腸および結腸に続く消化管の最下部位であるが，直腸からの薬物吸収を期待する場合には，坐剤などにより直接直腸部位に投与される．小腸と比較して絨毛が発達していないため表面積が小さくなる．一方で，特に直腸下部の血管系は門脈につながっていないため，直腸から吸収された薬物は肝初回通過効果を回避できる利点がある．以下に直腸投与の特徴をまとめた．
- 直腸粘膜からの薬物吸収はpH分配仮説によく従い，脂溶性の高い薬物ほど吸収性が高い
- 食事や消化液の影響を受けにくい
- 薬物を経口投与することによる胃腸障害を回避できる
- 肝臓での初回通過効果を回避できる
- 苦味やにおいのある薬物の投与経路として適している
- 投与が比較的簡便である

2）経肺投与

肺は従来，麻酔薬や局所作用を期待した薬物の投与経路とされてきたが，近年ではペプチドなどの高分子薬物の吸収部位としても注目されている．肺胞が肺の最小構成単位であり，ヒトの肺は約3～4億個の肺胞から構成されている．その総表面積は約200m^{2}であり，小腸粘膜の有効表面積に匹敵する．肺胞上皮細胞層の厚さは0.5～1μmほどで，小腸上皮細胞層（40μm）と比較して極めて薄いことから，全身作用を期待した薬物の吸収部位として適している．経肺投与時の薬物の吸収の

特徴を以下に示す．

- 水溶性の薬物や分子量の大きい薬物でも比較的吸収されやすい
- 肝臓における初回通過効果を回避できる
- 受動拡散のほか，一部の特殊輸送系の関与が報告されている

3) 経鼻投与

　鼻は，外鼻孔から後鼻孔までの腔で，鼻中隔により左右に隔てられており，また，呼吸部は鼻甲介により上中下の3つに分かれている．鼻前庭，呼吸部および嗅部は鼻粘膜で覆われており，鼻粘膜は1層の上皮細胞層からなる．鼻粘膜下には血管系が発達しているため，薬物の吸収に有利である．鼻粘膜表面には約10～15μmの線毛があり，この運動により鼻粘液は後鼻孔へと運ばれる（粘膜線毛クリアランス）．低分子薬物のみならずデスモプレシンやブセレリン，ナファレリンなどのペプチド薬物の投与部位としても古くから活用されている．鼻粘膜に投与された薬物は，pH分配仮説に従い受動拡散により吸収され，また，分子量が1,000を超えると吸収されにくくなる．また，薬物の鼻粘膜吸収の利点として，投与の簡便さ，肝初回通過効果の回避，消化酵素量が少ないことがあげられる．

4) 口腔内投与

　口腔粘膜の上皮細胞は重層扁平上皮で構成され，消化管よりもむしろ皮膚に近い構造である．薬物は主に受動拡散により吸収される．また，前述の他の粘膜と同様に肝初回通過効果を回避することができる．口腔粘膜に適用する製剤として，臼歯と頬の間で徐々に溶解させるバッカル錠や，舌の下で急速に溶解させる舌下錠がある．

5) 点眼投与

　点眼剤は，主に結膜炎や緑内障を治療するための局所作用を得るために使用される．点眼投与した薬物は，角膜上皮，角膜間質，角膜内皮を透過して前眼房水へと移行する．眼表面の涙液量は約7μLであるため，多量の薬液を貯留することはできない．流涙により薬液が洗い流されてしまうこともある．古くは，緑内障治療薬であるピロカルピンを持続的に放出するコンタクトレンズ状製剤が販売されていた．一方，ナトリウム濃度や温度に依存してゲル化させ，点眼液の粘度を上昇させることにより滞留性を向上させる製剤も開発されている．このように点眼剤は局所作用を得ることを目的とする場合が多いが，薬物の一部は鼻涙管を介して鼻粘膜から全身循環へと移行する．

3. 経皮投与

　皮膚は表皮，真皮，皮下組織からなり，表皮の外側は角層に覆われている（図5.1.5）．角層はケラチンや脂質を多く含有し，外部からの異物の侵入や水分蒸発を防ぐ役割を担うとともに，皮膚からの薬物の吸収を妨げる最大の障壁となる．一方で，汗腺や毛嚢といった付属器官が表皮から真皮までを貫いており，これらが薬物の透過ルートともなりうるが，皮膚全体の面積に占める割合は

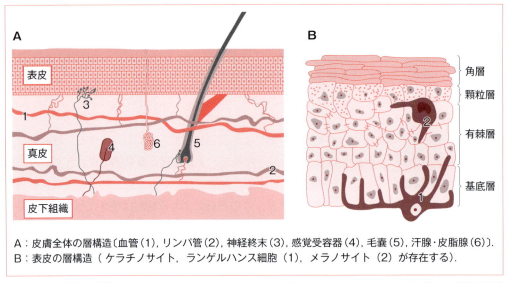

A：皮膚全体の層構造〔血管（1），リンパ管（2），神経終末（3），感覚受容器（4），毛囊（5），汗腺・皮脂腺（6）〕．
B：表皮の層構造（ケラチノサイト，ランゲルハンス細胞（1），メラノサイト（2）が存在する）．

図5.1.5　皮膚の構造　　　　　　　　　　　　　　　　　　　　（Pegoraro C, et al, *Nanoscale*, 2012, 4, 1881-1894.）

ごくわずかであるためその寄与は小さい。

　皮膚に適用された薬物は，主に前述の角層を経由して吸収される。この角層を介する経路は，さらにケラチンからなる細胞実質ルートと脂質からなる細胞間隙ルートに分けられるが，経皮吸収の場合には細胞間隙を介して脂溶性が高い薬物が吸収される。経皮投与された薬物の吸収の特徴を以下に示す。

- 投与が簡便であり，患者の負担・苦痛が小さくなる
- 肝初回通過効果を回避することができる
- 投薬の確認や投与の中断が容易である
- それぞれの薬物に適した経皮吸収治療システム（Transdermal Therapeutic System：TTS）を開発することにより，吸収速度を調節したり，血中薬物濃度を維持させることが可能になる

4．注射投与

　注射とは，体の組織や血管内に直接薬物を注入する薬物投与経路である。投与部位としては，皮内，皮下，筋肉内，静脈内等が一般的である。皮下あるいは筋肉内に注射された薬物は，注入部位にできた液溜まりから結合組織内を拡散して血管内に移行する。このとき，薬物の吸収速度は，薬物の脂溶性や分子量，薬物と組織蛋白質との結合性，さらに血流によって左右される。静脈内注射には，薬物の全量をただちに血中に注入する急速（単回）静注と，持続的に注入する定速（点滴）静注がある。蛋白質やペプチド薬物の多くは，小腸やその他の粘膜からは吸収されにくいため，注射により投与されている。

5. 投与経路の決定

　患者の立場で投与経路および剤形を考えた場合には，最も簡便に使用でき，苦痛を伴わないものが理想である。特に糖尿病のような慢性疾患の治療においては，飲み薬や貼り薬として簡単に使用できるものが望まれる。また，嚥下困難な患者においても経皮投与製剤は使用しやすい。しかしながら医薬品開発および製剤研究の観点から，原薬の溶解性や安定性といった物理的特性に加えて，吸収・分布・代謝・排出などの体内動態特性を十分に考えなければならず，必ずしも経口あるいは経粘膜，経皮といった利便性の高い経路を介して投与できるとは限らない。医薬品開発過程で得られた物理化学的および生物薬剤学的な情報に加えて，疾患の種類や対象となる患者などを考慮して投与経路および剤形が選択される。

参考文献
- "最新製剤学"，上釜兼人，他編，廣川書店，東京，2011.
- "生物薬剤学FUNDAMENTAL"，武田真莉子編，京都廣川書店，京都，2014.
- "ハイブリッド薬剤学"，永井恒司，他編，丸善，東京，1998.
- "製剤化のサイエンス"，寺田勝英，他編，ネオメディカル，神奈川，2004.

C 薬物の主作用と副作用

1. 薬物とは

薬物とは，生体に対して何らかの生物学的な反応を引き起こす化学物質のことである．薬物の処置により生体に生じる反応を薬理作用という．薬物のうち，その薬理作用が疾病の治療，予防，診断に有用であると正式に認められたものを医薬品という．

2. 薬理作用の分類

1）主作用と副作用

医薬品が有する薬理作用のうち，疾病の治療，予防，診断に有用と認められた作用を主作用という．医薬品の処置により生じる，本来の意図とは異なる薬理作用は，副作用という．たとえ同じ薬物が主成分であったとしても，意図している薬理作用が異なれば，主作用と副作用が異なる別々の医薬品として販売されていることがある．薬物の薬理作用は単一ではなく多様であるため，医薬品には適応疾患に対して十分な治療効果を得るための最適な設計が施されているからである．常用量の医薬品の処置により生じてしまう，生体にとって好ましくない薬理作用のことを有害反応という．本来，有害反応とは医薬品の副作用のひとつであるが，一般的に医薬品の副作用といえば有害反応のことを指すと理解されている．

2）興奮作用と抑制作用

薬物が細胞，組織，器官に働きかけて，その生理機能を促進的に調節する作用を興奮作用という．薬物により興奮作用が発揮された状態のことを機能増強や機能亢進などと表現する．

興奮作用とは逆に，薬物が細胞，組織，器官の生理機能を抑制的に調節する薬物の作用を抑制作用という．薬物により抑制作用が発揮された状態のことを機能減弱や機能低下などと表現する．

3）直接作用と間接作用

薬物が細胞，組織，器官などに対して直接的に作用し，その生理機能を変化させる作用のことを直接作用（または一次作用）という．直接作用の影響により，その他の細胞，組織，器官の生理機能に影響が現れることを間接作用（または二次作用）という．

4）全身作用と局所作用

処置した薬物が吸収され，血液循環系を介して全身に行き渡ることで作用部位に到達し，薬理作用が発現することを全身作用という．ほとんどの経口薬は全身作用により薬理作用が発現する．これに対し，処置した部位に限局して現れる薬理作用は局所作用という．軟膏剤，貼付剤，局所麻酔薬などは，局所作用によりその効果が発現する．

5）速効性と遅効性

　薬物を処置した後，速やかにその薬物の薬理作用が発現するとき，その薬物は速効性であるという。これに対し，薬物処置から効果発現までに長い時間を要するとき，その薬物は遅効性であるという。速効性と遅効性を区別する厳密な時間的基準は存在しない。

6）一過性と持続性

　薬物による薬理作用が現れてから消失するまでの時間が短いとき，その薬理作用は一過性であるという。これに対し，薬理作用が現れてから長時間にわたってその効果が続くとき，その薬理作用は持続性であるという。一過性と持続性を区別する厳密な時間的基準は存在しない。

7）選択性と特異性

　薬物の薬理作用が特定の標的（受容体，細胞，組織，器官など）に対して現れ，その作用が他の標的に対する作用と比べて明らかに強いとき，その薬理作用はその標的に対して選択性が高いという。一方，薬物の薬理作用が特定の標的に限定して現れるとき，その薬理作用はその標的に対して特異性が高いという。

8）協力作用と拮抗作用

　薬物の併用により，主薬の効果が増強することを協力作用という。併用薬の作用部位が主薬の作用部位と同じとき，その協力作用は相加的である（相加作用）。併用薬の作用部位と主薬の作用部位が異なるとき，その協力作用は相乗的である（相乗作用）。

　薬物の併用により，主薬の効果が減弱することを拮抗作用という。拮抗作用には3つの作用様式がある。併用薬の作用部位が主薬の作用部位と同じであり，併用薬が主薬の作用を妨げることを薬理学的拮抗という。併用薬が主薬を不活性化し，主薬の効果が弱まることを化学的拮抗という。併用薬の薬理作用が主薬の薬理作用と相反しており，併用によって主薬の効果が打ち消されてしまうことを機能的拮抗という。

3. 薬物の毒性

　薬物の薬理作用のうち，生体に対して悪影響を与えるものを毒性という。ほぼすべての薬物に毒性はある。医薬品には，薬物の治療効果を最大限に引き出すための工夫とともに，毒性を最小限に抑えるための工夫が施されている。そのため，たとえ医薬品であったとしても，用法・用量を誤れば毒性が現れる危険がある。

　薬物の毒性試験は主に実験動物を用いた非臨床試験により行われる。薬物の毒性は，毒性の発現形式や，生じる組織や器官によって分類されている。

1）一般毒性

　薬物を1回投与したことによって生じる毒性のことを急性毒性（単回投与毒性）という。薬物の

大まかな毒性の強度を示し，50%致死量（50% Lethal Dose：LD$_{50}$）などで表される。これに対して，薬物を一定期間にわたり繰り返し投与したことで生じる毒性のことを慢性毒性（反復投与毒性）という。

2) 臓器毒性

薬物の代謝，排泄に関わる肝臓や腎臓は，高濃度の薬物に曝されるため，毒性を生じる危険性が他の臓器と比べると高い傾向にある。臓器毒性は処置した薬物またはその代謝物自体の毒性に起因するものであり，誰にでも生じる危険性がある。その毒性の程度は原因薬物の用量に依存している。

3) 特殊毒性

薬物による毒性のうち，生殖・発生毒性，変異原性，発がん性，依存性，抗原性，粘膜に対する刺激性などのことを特殊毒性という。

生殖・発生毒性とは，精子や卵子といった生殖細胞に対する毒性，受精や着床の過程に対する毒性，胚や胎児の発育に与える毒性，妊娠の維持や分娩，哺育に与える毒性，ならびに生後の発育に与える毒性のことを指す。すなわち，妊娠期，周産期，授乳期に母体へ投与された薬物の影響により，子に生じる毒性のことである。胎児に対する毒性は，発育や機能を障害する胎児毒性と，奇形をつくる催奇形性とに大きく分けられる。

変異原性とは，薬物がDNAに作用して引き起こされる毒性のことである。生殖細胞に対する変異原性により，さまざまな先天異常が生じる。生体細胞に対する変異原性のうち，発がんの原因になるものを特に発がん性（がん原性）という。

特定の薬物を摂取したことによりある種の快感，高揚感，安心感といった精神症状を経験し，そうした効果を再び求める抑えがたい欲求が形成されることを薬物依存といい，依存を引き起こす薬物を依存性薬物という。

薬物に対してアレルギー反応が形成されたとき，その薬物には抗原性があるという。薬物アレルギーが原因でショック症状（アナフィラキシー）や皮膚症状（蕁麻疹，皮膚粘膜眼症候群，中毒性表皮壊死症など），呼吸器症状（喘息など），血液障害（汎血球減少症，溶血性貧血など），肝障害，腎障害を引き起こすことがある。薬物アレルギーは，臓器毒性とは異なり，原因薬物の用量とは無関係であり，それを起こしやすい体質と関係する（薬物過敏症）。

4. 薬効に個人差が生じる要因

同じ医薬品を同じように処置したとしても，その効力には個人差が生じる。個人差が生じる要因には以下のようなものがある。

1) 年齢[1-3]

小児は成人に比べて体が小さく体液量も少ないため，成人と同じ量の医薬品を小児へ処置してしまうと生体内の薬物量が過剰になってしまう。そのため，体重や体表面積などを指標にした小児薬

用量を算出する必要がある．

　高齢者は，加齢に伴う筋肉量の減少により，全身に占める体液量が成人と比べて少ない．そのため，水溶性薬物の分布容積が小さくなり，血中濃度が高くなる傾向がある．これに対して，脂肪量は加齢とともに増加するため，脂溶性薬物の分布容積は大きくなり，薬物の血中からの消失が遅延する傾向がある．

　加齢に伴って組織や器官の機能も大きく変化する．胃酸分泌や胃内容物排泄速度は加齢に伴い低下するため，ある種の薬物の吸収は遅延する傾向がある．また，加齢に伴い糸球体ろ過量および腎血流量が低下するため，主として腎臓から排泄される薬物についてはその排泄量が減少し，結果として血中濃度の増加を招く．加齢による肝機能の低下は，主として肝臓で代謝される薬物および代謝物が薬理活性を有する薬物の効果に影響を与える．

　血液中の蛋白質や電解質，また，細胞内のさまざまな生体分子は，加齢に伴ってその機能や量が変化する．そうした生理学的・生化学的変化も医薬品の効力に影響を及ぼしうる．

　さらに，高齢者は服用している医薬品の種類が多いため，併用薬との薬物相互作用の影響を考慮する必要がある．

2）性別[4, 5]

　医薬品の治療効果や副作用の発生頻度は，男性と女性との間で差を生じることがある．一般的に女性の体重は男性と比べて軽いが，医薬品の用量を体重で補正することはなく，男女ともに同じである．そのため，女性は男性と比べて生体内での薬物濃度が高くなることがある．また，女性は体重あたりに占める脂肪の比率が大きいため，薬物の生体内分布が男性とは異なることが考えられる．近年，薬物の吸収，分布，代謝，排泄の各過程においても性差の影響が存在するという研究報告が増えてきている．

3）遺伝子多型[6-8]

　遺伝子を構成しているDNAの塩基配列には個人差が存在する．こうした遺伝子配列の違いによって蛋白質の性質が変化し，生理機能に個人差が生じる一因となっている．そのなかでも，全人口の1％以上に共通して認められる遺伝子配列の変化は遺伝子多型とよばれる．主要な薬物代謝酵素であるシトクロムP450（CYP）にも遺伝子多型が存在する．CYP2C9には2種の主要な遺伝子多型（*CP2C9*2*，*CYP2C9*3*）が存在する．この遺伝子多型を持つ人はCYP2C9による薬物代謝能が低い．CYP2C19には少なくとも16種以上の遺伝子多型が存在し，薬物代謝能が低くなる遺伝子配列と高くなる遺伝子配列が存在する．CYP2D6にはさらに多様な遺伝子多型が認められる．

　遺伝子多型を持つ人の人口に占める割合は人種によっても異なることが知られている．例えば，白色人種はアジア，アフリカ系人種に比べてCYP2D6による薬物代謝能が低い人（poor metabolizer：PM）が多い傾向にある．また，アジア系人種はCYP2C19のPMが他の人種と比べて多い傾向にある．

引用文献

1) Turnheim K, When drug therapy gets old: pharmacokinetics and pharmacodynamics in the elderly. *Exp Gerontol*. 2003, 38, 843-853.
2) 秋下雅弘,薬物の生体内動態の加齢に伴う変化.日本臨床. 2013, 71, 1888-1891.
3) "高齢者に使用される医薬品の臨床評価法に関するガイドライン", ICH. 1993.
4) Anderson GD, Sex and racial differences in pharmacological response: where is the evidence? Pharmacogenetics, pharmacokinetics, and pharmacodynamics. *J Womens Health*. 2005, 14, 19-29.
5) 佐藤洋美,上野光一,薬物代謝における性差.ファルマシア, 2011, 47, 218-222.
6) Ozawa S, Soyama A, Saeki M, Fukushima-Uesaka H, Itoda M, Koyano S, Sai K, Ohno Y, Saito Y, Sawada J, Ethnic differences in genetic polymorphisms of CYP2D6, CYP2C19, CYP3As and MDR1/ABCB1. *Drug Metab Pharmacokinet*. 2004, 19, 83-95.
7) 安原一,薬効と薬物動態の個人差・人種差のポイント,臨床薬理. 1995, 26, 625-630.
8) Belle DJ, Singh H, Genetic factors in drug metabolism, *Am Fam Physician*. 2008, 77, 1553-1560.

D 薬物の作用点

1. 作用点

医薬品として投与された薬物は，吸収された後，循環する血液とともに全身へ送られる。組織へ到達した薬物は，その組織を構成する細胞に発現している受容体や酵素といった蛋白質と結合する。薬物の薬理作用はこれら蛋白質との結合をきっかけにして現れる。薬物が結合する場所のことを作用点という。通常，1つの薬物は1つの作用点に対して選択的に結合して薬理作用を引き起こすが，なかには複数の作用点と結合することで多様な薬理作用を引き起こすものもある。

2. 用量

ヒトや動物に投与する薬物の量のことを用量という。ヒトへ投与する場合は1回分や1日分の使用量で表す。実験動物に対して投与する場合は体重1kgあたりの量（mg/kg）で表すことが多い。

薬物の効果を調べる実験では，ヒトや実験動物だけでなく，組織や培養細胞を用いることがある。ヒトや実験動物に薬物を投与してその効果を観察することを *in vivo* の研究というのに対し，組織や培養細胞を用いて薬物の効果を観察することは *in vitro* の研究という。*in vitro* の研究では，使用する薬物の量を濃度（mg/mLやmol/L）で表すことが多い。

3. 用量と作用の関係性

通常，薬物の用量を増やすと，その薬物の薬理作用は強くなる。用量を横軸にとり，作用の強さを縦軸にとると，用量と作用の関係性は曲線で描くことができる。これを用量-反応曲線という。片対数グラフを用いると，用量-反応曲線はS字になる（図5.1.6）。薬物が作用を発現する用量を有効量といい，薬物が作用を発現しない用量を無効量という。薬物が作用を発現する最小の用量を最小有効量といい，薬物が最大の作用を発現する用量を最大有効量という。50％の反応を引き出す薬物の用量を50％有効量（50% effective dose：ED_{50}）といい，薬物の作用の強さを表す指標になる。

薬物の用量を増やすと，死亡する動物が現れる。動物を死亡させる用量のことを致死量という。動物の半数を死亡させる薬物の用量のことを50％致死量（50% lethal dose：LD_{50}）といい，薬物の急性毒性の強さを表す指標になる。

薬物の安全性を量る目安としてLD_{50}とED_{50}の比（LD_{50}/ED_{50}）が用いられる。この比は安全域とよばれ，大きい数値の薬物ほど安全といえる（図5.1.7）。

4. 受容体

ホルモン，神経伝達物質，オータコイドといった生理活性物質は，細胞に発現している特定の受

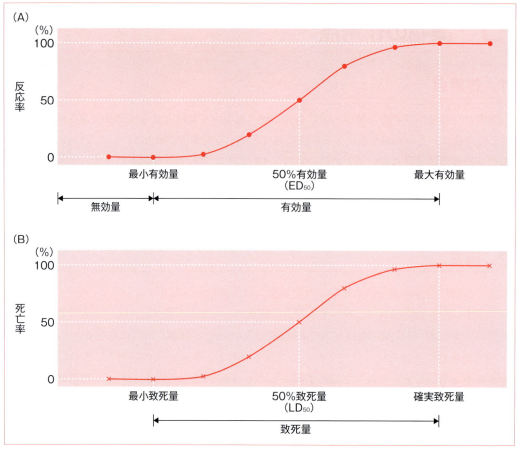

図5.1.6 薬物の用量と有効量との関係性を表す用量-反応曲線（A）と薬物の用量と致死量との関係性を表す用量-反応曲線（B）

容体と選択的に結合する．生理活性物質と受容体との結合を認識した細胞は，形態や機能を変化させて応答する．すなわち，受容体は細胞外で起こった環境の変化を感知し，細胞内へその情報を伝える蛋白質である．

　生体内に存在する生理活性物質のうち，特定の受容体と選択的に結合するものを，その受容体に対する内在性のリガンドという．例えば，インスリンは膵臓のβ細胞から分泌されるホルモンであり，インスリン受容体に対する内在性のリガンドである．内在性のリガンドの代わりに受容体と結合し，リガンドと同じ生理作用を引き起こす薬物のことを作動薬（アゴニスト）という．また，生理活性物質の構造の一部を人工的に改変し，元になった生理活性物質よりも高い活性を持たせた物質のことをアナログという．一方，内在性のリガンドや作動薬の作用を弱めてしまう薬物のことを拮抗薬（アンタゴニスト）という．

　拮抗薬は競合的拮抗薬と非競合的拮抗薬とに大きく分類することができる．競合的拮抗薬とは，内在性のリガンドや作動薬と同じ受容体に結合するものの，薬理作用をもたない化学物質のことであり，内在性のリガンドや作動薬が受容体へ結合することを妨げる．非競合的拮抗薬とは，リガンドや作動薬とは異なる作用点へ結合し，リガンドや作動薬の効果を打ち消す薬物のことである．

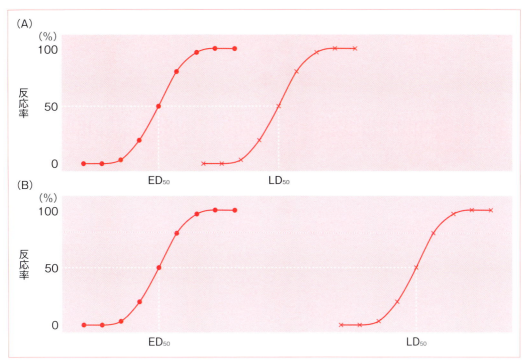

図5.1.7　安全域の異なる2つの薬物の用量-反応曲線
安全域の狭い薬物の用量-反応曲線（A）と，安全域の広い薬物の用量-反応曲線（B）を表した。安全域の狭い薬物はED$_{50}$値とLD$_{50}$値が接近しており，有効量を超えると死に至る危険性が高まる。一方，安全域の広い薬物はED$_{50}$値とLD$_{50}$値が離れているため，最大反応を期待して投薬しやすい。

　受容体は細胞膜に局在しているものと細胞内に局在しているものがある（図5.1.8）。細胞膜に局在する受容体にリガンドが結合すると，その情報はさまざまな細胞内情報伝達経路を介して細胞内へと伝わる。細胞膜受容体はG蛋白質共役型受容体（G-protein-coupled receptor：GPCR），イオンチャネル内蔵型受容体，酵素共役型受容体に大きく分類することができる。GPCRは三量体G蛋白質（Gα，Gβ，Gγサブユニット）と相互作用する受容体のことであり，作動薬が結合することでG蛋白質を活性化させる。活性化したG蛋白質はさらに別の蛋白質と相互作用し，それを感知した細胞はさまざまな生理反応を誘導する。イオンチャネル内蔵型受容体はイオンチャネルとして機能する受容体のことであり，作動薬が結合するとイオンチャネルが開口（または閉口）してイオン分子の流入出が起こる（または止まる）。これにより細胞内外のイオン濃度勾配が変化し，それを感知することで生理反応が誘導される。酵素共役型受容体は細胞内に酵素活性部位をもつ受容体であり，作動薬が結合すると自身の酵素活性を高める。その結果，受容体周囲に存在する蛋白質にリン酸化などの修飾を加え，それを引き金として生理反応が誘導される。一例として，GLP-1受容体はG蛋白質共役型受容体である。インスリン受容体は細胞内にチロシンキナーゼを有する酵素共役型受容体である。

　水溶性のリガンドや薬物は脂質二重膜で構成される細胞膜を透過することができないため，その受容体は細胞膜になければ結合できない。一方，脂溶性のリガンドや薬物は細胞膜を容易に透過できるため，その受容体は細胞内に局在していても結合することができる。細胞核内に局在する受容

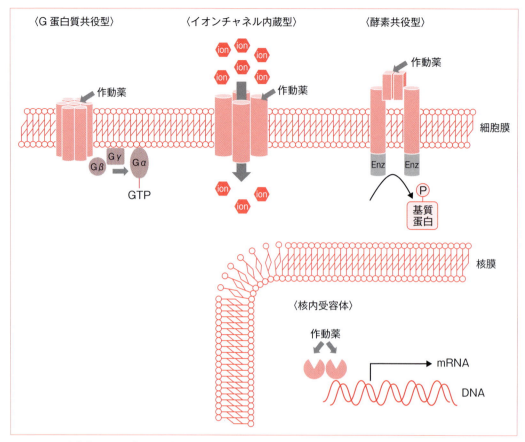

図5.1.8 受容体のタイプによる作用様式の違い

体のことを核内受容体と呼び，脂溶性リガンドの作用点である（図5.1.8）。核内受容体は主に遺伝子の発現調節に関与しており，その中心的な役割は転写制御である。糖尿病治療薬であるピオグリタゾンは，核内受容体であるperoxisome proliferator-activated receptor γ（PPARγ）に作用する。

5. 酵素

　酵素は生体内におけるさまざまな化学反応を触媒する蛋白質であり，薬物の作用点としても重要な意味を持つ生体内分子である。酵素の作用によって化学的な修飾を受ける物質のことを基質という。基質は酵素の活性部位に結合することで化学的修飾を受ける。酵素の作用は多岐にわたるが，その触媒反応の形式（酸化還元，転移，加水分解，脱離，異性化，合成）に従って6つに分類される。薬物代謝酵素として知られるシトクロムP450（CYP）は酸化還元酵素の一種である。

　酵素活性は化学物質によって阻害されることがあり，その阻害様式によって競合阻害，非競合阻害，不競合阻害に分けられる。競合阻害とは，化学物質が酵素の活性部位と結合し，基質の結合を妨げるものをいう。非競合阻害とは，化学物質が酵素の活性部位とは異なる場所へ結合し，酵素活性を弱めることをいう。不競合阻害とは，酵素と基質が結合した複合体へ化学物質が結合し，その

酵素活性を弱めるものをいう。一般的に，受容体を阻害する化学物質のことは拮抗薬（アンタゴニスト）というが，酵素活性を阻害する化学物質のことは阻害薬（インヒビター）という。

糖尿病治療薬には酵素活性を阻害することで薬理作用を発揮するものがある。アカルボース，ボグリボース，ミグリトールは α-グルコシダーゼを阻害する。シタグリプチン，ビルダグリプチンなどはインクレチンを分解する酵素であるジペプチジルペプチダーゼ4（DPP-4）を阻害する。メトホルミンはミトコンドリアに存在する複数の酵素を阻害し，間接的にAMPキナーゼを活性化させる[1]。

6. イオンチャネル

電荷をもつイオン分子は脂質二重膜で構成されている細胞膜を透過することができない。イオンチャネルは細胞膜に存在するトンネル状の蛋白質複合体であり，開口すると細胞内外の電位差とイオン濃度勾配に依存してイオン分子の流入出を起こす。イオンチャネルはそれぞれ透過するイオン分子の種類が決まっており，ナトリウムイオン（Na^+）を透過するナトリウムチャネル，カリウムイオン（K^+）を透過するカリウムチャネル，カルシウムイオン（Ca^{2+}）を透過するカルシウムチャネル，クロライドイオン（Cl^-）を透過するクロライドチャネルなどがある。イオンチャネルの開閉は厳密に制御されており，受容体刺激が引き金になって開口するイオンチャネル型受容体やG蛋白質制御型イオンチャネル，膜電位の変化によって開閉する電位依存性チャネル，細胞内ATP濃度の変化によって開閉するATP感受性チャネル，細胞内Ca^{2+}濃度上昇を感知して開口するカルシウム活性化型チャネルなどがある。通常，Na^+，Ca^{2+}，Cl^-は細胞外に多いため，それぞれのイオンチャネルが開口するとこれらイオン分子は細胞内へ流入する。一方，K^+は細胞内に多いため，カリウムチャネルが開口するとK^+は細胞外へ流出する。

膵臓β細胞に発現しているATP感受性カリウムチャネル（Kir6.2）はβ細胞内のATP濃度上昇を感知して閉口し，β細胞膜の脱分極を引き起こすことでインスリン分泌を促す。スルホニル尿素（SU）受容体はKir6.2と複合体を形成している蛋白質であり，スルホニル尿素薬（sulfonylureas：SU薬）の結合によってKir6.2は閉口し，インスリン分泌が促される[2]。

7. トランスポーター

イオン分子だけでなく，親水性の低分子化合物も脂質二重膜で構成される生体膜を透過することができない。トランスポーターは，イオン分子のみならず，低分子化合物の生体膜輸送を担う蛋白質である。栄養成分の吸収や生体内で産生された老廃物の排泄にはトランスポーターが深く関与している。トランスポーターは，ATPの加水分解によって得られるエネルギーを駆動力にすることで濃度勾配に逆らった基質の輸送を行うABC（ATP-binding cassette）トランスポーターと，ATPのエネルギーを必要とせずに濃度勾配や電位差に従った基質の輸送を行うSLC（solute carrier）トランスポーターに分類される。

これらトランスポーターはある種の薬物やその代謝物の吸収・排泄過程にも関与しており，薬物

動態を考えるうえで重要な役割を担っている。しかし，薬物輸送に関与するトランスポーターは薬物を輸送するために生体に発現しているわけではない。これらトランスポーターは基質選択性が低いために，基質に似た構造をもつ薬物を基質と同様に輸送している。

　SLCトランスポーターに属するナトリウム・グルコース共輸送担体（sodium-glucose cotransporter：SGLT）は，細胞外に存在するNa^+とグルコースを一緒に細胞内へと輸送する蛋白質である。イプラグリフロジンやダパグリフロジンなどは近位尿細管に発現するSGLT-2を阻害することで効果を発揮する。

引用文献
1) Hur KY, Lee MS, New mechanisms of metformin action: Focusing on mitochondria and the gut, *J Diabetes Investig*, 2015, 6, 600-609.
2) Lang V, Youssef N, Light PE, The molecular genetics of sulfonylurea receptors in the pathogenesis and treatment of insulin secretory disorders and type 2 diabetes, *Curr Diab Rep*, 2011, 11, 543-551.

参考文献
・ハーバード大学講義テキスト　臨床薬理学原書3班　丸善出版
・標準薬理学第7版　医学書院
・リッピンコットシリーズ　イラストレイテッド薬理学原書5版　丸善出版
・核内レセプターと情報伝達　加藤茂明　羊土社
・生命化学I　天然酵素と人工酵素　小宮山真，八代盛夫　丸善株式会社
・今日の治療薬2017　浦部晶夫，島田和幸，川合眞一　南江堂

E 薬物相互作用

1. 薬物相互作用とは

薬物を他の薬物，食品などと併用したとき，単独で投与した場合と比較して現れる作用が異なることを薬物相互作用という。本稿では，相互作用により影響を受ける薬物を「被相互作用薬」，影響を与える薬物を「相互作用薬」と定義する。薬物相互作用は，そのメカニズムの違いから，「薬物動態学的相互作用」と「薬力学的相互作用」の2つに大別される。

2. 薬物動態学的相互作用

薬物動態学的相互作用は，被相互作用薬の血中濃度あるいは作用部位における濃度の変化を伴う。すなわち，相互作用薬の併用による，被相互作用薬の吸収，分布，代謝，排泄の変化に起因する（図5.1.9）。そのメカニズムごとに例をあげて解説する（表5.1.1）。

1）吸収の変化に基づく相互作用

薬物の吸収はさまざまな要因で変化するため，吸収の変化に基づく相互作用のメカニズムは多岐にわたる。

（1）消化管管腔内で起きる相互作用

2価あるいは3価の金属カチオンを含む製剤を併用すると，被相互作用薬がその金属カチオンと

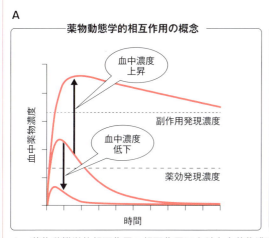
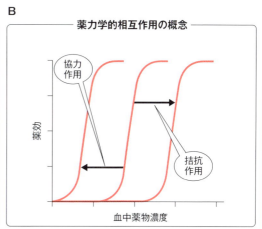

A 薬物動態学的相互作用：相互作用により血中薬物濃度が上昇あるいは低下することにより副作用の発現や薬効の減弱が認められる。
B 薬力学的相互作用：薬物の血中濃度に変化は認められないが，協力作用あるいは拮抗作用により薬効・副作用が発現する薬物濃度が変動する。

図5.1.9 薬物動態学的相互作用と薬力学的相互作用の概念

表5.1.1　薬物動態学的相互作用の例

相互作用が生じる過程	機序	相互作用例（被相互作用薬＋相互作用薬（食品））
吸収	2価あるいは3価の金属カチオンと難溶性キレートを形成し，被相互作用薬の吸収が低下する	ニューキノロン系抗菌薬＋スクラルファート ミノサイクリン＋酸化マグネシウム
吸収	相互作用薬に吸着し，被相互作用薬の吸収が低下する	ワルファリン＋コレスチラミン 経口薬物＋活性炭
吸収	胃内容排出速度（GER）が上昇し，被相互作用薬の吸収速度が上昇する	アセトアミノフェン＋メトクロプラミド
吸収	抗コリン作用によりGERが低下し，被相互作用薬の吸収速度が低下する	アセトアミノフェン＋抗コリン薬
吸収	胃のpH上昇により，被相互作用薬の溶解性が低下し，吸収が低下する	イトラコナゾール＋制酸薬
吸収	小腸上皮細胞のCYP3A4阻害により，被相互作用薬の循環血中への移行が増大する	フェロジピン＋グレープフルーツジュース（不可逆的阻害）
吸収	小腸上皮細胞のP-糖蛋白質の阻害により，被相互作用薬の消化管からの吸収が促進する	ジゴキシン＋アミオダロン
吸収	小腸上皮細胞のOATP2B1の阻害により，被相互作用薬の消化管からの吸収が低下する	フェキソフェナジン＋アップルジュース
分布	血漿蛋白質の結合部位で競合し，被相互作用薬の非結合形の割合が増加する	（臨床で問題になる例は少ない）
分布	血液脳関門の排出トランスポーター阻害により，被相互作用薬の脳内移行が促進される	ベラパミル＋シクロスポリン（P-糖蛋白質）
分布	肝臓の取り込みトランスポーター阻害により，被相互作用薬の肝細胞への移行速度が低下し，消失が遅延する	ピタバスタチン＋シクロスポリン（OATP1B1/1B3）
代謝	肝臓あるいは小腸上皮細胞の代謝酵素が可逆的に阻害されることにより，当該酵素で代謝される薬物の消失が遅延する	チザニジン＋シプロフロキサシン（CYP1A2） デキストロメトルファン＋キニジン（CYP2D6） トリアゾラム＋イトラコナゾール（CYP3A4）
代謝	肝臓あるいは小腸上皮細胞の代謝酵素が不可逆的に阻害されることにより，当該酵素で代謝される薬物の消失が遅延する。阻害効果は阻害薬が消失してからも持続する	ミダゾラム＋クラリスロマイシン（CYP3A4） フェロジピン＋グレープフルーツジュース（小腸CYP3A4）
代謝	肝臓の代謝酵素が誘導されることにより，当該酵素で代謝される薬物の消失が促進する	トリアゾラム＋リファンピシン（CYP3A4） シクロスポリン＋セントジョーンズワート（CYP3A4）
排泄	腎尿細管の排出トランスポーター阻害により，被相互作用薬の尿細管分泌が阻害され，消失が遅延する	メトホルミン＋シメチジン（MATE1） ジゴキシン＋キニジン（P-糖蛋白質）
排泄	尿のpH上昇により，酸性薬物の再吸収が低下し，消失が促進する	フェノバルビタール＋炭酸水素ナトリウム
排泄	肝細胞胆管側膜の排出トランスポーター阻害により，被相互作用薬の胆汁中への分泌が低下し，消失が遅延する	ピタバスタチン＋シクロスポリン（BCRP）

消化管内で難溶性のキレートを形成することで，吸収が低下する場合がある。アルミニウム含有製剤スクラルファートの併用による血中ノルフロキサシン濃度の低下は，このメカニズムに基づく[1]（図5.1.10）。その他，消化管のpHが変化することによる被相互作用薬の溶解性低下，陰イオン交換樹脂などの相互作用薬への被相互作用薬の吸着による吸収低下，胃から小腸への移行速度（胃内容排出速度：GER）が変化することによる被相互作用薬の吸収速度の変化などがある。

(2) 小腸上皮細胞で起きる相互作用

小腸上皮細胞には薬物代謝酵素が発現しており，それらが阻害されることで基質となる被相互作用薬の初回通過代謝が低下するため，被相互作用薬の循環血中への移行が促進する。グレープフルーツジュースを飲用すると，それに含まれるフラノクマリン類などの成分により小腸上皮細胞のCYP3A4が阻害され（それらの成分は肝臓に到達しないため，肝臓CYP3A4は阻害されない），CYP3A4基質であるフェロジピンなどの血中濃度が上昇する。また，小腸上皮細胞の管腔側膜にはP-糖蛋白質などの排出トランスポーターおよびOATP2B1などの取り込みトランスポーターが発現しており，それらが阻害されることで被相互作用薬の吸収が変化する例がある。

2) 分布の変化に基づく相互作用

(1) 薬物の血漿中蛋白結合率の変化

同じ血漿蛋白質に結合する薬物同士を併用すると，結合部位の競合が起こり，一方あるいは両者ともに単独投与時よりも非結合形の割合が増加し，それぞれの薬効が増強することが考えられる。しかし，非結合形の割合の増加に伴って組織分布の増大，代謝・排泄による消失の促進が同時に起こるため，薬物の血漿中蛋白結合率の変化は臨床上問題にならないケースが多いとされている。

(2) 組織移行

血液脳関門にはP-糖蛋白質，BCRPなどの排出トランスポーターが発現しており，薬物の脳内へ

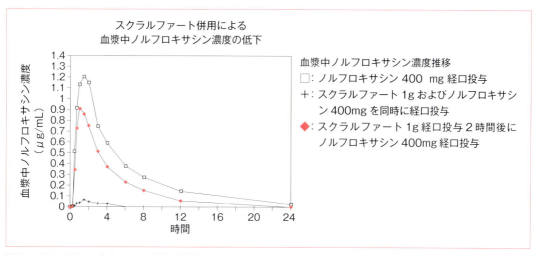

図5.1.10 吸収の変化による薬物動態学的相互作用

(Parpia SH, et al, *Antimicrob Agents Chemother*, 1989, 33, 1, 99-102.)

の移行を妨げているが，それらのトランスポーターが阻害されると基質となる薬物の脳内への移行が増加する。同様に，血液胎盤関門にも排出トランスポーターが発現しており，それらのトランスポーターが阻害されると基質となる薬物の胎児への移行が増加する。また，肝臓におけるOATP1B1, OATP1B3などの取り込みトランスポーターが阻害を受けると，それらの基質となる薬物の肝細胞内への取り込みが低下し，代謝および胆汁排泄による消失が遅延するためその血中濃度が上昇する。

3）代謝の変化に基づく相互作用

生体における薬物代謝のメインの臓器は肝臓であることから，代謝の変化に基づく相互作用は主に肝臓で生じる。ただし，小腸上皮細胞におけるCYP3A4阻害も臨床上重要である（前述）。

（1）代謝酵素阻害に基づく相互作用

代謝酵素が阻害されると，被相互作用薬の消失が遅延し，血中濃度が上昇するため薬効の増強・副作用の発現が懸念される。CYP, UGTなどの種々の代謝酵素に対する阻害薬としてさまざまな薬物が知られている[2,3]。イトラコナゾールなどのアゾール系抗菌薬はCYPのヘム鉄に配位結合することにより種々のCYP分子種に対して非特異的に阻害作用を示す。特にCYP3A4に対する阻害作用は強いため，CYP3A4基質であるトリアゾラムの血中濃度はイトラコナゾールの併用により大きく上昇する[4]（図5.1.11-A）。

多くの代謝阻害は可逆的であり，阻害薬が体内から消失すれば，阻害効果も同時に消失する。一方で，阻害薬自身が代謝される際に代謝酵素と強固に結合することにより，代謝酵素を不可逆的に阻害する「Mechanism-based inhibition（MBI）」という阻害機構がある。この場合，阻害薬が消失しても阻害効果は残存し，新たに代謝酵素が生合成されるまで代謝活性は通常レベルまで戻らないため，相互作用が重篤であることが多い。グレープフルーツジュースの成分による小腸上皮細胞CYP3A4の阻害やクラリスロマイシンによるCYP3A4阻害がMBIの例である。

（2）代謝酵素誘導に基づく相互作用

代謝酵素の発現が誘導された場合には，被相互作用薬の消失が速くなるため薬効の減弱や薬効の持続時間の短縮につながる。代謝酵素の発現は，誘導薬が核内受容体（核内転写因子）の働きを促進することにより誘導される。たとえば，代表的な核内受容体であるPXRをリファンピシンが活性化することにより，CYP3A4発現が増加するため，トリアゾラムの代謝が促進する[5]（図5.1.11-B, C）。

4）排泄の変化に基づく相互作用

（1）腎排泄における相互作用

薬物の尿細管分泌は，OAT, OCT, MATEなどのトランスポーターが介在しており，それらを阻害する薬物を併用した場合，それらの基質の尿細管分泌が低下することで血中濃度が上昇する場合がある。

また，アスコルビン酸の投与により尿のpHが低下すると，塩基性薬物の尿中での分子形の割合が低下し，受動拡散による尿細管再吸収が減少する。同様に，酸性薬物であるフェノバルビタール

の中毒に対して，炭酸水素ナトリウムを投与することにより尿のpHを上昇させると，フェノバルビタールの再吸収が減少し，排泄が促進される。

（2）胆汁排泄における相互作用

薬物の胆汁中排泄は，肝細胞の胆管側膜に発現しているP-糖蛋白質，MRP2，BSEP，BCRPな

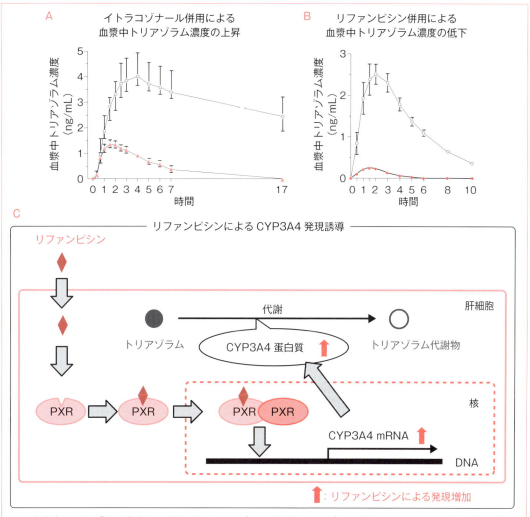

A 血漿中トリアゾラム濃度に及ぼすイトラコナゾールの影響：▲：プラセボを1日1回4日間経口投与後にトリアゾラム0.25mgを単独経口投与，○：イトラコナゾール200mgを1日1回4日間経口投与後にトリアゾラム0.25mgを経口投与[4]

B 血漿中トリアゾラム濃度に及ぼすリファンピシンの影響：○：プラセボを1日1回5日間経口投与後にトリアゾラム0.5mgを経口投与，●：リファンピシン600mgを1日1回5日間経口投与後にトリアゾラム0.5mgを経口投与[5]

C リファンピシンによるCYP3A4発現誘導：細胞内に入ったリファンピシンがPXRと結合することによりPXRが核内へ移行し，RXRとヘテロダイマーを形成する。このヘテロダイマーがCYP3A4のDNAの上流に結合し，転写を活性化させることによりCYP3A4の発現が増加する。

図5.1.11　代謝酵素の阻害および誘導による相互作用

どの排出トランスポーターを介するため、これらの阻害薬・誘導薬を併用することにより、基質となる薬物の血中濃度が変動する。シクロスポリンの併用による血中ピタバスタチン濃度の上昇[6]の主原因は、ピタバスタチンのOATP1B1/1B3による肝取り込みの阻害であるが、胆汁排泄に関わるP-糖蛋白質、MRP2、BCRPによる胆汁排泄の阻害もある程度関与する可能性がある[7]（図5.1.12）。

3. 薬力学的相互作用

薬力学的相互作用においては被相互作用薬の血中濃度の変化は伴わずに、薬効・毒性が変化する（図5.1.9）。

1）協力作用（相加作用，相乗作用）

同一あるいは類似した作用をもつ薬物を併用することにより単独投与時より作用が増強することを協力作用という。併用したときの作用がそれぞれ単独投与したときの作用の和と同等であるときは相加作用、和よりも強く作用が現れるときは相乗作用とよばれる。例として、眠気を惹起するアルコールと催眠鎮静薬の併用による催眠作用の増強、カリウム保持性利尿薬とカリウム剤の併用による高カリウム血症の発現などがあげられる。また、プロプラノロールなどのβ遮断薬の投与により$β_2$受容体が遮断されると、低血糖時の糖新生・グリコーゲン分解が抑制されるため、血糖降下薬を服用している患者が併用することにより低血糖の発現・低血糖からの回復の遅延が懸念される。

2）拮抗作用

他の薬物の併用により単独投与時より作用が減弱することを拮抗作用という。モルヒネのオピオ

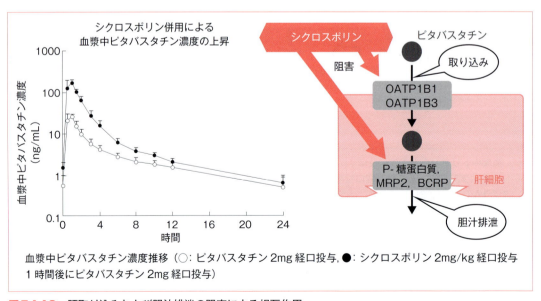

図5.1.12　肝取り込みおよび胆汁排泄の阻害による相互作用

（蓮沼智子，他，臨床医薬，2003，19，4，381-389．より改変）

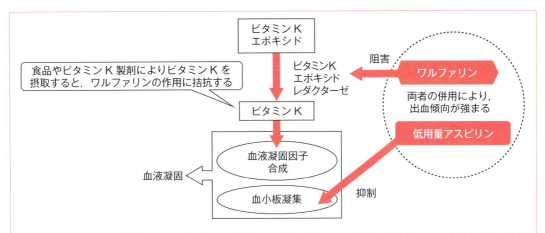

図5.1.13 ワルファリンとビタミンKおよび低用量アスピリンの相互作用メカニズム

イドμ受容体への結合に拮抗するナロキソンの投与により，モルヒネによる呼吸抑制が解除される。また，ビタミンK製剤の投与や，ビタミンKが豊富な食品の摂取は，ワルファリンによる血液凝固因子の合成阻害作用と拮抗するため，ワルファリンの抗凝固作用が減弱する。一方，血小板凝集抑制作用を示す低用量アスピリンとワルファリンの併用による出血傾向の増加は協力作用である（図5.1.13）。

引用文献

1) Parpia SH, Nix DE, Hejmanowski LG, Goldstein HR, Wilton JH, Schentag JJ, Sucralfate reduces the gastrointestinal absorption of norfloxacin, *Antimicrob Agents Chemother*, 1989, 33, 1, 99-102.
2) U. S. Food and Drug Administration, Drug Development and Drug Interactions: Table of Substrates, Inhibitors and Inducers.（http://www.fda.gov/Drugs/DevelopmentApprovalProcess/DevelopmentResources/DrugInteractionsLabeling/ucm093664.htm）
3) 薬物動態の変化を伴う薬物相互作用2016，杉山雄一監，（https://ptweb.jp/article/2015/151215000714/）
4) Varhe A, Olkkola KT, Neuvonen PJ, Oral triazolam is potentially hazardous to patients receiving systemic antimycotics ketoconazole or itraconazole, *Clin Pharmacol Ther*, 1994, 56, 6 Pt 1, 601-607.
5) Villikka K, Kivistö KT, Backman JT, Olkkola KT, Neuvonen PJ, Triazolam is ineffective in patients taking rifampin, *Clin Pharmacol Ther*, 1997, 61, 1, 8-14.
6) 蓮沼智子，中村正彦，矢地孝，有沢紀子，福島邦昭，飯島肇，齋藤康，新規HMG-CoA還元酵素阻害薬ピタバスタチン（NK-104）の薬物間相互作用　シクロスポリンのピタバスタチン血漿中濃度に及ぼす影響，臨床医薬，2003, 19, 4, 381-389.
7) Hirano M, Maeda K, Shitara Y, Sugiyama Y, Drug-drug interaction between pitavastatin and various drugs via OATP1B1, Drug Metab Dispos, 2006, 34, 7, 1229-1236.

F 製剤の種類と特徴

ここでは，薬剤師が知っておくべき各種製剤の定義と特徴について解説する．なお，第17改正日本薬局方（日局17）に収載されている剤形を一覧にして表5.1.2に示した．

表5.1.2 製剤各条および生薬関連製剤各条に収載されている剤形（日局17）

1. 経口投与する製剤 preparations for orall administration
    1.1. 錠剤 Tablets
        1.1.1. 口腔内崩壊錠 orally disintegrating tablets
        1.1.2. チュアブル錠 chewable tablets
        1.1.3. 発泡錠 effervescent tablets
        1.1.4. 分散錠 dispersible tablets
        1.1.5. 溶解錠 soluble tablets
    1.2. カプセル剤 capsules
    1.3. 顆粒剤 granules
        1.3.1. 発泡顆粒剤 effervescent granules
    1.4. 散剤 powders
    1.5. 経口液剤 liquids and solutions for oral administration
        1.5.1. エリキシル剤 elixirs
        1.5.2. 懸濁剤 suspensions
        1.5.3. 乳剤 emulsions
        1.5.4. リモナーデ剤 lemonades
    1.6. シロップ剤 syrups
        1.6.1. シロップ用剤 preparations for syrups
    1.7. 経口ゼリー剤 jellies for oral administration

2. 口腔内に適用する製剤 preparations for oro-mucosal application
    2.1. 口腔用錠剤 tablets for oro-mucosal application
        2.1.1. トローチ剤 troches
        2.1.2. 舌下錠 sublingual tablets
        2.1.3. バッカル錠 buccal tablets
        2.1.4. 付着錠 mucoadhesive tablets
        2.1.5. ガム剤 medicated chewing gums
    2.2. 口腔用液剤 liquids and solutions for oro-mucosal application
        2.2.1. 含嗽剤 preparations for gargles
    2.3. 口腔用スプレー剤 sprays for oro-mucosal application
    2.4. 口腔用半固形剤 semi-solid preparations for oro-mucosal application

3. 注射により投与する製剤 preparations for injection
    3.1. 注射剤 injections
        3.1.1. 輸液剤 parenteral infusions

6. 目に投与する製剤 preparations for ophthalmic application
    6.1. 点眼剤 ophthalmic liquids and solutions
    6.2. 眼軟膏剤 ophthalmic ointments

7. 耳に投与する製剤 preparations for otic application
    7.1. 点耳剤 ear preparations

8. 鼻に投与する製剤 preparations for nasal application
    8.1. 点鼻剤 nasal preparations
        8.1.1. 点鼻粉末剤 nasal dry powder inhalers
        8.1.2. 点鼻液剤 nasal liquids and solutions

9. 直腸に投与する製剤 preparations for rectal application
    9.1. 坐剤 suppositories for rectal application
    9.2. 直腸用半固形剤 semi-solid preparations for rectal application
    9.3. 注腸剤 enemas for rectal application

10. 膣に投与する製剤 preparations for vaginal application
    10.1. 膣錠 tablets for vaginal use
    10.2. 膣用坐剤 suppositories for vaginal use

11. 皮膚などに適用する製剤 preparations for cutaneous application
    11.1. 外用固形剤 solid dosage forms for cutaneous application
        11.1.1. 外用散剤 powders for cutaneous application
    11.2. 外用液剤 liquids and solutions for cutaneous application
        11.2.1. リニメント剤 liniments
        11.2.2. ローション剤 lotions
    11.3. スプレー剤 sprays for cutaneous application
        11.3.1. 外用エアゾール剤 aerosols for cutaneous application
        11.3.2. ポンプスプレー剤 pump sprays for cutaneous application

         3.1.2. 埋め込み注射剤 implants
         3.1.3. 持続性注射剤 prolonged release injections
   4. 透析に用いる製剤 preparations for dialysis
      4.1. 透析用剤 dialysis agents
         4.1.1. 腹膜透析用剤 peritoneal dialysis agents
         4.1.2. 血液透析用剤 hemodialysis agents
   5. 気管支・肺に適用する製剤 preparations for inhalation
      5.1. 吸入剤 inhalations
         5.1.1. 吸入粉末剤 dry powder inhalers
         5.1.2. 吸入液剤 inhalation liquids and solutions
         5.1.3. 吸入エアゾール剤 metered-dose inhalers

   11.4. 軟膏剤 ointments
   11.5. クリーム剤 creams
   11.6. ゲル剤 gels
   11.7. 貼付剤 patches
      11.7.1. テープ剤 tapes
      11.7.2. パップ剤 cataplasms

   12. 生薬関連製剤 preparations related to crude drugs
      1. エキス剤 extracts
      2. 丸剤 pills
      3. 酒精剤 spirits
      4. 浸剤・煎剤 infusions and decoctions
      5. 茶剤 teabags
      6. チンキ剤 tinctures
      7. 芳香水剤 aromatic waters
      8. 流エキス剤 fluidextracts

1. 経口投与する製剤 (preparations for oral administration)

　経口投与する即放性製剤は，製剤からの有効成分の放出性を特に調節していない製剤で，通例，有効成分の溶解性に応じた溶出挙動をとる．一方，経口投与する放出調節製剤は，固有の製剤設計および製法により放出性を目的に合わせて調節した製剤で，腸溶性製剤や徐放性製剤などが含まれる．

1) 錠剤 (tablets)

定義：経口投与する一定の形状の固形の製剤である．
本剤には，以下のものが含まれる．
①口腔内崩壊錠：口腔内で速やかに溶解または崩壊させて服用できる錠剤
②チュアブル錠：咀嚼して服用する錠剤
本剤は服用時の窒息を防止できる形状とする．
③発泡錠：水中で急速に発泡しながら溶解または分散する錠剤
本剤は，通例，適切な酸性物質，および炭酸塩又は炭酸水素塩を用いて製する．
④分散錠：水に分散して服用する錠剤
⑤溶解錠：水に溶解して服用する錠剤
　経口糖尿病治療薬には，口腔内崩壊（oral disintegrating：OD）錠となっているものが多い．$α$-グルコシダーゼ阻害薬のベイスンOD錠（一般名：ボグリボース），グルコバイOD錠（一般名：アカルボース），筋肉や脂肪細胞・肝臓に働いてインスリン作用不足を改善するアクトスOD錠（一般名：ピオグリタゾン），スルホニル尿素薬のアマリールOD錠（一般名：グリメピリド）などが市販されている．

2）カプセル剤（capsules）

定義：経口投与する，カプセルに充填またはカプセル基剤で被包成形した製剤である。

本剤には，硬カプセル剤および軟カプセル剤がある。

①硬カプセル剤：有効成分に賦形剤などの添加剤を加えて混和して均質としたもの，または適切な方法で粒状もしくは成形物としたものを，カプセルにそのままあるいは軽く成形して充填して製する。

②軟カプセル剤：有効成分に添加剤を加えたものを，グリセリンまたはD-ソルビトールなどを加えて塑性を増したゼラチンなどの適切なカプセル基剤で一定の形状に被包成形して製する。

3）顆粒剤（granules）

定義：経口投与する粒状に造粒した製剤である。

本剤には発泡顆粒剤（水中で急速に発泡しながら溶解または分散する顆粒剤）が含まれる。顆粒剤は，必要に応じて剤皮を施す。また，適切な方法により，徐放性顆粒剤または腸溶性顆粒剤とすることができる。

4）散剤（powders）

定義：経口投与する粉末状の製剤である。

本剤を製するには，通例有効成分に賦形剤またはその他の添加剤を加えて混和して均質とする。

5）経口液剤（liquids and solutions for oral administration）

定義：経口投与する，液状または流動性のある粘稠なゲル状の製剤である。

本剤には以下のものが含まれる。

①エリキシル剤：甘味および芳香のあるエタノールを含む澄明な液状の経口液剤である。
②懸濁剤：有効成分を微細均質に懸濁した経口液剤である。
③乳剤：有効成分を微細均質に乳化した経口液剤である。
④リモナーデ剤：甘味および酸味のある澄明な液状の経口液剤である。

6）シロップ剤（syrups）

定義：経口投与する，糖類または甘味剤を含む粘稠性のある液状または固形の製剤である。

本剤にはシロップ用剤が含まれる。シロップ用剤は，水を加えることでシロップ剤となる顆粒状または粉末状の製剤である。ドライシロップ剤と称することができる。

7）経口ゼリー剤（jellies for oral administration）

定義：経口投与する，流動性のない成形したゲル状の製剤である。

本剤を製するには，通例，有効成分に添加剤および高分子ゲル基剤を加えて混和し適切な方法でゲル化させ一定の形状に成形する。ゼリーは水を必要とせずに服用でき，高齢者に適した製剤である。

2. 口腔内に適用する製剤（preparations for oro-mucosal application）

1）口腔用錠剤（tablets for oro-mucosal application）

定義：口腔内に適用する一定の形状の固形の製剤である。

本剤には以下のものが含まれる。

① トローチ剤：口腔内で徐々に溶解または崩壊させ，口腔，咽頭などの局所に適用する口腔用錠剤

② 舌下錠：舌下錠は，有効成分を舌下で速やかに溶解させ，口腔粘膜から吸収させる口腔用錠剤

③ バッカル錠：有効成分を臼歯と頬の間で徐々に溶解させ，口腔粘膜から吸収させる口腔用錠剤

④ 付着錠：付着錠は，口腔粘膜に付着させて用いる口腔用錠剤

本剤を製するには，通例，ハイドロゲルを形成する親水性高分子化合物を用いる。

⑤ ガム剤：咀嚼により，有効成分を放出する口腔用錠剤

本剤を製するには，通例，植物性樹脂，熱可塑性樹脂およびエラストーマなどの適切な物質をガム基剤として用いる。

2）口腔用液剤（liquids and solutions for oro-mucosal application）

定義：口腔内に適用する液状または流動性のある粘稠なゲル状の製剤である。

含嗽剤が含まれ，うがいのために口腔，咽頭などの局所に適用する液状の製剤である。

3）口腔用スプレー剤（sprays for oro-mucosal application）

定義：口腔内に適用する，有効成分を霧状，粉末状，泡沫状またはペースト状などとして噴霧する製剤である。

4）口腔用半固形剤（semi-solid preparations for oro-mucosal application）

定義：口腔粘膜に適用する製剤である。

本剤には，クリーム剤，ゲル剤または軟膏剤がある。

3. 注射により投与する製剤（preparations for injection）

1）注射剤（injections）

定義：皮下，筋肉内，または血管などの体内組織・器官に直接投与する，通例，溶液，懸濁液もしくは乳濁液，または用時溶解もしくは用時懸濁して用いる固形の無菌製剤である。

注射剤は，性状と調製法により，① 溶液，懸濁液または乳濁液の製剤，② 凍結乾燥注射剤または粉末注射剤，③ 充填済みシリンジ剤（プレフィルドシリンジ）またはカートリッジ剤に分類される。① については，最終滅菌法あるいは無菌操作法による調製を行う。② については，有効成分が溶液中で分解または失活することを防ぐために，凍結乾燥注射剤または粉末注射剤として製することが

できる．③については，薬液調製時や投薬時の過誤，細菌汚染または異物混入の防止，緊急投与を目的に，充塡済みシリンジ剤またはカートリッジ剤として製することができる．

本剤には以下が含まれる．

①輸液剤：点滴で静脈内投与する，通例100mL以上の注射剤
②埋め込み注射剤：長期にわたる有効成分の放出を目的として，皮下，筋肉内などに埋め込み用の器具を用いて，または手術により適用する固形またはゲル状の注射剤．本剤を製するには，通例，生分解性高分子化合物を用い，ペレット，マイクロスフェアまたはゲル状の製剤とする．
③持続性注射剤：長期にわたる有効成分の放出を目的として，筋肉内などに適用する注射剤
　本剤を製するには，通例，有効成分を直物油などに溶解もしくは懸濁するか，または生分解性高分子化合物を用いたマイクロスフェアの懸濁液とする．

インスリンおよびインスリンアナログ，GLP-1受容体作動薬の注射剤形としては，プレフィルド（キット）型，カートリッジ使用型，バイアル-シリンジ型などがある．詳細については，「V 糖尿病の薬物治療（各論），3．薬物治療各論（注射薬），A　インスリン，B　GLP-1受容体作動薬」をそれぞれ参照されたい．

4. 透析に用いる製剤（preparations for dialysis）

1）透析用剤（dialysis agents）

定義：腹膜透析または血液透析に用いる液状もしくは用時溶解する固形の製剤である．

本剤には以下のものが含まれる．

①腹膜透析用剤：腹膜透析に用いる無菌の透析用剤
　塩化ナトリウム，塩化カルシウム水和物，塩化マグネシウム，ブドウ糖などを含む人工腎臓透析用剤がこれにあたる．
②血液透析用剤：血液透析に用いる透析用剤

5. 気管支・肺に適用する製剤（preparations for inhalation）

1）吸入剤（inhalations）

定義：有効成分をエアゾールとして吸入し，気管支または肺に適用する製剤である．

本剤には以下のものが含まれる．

①吸入粉末剤：吸入量が一定となるように調製された固体粒子のエアゾールとして吸入する製剤
　本剤を製するには，通例，有効成分を微細な粒子とし，必要に応じて乳糖などの添加剤と混和して均質とする．
②吸入液剤：ネブライザなどにより適用する液状の吸入剤
③吸入エアゾール剤：容器に充塡した噴射剤とともに，一定量の有効成分を噴霧する定量噴霧式吸入剤

新しいインスリン吸入製剤（Afrezza）が，2015年に米国において販売開始された．Afrezzaは

インスリン粉末吸入製剤で，吸入デバイスと単回投与用のインスリン製剤カートリッジから構成されている。Afrezza使用時のインスリン血中濃度のt_{max}は12〜17分，バイオアベイラビリティは20〜24％と報告されている。作用時間の分類では超速効型であることから，食事の直前に投与するインスリン製剤となっている。

6. 目に投与する製剤（preparations for ophthalmic application）

1）点眼剤（ophthalmic preparations）

定義：結膜嚢などの眼組織に適用する，液状，または用時溶解もしくは用時懸濁して用いる固形の無菌製剤である。

2）眼軟膏剤（ophthalmic ointments）

定義：結膜嚢などの眼組織に適用する半固形の無菌製剤である。

本剤を製するには，通例，ワセリンなどの基剤と有効成分の溶液または微細な粉末を混和して均質とし，容器に充填する。

7. 耳に投与する製剤（preparations for otic application）

1）点耳剤（ear preparations）

定義：外耳または中耳に投与する，液状，半固形または用時溶解もしくは用時懸濁して用いる固形の製剤である。

8. 鼻に投与する製剤（preparations for nasal application）

1）点鼻剤（nasal preparations）

定義：鼻腔または鼻粘膜に投与する製剤である。

本剤には点鼻粉末および点鼻液剤が含まれる。点鼻粉末剤は，鼻腔に投与する微粉錠の点鼻剤である。点鼻液剤は鼻腔に投与する液状，または用時溶解もしくは用時懸濁して用いる固形の点鼻剤である。

低血糖への対処法として，グルカゴン経鼻投与製剤が臨床開発中である（米国イーライリリー社）。この経鼻投与製剤はsingle-use, ready-to-use deviceで構成されており，デバイス底部の小さなプランジャーを押すと鼻腔内にグルカゴン粉末が放出される仕組みである。

9. 直腸に投与する製剤 preparations for rectal application

1）坐剤（suppositories for rectal application）
　定義：直腸内に適用する，体温によって溶融するか，または水に徐々に溶解もしくは分散することにより有効成分を放出する一定の形状の半固形の製剤である。

2）直腸用半固形剤（semi-solid preparations for rectal application）
　定義：肛門周囲または肛門内に適用する製剤である。
　クリーム剤，ゲル剤または軟膏剤がある。本剤を製するには，通例，有効成分を添加剤とともに精製水およびワセリンなどの油性成分で乳化するか，または高分子ゲルもしくは油脂を基剤として有効成分および添加剤とともに混和して均質とする。

3）注腸剤（enemas for rectal application）
　定義：肛門を通して適用する液状または粘稠なゲル状の製剤である。

10. 膣に適用する製剤（preparations for vaginal application）

1）膣錠（tablets for vaginal use）
　定義：膣に適用する，水に徐々に溶解または分散することにより有効成分を放出する一定の形状の固形の製剤である。

2）膣用坐剤（suppositories for vaginal use）
　定義：膣に適用する，体温によって溶融するか，または水に徐々に溶解もしくは分散することにより有効成分を放出する一定の形状の半固形の製剤である。

11. 皮膚などに適用する製剤（preparations for cutaneous application）

　皮膚に適用する製剤には，皮膚を通して有効成分を全身循環血流に送達させることを目的とした経皮吸収型製剤も含まれる。経皮吸収型製剤からの有効成分の放出速度は，通例適切に調節されている。

1）外用固形剤（solid dosage forms for cutaneous application）
　定義：皮膚（頭皮を含む）または爪に，塗布または散布する固形の製剤である。
　本剤には外用散剤が含まれる。外用散剤は，粉末状の外用固形剤である。

2）外用液剤（liquids and solutions for cutaneous application）

定義：皮膚（頭皮を含む）または爪に塗布する液状の製剤である。

本剤にはリニメント剤およびローション剤が含まれる。リニメント剤は，皮膚にすり込んで用いる液状または泥状の外用液剤である。ローション剤は，有効成分を水性の液に溶解または乳化もしくは微細に分散させた外用液剤である。

3）スプレー剤（sprays for cutaneous application）

定義：有効成分を霧状，粉末状，泡沫状，又はペースト状などとして皮膚に噴霧する製剤である。

本剤には，外用エアゾール剤およびポンプスプレー剤がある。外用エアゾール剤は，容器に充填した液化ガスまたは圧縮ガスとともに有効成分を噴霧するスプレー剤である。ポンプスプレー剤は，ポンプにより容器内の有効成分を噴霧するスプレー剤である。

4）軟膏剤（ointments）

定義：皮膚に塗布する有効成分を基剤に溶解または分散させた半固形の製剤である。

本剤には油脂性軟膏剤および水溶性軟膏剤がある。表5.1.3に各種軟膏剤の分類を，表5.1.4に軟膏基剤の長所と欠点をまとめた。油脂性軟膏剤を製するには，通例，油脂類，ろう類，パラフィンなどの炭化水素類などの油脂性基剤を加温して融解し，有効成分を加え，混和して溶解または分散させ，全体が均質になるまで混ぜて練り合わせる。水溶性軟膏剤を製するには，通例，マクロゴールなどの親水性基剤を加温して融解し，有効成分を加え，全体が均質になるまで混ぜて練り合わせる。

表5.1.3 軟膏基剤の分類

分類			例
疎水性基剤	油脂性基剤	鉱物性	ワセリン，パラフィン，プラスチベース，シリコン
		動植物性 混合性	植物油，豚脂，ロウ類，単軟膏
親水性基剤	乳剤性基剤	水中油（O/W）型基剤（親水性基剤）*	親水クリーム（親水軟膏）
		油中水（W/O）型基剤（吸水性基剤）	《水相を欠くもの》親水ワセリン，精製ラノリン 《水相を有するもの》吸水クリーム（吸水軟膏），加水ラノリン，親水プラスチベース，コールドクリーム
	水溶性基剤*		マクロゴール軟膏
	懸濁性基剤*	ヒドロゲル基剤	無脂肪性軟膏
		リオゲル基剤	FAPG基剤（fatty alcoholとpropylene glycol）

＊：容易に水洗除去できる

表5.1.4 軟膏基剤の長所と欠点

油脂性基剤 (ワセリン)	長所	皮膚刺激性が少ない 皮膚の被覆・保護性が強い 湿潤，乾燥皮膚の両方に使用できる
	欠点	分泌物の除去作用はない ベタベタして洗い流しにくい 衣服に粘着
乳剤性基剤 (親水クリーム)	長所	皮膚内への浸透性に優れる 医薬品との配合性がよい 水で洗い流せる
	欠点	カビや細菌が繁殖するので保存剤添加 湿潤した患部では症状を悪化させる
水溶性基剤 (マクロゴール軟膏)	長所	吸湿性が高いので分泌物を良く吸収する 患部を乾燥させる 水で洗い流せる
	欠点	連用すると皮膚が過度に乾燥する

5）クリーム剤（creams）

定義：皮膚に塗布する，水中油型または油中水型に乳化した半固形の製剤である。

　油中水型に乳化した親油性の製剤については油性クリーム剤と称することができる。本剤を製するには，通例，ワセリン，高級アルコールなどをそのまま，または乳化剤などの添加剤を加えて油相とし，別に，精製水をそのまま，または乳化剤などの添加剤を加えて水相とし，そのいずれかの相に有効成分を加えて，それぞれ加温し，油相および水相を合わせて全体が均質になるまでかき混ぜて乳化する。

6）ゲル剤（gels）

定義：皮膚に塗布するゲル状の製剤である。

　本剤には，水性ゲル剤及び油性ゲル剤がある。水性ゲル剤は，有効成分に高分子化合物，そのほかの添加剤および精製水を加えて溶解または懸濁させ，加温および冷却またはゲル化剤を加えることにより架橋させる。油性ゲル剤は，有効成分にグリコール酸，高級アルコールなどの液状の油性基剤およびその他の添加剤を加えて混和する。

7）貼付剤（patches）

定義：皮膚に貼付する製剤である。

　本剤には，テープ剤およびパップ剤がある。テープ剤はほとんど水を含まない基剤を用いる貼付剤であり，プラスター剤および硬膏剤を含む。パップ剤は水を含む基剤を用いる貼付剤である。本剤を製するには，通例，高分子化合物またはこれらの混合物を基剤とし，有効成分を基剤と混和し均質として，支持体またはライナーに展延して成形する。また，放出調節膜を用いた経皮吸収型製剤とすることができる。必要に応じて粘着剤，吸収促進剤などを用いる。

12. 生薬関連製剤（preparations related to crude drugs）

生薬関連製剤は，主として生薬を原料とする製剤であり，エキス剤，丸剤，酒精剤，浸剤・煎剤，茶剤，チンキ剤，芳香水剤および流エキス剤を含む．

1）エキス剤（extracts）
定義：生薬の浸出液を濃縮して製したもので，軟エキス剤と乾燥エキス剤がある．

2）丸剤（pills）
定義：経口投与する球状の製剤である．

3）酒精剤（spirits）
定義：通例，揮発性の有効成分をエタノールまたはエタノールと水の混液に溶解して製した液状の製剤である．

4）浸剤・煎剤（infusions and decoctions）
定義：いずれも生薬を，通例，常水で侵出して製した液状の製剤である．

浸剤は，通例，生薬50gに常水50mLを加え，約15分間潤した後，熱した常水900mLを注ぎ，数回かき混ぜながら5分間加熱し，冷後，布ごしする．煎剤は，通例，一日量の生薬に常水400-600mLを加え，30分以上かけて半量を目安として煎じ，温時，布ごしする．

5）茶剤（teabags）
定義：通例，生薬を粗末から粗切の大きさとし，1日量または1回量を紙または布の袋に充填した製剤である．

6）チンキ剤（tinctures）
定義：通例，生薬をエタノールまたはエタノールと精製水の混液で浸出して製した液状の製剤である．

7）芳香水剤（aromatic waters）
定義：精油または揮発性物質を飽和させた，澄明な液状の製剤である．

8）流エキス剤（fluidextracts）
定義：生薬の浸出液で，その1mL中に生薬1g中の可溶性成分を含むように製した液状の製剤である．

2 薬物治療各論（経口薬）

A スルホニル尿素薬（SU薬）

1. はじめに

　スルホニル尿素薬（sulfonylureas：SU薬，表5.2.1）は内服の血糖降下薬として初めて開発に成功した薬である。第二次世界大戦中，南フランスで腸チフスの兵士に感染症治療薬のサルファ剤を使ったところ，低血糖や痙攣，意識障害を起こした患者がいたのをモンペリエ大学のジャンボンらが報告したのが始まりで，もともとサルファ剤の副作用から誕生した[1]。1955年に抗菌作用はないカルブタミドが薬として発売されたが，カルブタミドは毒性が強く，日本ではトルブタミド（1957年発売，2015年販売中止）が使われるようになった。次に1968年にアセトヘキサミド，1969年クロルプロパミドが発売された。これらがSU薬の第一世代とよばれている。その後，1970年代以降に第二世代のグリベンクラミド，グリクラジド，2000年には第三世代のグリメピリドが登場した。

2. 薬理作用・作用機序

　SU薬は膵β細胞のSU受容体と結合してインスリン分泌を促す。安価で確実な血糖低下作用を認めるが，適切なタイミングでインスリンの分泌を得られないことが多く低血糖を来たしやすい。また，高血糖時にはATP感受性K$^+$チャネル（K$_{ATP}$チャネル）へのSU薬の作用は減弱するため，十分な血糖改善がみられない。ブドウ糖によるインスリン分泌機序は図5.2.1のとおりである。血中のブドウ糖濃度が上昇すると，膵臓のランゲルハンス島（ラ氏島）β細胞の表面に発現する糖輸送担体2（glucose transporter 2：GLUT2）により，ブドウ糖は細胞に取り込まれる。細胞に取り込まれたブドウ糖は，解糖系を経て代謝産物がミトコンドリアに入りアデノシン三リン酸（adenosine triphosphate：ATP）が作られる。細胞内ATPが増加するとK$_{ATP}$チャネルが閉鎖する。K$^+$が細胞外に出なくなると，細胞膜の脱分極が起こり細胞内外で電位差を生じる。それにより電位依存性Ca^{2+}チャネルが活性化され，膵β細胞内へのCa^{2+}が流入する。その結果，細胞内のCa^{2+}濃度が上昇すると，インスリン分泌顆粒を刺激しインスリンが血中に分泌される。SU薬はK$^+$チャネルを構成するSU受容体と結合して，ブドウ糖によるATP上昇に関係なくK$^+$チャネルを閉じるため，Ca^{2+}が細胞内に流入して，インスリン分泌顆粒からインスリンを分泌する。

　作用機序の異なるビグアナイド薬（BG薬），チアゾリジン薬，α-グルコシダーゼ阻害薬（α-GI），dipeptidyl peptidase-4（DPP-4）阻害薬，glucagon-like peptide-1（GLP-1）受容体作動薬，sodium/glucose cotransporter 2（SGLT2）阻害薬やインスリンと併用することが可能である。しかしながら，2種類以上のSU薬の併用や，速効型インスリン分泌促進薬（グリニド薬）との併用は薬理作用機序的に意味がない。

表5.2.1 スルホニル尿素薬（SU薬）

	第一世代		
一般名	アセトヘキサミド	グリクロピラミド	クロルプロパミド
化学構造式			
分子量	324.4	303.8	276.7
蛋白結合率（%）	88	95	95.6
代謝	肝臓CYP	−	−
尿中未変化体の排泄率（%）	−	76	99
t_{max}（時間）	1.1	3.3	3
$t_{1/2}$（時間）	3.2	4	36
バイオアベイラビリティー（%）	良好	−	−
作用時間（時間）	12〜24	12〜24	24
	第二世代		第三世代
一般名	グリベンクラミド	グリクラジド	グリメピリド
化学構造式			
分子量	494.0	323.4	490.6
蛋白結合率（%）	99以上	93.7	99.4
代謝	肝臓 CYP2C9 および CYP3A4	肝臓CYP	肝臓 CYP2C9
尿中未変化体の排泄率（%）	0	0	0
t_{max}（時間）	1.5	2〜4	1
$t_{1/2}$（時間）	2.7	8.6	1.5
バイオアベイラビリティー（%）	95	100	100
作用時間（時間）	12〜24	12〜24	12〜24

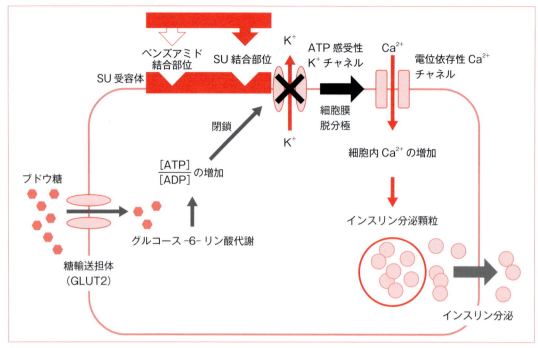

図5.2.1　SU薬のインスリン分泌作用機序

3. 薬物体内動態（吸収・分布・代謝・排泄）

　各SU薬は蛋白結合率や代謝・排泄が異なり，インスリン分泌動態にも強さや持続時間に違いがある。グリベンクラミドとグリメピリドはSU構造に加えベンズアミド構造を有している。SU構造だけでなくベンズアミド構造でも受容体に結合するため，受容体への親和性がより強く高力価で，血中半減期（$t_{1/2}$）に比しその作用時間が長くなっている。さらに，心筋のK_{ATP}チャネルはベンズアミド結合部位が存在するため，これらに結合するSU薬は虚血を悪化させる（「4. 種類と使い方」の項参照）。

　主なSU薬の体内動態について以下に記す。

1）アセトヘキサミド

　経口投与にてほとんど吸収され，肝臓で代謝されて，主として代謝物L-(-)-ヒドロキシヘキサミドになる。代謝物はアセトヘキサミドとほぼ同等の血糖降下作用を有する。血中半減期はアセトヘキサミドが約1.3時間，代謝物ヒドロキシヘキサミドが約5時間といわれ，総和では最高血中濃度（C_{max}）に1.1時間で達し$t_{1/2}$は3.2時間である。主に尿中，一部胆汁中に排泄される。アルブミンとの結合率は88.1％と高い。

2）グリベンクラミド

　ヒトでの吸収率はほぼ100％と良好である。吸収されたグリベンクラミドはすべて肝代謝酵素

CYP2C9およびCYP3A4により代謝され，代謝物は主に糞便中に排泄される．ヒトに2.5mg単回投与したとき1.5時間でC_{max}に達し，$t_{1/2}$は2.7時間であった．ヒトでの血清蛋白質との結合は99％以上と高い．

3）グリクラジド

吸収率はラットでほぼ100％と良好である．肝代謝酵素によりトリル基のメチルが酸化を受け，ヒドロキシメチル体，カルボキシル体が生成する経路と，アザビシクロオクチル環の異なった位置に水酸基が導入される経路とがある．また，アザビシクロオクチル環の水酸化体の一部分はグルクロン酸抱合される．ヒドロキシメチル体は未変化体の約1/3の活性があるが，カルボキシ体には活性がない．投与後24時間までに投与量の45％，投与後96時間までに61％が尿中排泄された．排泄物はいずれも代謝物で未変化体は検出されなかった．ヒトで4mgを単回投与したとき2時間でC_{max}に達し$t_{1/2}$は12.3時間であった．また，ヒトでの血清蛋白との結合は93.7％と高い．

4）グリメピリド

ヒトでのバイオアベイラビリティーはほぼ100％であり，消化管からの吸収は良好である．空腹時および食直後投与による食事の影響は認められていない．肝臓で代謝され，肝代謝酵素（シトクロムP450）CYP2C9によりシクロヘキシル環メチル基の水酸化を受ける．主代謝物として血糖低下作用を有する水酸化体およびカルボン酸体が認められている．単回経口投与したとき，血清中にはグリメピリドおよび代謝物が，尿中には代謝物のみが検出された．この代謝物は投与後24時間までに投与量の44.9％が尿中に排泄された．ヒトに朝食直前に単回投与すると0.7～1.3時間でC_{max}に達し$t_{1/2}$は1～2時間である．また，ヒトでの血清蛋白質との結合は99.4％と高い．

4．種類と使い方

インスリン分泌能が比較的保たれている2型糖尿病患者が適応となる．SU薬による厳格な長期血糖コントロールは，大規模臨床試験で細小血管障害に関して発症や進展を抑制することが証明され，大血管障害についても進展を抑制することが示唆されている[2]．肥満の多い欧米人糖尿病患者に比し，インスリン分泌能力の低下が明らかな日本人の2型糖尿病患者にはSU薬が有効である．

SU薬の添付文書には「食事療法，運動療法のみで十分な効果が得られない場合に限る」と記載されており，安易に最初からSU薬を投与すべきではない．また，体重増加をきたしやすいので，高度の肥満などインスリン抵抗性の強い患者には適さない．SU薬は少量から開始し，適量まで増量していく．血糖，尿糖を定期的に検査し効果が不十分な場合には，速やかに他の治療法への切り替えを行う．腎機能低下者や高齢者では，SU薬の代謝・排泄の遅延により血中濃度が上昇し遷延性低血糖を起こす可能性があるので減量する．eGFR 30～59mL/分/1.73m^{2}の中等度腎機能障害ではSU薬は通常量の半分まで減量し，eGFR 30mL/分/1.73m^{2}未満の重度の腎機能障害ではインスリンに切り替えたほうが安全である．SU薬で治療中の患者にDPP-4阻害薬など他の糖尿病治療薬を追加投与する場合にはSU薬を減量する[3]．

経口血糖降下薬の治療に基礎分泌インスリンを加えるbasal supported oral therapy（BOT）療法がある。インスリン分泌能がある程度保たれており，SU薬を最大量まで服用していない患者には，早期からインスリンを導入することで膵β細胞の負担を軽減するという点からも有用と考えられる。

臨床では，第二，第三世代が主流であり，第二世代のなかでは作用時間の短いグリクラジドが低血糖を起こす頻度が低く，側鎖のピロール環に由来する抗酸化作用があり頻用されている。グリベンクラミドは最も強力な作用を持つ反面，低血糖の副作用が多く重篤な状態に陥る危険性が高いことにより，使用頻度は低下している。また，実際の心臓疾患との因果関係は明らかではないが，グリベンクラミドは心筋に存在するSU受容体（SUR2A）にも結合し，ヒトにおける心筋虚血プレコンディショニングの抑制が明らかとなっているので，心筋虚血の可能性のある患者に投与するのは避けたほうがよい[4,5]。グリクラジドはSUR2Aには結合せず，第三世代のグリメピリドは結合するが，その後のミトコンドリア内膜K_{ATP}チャネルに対する作用はなく，心筋に対する負の効果は認められない。グリメピリドは血中半減期が短く，肝臓および末梢組織でのインスリン感受性改善作用などの膵外作用をあわせ持ち，体重増加，重症の低血糖のリスクが軽減することから，現在最も多く使用されているSU薬である。

5. 投与禁忌・慎重投与，使用上の注意

SU薬を患者に適用するにあたり，糖尿病の診断が確立したものに対してのみ適用を考慮し，適用はあらかじめ糖尿病治療の基本である食事療法，運動療法を十分に行ったうえで効果が不十分な場合に限り考慮する。投与する場合には，少量より開始し，血糖，尿糖を定期的に検査して効果を確かめ，効果が不十分な場合には，速やかに他の治療法への切り替えを行う。投与中に投与の必要がなくなる場合や，減量する必要がある場合がある。一方，患者の不養生，感染症の合併などにより効果がなくなったり，不十分となる場合があるので，食事摂取量，体重の推移，血糖値，感染症の有無などに留意のうえ，常に投与継続の可否，投与量，薬剤の選択などに注意する。重篤かつ遷延性の低血糖を起こすことがあるので，高所作業，自動車の運転などに従事している患者に投与するときには注意し，低血糖に関する注意について，患者およびその家族に十分徹底させる。

投与禁忌と慎重投与について表5.2.2に示す。なお，グリベンクラミドはボセンタンとの併用により肝酵素値上昇の発現率が増加したとの報告があり，ボセンタンを投与中の患者には禁忌となっている。

6. 薬物相互作用

インスリン，ビグアナイド薬（BG薬），チアゾリジン薬，α-GI，DPP-4阻害薬，GLP-1受容体作動薬，SGLT2阻害薬，他の糖尿病治療薬と併用する場合は，作用増強による低血糖に注意する必要がある。SU薬の作用を増強または減弱する薬剤を表5.2.3に示す。インスリンまたは経口血糖降下薬の投与中にアンジオテンシン変換酵素阻害薬を投与することにより低血糖が起こりやすいと

表5.2.2 SU薬の投与禁忌と慎重投与

対応	患者	理由
禁忌	重症ケトーシス，糖尿病性昏睡または前昏睡，インスリン依存型糖尿病（若年型糖尿病，ブリットル型糖尿病など）の患者	インスリンの適用
	重篤な肝または腎機能障害のある患者	血中濃度が上昇して低血糖を起こすおそれ
	重症感染症，手術前後，重篤な外傷のある患者	インスリンの適用
	下痢，嘔吐などの胃腸障害のある患者	低血糖を起こすおそれ
	妊婦または妊娠している可能性のある婦人	SU薬は胎盤を通過
	本剤の成分またはスルホンアミド系薬剤に対し過敏症	症状再発
慎重投与	肝または腎機能障害のある患者	低血糖を起こすおそれ
	脳下垂体機能不全または副腎機能不全患者	
	栄養不良状態・飢餓状態・不規則な食事摂取・食事摂取量の不足または衰弱状態の患者	
	激しい筋肉運動	
	過度のアルコール摂取者	
	高齢者	
	小児	
	血糖降下作用を増強する薬剤との併用中の患者	

いう報告がある。

7. 副作用

1）重大な副作用

　SU薬は血糖値と関係なくインスリン分泌を促すので低血糖を起こしやすい。またSU薬による低血糖は持続するので，添付文書には「重篤かつ遷延性の低血糖症を起こすことがある。用法・用量，使用上の注意に特に留意すること」との警告が記載されている。低血糖が起きやすい状況としては，普段よりも食事量が少ないとき，食事時間の遅れ，活動量（運動量）が通常よりも多いとき，まれに間違えて過剰服用したときである。これらの低血糖誘因につき患者に説明し，対処法を理解してもらう。低血糖症状には，脱力感，高度の空腹感，発汗，動悸，振戦，頭痛，知覚異常，不安，興奮，神経過敏，集中力低下，精神障害，意識障害，痙攣などがある。しかし，徐々に進行する低血糖では，精神障害，意識障害などが主である場合があるので注意する。SU薬による重症低血糖は遷延化する傾向にあり，ブドウ糖の静脈内投与にすぐ反応しても，再度低血糖となることが多いため，入院して経過観察することが望ましい。低血糖症状が認められた場合には，通常はショ糖を投与し，α-GIと併用している場合には，ショ糖ではなくブドウ糖を投与する。

表5.2.3 SU薬の薬物相互作用

作用	薬剤	理由
SU薬の作用増強	アスピリン，アゾール系抗真菌薬，プロピオン酸系・アリール酢酸系・オキシカム系・ピラゾロン系NSAIDs，フィブラート系薬，サルファ剤，ST合剤（スルファメトキサゾール）	SU薬をアルブミン結合から遊離
	アルコール，アゾール系抗真菌薬，フィブラート系薬，サルファ剤，クロラムフェニコール，ワルファリン	SU薬の肝臓での代謝を競合的に阻害
	アロプリノール，プロベネシド，フィブラート系薬，サルファ剤	SU薬の尿中排泄阻害
	モノアミン酸化酵素阻害薬，シベンゾリンコハク酸，ジソピラミド，ピルメノール塩酸塩水和物	インスリン分泌促進
	テトラサイクリン系薬	インスリンの感受性亢進
	アルコール，アスピリン	血糖を低下
	β-遮断薬	インスリン拮抗ホルモン（グルカゴン，アドレナリン，コルチゾールなど）に拮抗
	クラリスロマイシン，シプロフロキサシン，レボフロキサシン	機序不明
SU薬の作用減弱	バルビツール酸系，リファンピシン	SU薬の肝臓での代謝を増強
	サイアザイド系利尿薬，フロセミド，フェニトイン，フェノチアジン系薬	インスリン分泌を抑制
	アドレナリン，副腎皮質ホルモン，成長ホルモン，甲状腺ホルモン	インスリン作用を阻害
	ニコチン酸	肝でのブドウ糖同化抑制
	イソニアジド	糖代謝を障害
	ピラジナミド，卵胞ホルモン，ブセレリン酢酸塩	機序不明

2）副作用

　低血糖以外では，AST，ALT，γGTPの上昇などを伴う肝炎，肝機能障害，黄疸や再生不良性貧血，溶血性貧血，無顆粒球症の血液障害，皮膚瘙痒感，発疹や光線過敏症などの過敏症が現れることがあるので，観察を十分に行い，異常が認められた場合には投与を中止し，適切な処置を行う。アレルギーなどの過敏症については過去にSU薬を服用して皮膚の痒みや赤いぶつぶつなどの発疹が出たことがないか確認しておく必要がある。

8. 妊婦・授乳婦への投与

　妊娠初期，特に器官形成期の血糖コントロール不良は，先天奇形の出現率を増加させることから，妊娠前からの厳格な血糖管理が必要である。しかし，SU薬は胎盤を通過することが報告され，新生児の低血糖，巨大児が認められており，妊婦または妊娠している可能性のある婦人には投与しないことになっている。グリベンクラミドの胎盤通過性は3.9％とわずかで，巨大児などの周産期合併症のリスクはインスリン使用と変わらないとの報告[6]もあるが，妊娠を前提とした糖尿病の薬物治療として最も推奨されるのはインスリン製剤である。また，授乳婦に投与する場合には，トルブ

タミドで母乳中へ移行することが報告されており，授乳を避けるよう指導する．

9. シックデイの対応

　糖尿病患者が感染などによる発熱，下痢，嘔吐や食欲不振のために食事が摂れない状態をシックデイという．通常では血糖コントロール良好なインスリン非依存状態の患者でもストレスホルモンや炎症性サイトカインの増加によりインスリンの必要量が増して著しい高血糖が起こり，また食事摂取量が減ったりするために血糖の変動がみられる[7]．対応を誤ると急速に病状が悪くなり，場合によってはケトアシドーシスに陥り昏睡を起こして死亡する場合もある．患者は「食事が摂れないから血糖値は上がらない」と考える可能性があるので事前の指導が必要である．

　インスリン治療中の患者では，食事摂取ができなくても中間型または持効型のインスリンの継続を原則とするが，SU薬は食事摂取量が不十分のまま通常量を服用すると低血糖になることがあるため，食事量によって服薬量の調節が必要である．一般的には，通常どおりに食事をとる場合には通常量を服用する．食事摂取量が通常の半分程度のときは半量とし，1/3に満たないのであればSU薬を中止する．食事摂取不能や口渇感が続く場合，また低血糖症状が頻発する場合には入院加療が必要なため，早めに医師に診てもらうよう指導する．日頃からシックデイのときには医療機関に相談できる体制を作っておき，決して自己判断で経口血糖降下薬やインスリンを中断しないように指導する[8]．

　シックデイ時の一般的な対処法としては，①温かく，安静にする，②自己判断せず迷わずに早めに主治医と連絡を取り指示を受ける，③食事，水分，電解質をこまめに摂る，④血糖値，体温，食事量，水分の摂取状況，自覚症状など病状チェックを3～4時間ごとにこまめに行う．発熱があって食事が摂れない状態では，脱水になりやすく，脱水は症状悪化の引き金となる．そのため，1日1L以上を目安に水分摂取して脱水を防ぐ．食欲がないときは日頃食べ慣れて口当たりがよく消化のよい食べ物（おかゆ，野菜スープ，味噌汁，ジュース，アイスクリームなど）を選んでできるだけ摂取し，決して絶食しないことを指導する．

10. 服薬指導，飲み忘れ時の対応

　SU薬は1日1～2回食前または食後に服用する．インスリン分泌を促し血糖降下作用を発現する薬剤であることから，必ず指示カロリーにあった十分な量の食事を摂ることを説明する．また，作用時間が長いため，食事時間が遅れると低血糖を起こす可能性があることも説明する．できればその際の対処法として補食の摂り方も説明することが望ましい．

　食前に飲み忘れたときは食後30分以内なら気づいたときにすぐ服用する．食後1時間以上経過していれば1回とばして次の指示された時刻から服用し，絶対に2回分を一度に飲まないよう服薬指導を行う．誤って多く飲んだ場合は，医師または薬剤師に相談するよう指導する．

11. その他（SU薬の二次無効）

　投与初期から無効である場合の一次無効に対し，投与後しばらく有効でも内服継続数カ月から数年後に効果がなくなる場合を二次無効という。膵β細胞が疲弊してインスリン分泌が低下することが一因であるが，食事・運動療法が不十分，SU薬の服薬不履行の可能性も念頭において，運動不足，生活習慣や食事の乱れ，悪性疾患の合併など原因がないか検討し，再度食事療法や運動療法を徹底しても改善が不十分な場合は，速やかに薬剤を切り替えるか，他の経口糖尿病薬との併用またはインスリン療法に変更する。

　一方，高血糖が持続すると糖毒性のために一時的にインスリン分泌の低下やインスリン抵抗性の増大をきたす場合には，いったんインスリン治療に切り替えて血糖コントロールを行うことにより，再度SU薬が有効となることがある。

12. おわりに

　最近はDPP-4阻害薬，SGLT2阻害薬など新しい薬の登場で使用頻度は減少しているが，強力なインスリン分泌刺激作用をもち安価で費用対効果が高いので，適正に使用すればたいへん有用な薬である。SU薬のなかでは，グリクラジド，グリメピリドの使用頻度が高い。どのSU薬もまず少量から開始するのが基本である。高齢者や腎機能低下者，他の糖尿病治療薬と併用する場合にはSU薬を減量する。また，体重増加をきたしやすいため，服薬開始後も食事療法や運動療法を守るようしっかり指導する。SU薬は血液中のブドウ糖濃度に関係なく作用し，低血糖が持続するので注意が必要である。低血糖の対処方法をよく理解させ，シックデイ時の服薬について，患者によく指導しておくことが大切である。

引用文献

1) 二宮睦雄，経口血糖降下剤の開発とモンペリエ，medicina，1997，34，406-407．
2) 佐藤譲，SU薬の今後の展望：UGDP研究の後遺症はないか，糖尿病の最新治療，2010，1，182-187．
3) 厚生労働省医薬食品局，医薬品・医療機器等安全性情報，2010，No.275，3-9．
4) 園田紀之，井口登典志，インスリン分泌促進薬の現状と新たな展望：インスリン分泌促進薬の多面的作用，Diabetes Frontier，2014，25，569-575．
5) Khalangot M, Tronko M, Kravchenko V, Kovtun V, Glibenclamide-related excess in total and cardiovascular mortality risks: data from large Ukrainian observational cohort study, *Diabetes Res Clin Pract*, 2009, 86, 247-253.
6) Elliott BD, Schenker S, Langer O, Johnson R, Prihoda T, Comparative placental transport of oral hypoglycemic agents in humans: A model of human placental drug transfer, *Am J Obstet Gynecol*. 1994, 171, 653-60.
7) 田中佳世，原健人，小路眞護，経口薬の基礎知識・服薬に関するDo & Do Not：①スルホニル尿素薬，糖尿病ケア，2011，1，21-28．
8) 日本糖尿病学会編著，"糖尿病診療ガイドライン2016"，南江堂，2016，東京，pp.462-463．

B 速効型インスリン分泌促進薬（グリニド薬）

1. はじめに

　グリニド薬（表5.2.4）は，同じインスリン分泌促進薬であるSU薬と比べインスリン分泌作用は弱いが，効果が速やかに起こり短時間で消失するため主に食後高血糖の是正によい適応である。糖尿病初期では基礎インスリン分泌が維持されているが，追加分泌が低下し食後高血糖を生じる。食直前服用で速やかなインスリン分泌を促すことからインスリン分泌能がある程度保たれている糖尿病初期の患者に適していると考えられる。副作用として低血糖があるがSU薬よりも頻度が少ない[1]。

　現在，わが国で使用できる薬は，ナテグリニド，ミチグリニド，レパグリニドがある。ナテグリニドはフェニルアラニン誘導体，ミチグリニドはベンジルコハク酸誘導体で共通した構造上の特徴は，SU骨格を持たずにカルボキシル基を有している。レパグリニドはベンズアミド誘導体でSU薬のグリベンクラミドより開発された。

　レパグリニドが大血管症に及ぼす効果はメトホルミンと同等であることがコホート研究で示されているが[2]，速効型インスリン分泌促進薬が前向き大規模試験で食後高血糖を抑制した結果，心血管イベントを減少したという報告は得られていない。

　効能・効果では，ミチグリニドとレパグリニドは併用制限のない2型糖尿病であるが，ナテグリニドは保険適用上，α-GI，BG薬，チアゾリジン薬のみ併用可能である（表5.2.5）。

表5.2.4　速効型インスリン分泌促進薬（グリニド薬）

一般名	ナテグリニド	ミチグリニドカルシウム水和物	レパグリニド
化学構造式			
分子量	317.42	704.91	452.59
蛋白結合率（％）	99以上	97	98
代謝	CYP2C9	CYP2C9	CYP2C8とCYP3A4
尿中未変化体の排泄率（％）	5	数％	0
t_{max}（時間）	0.9	0.28	0.5
$t_{1/2}$（時間）	1.3	1.2	0.8
バイオアベイラビリティー（％）	−	−	62.5
作用時間（時間）	3	3	4

表5.2.5 グリニド薬の効能・効果

一般名	効能・効果
ナテグリニド	2型糖尿病における食後血糖推移の改善。ただし，下記のいずれかの治療で十分な効果が得られない場合に限る。①食事療法・運動療法のみ。②食事療法・運動療法に加えてα-GIを使用。③食事療法・運動療法に加えてビグアナイド系薬剤を使用。④食事療法・運動療法に加えてチアゾリジン系薬剤を使用。
ミチグリニドカルシウム水和物	2型糖尿病
レパグリニド	2型糖尿病

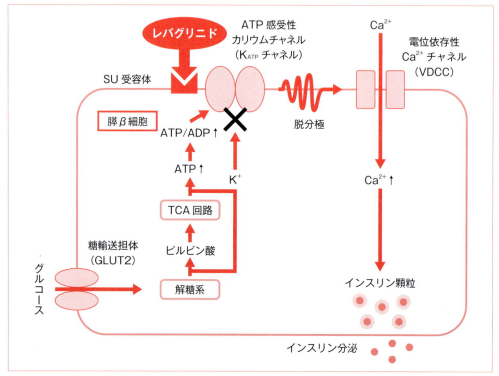

図5.2.2 レパグリニドの作用機序・作用部位　　　　　（シュアポスト錠インタビューフォーム）

2. 薬理作用・作用機序

　グリニド薬はSU基をもたないが，膵β細胞膜上のSU受容体に結合しインスリン分泌を促進し（図5.2.2），服用後短時間で血糖降下作用を発揮する（図5.2.3）。

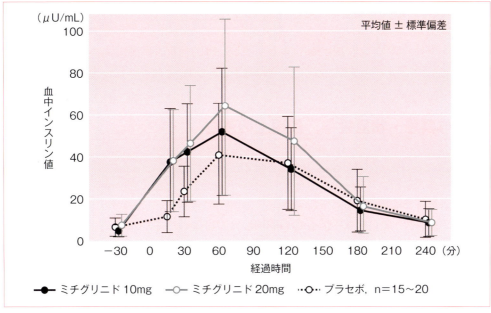

図5.2.3　ミチグリニド服用後の血中インスリン値の推移　　（グルファスト錠インタビューフォーム）

3. 薬物体内動態（吸収・分布・代謝・排泄）

1）ナテグリニド

　食直前服用でインスリン濃度が30〜60分でピークとなり，$t_{1/2}$は1.1〜1.3時間，作用時間は約3時間である。肝臓と腎臓で代謝，排泄される。主な代謝酵素はCYP2C9で代謝物には血糖降下作用がある[3]。

2）ミチグリニド

　60分以内にインスリン濃度がピークとなり，t_{max}は3種類のうち最も早い。$t_{1/2}$は1.2時間，作用時間は約3時間である。主に肝臓でUGT1A9および1A3によるグルクロン酸抱合化により代謝され，尿中に排泄される[4]。

3）レパグリニド

　$t_{1/2}$は0.8時間，作用時間は約4時間で，他の2剤より若干長い。主に肝臓でCYP2C8および一部CYP3A4で代謝され，排泄経路は主に胆汁である[5]。

4. 種類と使い方

　ナテグリニドは，通常，成人には1回90mgを1日3回毎食直前に経口投与する。なお，効果不十分な場合には，経過を十分に観察しながら1回量を120mgまで増量できる。

ミチグリニドは，成人には1回10mgを1日3回毎食直前に経口投与する。なお，患者の状態に応じて適宜増減する。

レパグリニドは，成人には1回0.25mgより開始し，1日3回毎食直前に経口投与する。維持用量は通常1回0.25～0.5mgで，必要に応じて適宜増減する。なお，1回量を1mgまで増量できる。

5. 投与禁忌・慎重投与，使用上の注意

1) 禁忌

各薬剤に共通する禁忌事項は以下のとおりであるが，ナテグリニドのみ透析を必要とするような重篤な腎障害患者では禁忌と追記されている。
- 重症ケトーシス，糖尿病性昏睡または前昏睡，1型糖尿病の患者
- 重症感染症，手術前後，重篤な外傷のある患者
- 本剤の成分に対し過敏症の既往歴のある患者
- 妊婦または妊娠している可能性のある婦人

2) 慎重投与

肝機能障害のある患者では低血糖を起こすおそれがあり慎重投与である。レパグリニドは，主に肝臓で代謝されることから血中濃度が上昇するため，重度の肝機能障害のある患者では1回0.125mgから投与を開始する。

腎機能障害のある患者では，ナテグリニドは活性代謝物が蓄積しやすい。ミチグリニドは，半減期が延長し低血糖を起こすおそれがあるため1日7.5mg～15mgから開始する。レパグリニドは，使用経験が少ないため少量から開始する[6]。

いずれの薬剤とも，心筋虚血の悪化によると思われる心筋梗塞を発症した症例が報告されているため，虚血性心疾患のある患者には慎重投与である。さらに，脳下垂体機能不全または副腎機能不全の患者，下痢，嘔吐などの胃腸障害のある患者，栄養不良状態，飢餓状態，不規則な食事摂取，食事摂取量の不足または衰弱状態の患者，激しい筋肉運動の患者，過度のアルコール摂取者では，低血糖を起こすおそれがあるため慎重投与である。また，高齢者は，一般的に生理機能が低下していることが多く慎重に投与する。

3) 重要な基本的注意

各薬剤とも低血糖症状および低血糖を起こすことがあるので，患者には対処方法について十分説明する。特に，インスリン製剤と併用する場合，インスリン製剤の減量を検討する。高所作業，自動車の運転などに従事している患者に投与する場合には注意する。

SU薬と作用点は同じであり，SU薬との相加・相乗の臨床効果および安全性が確立されていないので，SU薬とは併用しない。

6. 薬物相互作用

　血糖降下作用を増強する薬剤として，他の糖尿病薬，アスピリン，フィブラート，β遮断薬，テトラサイクリンなどがある。また，減弱する薬剤としてエピネフリン，副腎皮質ホルモン，卵胞ホルモン，ニコチン酸ピラジナミド，フェニトイン，フェノチアジン系薬剤などがある。レパグリニドでデフェラシロクス，クロピドグレル，スルファメトキサゾール・トリメトプリムに相互作用が報告されているなど，薬物代謝酵素の違いにより併用注意の薬剤が一部異なっている。

7. 副作用

1）重大な副作用

　グリニド薬はインスリン分泌を介しての血糖降下作用であることから低血糖に注意する。ナテグリニドで5％未満，ミチグリニドで5.8％，レパグリニドで15.1％の低血糖症状の報告がある。外国において心筋梗塞の報告があることから，異常が感じられたときには服用を中止する。

2）副作用

　肝機能などの検査値異常に注意する。頻度不明ではあるが舌炎，口内炎などの報告もある。

8. 妊婦・授乳婦への投与

　妊婦または妊娠している可能性のある婦人には，動物で胎盤通過（ラット）が認められ，一部，催奇形性作用（ウサギ）などが認められていることから投与しない。また，母乳への移行（ラット）が認められていることから授乳中の婦人に投与することを避け，やむを得ず投与する場合には授乳を中止させる。

9. シックデイの対応

　シックデイで食事が半分も摂れないような状態では，服薬は中止する。

10. 服薬指導，飲み忘れ時の対応

　服用方法は1日3回食前となる。注意することは薬剤により食前の時間が異なる。ナテグリニド，レパグリニドは，毎食直前（10分以内），ミチグリニドは吸収が早く血中濃度の立ち上がりがよいため食前5分以内の内服となっている。また，いずれの薬剤とも食事の30分以上前の服用では食事開始前に低血糖を誘発する可能性がある。食事が必ずとれる状態で服用するように説明する。
　レパグリニドの食直前投与と食後投与の血漿中レパグリニド濃度の推移を図5.2.4に示す。食後投与では，食直前投与に比べ最高血漿中濃度の低下および最高血漿中濃度到達時間の延長が認め

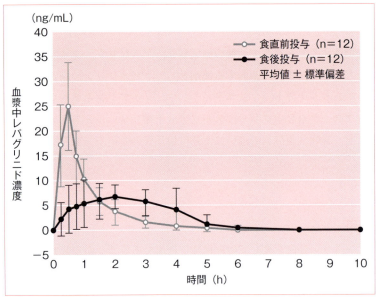

図5.2.4 レパグリニドの食直前投与と食後投与の血漿中濃度の違い
(シュアポスト錠インタビューフォーム)

られた。他のグリニド薬も同様な推移を示す。つまり，食後投与では，効果発現が遅くなることや低血糖遷延の危険性がある。飲み忘れた場合は，基本的には服用せず次回分から改めて服用する。

11. その他

グリニド薬の服用方法は1日3回が基本となる。しかし，2型糖尿病患者で昼のインスリンなどが注射できない場合など，昼だけ服用するという変則的な処方となることもある。処方回数が少ない場合は，患者から状況を聴取することも大切である。

12. おわりに

インスリン分泌作用が3～4時間であることから，食事量をしっかり摂れば，食後高血糖を改善して，低血糖の危険も少ない薬剤である。インスリン分泌系の薬剤に分類されているが，高齢糖尿病の血糖コントロール目標（HbA1c）（Ⅷ章-2，332頁，図8.2.1参照）のただし書きにあるように，種類・使用量・血糖値を勘案すると，食後高血糖の是正に適した薬剤である。

引用文献

1) Papa G, Fedele V, Rizzo MR, Fioravanti M, Leotta C, Solerte SB, Purrello F, Paolisso G, Safety of type 2 diabetes treatment with repaglinide compared with glibenclamide in elderly people : A randomized, open-label, two-period, cross-over trial, *Diabetes Care*, 2006, 29, 1918-20.
2) Schramm TK, Gislason GH, Vaag A, Rasmussen JN, Folke F, Hansen ML, Fosbøl EL, Køber L, Norgaard ML,

Madsen M, et al, Mortality and cardiovascular risk associated with different insulin secretagogues compared with metformin in type 2 diabetes, with or without a previous myocardial infarction : a nationwide study, *Eur Heart J*, 2011, 32, 1900-8.
3) ファスティック錠インタビューフォーム，2016年8月（第4版）．
4) グルファスト錠インタビューフォーム，2016年6月（改訂第12版）．
5) シュアポスト錠インタビューフォーム，2016年1月改訂（第7版）．
6) 腎機能別薬剤投与方法一覧，日本腎臓病薬物療法学会誌，2016, 5, 1, 150-151.（要確認）

C　DPP-4阻害薬

1. はじめに

　2型糖尿病患者ではこのインクレチン作用が減弱していることが知られており，この作用減弱が糖尿病の発症要因の一つと考えられている。特に日本人では血糖値が上昇してもインスリンの速やかな分泌亢進が認められない，分泌低下の状態を呈する症例が多いといわれている。日本人はインスリン分泌能が欧米人に比較して低く，過食や運動不足によるインスリン抵抗性の軽度の増大でも糖尿病を発症するなど，わが国における2型糖尿病患者数の激増の背景を示している。このことからインクレチン作用を増強させることで糖尿病患者の食後高血糖を改善し得るのではないかと考えられている[1]。

2. 薬理作用・作用機序

　食事摂取に伴い消化管で産生されるインクレチンは，膵β細胞からインスリン分泌を促進するホルモンであり，膵β細胞膜上に発現している受容体に結合し，細胞内cAMP濃度の上昇を介してインスリン分泌を促進させる。消化管ホルモンの一種インクレチンは，消化管上部に存在するK細胞からGIPを分泌し，消化管下部に存在するL細胞からGLP-1を分泌する。しかし，インクレチンは，ジペプチジルペプチダーゼ-4（dipeptidyl peptidase -4：DPP-4）によりGIPとGLP-1のそれぞれのホルモンには2位のアラニンが共通しており，DPP-4（CD26とその可溶性分子）により速やかに分解を受け，不活性化されることが知られている。

　DPP-4阻害薬（表5.2.6）は，活性型（腸管，門脈，末梢血）のインクレチン濃度を上昇させることで，インクレチン経路の作用を増強するまったく新しい特徴をもった2型糖尿病治療薬である。DPP-4阻害薬の働きにより，生体内のインクレチン（GIPやGLP-1）濃度の上昇をもたらし，インクレチンの多彩な機能が発揮できる。K細胞から分泌されるGIPは，血糖依存的インスリン分泌促進，高脂肪食下では脂肪組織に働き中性脂肪の取り込み促進による肥満が懸念される。骨においては骨形成の促進作用が期待される一方で，L細胞から分泌されるGLP-1は，血糖依存的インスリン分泌促進，グルカゴン分泌抑制，胃排泄遅延作用，食欲抑制作用，心保護作用，神経保護作用なども期待できる[2]（表5.2.7）。

　既存の経口血糖降下薬とは異なる作用機序をもつ画期的な血糖降下薬として開発されたDPP-4阻害薬は，血糖値が高い場合にはインスリン分泌を促進するが，血糖値が正常あるいは低い場合にはインスリン分泌に影響を与えないという，インスリン分泌調節機能をもっている（図5.2.5）。

　また，インクレチンは，膵臓からのグルカゴン分泌を低下させ，肝臓における糖新生を抑制することも確認されている。

表5.2.6 DPP-4阻害薬

一般名	シタグリプチンリン酸塩水和物	ビルダグリプチン	アログリプチン安息香酸塩
化学構造式			
分子量	523.32	303.40	461.51
蛋白結合率（％）	38	9.3	30
代謝	CYP3A4、CYP2C8	CYP450の関与は低い	CYP2D6
尿中未変化体の排泄率（％）	85	23	—
t_{max}（時間）	4	2	1
$t_{1/2}$（時間）	12	1.8	17
バイオアベイラビリティー（％）	87	85	—
作用時間（時間）	24	12〜24	24
一般名	リナグリプチン	テネリグリプチン臭化水素酸塩水和物	アナグリプチン
化学構造式			
分子量	472.54	628.86	383.45
蛋白結合率（％）	98	77.6〜82.2	37.1〜48.2
代謝	CYP3A4	CYP3A4	CYP1A2、CYP2C8/9、CYP2C19 及び CYP3A4
尿中未変化体の排泄率（％）	0.6	21	—
t_{max}（時間）	6	1.8	0.9
$t_{1/2}$（時間）	105	24	α 2, β 6.2
バイオアベイラビリティー（％）	30	—	—
作用時間（時間）	24	24	12〜24

(表5.2.6続き)

一般名	サキサグリプチン水和物	オマリグリプチン	トレラグリプチンコハク酸塩
化学構造式			
分子量	333.43	398.43	475.47
蛋白結合率（%）	0	75	0.76
代謝	CYP3A4/5	―	CYP2D6
尿中未変化体の排泄率（%）	―	74	―
t_{max}(時間)	0.8	1〜2	1.3
$t_{1/2}$(時間)	6.8	39	54
バイオアベイラビリティー（%）	74.9以上	74	―
作用時間(時間)	24	―	―

表5.2.7　GIPとGLP-1の薬理作用の違い

	活性型GIP濃度上昇	活性型GLP-1濃度上昇
血糖依存的	インスリン分泌促進（膵臓）	インスリン分泌促進，グルカゴン分泌抑制（膵臓）
体重増減	肥満（脂肪細胞）⬆	胃排泄遅延（胃）⬇，食欲減退（脳）⬇
その他	骨形成促進（骨）	神経保護（脳）

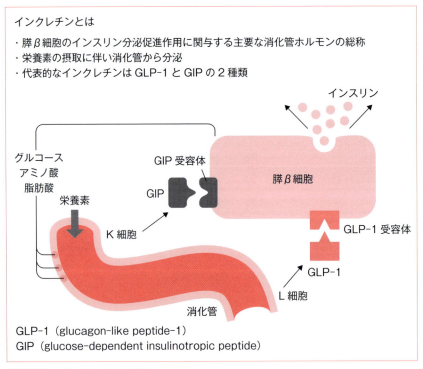

図5.2.5　インクレチンの働き

2 薬物治療各論（経口薬） C DPP-4阻害薬

ポイント

インクレチンとDPP-4阻害薬の臨床的薬理作用の特徴
・DPP-4を選択的阻害により消化管ホルモンであるGIPとGLP-1の活性濃度を高め，血糖降下作用を発揮する。
・血糖依存的にインスリン分泌を促しインスリン分泌調整機能を有するため，単独では低血糖の可能性は少ない。
・グルカゴンの分泌能を低下させ糖新生を抑制することより，単独での低血糖の可能性が少ない

3. 薬物体内動態（吸収・分布・代謝・排泄）

　DPP-4阻害薬は，1日1，2回および週1回の服用より患者のアドヒアランスの向上が期待できる。基本的に薬の薬物動態では，吸収・分布・代謝・排泄といった流れで，効果・副作用が予期できる。DPP-4阻害薬は，吸収においてのバイオアベイラビリティが約80％以上期待でき，食事の影響を受けにくい薬剤である。ほとんどの製剤は，肝代謝を受けずに未変化体にて働きを示すが，血漿中の薬物濃度半減期とDPP-4との結合力すなわち解離半減期（結合している時間）によりDPP-4阻害薬の製剤学的特徴の違いが見受けられる。ここからは，現在市販されているDPP-4阻害薬について概要を述べる（表5.2.8）。

表5.2.8　DPP-4阻害薬の腎機能別投与基準とDPP-4阻害率一覧

一般名		シタグリプチン	ビルダグリプチン	アログリプチン	リナグリプチン	テネリグリプチン	アナグリプチン	サキサグリプチン	オマリグリプチン	トレラグリプチン
腎機能	正常（通常量）	1日1回 1回50mg	1日2回 1回50mg	1日1回 1回25mg	1日1回 1回5mg	1日1回 1回20mg	1日2回 1回100mg	1日1回 1回5mg	1週1回 1回25mg	1週1回 1回100mg
	軽度	50mg	50mg*¹	25mg	5mg AUC, C_{max}（約1.0〜1.7倍上昇）	20mg AUC, C_{max}（約1.2〜1.5倍上昇）	100mg	5mg	25mg	100mg
	中等度	25mg		12.5mg				2.5mg		50mg
	重症	12.5mg	（記載なし）AUC, C_{max}（約2〜2.3倍上昇）	6.25mg			100mg*¹	（記載なし）AUC（約2.1倍上昇）	12.5mg*¹	（禁忌）AUC 重症（約2.06倍上昇）末期（約3.68倍上昇）
	末期（透析）	12.5mg		6.25mg						
単回投与でのDPP-4阻害率（%）		24時間後 80.0%以上	12時間後；74.4% 24時間後；4.5%	24時間後 80.6%	24時間後 80.0%以上	24時間後 61.8%	12時間後；77.3% 24時間後；47.7%	4時間後；80%以上 6時間後；60%以上	168時間後 86.0%	168時間後 77.4%

*1：薬剤が1規格のため，投与回数を2回から1回に減らして投与

（添付文書，インタビューフォーム，メーカー資料を元に作成）

1）シタグリプチン

　本剤は，日本で最初に発売されたDPP-4阻害薬である。$t_{1/2}$が約12時間のため1日1回での投与で薬物血中濃度が保たれ，DPP-4阻害率が約80％以上を保ち，日本人成人での50mg単回投与にて24時間後のDPP-4阻害率は92％であった。腎機能障害患者には，中等度，重度，末期腎不全まで服用できるが用量調節が必要となる。

2）ビルダグリプチン

　本剤は，$t_{1/2}$が約1.8時間と短いが，解離半減期が約55分とDPP-4と結合している時間が長いため効果を約10時間示すが，1日1回の投与ではDPP-4阻害率が4.5％と低いため，1日2回服用するとDPP-4阻害率が74％維持する。よって，1日1回の服用であれば，DPP-4との結合力が強くても解離したビルダグリプチンの排泄は早いため持続効果は期待できず，1日2回の服用が求められる。腎機能障害の患者は，用量調節が必要であり，軽度までの評価があるものの中等度以上の評価がなくAUC，C_{max}が約2倍上昇する。ビルダグリプチンには，減量するための規格がないため，蓄積性を考慮し使用することが困難である。

3）アログリプチン

　本剤は，$t_{1/2}$が約17時間のため1日1回での投与で薬物血中濃度が保たれ，DPP-4阻害率が約80％を保つ。アログリプチンの特徴は3規格製剤であり，腎機能低下例に応じて減量でき，軽度では減量する必要はないが，中等度ではAUCが約2倍になるので1/2の投与量12.5mgとし，重度では約3倍，末期・透析患者では約4倍になるので1/4の投与量6.25mgを投与するように工夫されている。

4）リナグリプチン

　本剤のインタビューフォームでは，日本人における終末相から算出した半減期である約105時間が$t_{1/2}$として記載されている。胆汁排泄型であり腎排泄率が5％としても，半減期が長いと蓄積性の問題が出てくると考えられる。AUC τから算出した累積係数は1.28であり，終末相での長い半減期は本剤の累積には寄与していないと考えられる[1]。本薬の薬物動態的な特徴を表すと考えられるAUCの累積係数から算出した$t_{1/2}$は12.2時間であった[3]。また，腎排泄率は約5％であり，実際に腎機能障害のある患者に投与した際の蓄積性にも問題はなく，腎機能障害の患者でも通常量を服用した場合にAUCが約1.0〜1.7倍と上昇するが，特に用量を調節することなく服薬可能である。

5）テネリグリプチン

　本剤は，血中薬物濃度の半減期が約24時間と長く1日1回投与にて効果が期待できる。特徴は，胆汁排泄率：腎排泄率が48％：38％であり，一般的には脂溶性薬剤に分類される薬剤と考えられる。しかし，DPP-4阻害率などが明確に記載されていない。$t_{1/2}$は18.9時間で，DPP-4阻害率は服用後2時間では89.7％であるが24時間後では61.8％である。DPP-4阻害率は低いが，血中半減期が比較的長い薬であることから1日1回で効果が期待できる。腎機能障害の患者が通常量を服用した場合はAUCが約1.2〜1.5倍と上昇するが，特に用量を調節することなく服薬可能である。

添付文書の「慎重投与」に記載のあるQT延長に関しては，海外での高用量（160mg）を使用した際にt_{max}付近での高濃度域で一過性にQTc間隔延長が認められたことより記載されている。よって，わが国においてはQT延長またはその既往のある患者（先天性QT延長症候群等），Torsades de pointesの既往のある患者では投与を避けることが望ましい。相互作用においてもQT延長を起こすことが知られている薬剤としてクラスIA抗不整脈薬，クラスIII抗不整脈薬を服用している患者は注意を要する。

6）アナグリプチン

本剤は，$t_{1/2}$がα相で約2時間，β相で約6.2時間と短く，ビルダグリプチンと構造式が似ている。本剤100mg単回投与でのDPP-4阻害率が12時間後では約77％あるものの，24時間後には約48％と低くなるために1日2回投与が必要であり，反復投与にて24時間のDPP-4阻害率を約85％に維持することができる。腎機能障害の患者は，用量調整が必要であり，軽度・中等度では，AUCが約1.7倍上昇するが用量調節の必要なく，重度以上の腎機能障害の患者には用量を減量する必要があり1日1回100mgを投与するのみとなる。

7）サキサグリプチン

わが国で7番目に発売になった本剤は，$t_{1/2}$が約7時間であるが，解離半減期が50分（DPP-4に結合した後の解離までに時間）と時間が長い。DPP-4阻害率は，単回投与にて投与後4時間では80％以上を保ち，6時間後でも60％以上保ち，反復投与においての24時間後では59％以上が保たれていることから1日1回投与にて効果が期待できる。特徴は，胆汁排泄率が約22％，腎排泄率が75％であり，腎機能障害の患者は用量調節が必要であり，重度では，AUCが約2.1倍（主要活性代謝物は4.5倍）上昇するため使用できないが，中等度ではAUCが約1.4倍（主要活性代謝物は2.9倍）上昇するために1回量を2.5mgに減量調節が必要となる。

8）オマリグリプチン

本剤は，尿中排泄型のDPP-4阻害薬で排泄率が約74％あるが，腎臓での再吸収機構により半減期が長くなり，週1回投与のDPP-4阻害薬である。血漿中濃度推移は二相性を示し，消失相の大半はα相が占め$t_{1/2}$は33〜50時間，β相の$t_{1/2}$は約140時間であり，1週間のDPP-4阻害率が86.0％と維持され効果を発揮する。重度腎機能障害のある患者，血液透析または腹膜透析を要する末期腎不全患者では，AUCが健康成人と比較して約1.34倍，約1.56倍および約1.97倍上昇することより，eGFR（mL/min/1.73m^2）が30未満の場合（ただし，体表面積の調整が必要），血清クレアチニン値（mg/dL）が男性で2.0mg/dL以上，女性で1.5mg/dL以上の場合には，1回12.5mgに減量調節が必要となる。

9）トレラグリプチン

本剤は，アログリプチンと類似構造式であり，ベンゾニトリルの4位にフッ素（F）を置換した構造式である。これにより，アログリプチンに比べ$t_{1/2}$が約3倍の54.3時間となった薬剤である。腎

機能障害者には，トレラグリプチンとして50mgを単回投与したときの薬物動態を検討した結果，軽度・中等度腎機能障害の場合はAUCが1.56倍，2.06倍となることより，軽度腎機能障害者に対しては投与量の調節は不要であり，中等度腎機能障害の場合には投与量の調節が必要であり50mg（半量）とする。しかし，高度腎機能障害および末期腎不全患者の場合は，AUCが3.01倍および3.68倍となるため本剤の投与は透析患者にも最小用量25mg（2019年より上市）の使用が可能である。

4．種類と使い方

　食事の影響を受けないため，食前・食後のどちらの投与も可能である。服用方法は1日1回と2回の薬剤がある。増量する場合は，経過を充分に観察して高齢者や腎機能低下者は慎重に行う。ビルダグリプチンは，重度の肝機能障害の患者には禁忌である。

　7種類の薬剤の1日量と飲み方をまとめると，以下のとおりである。
- シタグリプチン50～100mg：1回
- ビルダグリプチン100mg：2回
- アログリプチン25mg：1回
- リナグリプチン5mg：1回
- テネリグリプチン20～40mg：1回
- アナグリプチン200～400mg：2回
- サキサグリプチン2.5～5mg：1回

　また，Weekly製剤は，週1回服用で，用量はトレラグリプチン100mg，オマリグリプチン25mgとなる。週1回製剤では飲み忘れた際には，気づいたときに服用する。

5．投与禁忌・慎重投与，使用上の注意

1）禁忌
①重症ケトーシス，糖尿病性昏睡または前昏睡，1型糖尿病の患者
　理由：輸液，インスリンによる速やかな高血糖の是正が必須なため。
②重症感染症，手術前後，重篤な外傷のある患者
　理由：インスリン注射による血糖管理が望まれる。
③高度の腎機能障害患者または透析中の末期腎不全患者
　理由：主に腎臓で排泄されるため，排泄の遅延により血中濃度が上昇するおそれがある。
④本剤の成分に対し過敏症の既往歴のある患者
　理由：医薬品における一般的注意事項である。

6．薬物相互作用

　SU薬またはインスリン製剤と併用する場合は，低血糖のリスクが増加する。副作用に関しては，

表5.2.9 SU薬併用のRecommendation（推奨用量について）

SU薬	代表的商品名	推奨用量
グリメピリド	アマリール	2mg/日以下
グリベンクラミド	オイグルコン ダオニール	1.25mg/日以下
グリクラジド	グリミクロン	40mg/日以下

〔清野裕，他，「インクレチン（GLP-1受容体作動薬とDPP-4阻害薬）の適正使用に関する委員会のお知らせ」，2011，より改変〕

発売当初にSU薬との併用において重篤な低血糖症状発現が集積されたことに基づき『インクレチン関連薬とSU剤併用時の適正使用に関するrecommendation』により推奨投与量が設定され（表5.2.9），その後，重篤な低血糖の発現は明らかに減少した[6]。

1）DPP-4阻害薬の使用上の注意点

①腎機能の評価
②SU薬併用は，Recommendationを参照し減量を考慮
③薬価

2）重篤な低血糖への注意

重篤な低血糖を起こすケースには以下の特徴がある。
①高齢者
②軽度腎機能低下
③SU薬の高用量内服
④SU薬ベースで他剤併用
⑤シダグリプチン内服追加後の早期に低血糖が出現

また，併用することで，血糖降下作用を増強する原因不明の薬剤も認められ，DPP-4阻害薬は，ヒトP-糖蛋白質およびCYP3A4誘導剤などの薬剤併用には注意を要する。その他にも併用すると血糖降下作用を増強および低下させる薬剤があり注意が必要である（表5.2.10）。

7. 副作用

1）重大な副作用

他の糖尿病薬との併用により低血糖症が現れることがある。特にSU薬との併用で重篤な低血糖症状が現れ，意識消失をきたす例も認められていることから，併用する場合はSU薬の減量を検討する。また頻度不明ではあるが，類天疱瘡があるので，水疱・びらんなどが出現した場合には，皮膚科医と相談して適切な処置を取る。

表5.2.10 併用すると血糖降下作用を増強および低下させる薬剤

血糖降下作用を増強すると考えられる薬剤と機序	
薬剤分類	機序
糖尿病用経口薬・注射薬	血糖低下作用による低血糖リスクの増大
β-遮断薬	肝臓での糖新生を抑制する (低血糖からの回復が遷延すると考えられる)
サリチル酸製剤	本剤自体が血糖降下の特性を有している (本剤の血糖降下作用を増強するおそれがある)
モノアミン酸化酵素阻害薬	機序は不明 膵臓へ直接作用により，インスリン分泌を促進することによると推測 (単独投与でも血糖降下を引き起こすことが報告されている)
フィブラート系の高脂血症治療薬	機序は不明 (血糖降下作用を有しており耐糖能を改善する)
血糖降下作用を減弱すると考えられる薬剤と機序	
薬剤分類	機序
アドレナリン	末梢組織のブドウ糖取り込みを抑制 肝臓での糖新生を促進 インスリン分泌抑制 (血糖値が上昇する可能性がある⇒ストレスホルモン)
副腎皮質ホルモン	血糖上昇，糖尿病の誘発 (ステロイド性糖尿病として知られる⇒ストレスホルモン)
甲状腺ホルモン	血糖上昇を示す報告がある

2) 副作用

便秘や腹部膨満など消化器症状が現れることがある。そのほか臨床検査値に異常が認められた場合は，投与を中止するなど適切な処置を行うようにする。

8. 妊婦・授乳婦への投与

1) 妊婦または妊娠している可能性のある婦人

使用経験がないため医師の判断によるが，治療上の有益性が危険性を上回ると判断される場合にのみ投与する（妊娠中の投与に関する安全性は確立していない）。

【患者への問診と説明】

妊婦に使用する場合の説明は，「妊娠時期」と「薬剤の使用時期」などいくつかの要因が関係してくる。重要なのが「薬危険度の妊娠時期」である。要注意なのは妊娠初期であり，胎児の体（臓器など）が作られる時期であり，一部の薬の使用により奇形の発現率が少し高まる可能性がある。一方，妊娠後期に入れば催奇形性の心配はなくなるが，胎児の発育や機能に悪い影響をすることもある。妊婦の体調不良による悪影響も考えられるので，治療が必要となる。

注意：妊娠初期の場合は，主治医にもう一度確認する必要がある。

2）授乳婦

基本，乳汁中へ移行することが報告されている。授乳中の婦人に投与することを避け，やむを得ず投与する場合には授乳を中止させる。

【患者への問診と説明】

赤ちゃんの授乳状況を確認し，粉ミルクなど他の方法なども考慮すること。

1日1回のDPP-4阻害薬の場合は，半減期から中止後1日空ければ授乳再開することも可能と考える。授乳を中止する際には，搾乳の説明が必須である（乳腺炎予防と薬の排泄効果を期待）。

9. シックデイの対応

DPP-4阻害薬を服用している場合は，血糖依存的にインスリン分泌を促すために，基本中止することなく服用可能ではあるが，食事が半分以下であれば投与を中止する。特にSU薬を含む既存の血糖降下薬を併用して服用中の場合は，低血糖のおそれもあるため，DPP-4阻害薬を含めて無理に服用する必要はない。特にコンプライアンスが悪い患者には，体の調子が戻ってから服用開始するほうが無難である。

10. 服薬指導，飲み忘れ時の対応

1日1回服用できればいつでもよいことを考え，朝服用を忘れた場合には昼に服用を勧めてもよいが，夕方になる場合は1回飛ばすことも考慮する説明がよい。もうひとつの説明は，夕方服用した場合は，翌日から夕方に変更して1日1回服用継続させることも可能。

この際には，患者のアドヒアランスと理解力を確認して説明することが望まれる。

11. その他（DPP-4阻害薬の処方監査の注意点[4]）

1）食事の影響

食事による影響は受けないため，食前投与，食後投与いずれも可能。

2）他剤との併用での注意点

DPP-4阻害薬においてSU薬およびインスリン製剤との併用時に，重篤な低血糖症状が集積されたことに基づき推奨投与量が設定された。インクレチン関連薬の単独療法では低血糖症状を認めていないが，他の糖尿病治療薬を併用する場合の多くは減量することを推奨している。

3）腎機能の評価

糖尿病患者の多くは，一般の成人より腎機能に対する負担が大きく，特に高齢者では，体重変化がなくても筋肉量が低下してくることから，実際の血清クレアチニンや糸球体濾過率のみでは腎機能の評価が困難であることを考慮し，個々の至適投与量設定が必要となる。

4）その他（糖尿病用薬共通の注意事項）

①脳下垂体機能不全または副腎機能不全：低血糖を生じた場合，グルココルチコイド分泌不全により十分な血糖値の回復ができない可能性がある。
②栄養不良状態，飢餓状態，不規則な食事摂取，食事摂取量の不足または衰弱状態。
③激しい筋肉運動：消費された筋肉，肝臓のグリコーゲンの回復のための合成は運動終了後12～24時間持続して亢進することよりかなり遅れて低血糖が起こる可能性がある。
④過度のアルコール摂取者：インスリン分泌を抑制，末梢組織のインスリン感受性を低下，肝臓における糖新生を抑制する作用もある。

12. おわりに

2型糖尿病患者ではこのインクレチン作用が減弱していることが知られており，この作用減弱が糖尿病の病態のひとつと考えられている。特に日本人では血糖値が上昇してもインスリンの速やかな分泌亢進が認められない，分泌障害を呈する症例が多いといわれている。DPP-4阻害薬の利点を述べる。

①日本人2型糖尿病患者のインスリン分泌能不全に対しては，糖尿病治療薬として第一選択薬に位置づけられる
②日本人の2型糖尿病患者のインスリン抵抗性に対しては，糖尿病治療薬として第二選択薬としても位置づけられる
③また，わが国の2型糖尿病患者の糖尿病患者の食後高血糖に，DPP-4阻害薬はインクレチン作用を増強させることで改善しうる
④現在，すべての糖尿病用経口薬や注射薬との併用も認められ，個々の患者に対する薬物治療での至適治療（optimal therapy）を提供することができる
⑤単独投与では，既存の薬剤とは違い有害事象（低血糖，体重増加など）のリスクが低いが，併用する糖尿用治療薬がある場合は有害事象（低血糖，体重増加など）のリスクが高まることが多い
⑥DPP-4阻害薬の有効性と忍容性は，2型糖尿病の治療薬として大いに注目されているが，予防薬としての応用はできない

引用文献

1) 清野裕，糖尿病の診断と治療－現状と展望－，日本内科学会誌，2009，98，4，713-716．
2) Drucker DJ, The biology of incretin hormones, *Cell Metabolism*, 3, 153-165, 2006.
3) Heise T, Graefe-Mody U, et al, Pharmacokinetics, pharmacodynamics and tolerability of multiple oral doses of linagliptin,a dipeptidyl peptidase-4 inhibitor in male type 2 diabetes patients, *Diabetes Obesity and Metabolism*, 2009, 11, 786-794.
4) 日本糖尿病学会編著，DPP-4阻害薬（インスリン分泌促進系），"糖尿病治療ガイド2016-2017"，2016，文光堂，東京，pp.52-53.
5) 佐倉宏，他，シックデイ，"糖尿病療養指導ガイドブック2014"，日本糖尿病療養指導士認定機構編，メディカルレビュー社，東京，2014，pp.184-186.
6) 清野裕，他，"「インクレチン（GLP-1受容体作動薬とDPP-4阻害薬）の適正使用に関する委員会」からのお知らせ"，2011年9月29日，(http://www.fa.kyorin.co.jp/jds/uploads/photos/797.pdf).

D α-グルコシダーゼ阻害薬（α-GI）

1. はじめに

　食物は，唾液中の唾液アミラーゼにより分解され，一部が二糖類のマルトースとなる。胃・十二指腸では膵液中に含まれるアミラーゼにより完全にマルトースに分解される。その後，小腸では，小腸粘膜に存在する二糖類分解酵素（α-グルコシダーゼ）により分解され，単糖類であるグルコースとなり，吸収される。α-GI（表5.2.11）は，この酵素の働きを阻害することで，二糖類が単糖類に分解されるのを防ぎ，小腸からのグルコースの吸収を遅らせ，食後の急激な血糖値の上昇を抑える。

　小腸でグルコースに分解されなかった糖質は，大腸で腸内細菌に分解され，その際にガスを発生する

2. 薬理作用・作用機序

　アカルボースは，小腸粘膜微絨毛膜に存在するグルコアミラーゼ，スクラーゼ，マルターゼなどのα-グルコシダーゼ活性を用量依存的に阻害するほか，膵液および唾液のα-アミラーゼ活性を阻害し，食後の著しい血糖上昇を抑制する（図5.2.6）

表5.2.11　DPP-4阻害薬

一般名	アカルボース	ボグリボース	ミグリトール
化学構造式			
分子量	645.60	267.28	207.22
蛋白結合率（%）	8.5〜14.5	4	3.9
代謝	―	―	CYP1A1, CYP1A2, CYP2A6, CYP2B6, CYP2C8, CYP2C9, CYP2C19, CYP2D6, CYP2E1, CYP3A4の代謝活性を阻害しなかった
尿中未変化体の排泄率（%）	―	―	70
t_{max}（時間）	2	1.67	2.42
$t_{1/2}$（時間）	3.2	5.3	2.2
バイオアベイラビリティー（%）	約1	―	60
作用時間（時間）	2〜3	2〜3	1〜3

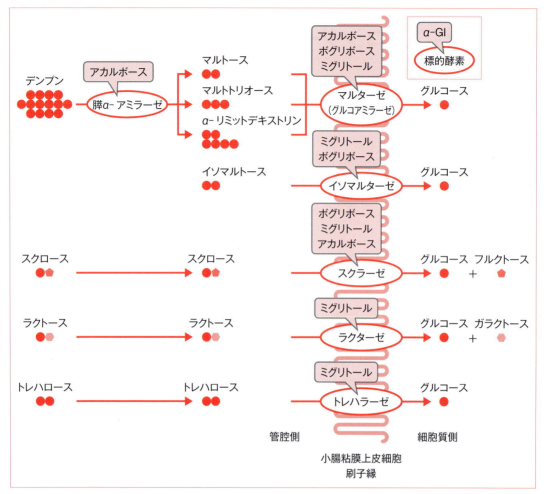

図5.2.6 糖質の消化と作用部位

ボグリボースは，腸管においてα-グルコシダーゼを阻害し，糖質の消化・吸収を遅延させることにより食後の過血糖を改善する。

ミグリトールは，小腸粘膜上皮細胞の刷子縁膜においてα-グルコシダーゼを阻害し，糖質の消化・吸収を遅延させることにより食後の過血糖を改善する。

3. 薬物体内動態（吸収・分布・代謝・排泄）

アカルボースは，腸管内で未変化体としてはほとんど吸収されず，その後大腸で腸内細菌により分解を受け，その分解産物が吸収されると考えられる。^{14}C-アカルボース投与による測定では，尿中・糞中に排泄された。

ボグリボースは体内でほとんど代謝されず，大部分は未変化体として尿中，糞中に排泄される。尿中にボグリボースは検出されなかったことから，主に糞便中に排泄されると考えられる。ボグリボースの吸収率は低く，また，血漿と排泄物中では大部分が未変化体であった。

ラットを用いてミグリトールの吸収部位を検討したところ，主な吸収部位は小腸上部であり，結腸からはほとんど吸収されなかった。ラットおよびイヌの尿中に代謝物は検出されず，ほとんど代謝されないと考えられた。ラットに静脈内投与およびイヌに静脈内投与すると，ミグリトールは糞中にほとんど排泄されず，投与量のほとんどが腎臓を介して尿中に排泄された。したがって，ミグリトールの主排泄経路は腎であった。

4. 種類と使い方

1）アカルボース

　1回100mgを1日3回，食直前に経口投与する。ただし，1回50mgより投与を開始し，忍容性を確認したうえ，1回100mgへ増量することもできる。なお，年齢，症状に応じ適宜増減する。

2）ボグリボース

（1）糖尿病の食後過血糖の改善の場合

　1回0.2mgを1日3回毎食直前に経口投与する。なお，効果不十分な場合には，経過を十分に観察しながら1回量を0.3mgまで増量できる。

（2）耐糖能異常における2型糖尿病の発症抑制の場合（0.2mgのみ）

　1回0.2mgを1日3回毎食直前に経口投与する。

　0.2mg錠のみの効能効果であり，ジェネリック医薬品では保険適用のないものもある。

3）ミグリトール

　1回50mgを1日3回毎食直前に経口投与する。なお，効果不十分な場合には，経過を十分に観察しながら1回量を75mgまで増量できる。

5. 投与禁忌・慎重投与，使用上の注意

1）禁忌

　①重症ケトーシス，糖尿病性昏睡または前昏睡の患者
　②重症感染症，手術前後，重篤な外傷のある患者
　③本剤の成分に対して過敏症の既往のある患者

2）慎重投与

　①高齢者や開腹手術歴のある患者では，腸閉塞などの重篤な副作用を引き起こすことがある
　②アカルボースでは重篤な肝障害例が報告されているので，定期的な（最初の6カ月は月1回）肝機能検査（トランスアミナーゼなど）が必要である

6. 薬物相互作用

アカルボースにはα-アミラーゼ阻害作用がある（図5.2.6参照）。そのため，ジアスターゼ（アミラーゼ）などの入った消化酵素製剤と併用注意である。

7. 副作用

1）重大な副作用

（1）低血糖

他の糖尿病用薬との併用で低血糖（0.1〜5％未満）が現れることがある。また，他の糖尿病用薬を併用しない場合でも低血糖（0.1％未満）が報告されている。α-GIは二糖類の消化・吸収を遅延させるので，低血糖症状が認められた場合にはショ糖ではなくブドウ糖を投与する。

（2）腸閉塞様の症状

腹部膨満・鼓腸，放屁増加などがあらわれ，腸内ガスなどの増加により，腸閉塞様の症状（0.1％未満）が現れることがある。

（3）肝機能障害，黄疸

AST，ALTの上昇などを伴う重篤な肝機能障害，黄疸（0.1％未満）があらわれることがある。また，劇症肝炎（0.1％未満）の報告がある。投与開始後6カ月までは月1回，その後も定期的に肝機能検査を行うなど観察を十分に行い，異常が認められた場合には投与を中止する。

（4）重篤な肝硬変例での意識障害を伴う高アンモニア血症

ボグリボースを重篤な肝硬変例に投与した場合，便秘などを契機として高アンモニア血症が増悪し，意識障害を伴うとの報告がある。そのため，他のα-GIも含め，排便状況などを十分に観察し，異常が認められた場合にはただちに投与を中止する。

2）副作用

アカルボースにはα-アミラーゼ阻害作用があり，また，ミグリトールはラクトースやトレハロースの分解を阻害する（図5.2.6参照）ことから，大腸で分解されない二糖類が他の薬剤より多く存在するため，消化器症状などの副作用が多い可能性がある。

8. 妊婦・授乳婦への投与

1）妊婦

妊婦または妊娠している可能性のある婦人には投与しないこと（妊娠中の投与に関する安全性は確立していない）。

器官形成期のウサギに投与した実験で，母動物の摂餌量の低下，体重増加抑制，胎児体重の低下，骨化遅延及び胎児死亡率の増加が報告されている。器官形成期のラットに投与した実験で，胎児体重の低下が報告されている。

2）授乳婦

授乳中の婦人への投与は避けることが望ましいが，やむを得ず投与する場合には授乳を避けさせる。

海外データでは6人の健康産褥女性を対象にミグリトール100mgを朝1回食事摂取開始時に投与したとき，投与後0～4時間および4～8時間における平均乳汁中濃度／平均血漿中濃度はそれぞれ0.240μg/mL，0.201μg/mLであり，乳汁中排泄率は0.019％であった。α-GIの授乳に関する情報はないが，ミグリトール以外のα-GIは体内にほとんど吸収されないため，母乳にもほぼ移行しないと考えられる。

9．シックデイの対応

服用を中止する（252頁，Ⅶ章「1．シックデイ」も参照のこと）。

10．服薬指導，飲み忘れ時の対応

1）服薬指導
① 食直前に服用する（この薬剤は食物と混在することでその効果を発揮するので，食直前に服用しないと十分な効果が期待できない）
② 小腸で分解されなかった糖質は，大腸で腸内細菌に分解されてガスを発生する。そのために，放屁や鼓脹，腹部膨満感，下痢などの消化器症状を生じる。服用開始1～2週間後には多くの場合，症状が軽減消失することを説明する
③ 他剤の併用時に低血糖が出現した場合には，二糖類であるショ糖（砂糖）では血糖値の回復が緩徐であるため，単糖類のブドウ糖を10g程度服用させる。常にブドウ糖を携帯するように指導する
④ 最終的に糖質は全量吸収されるので，食事療法を遵守させる

2）飲み忘れ時の対応
① 食直前に服用し忘れた場合は，食事中に服用する
② 食事の後では効果が期待できないので服用しない

11．その他

1）吸収

アカルボース，ボグリボースは腸管からほとんど血中に吸収されないが，ミグリトールは吸収されるため（図5.2.7），肝機能障害や腎機能障害を有する患者では注意が必要である。また，ミグリトールは投与された薬物のほとんどが腎臓より排泄されるため，重篤な腎機能障害を有する症例への投与は慎重にする。さらに，ミグリトールは小腸上部で50～100％が吸収されるため，小腸下

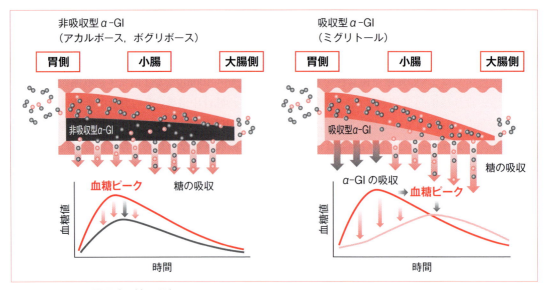

図5.2.7　α-GI服用時の糖の吸収

（中西理沙，糖尿病治療の経口薬up to date，月刊糖尿病，2015，7，2，7．）

部での糖質吸収が起こりやすくなる。そのため，消化器症状が減り，食後2時間値よりも1時間値の上昇をより抑制させる。

12. おわりに

α-GIの一部は，糖尿病と診断されていない耐糖能異常（impared glucose tolerance：IGT）に対する治療薬としても承認された。食後過血糖は，動脈硬化性疾患の危険因子としても注目されている。「糖尿病予備軍」や「境界型」といわれているIGTを積極的に治療することが重要である。

参考文献
- グルコバイ錠，ベイスン錠，セイブル錠，医薬品インタビューフォーム
- グルコバイ錠，ベイスン錠，セイブル錠，添付文書
- 日本糖尿病学会編著，糖尿病治療ガイド2016-2017，文光堂，東京，2016，pp.53-54.
- 糖尿病療養指導士認定機構編著，糖尿病療養指導ガイドブック2016，メディカルレビュー社，東京，2017，pp.73-74.
- 中西理沙，糖尿病治療の経口薬up to date，月刊糖尿病，2015，7，2，6-7.

E ビグアナイド薬（BG薬）

1. はじめに

　ビグアナイド薬（BG薬，表5.2.12）の歴史は古く，中世のヨーロッパでは湿地や低地に分布する多年草マメ科の植物Galega officinalis（Goat's rueあるいはフレンチライラック）に血糖降下作用があることが知られていた。1918年に，この植物から血糖降下作用のある「グアニジン」が抽出され薬剤の開発が始まった。

　わが国では1959年，フェンホルミンの販売が開始され，メトホルミン（メルビン錠）が1961年に，ブホルミン（ジベトスB錠）が1971年に使用が開始された。

　しかしながら，1970年代に致命的な乳酸アシドーシスの副作用報告が相次ぎ，米国をはじめほとんどの国でフェンホルミンの使用が禁止となった（米国ではBG薬はフェンホルミンのみ発売されていた）。わが国でもフェンホルミンは発売中止となったが，同じBG系薬であるメトホルミン，ブホルミンは発売中止にはならなかった。しかし効能・効果，用法・用量，使用患者にも制限が加えられた。以来，わが国では長い間，欧米諸国よりも低用量で使用されていた。

　一方，海外では，1990年代の半ばになり，メトホルミンの有用性を示す試験結果が報告され，BG薬の糖尿病治療薬における位置づけは大きく変化した。1995年，米国における多施設での肥満を伴う2型糖尿病患者に対するメトホルミンの有効性を示した試験（Multicenter Metformin Study）[1]。1998年英国における肥満傾向を有する2型糖尿病に対するメトホルミンの心筋梗塞の発症や死亡率の抑制効果を確認したUKPDS[2]（UK Prospective Diabetes Study）。これらの結果は，欧米においてメトホルミンが経口血糖降下薬のなかで第一選択薬となる重要な契機となった。

表5.2.12　ビグアナイド薬（BG薬）

一般名	メトホルミン塩酸塩	ブホルミン塩酸塩
化学構造式	（構造式）	（構造式）
分子量	165.62	193.68
蛋白結合率（%）	1.1〜2.8	−
代謝	−	−
尿中未変化体の排泄率（%）	86±21.9	−
t_{max}（時間）	2.3	−
$t_{1/2}$（時間）	4	−
バイオアベイラビリティー（%）	60.6	−
作用時間（時間）	6〜14	6〜14

UKPDS終了後の10年間の追跡成績[3]においてもメトホルミン投与群は慢性合併症抑制効果，心筋梗塞，総死亡のいずれにおいても有意な抑制効果が認められ，このことは遺産効果（legacy effect）とよばれている。

わが国でも2002年にメトホルミンの安全性・有効性を検証する試験が行われた（MORE study[4]）。結果は血糖改善効果が認められ，用量依存的にHbA1cの低下がみられた。

その後，2010年5月に1日維持量750mg〜1,500mg，1日2,250mgまで投与できるメトホルミン製剤も発売され，欧米なみの投与量が処方可能となった。2014年には，「医療上の必要性の高い未承認薬・適応外薬検討会議」の結果を受けてメトホルミンに10歳以上の小児に対する適応が認められた。

この項では，わが国で使用されているBG薬のほとんどがメトホルミンであることや，安全性に関するエビデンスについても，メトホルミンに関するものがほとんどであることに鑑み，主にメトホルミンについて解説する。

2. 薬理作用・作用機序

メトホルミンはインスリン分泌促進作用はなく，下記のような肝・骨格筋・脂肪組織・腸管での膵外作用を中心とした薬剤である。
①肝臓からの糖新生抑制
②骨格筋・脂肪組織での糖取り込み亢進
③消化管からの糖吸収抑制

主な作用の血糖値の改善作用は，メトホルミンがAMPキナーゼを活性化し肝臓における糖新生を抑制することである。また肝臓での脂肪酸合成を抑制し，肝脂肪含有量が減少し，肝臓のインスリン抵抗性が改善する作用もある。骨格筋においては，AMPキナーゼ活性化は糖の骨格筋内への取込を亢進させ，筋肉でのインスリン感受性を高める[5]。しかしながら，AMPキナーゼノックアウトマウスでもメトホルミンによる血糖降下作用が報告された。このことからメトホルミンには，AMPキナーゼを介さず，ミトコンドリア由来のAMP上昇によりcAMPの産生を低下させグルカゴンシグナルが抑制され，グルカゴンによる糖新生を抑制する経路もあると考えられている[6]。また，メトホルミンがGLP-1濃度を高める報告もあり[7]，DPP-4阻害薬との相加的な作用も認められている[8]。

3. 薬物体内動態（吸収・分布・代謝・排泄）

メトホルミンの各世代の薬物動態を表5.2.13に示す。また，各BG薬の排泄は以下のとおりである。

1）メトホルミン塩酸塩

主に小腸から吸収され，代謝されず腎臓から排泄される。

健康成人3例にメトホルミン塩酸塩500mgを単回経口投与した場合，投与48時間後までの尿中排泄率は投与量の51.6%であった。

表5.2.13 メトホルミンの各世代の薬物動態

	t_{max} (h)	C_{max} (ng/mL)	AUC_{0-48} (ng・h/mL)	$t_{1/2}$ (h)
小児1回500mg投与				
	1.5 ± 0.0	1,042 ± 237	10,191 ± 5,629	5.4 ± 1.7
成人1回500mg投与				
健康高齢者65歳以上クレアチニンクリアランス：>60 mL/min	2.5 ± 1.1	1,935 ± 633	14,236 ± 3,927	4.5 ± 1.0
健康非高齢男性（20歳以上40歳未満）クレアチニンクリアランス：>90 mL/min	2.9 ± 1.3	1,204 ± 367	8,907 ± 2,325	3.5 ± 0.6

〔メトグルコインタビューフォーム（大日本住友製薬）より〕

2）ブホルミン塩酸塩

代謝されず腎臓から排泄される。尿中未変化体排泄率は84％である。

4．種類と使い方

メトホルミン塩酸塩は，成人には1日500mgより開始し，1日2～3回に分割して食直前または食後に経口投与する。維持量は効果を観察しながら決めるが，通常1日750～1,500mgとする。なお，患者の状態により適宜増減するが，1日最高投与量は2,250mgまでとする。10歳以上の小児にはメトホルミン塩酸塩として1日500mgより開始し，1日2～3回に分割して食直前または食後に経口投与する。維持量は効果を観察しながら決めるが，1日500～1,500mgとする。なお，患者の状態により適宜増減するが，1日最高投与量は2,000mgまでとする。

ブホルミン塩酸塩は，1日量100mgより開始し，1日2～3回食後に分割経口投与する。維持量は，効果を観察しながら決めるが，1日最高投与量は150mgとする。

5．投与禁忌・慎重投与，使用上の注意

1）禁忌

メトグルコ錠の添付文書に記載された投与禁忌は次のとおりである。
①次に示す患者は乳酸アシドーシスを起こしやすい
・乳酸アシドーシスの既往
・中等度以上の腎機能障害
・透析患者（腹膜透析を含む）
・重度の肝機能障害
・ショック，心不全，心筋梗塞，肺塞栓など心血管系，肺機能に高度の障害のある患者および

その他の低酸素血症を伴いやすい状態
　　・過度のアルコール摂取者
　　・脱水症，脱水状態が懸念される下痢，嘔吐などの胃腸障害のある患者
②重症ケトーシス，糖尿病性昏睡または前昏睡，1型糖尿病の患者
③重症感染症，手術前後，重篤な外傷のある患者
④栄養不良状態，飢餓状態，衰弱状態，脳下垂体機能不全または副腎機能不全の患者

2）慎重投与

添付文書に記載された慎重投与は次のとおりである。

不規則な食事摂取，食事摂取量の不足，激しい筋肉運動，軽度の腎機能障害，軽度〜中等度の肝機能障害，高齢者，他の糖尿病用薬を投与中の患者。

6．薬物相互作用

1）ヨード造影剤

ヨード造影剤を投与することにより造影剤腎症が起こり，腎機能が低下する。そのことにより，メトホルミンの排泄が遅延し乳酸アシドーシスを起こす危険性が増大すると考えられる。

ヨード造影剤を使用する検査の前に可能であれば2日前からメトホルミンを休薬する（緊急検査時を除く）。検査後，48時間は投与を再開しない（ただし腎機能をモニターし個別に判断する）。

2）ゲンタマイシンなど腎毒性の強い抗生物質

併用により乳酸アシドーシスを起こすことがある。併用する場合は本剤の投与を一時的に減量・中止するなど注意をする。

3）利尿薬・SGLT2阻害薬

利尿作用を有する薬剤により，体液量が減少し脱水状態になり乳酸アシドーシスを起こすことがある。脱水症状が現れた場合には，メトホルミンの投与を中止し適切な処置を行うこと。

4）非ステロイド性抗炎症薬

腎血流量・糸球体濾過率の急激な低下により腎機能が急激に悪化し，メトホルミンの排泄が遅延し乳酸アシドーシスを起こす危険性が増すと考えられる。

7．副作用

1）重大な副作用

（1）乳酸アシドーシス

乳酸は，主に心臓，脳，骨格筋などで解糖系の最終産物であるピルビン酸の代謝により産生され

る。乳酸は通常，肝臓にてそのほとんどが代謝され，過剰に体内に蓄積されない。BG薬の乳酸アシドーシス発生機序は，BG薬が肝ミトコンドリアの細胞膜に結合して酸化的リン酸化を阻害し，乳酸からの糖新生を抑制し乳酸値を上昇させることによって起こる。

重篤な乳酸アシドーシスの報告が多くあったフェンホルミンは，脂溶性の側鎖をもち肝ミトコンドリアの細胞膜に結合しやすいため乳酸アシドーシスを起こす。脂溶性の低い側鎖をもつメトホルミンはほとんど結合しない。Cochrane Libraryが行ったメトホルミンに対するSystemic Review[9]によると，メトホルミン投与群における乳酸アシドーシスの発症率は対象群と比較して上昇していない。

乳酸アシドーシスの初期症状は悪心・嘔吐・腹痛・下痢などの消化器症状を示し，初期投与時および増量時によくみられる消化器症状との判別（血中乳酸値の測定・乳酸/ピルビン酸比・アシドーシス存在の有無）が大切である。また乳酸アシドーシスはBG薬によってのみ引き起こされるわけではなく，呼吸器疾患，肝疾患などでも起こす。これらを踏まえた副作用モニタリングや患者への服薬指導が大切である。

メトホルミン投与患者の乳酸アシドーシスは135例報告されており（2010年5月～2016年9月30日　大日本住友製薬社内資料），報告された患者の内訳は，75歳以上が多く，すべての症例は乳酸アシドーシスのリスク要因に該当する症例である。禁忌に該当する患者に投与しないこと，特に高齢者の投与には腎機能，併用薬，脱水の有無など確認し投与を検討することが大切である。下記の日本糖尿病学会「ビグアナイド薬の適正使用に関する委員会」メトホルミンの適正使用に関するRecommendation（表5.2.14）を参照のこと。

(2) 低血糖

2002年に日本で行われたMORE studyによるとメルビン錠を投与した患者の低血糖の発現率は0.2%（1,175例中2例）であった。またメルビン錠使用成績調査，メトグルコ錠臨床試験においての低血糖の発現率は2.6%（1,815例中47例）でありいずれもSU薬またはインスリンとの併用例であり重篤ではなかった。2010年10月から2013年3月において行われたメトグルコ錠の特定使用成績調査では，安全生評価対象症例1,219例において，副作用発現率は5.41%（66例/1,219例）であった。低血糖症は0.41%（5件）に認められ5件とも他の血糖降下薬が併用されていた。

以上のことから単独では低血糖を起こすことはまれであるが，他の糖尿病薬と併用した場合は患者へ低血糖に対する注意・指導が必要となる。

2) 副作用

消化器症状（下痢・腹痛・悪心・嘔吐）はBG薬で最も多い副作用である。メトホルミン開発時では（640例中323例）に消化器症状の副作用がみられた。2010年10月から2013年3月において行われたメトホルミンの特定使用成績調査では，安全生評価対象症例1,219例中消化器症状として，下痢1.48%（18件），胃腸障害，悪心各0.33%（4件）を認めた。

ほとんど（70%）の症例が2週間以内に生じ，投与量の増加に伴い，発生の割合も増加した。したがって，消化器症状を早く見つけるには，初期投与時および増量時のチェックが必要である。下痢などが強く表れた場合は，休薬などの対応が必要となるので，患者にはその説明と服薬の指導を

表5.2.14　メトホルミンの適正使用に関する Recommendation

日本糖尿病学会「ビグアナイド薬の適正使用に関する委員会」
2016年5月12日 改訂

乳酸アシドーシスの症例に多く認められた特徴
1) 腎機能障害患者（透析患者を含む）
2) 脱水，シックデイ，過度のアルコール摂取など，患者への注意・指導が必要な状態
3) 心血管・肺機能障害，手術前後，肝機能障害などの患者
4) 高齢者
高齢者だけでなく，比較的若年者でも少量投与でも，上記の特徴を有する患者で，乳酸アシドーシスの発現が報告されていることに注意。

〔Recommendation〕

まず，経口摂取が困難な患者や寝たきりなど，全身状態が悪い患者には投与しないことを大前提とし，以下の事項に留意する。
1) 腎機能障害患者（透析患者を含む）
腎機能を推定糸球体濾過量eGFRで評価し，eGFRが30（mL/分/1.73m^2）未満の場合にはメトホルミンは禁忌である。eGFRが30～45の場合にはリスクとベネフィットを勘案して慎重投与とする。脱水，ショック，急性心筋梗塞，重症感染症の場合などやヨード造影剤の併用などではeGFRが急激に低下することがあるので注意を要する。eGFRが30～60の患者では，ヨード造影剤検査の前あるいは造影時にメトホルミンを中止して48時間後にeGFRを再評価して再開する。尚，eGFRが45以上また60以上の場合でも，腎血流量を低下させる薬剤（レニン・アンジオテンシン系の阻害薬，利尿薬，NSAIDsなど）の使用などにより腎機能が急激に悪化する場合があるので注意を要する。
2) 脱水，シックデイ，過度のアルコール摂取などの患者への注意・指導が必要な状態
全てのメトホルミンは，脱水，脱水状態が懸念される下痢，嘔吐等の胃腸障害のある患者，過度のアルコール摂取の患者で禁忌である。利尿作用を有する薬剤（利尿剤，SGLT2阻害薬等）との併用時には，特に脱水に対する注意が必要である。
以下の内容について患者に注意・指導する。また患者の状況に応じて家族にも指導する。シックデイの際には脱水が懸念されるので，いったん服薬を中止し，主治医に相談する。脱水を予防するために日常生活において適度な水分摂取を心がける。アルコール摂取については，過度の摂取を避け適量にとどめ，肝疾患などのある症例では禁酒する。
3) 心血管・肺機能障害，手術前後，肝機能障害などの患者
全てのメトホルミンは，高度の心血管・肺機能障害（ショック，急性うっ血性心不全，急性心筋梗塞，呼吸不全，肺塞栓など低酸素血症を伴いやすい状態），外科手術（飲食物の摂取が制限されない小手術を除く）前後の患者には禁忌である。また，メトホルミンでは軽度～中等度の肝機能障害には慎重投与である。
4) 高齢者
メトホルミンは高齢者では慎重に投与する。高齢者では腎機能，肝機能の予備能が低下していることが多いことから定期的に腎機能（eGFR），肝機能や患者の状態を慎重に観察し，投与量の調節や投与の継続を検討しなければならない。特に75歳以上の高齢者ではより慎重な判断が必要である。

（日本糖尿病学会「ビグアナイド薬の適正使用に関する委員会」, 2016.）

行う。

8. 妊婦・授乳婦への投与

　日本ではメトホルミンは，妊婦または妊娠している可能性のある婦人への投与は禁忌であり，授乳中の婦人への投与は避けるべきとされている。

9. シックデイの対応

下痢や嘔吐の症状があるとき，食欲がなく食事が摂れないときなど，いわゆるシックデイの症状があるときは，脱水状態が引き金となり，腎機能の一時的な悪化によりメトホルミンの排泄低下に伴う薬物血中濃度上昇が起きたり，循環不全による組織への酸素供給の低下により，ミトコンドリアの機能障害が起こる。いずれの状況でも，乳酸アシドーシスが起こりやすくなる。また，メトホルミンの副作用の下痢や嘔吐の症状を悪化させるのでシックデイ時は服薬を中止あるいは休薬する。

10. 服薬指導，飲み忘れ時の対応

SU薬との併用では低血糖を起こす可能性があるので，その症状と対応を説明する。重症感染症，下痢などの脱水時，過度のアルコール摂取，手術の前後，ヨード造影剤使用の前後などの場合には，乳酸アシドーシス防止のため，服薬しないように指導する。

メトホルミンの食後投与から食直前投与に変更した患者において，HbA1cの変化量には差がなく同程度の血糖降下作用が認められている。食後投与と食直前投与時のAUCの差も認められない。服用アドヒアランスを高めるため併用薬のタイミングに合わせた服用時間を選択したり，消化器症状の軽減のために食後の服用を選択したり，患者に合わせた服用時間を選択することが可能である。配合剤も何種類か発売されている（表5.2.15）ので，適応患者がいれば考慮する。また，飲み忘れたときは，気づいたときに服用させるようにする。

なお，メトホルミン調剤時に，オルメサルタンメドキソミル製剤と1包化した場合，高温高湿条件下で変色することがあるので，1包化は避ける。

11. その他

注意を要する患者への投与時の留意点を表5に示す。

1）腎機能障害の患者への投与

BG薬は代謝されずそのまま腎臓から排泄される。したがって腎機能障害では高い血中濃度が持続するため，乳酸アシドーシスなど副作用の頻度が高まる可能性がある。添付文書では，メトグルコ錠のみ中等度以上の腎機能障患者は禁忌で，その他のBG薬は軽度障害も含む腎機能障害は禁忌となっている。

日本糖尿病学会の「メトホルミンの適正使用に関するRecommendation」では，「eGFRが30（mL/分/1.73m^2）未満の場合にはメトホルミンは禁忌である。eGFRが30～45の場合にはリスクとベネフィットを勘案して慎重投与とする。脱水，ショック，急性心筋梗塞，重症感染症の場合などやヨード造影剤の併用などではeGFRが急激に低下することがあるので注意を要する」となっている。

表5.2.15　メトホルミンを含む配合剤

一般名	主な商品名	1錠中の成分量	効能・効果	用量・用量
ピオグリタゾン/メトホルミン塩酸塩配合錠	メタクト配合錠LD	ピオグリタゾンとして15mg（ピオグリタゾン塩酸塩16.53mg），メトホルミン塩酸塩500mg	2型糖尿病。ただし，ピオグリタゾン塩酸塩およびメトホルミン塩酸塩の併用による治療が適切と判断される場合に限る。	通常，成人には1日1回1錠（ピオグリタゾン/メトホルミン塩酸塩として15mg/500mgまたは30mg/500mg）を朝食後に経口投与する。
	メタクト配合錠HD	ピオグリタゾンとして30mg（ピオグリタゾン塩酸塩33.06mg），メトホルミン塩酸塩500mg		
ビルダグリプチン/メトホルミン塩酸塩配合錠	エクメット配合錠LD	ビルダグリプチンとして50mg，メトホルミン塩酸塩250mg	2型糖尿病。ただし，ビルダグリプチンおよびメトホルミン塩酸塩の併用による治療が適切と判断される場合に限る。	通常，成人には1回1錠（ビルダグリプチン/メトホルミン塩酸塩として50mg/250mgまたは50mg/500mg）を1日2回 朝，夕に経口投与する。
	エクメット配合錠HD	ビルダグリプチンとして50mg，メトホルミン塩酸塩500mg		
アログリプチン安息香酸塩/メトホルミン塩酸塩配合錠	イニシンク配合錠	アログリプチンとして25mg（アログリプチン安息香酸塩34mg），メトホルミン塩酸塩500mg	2型糖尿病。ただし，アログリプチン安息香酸塩およびメトホルミン塩酸塩の併用による治療が適切と判断される場合に限る。	通常，成人には1日1回1錠（アログリプチン/メトホルミン塩酸塩として25mg/500mg）を食直前または食後に経口投与する。

2）肝機能障害の患者への投与

肝臓における乳酸の代謝能が低下することから注意が必要である。

3）アルコール・食事摂取に対する注意

アルコール摂取は肝臓でのNAD＋を消費し，肝臓で乳酸からピルビン酸の生成が行われにくくなり，乳酸の肝臓での代謝を減少させる可能性があるため，乳酸の血中濃度が上昇するので注意が必要である[11]。

食事に対しては，ビタミン成分への影響がある。海外の試験ではメトホルミン2,000mgを服用した患者の血清葉酸レベル，ビタミンB_{12}レベルを減少させた結果[12]が得られている。また，メトグルコ錠長期投与試験においてビタミンB_{12}減少が報告されている（640例中1例）。相互作用のメカニズムは，メトホルミンがビタミンB_{12}とコンプレックスを作り，容量依存的に吸収を阻害するとされている。葉酸やビタミンB_{12}の不足は，動脈硬化のリスクとして注目されているホモシステイン値の上昇に関係するとされる点からも，BG薬を服用している患者には，ビタミンB_{12}の不足に注意した食生活指導が必要であると考える。

12. おわりに

日本糖尿病学会編著の『糖尿病治療ガイド2016-2017』には7種類の経口糖尿病治療薬が示され，BG薬は主作用である肝臓での糖新生抑制作用を有することから，インスリン抵抗性改善系の薬剤

に分類され,血糖コントロール改善に際して体重が増加しにくいので,過体重・肥満2型糖尿病症例では第一選択薬となるが,非肥満例にも有効,としている。

2015年,米国糖尿病学会(ADA),欧州糖尿病学会(EASD)合同の2型糖尿病のposition statementにおいては,メトホルミンが血糖管理の第一選択薬に推奨されている。欧米の2型糖尿病の病態はインスリン分泌低下よりも,抵抗性増大による影響が強いことからメトホルミンの効果が認められていると考えられる。また低血糖リスクが低く,治療の費用が少なく,体重は不変か減少が見込まれる薬剤としている。

多くの症例で使用されている薬剤であり,副作用やシックデイ対策についてよく理解することが重要である。

引用文献

1) Ralph A, DeFronzo RA, Goodman AM, Multicenter Metformin Study Group, Efficacy of metofrmin in patients with non-insulin-dependent diabetes mellitus, *N Engl J Med*, 1995, 333, 541-549.
2) UK Prospective Diabetes Study (UKPDS) Group, Effect of intensive blood-glucose control with metformin on complications in overweight patients with type 2 diabetes (UKPDS 34), *Lancet*, 1998, 352 (9131), 854-65.
3) Holman RR, Paul SK, Bethel MA, Matthews DR, Neil AW, 10-Year Follow-up of Intensive Glucose Control in Type 2 Diabetes, *N Engl J Med*, 2008, 359, 1577-1589.
4) 加来浩平,他,2型糖尿病治療におけるメトホルミンの使用実態に関する観察研究MORE study,糖尿病,2006, 49, 325.
5) Zhou G, et al, Role of AMP-kinase in mechanism of metformin action, *J Clin Invest*, 2001, 108, 1, 1167-1174.
6) Foretz M, et al, Metformin inhibits hepatic gluconeogenesis in mice independently of the LKB1/AMPK pathway via a decrease in hepatic energy state, *J Clin Invest*, 2010, 120, 2355-2369.
7) Mannucci E, et al, Effect of metformin on glucagon-like peptide 1 (GLP-1) and leptin levels in obese nondiabetic subjects, *Diabetes Care*, 2001, 24, 489-494.
8) Migoya EM, et al, Dipeptidyl peptidase-4 inhibitors administered in combination with metformin result in an additive increase in the plasma concentration of active GLP-1, *Clin Pharmacol*, 2010, 88, 801-808.
9) Salpeter SR, Greyber E, Pasternak GA, Salpeter EE, Risk of fatal and nonfatal lactic acidosis with metformin use in type 2 diabetes mellitus, *Cochrane Database of Systematic Reviews 2010*, 14, 4, CD002967.
10) Gardiner SJ, Kirkpatrick CMJ, Begg EJ, et al, Transfer of metformin into human milk, *Clin Pharmacol Ther*, 2003, 73, 71-77.
11) 須田健一,橋本俊彦,江藤知明,メトホルミン内服中に多量飲酒により著明な乳酸アシドーシスを発症した2型糖尿病の1例,糖尿病,2006, 49, 941-945.
12) Carlsen SM, Følling I, Grill V, Bjerve KS, Schneede J, Refsum H, Metformin increases total serum homocysteine levels in non-diabetic male patients with coronary heart disease, *J Clin Lab Invest*, 1997, 57, 6, 521-527.

F チアゾリジン薬

1. はじめに

チアゾリジン薬（表5.2.16）は，「インスリン抵抗性改善系」に位置づけられている薬剤で，わが国ではピオグリタゾンのみが承認されている。

1970年代初代初頭，インスリン受容体以降のインスリンシグナル伝達経路を正常化し，インスリン抵抗性を軽減する世界で最初の化合物（ロシグリタゾン）が見出された。さらに強い作用を有する化合物の探索のなかで，ピオグリタゾンに優れたインスリン抵抗性改善効果が認められ，2型糖尿病を適応疾患として，1999年にわが国で承認された。

ピオグリタゾンは，ペルオキシソーム増殖因子活性化受容体γ（peroxisome proliferator-activated receptor γ：PPARγ）アゴニストである。核内受容体のPPARγに作用し，脂肪細胞の分化を促進し，肥大化した脂肪細胞を正常の小型脂肪細胞に置き換える。小型脂肪細胞から分泌されるアディポサイトカインの1種であるアディポネクチンを上昇させると考えられている。

大規模臨床試験では，長期的な血糖低下作用が知られているが，大血管障害の抑制効果については，「PROactive 試験」で有効性が認められている。

2. 薬理作用・作用機序

ピオグリタゾン（以下，本剤）は末梢（筋肉組織・脂肪組織）および肝臓におけるインスリン抵

表5.2.16 チアゾリジン薬

一般名	ピオグリタゾン塩酸塩
化学構造式	（構造式）
分子量	392.90
蛋白結合率（％）	98以上
代謝	CYP1A1, 1A2, 2C8, 2C9(Arg), 2C9(Cys), 2C19, 2D, 3A4, CYP2C8, 2C9(Cys)
尿中未変化体の排泄率（％）	−
t_{max}（時間）	1.8
$t_{1/2}$（時間）	5.4
バイオアベイラビリティー（％）	−
作用時間（時間）	20

抗性を改善することによって，肝臓においては糖産生が抑制され，末梢組織においては糖の取り込みおよび糖利用が高められ，結果的に血糖値の是正効果が得られる。

3. 薬物体内動態（吸収・分布・代謝・排泄）

　本剤を食前に服用するとおよそ2時間程度で未変化体の血中濃度はピークに達する。また，食後に服用するとt_{max}がおよそ2時間程度の遅延を呈したがAUCに差異は認めないため，吸収に際して食事の影響はほとんど受けないとされている。本剤を連日服用すると，6～7日でほぼ定常状態となる。動物実験（マウス・ラット・イヌ・サル）によるバイオアベイラビリティは80％以上であった。

　本剤は肝代謝型とされている。6種類の代謝物（M-Ⅰ～Ⅵ）が生成されるが，そのうち3種類（M-Ⅱ・Ⅲ・Ⅳ）が活性代謝物とされており，M-Ⅲ代謝物は未変化体と同等の活性を有する。代謝に関与する酵素としてCYP1A1，1A2，2C8，2C9，2C19，2D，3A4があげられ，M-ⅡとM-Ⅳの代謝に共通する酵素は2C8，2C9である。

　排泄については，投与48時間までのデータにおいて尿中排泄率が約30％とされている。また，未変化体の$t_{1/2}$は5～6時間であり，活性代謝物の$t_{1/2}$は16～23時間程度とされている。

4. 種類と使い方

　添付文書上の服用タイミングは，朝食前または朝食後である。

　また，添付文書上の用量は，開始量が1日1回15～30mg，最大量が45mgまでとされている。ただし，インスリン製剤との併用の場合は，開始量が1日1回15mgで，最大量は30mgまでとされている。

　また，女性および高齢者への投与の場合は，開始量として1日1回15mgが望ましいとされている。

5. 投与禁忌・慎重投与，使用上の注意

　禁忌症例に本剤が処方された場合，薬剤師は処方医に疑義照会する責務があり，患者の安全性確保を最優先することが求められる。

1）投与禁忌
(1) 心不全およびその既往のある患者
　臨床的には心不全の増悪や発症の報告がある。また，動物実験においても，循環血漿量の増加に伴う代償性変化と考えられる心重量の増加が認められている。
(2) 重症ケトーシス，糖尿病性昏睡または前昏睡，1型糖尿病，重症感染症・手術前後・重篤な外傷のある患者
　他の経口血糖降下薬と同様に，これらの病態や状況においては，インスリン製剤による血糖コントロールが必須（または適切）である。

(3) 重篤な肝機能障害や腎障害のある患者

代謝や排泄機能が著しく低下している状況においては，薬物動態が大きく変化することが懸念される。

2) 慎重投与

慎重投与症例に本剤が処方された場合，薬剤師はデメリットよりもメリットが上回るかどうかについて評価することが必要である。そして，懸念事項があるときは処方医とコミュニケーションすることを躊躇してはならない。また，服薬指導に際しては，患者やその家族に対して，生じ得る事象の初期症状などについて，わかりやすく説明することが求められる。

(1) 心不全発症のおそれのある心疾患（心筋梗塞・狭心症・心筋症・高血圧性心疾患など）を有する患者

禁忌症例に述べた理由を参照されたい。

(2) 脳下垂体機能不全または副腎機能不全，栄養不良状態・飢餓状態，不規則な食事摂取，食事摂取量の不足や衰弱状態，激しい筋肉運動，過度のアルコール摂取

これらの状況におかれた患者においては，他の経口血糖降下薬と同様に低血糖を起こすおそれがある。

(3) 肝機能または腎機能障害を有する患者，高齢者

代謝や排泄などの生理機能の低下は薬物動態に変化を及ぼすことがある。

3) 使用上の注意

(1) 浮腫・急激な体重増加・心不全症状などが認められた場合

服用を中止してただちに受診するよう説明する必要がある。また，このような状況における処方提案としては，ループ利尿薬の投与などが挙げられる。

(2) 膀胱がんの発生リスクに対する対応

膀胱がんの発生するリスクが完全には否定できないため，以下のことに注意する。

①膀胱がん治療中の患者には投与を避ける

②膀胱がんの既往を有する患者においては，投与の可否を慎重に判断する

③投与開始に先立って，患者またはその家族に膀胱がん発症のリスクに関する説明がなされている必要がある

④服用期間中に，血尿・頻尿・排尿痛などの症状が認められた場合はただちに受診するよう患者に指導する

⑤定期的に尿検査を実施する

トピックス1

> ピオグリタゾンのがん原性試験でラットに膀胱腫瘍がみられたことから，本剤の発売当初から添付文書の「使用上の注意」にはその旨が記載されていた。
>
> さらに，ヒトにおけるピオグリタゾンと膀胱がんとの関係を評価するために米国で疫学研究〔KPNC（Kaiser Permanente Northern California）研究〕が開始され，その中間解析や他の疫学研究の知見を踏まえ，2011年6月に「使用上の注意」において膀胱がんに関する注意喚起が改訂された。この時点における報告を評価したうえで，ドイツとフランスでは発売中止の措置がとられている。
>
> その後，KPNC研究の最終結果[1]と，最新の疫学研究結果に基づき，「重要な基本的注意」および「その他の注意」の項の膀胱がんに関する注意喚起の記載内容が変更された。ピオグリタゾンの膀胱がん発生リスクについて，統計学的な有意差は認められないとする報告[2,3]がある一方で，リスク増加の可能性を示唆する報告[4]もあることから，引き続き慎重に対応していくとともに，適正使用に努めていく必要がある。
>
> なお，日本人における膀胱がんの発症率は6.9例/10万人年（2006年）である。欧州では15.6例/10万人年（2008年），米国では21.1例/10万人年（2004～2008年）と報告されており，日本人は欧米に比べて発症頻度は低いことが知られている。

6. 薬物相互作用

CYP2C8を誘導する薬剤との併用に注意する。代表的な薬剤としてリファンピシンがあげられる。リファンピシンと本剤を併用すると，本剤のAUCが54％低下するとの報告がある。したがって，リファンピシンと併用する場合は，血糖管理状況を十分に確認していくとともに，薬剤師として，本剤増量の可否・他剤の追加・他剤への変更などを処方医と協議することも検討すべきである。

7. 副作用

1）重大な副作用

（1）心不全の増悪あるいは発症

禁忌症例および重要な基本的注意で述べた事項を参照されたい。特に，心疾患を有する患者やインスリン製剤との併用例においては，心不全の徴候に注意する。

（2）浮腫

浮腫が認められた場合は，本剤の減量または中止を検討する必要がある。必要に応じてループ利尿薬の投与も考慮する。女性，インスリン製剤との併用例，糖尿病性合併症発症例において浮腫の発現が多くみられている。

また，本剤を1日1回30mgから45mgへ増量した後に浮腫の発現が多くみられている。

トピックス2

> 添付文書における浮腫の発現頻度は8.2％とされている。ここでインスリン製剤との併用例を除いて男女間の発現頻度をみると，男性3.9％，女性11.2％であった。また，インスリン製剤併用例において男女間の発現頻度をみると，男性13.6％，女性28.9％であった。さらに，糖尿病性網膜症合併例では10.4％，糖尿病性神経障害合併例では11.4％，糖尿病性腎症合併例では10.6％であった。発現時期としては投与開始後1～2カ月後が最も多かったが，それ以降であっても発現し得る。発現部位としては顔面と下肢に多かった。

(3) 肝機能障害・黄疸

頻度としては0.1％未満とされているが，AST（GOT），ALT（GPT），ALPの著しい上昇を伴う肝機能障害・黄疸があらわれることがあるため，定期的な肝機能検査値をモニタリングしていくことが重要である。

(4) 横紋筋融解症や間質性肺炎（いずれも頻度不明）

筋肉痛・脱力感などを認めた場合は横紋筋融解症の徴候である可能性があるため，ただちに服用を中止して受診するように指導する。受診した患者に対しては，CP（CPK）の上昇や，血中および尿中ミオグロビン上昇の有無などについて確認することを医師に確認する。

発熱・咳嗽・呼吸困難感などを認めた場合は，間質性肺炎の徴候である可能性があるため，速やかに受診するように指導する。受診した患者に対しては，胸部X線・胸部CT・血清マーカーなどの検査について医師に確認する。異常が認められたら本剤の投与を中止し，副腎皮質ホルモン剤の投与などの適切な処置をする必要がある。

2）副作用

(1) 体重増加の特徴

日本人2型糖尿病患者1,184例に本剤を5年間投与した時の体重推移についての報告がある[5]。体重は67.6 ± 13.2kgから70.4 ± 14.5kgとなり，有意差をもって平均2.8kgの増加を認めた。そして，体重増加の経過については投与から12カ月まで増加して，以降はほぼ不変とのことであった。

体重増加の原因については，皮下脂肪の増加という報告[6]がある一方で，体重増加の75％が体内の水分量増加で説明できるとの報告[7]もある。

(2) 頻度の高い副作用

臨床試験（調査症例数1,225例）および製造販売後調査（調査症例数3,421例）における主な副作用から，頻度の高いものをみると，「浮腫」（臨床試験：6.37％，製造販売後調査4.65％），「血中LDH増加」（臨床試験5.00％，製造販売後調査1.70％），「血中CK増加」（臨床試験4.57％，製造販売後調査0.80％），「ALT増加」（臨床試験0.90％，製造販売後調査1.60％）などがあげられる。

トピックス3

骨折リスク

「外国人の臨床試験で女性において骨折の発症頻度上昇が認められている」との記載が添付文書内の注釈に書かれている。メタアナリシス[8]においてチアゾリジン薬の服用は，男性での骨折リスク上昇は認めなかったが，女性では2.23倍リスクが高いことが示され，腰椎や大腿骨の骨密度が有意に低下していた。日本人においてチアゾリジン薬が骨代謝や骨折リスクにどのような影響を及ぼすかについては十分な研究がなされていないが，糖尿病患者の高齢化が進んでいる日本においても，念頭に入れておくべきことである。

---

8. 妊婦・授乳婦への投与

妊娠中の投与に関する安全性は確立していない。また，動物実験でラット器官形成期投与試験において胚・胎児死亡率の高値および出生時の生存率の低値を認められ，ウサギ器官形成期投与試験

においても胚・胎児死亡率の高値および，親動物の死亡または流産が認められたと報告されている。

9. シックデイの対応

　ピオグリタゾンは，シックデイ時で食事が摂れないような場合には中止する（Ⅷ章-1「シックデイ」を参照）。

10. 服薬指導，飲み忘れ時の対応

　ピオグリタゾンは，尿細管でNaと水の再吸収を促進し，体液貯留傾向を示すため，心不全・浮腫の出現に注意が必要である。減量や少量の利尿剤の服用などで早期に対処すれば，浮腫は軽減することが多いため，あらかじめ服薬指導時に，浮腫の出現，体重増加などを確認し，注意を促す。塩分や食事療法についての管理も副作用を予防するうえで重要となる。
　一般的に，本剤を飲み忘れた場合は当日の服用をとばして，翌日の通常の服用時間から再開すればよい。ただし，飲み忘れた当日の昼頃までに気づいた場合は，飲み忘れた分を空腹時に服用することも可能である。いずれにしても2回分をまとめて一度に服用してはならない。

11. その他

①本剤は女性や高インスリン血症のある場合に血糖改善効果が高いとの報告がある[9]。
②HDL-コレステロール値を上昇させ，トリグリセリド値を低下させる効果を有している[9,10]。
③大血管症の二次予防効果・動脈硬化進展抑制の効果[11]が示唆されているが，日本人を対象としたランダム化比較試験[12]では大血管症の抑制効果は認められていない。

コラム

トログリタゾンと肝障害
　トログリタゾンは，ピオグリタゾンが承認となる2年ほど前の1997年3月に，世界で初めてのインスリン抵抗性改善系の薬剤として発売された。しかし，発売以降，トログリタゾンとの因果関係が否定できない肝障害が国内で13例（そのうち死亡例が3例）報告されたことを受け，同年12月に緊急安全性情報が発出され，2000年3月には自主回収により販売が中止された。トログリタゾンによる肝障害は，動物実験では再現できず，用量依存性がなく，アレルギー症状（発熱・発疹・好酸球増多）を伴うことがまれであり，発症までの期間が投与開始後4週以降であり，発症時期のピークは投与から3カ月後付近であることなどから，代謝性特異体質による肝障害と考えられている。このタイプの肝障害を予測することは非常に困難である。このタイプの肝障害を起こし得ると考えられている薬剤としては，他にアカルボース，アミオダロン，イソニアジド，イトラコナゾール，経口避妊薬，ザフィルルカスト，ジクロフェナクナトリウム，タモキシフェン，蛋白同化ステロイド，テガフール・ウラシル，塩酸テルビナフィン，バルプロ酸ナトリウム，フルコナゾール，フルタミドなどがあげられている[13]。

12. おわりに

女性で高インスリン血症の場合は，一般的に血糖改善効果が高いとされる．動脈硬化進展抑制効果も示唆されている．副作用として，体液貯留作用と脂肪細胞の分化を促進する作用があるため，体重の増加，浮腫，心不全の発生に注意する．女性のほうが骨折を起こしやすいことが示唆されている．

引用文献

1) Lewis JD, et al, Pioglitazone use and risk of bladder cancer and other common cancers in persons with diabetes, *JAMA*, 2015, 314（3）, 265-277.
2) Korhonen P, et al, Pioglitazone use and risk of bladder cancer in patients with type 2 dibetes : retrospective cohort study using datasets from four European countries, *MBJ*, 2016, 354, i3903.
3) Azoulay L, et al, The use of pioglitazone and risk of bladder cancer in people with type 2 diabetes : nested case-control study, *BMJ*, 2012, 344, e3645.
4) Hsiao FY, et al, Risk of bladder cancer in diabetic patients treated with rosiglitazone or pioglitazone : a nested case-control study, *Drug saf*, 2013, 36（8）, 643-649.
5) 小森克俊, 他, ピオグリタゾン投与5年間の体重推移の検討－JDDMによる多施設協働研究－（JDDM24）, 糖尿病, 2013, 56（3）, 165-172.
6) Miyazaki Y, Mahankali A, et al, Effect of pioglitazone on abdominal fat distribution and insulin sensitivity in type 2 diabetic patients, *J Clin Endocrinol Metab*, 2002, 87, 2784-2791.
7) Basu A, Jensen MD, et al, Effects of pioglitazone versus glipizide on body fat distribution, body water content, and hemodynamics in type 2 diabetes, *Diabetes Care*, 2006, 29, 510-514.
8) Loke YK, et al, Long-term use of thiazolidinediones and fractures in type 2 diabetes : a meta-analysis, *CMAJ*, 2008, 180, 32-39.
9) Kawamori R, et al, Hepatic safety profile and glycemic control of pioglitazone in more than 20,000 patients with type 2 diabetes mellitus : Postmarketing surveillance study in Japan, *Diabetes Res Clin Pract*, 2007, 76, 229-235.
10) Kaku K, et al, Long-term effects of pioglitazone in Japanese patients with type 2 diabetes without a recent history of macrovascular morbidity, *Curr Med Res Opin*, 2009, 25, 2925-2932.
11) Dormandy JA, et al, Secondary prevention of macrovascular events in patients with type 2 diabetes in the PROactive Study : a randomized controlled trial, *Lancet*, 2005, 366, 1279-1289.
12) Yoshii H, et al, Effects of pioglitazone on macrovascular events in patient with type2 diabetes mellitus at high risk of stroke : the PROFIT-J study, *J Atheroscler Thromb*, 2014, 21, 563-573.
13) 厚生労働省, "重篤副作用疾患別対応マニュアル　薬剤性肝障害", 平成20年4月.

参考文献

・日本糖尿病学会編著, 糖尿病治療ガイド2016-2017, 文光堂, 東京, 2016
・日本糖尿病学会編著, 糖尿病診療ガイドライン2016, 南江堂, 東京, 2016
・アクトスインタビューフォーム
・アクトス添付文書
・アクトス患者向医薬品ガイド

G　SGLT2阻害薬

1. はじめに

　SGLT2阻害薬の開発は，リンゴ樹皮に含まれるフロリジンから始まった．継続投与すると糖尿病の症状である糖尿，多尿，体重減少が起こることにヒントを得たものである．

　2014年4月発売のイプラグリフロジンを筆頭に，2017年2月現在，6成分7製剤が市販されているが（表5.2.17），適応症はいずれも2型糖尿病で違いはない．

　最近の大規模臨床試験で，心血管イベントの発症リスクの高い患者において，プラセボと比較してエンパグリフロジンは，その発症を優位に抑制することが示されている．

2. 薬理作用・作用機序

　健常人においては，糸球体で1日あたり約180Lの血漿が原尿として濾過されるのに伴い，約180gのグルコース（G）が濾過されるが，近位尿細管でそのすべてが再吸収され，血液中に戻される．近位尿細管での再吸収を担う糖輸送体がナトリウム・グルコース共役輸送担体（sodium-glucose cotransporter：SGLT）である．Naの細胞内外の濃度勾配と共役させる形でGを細胞内に取り込み，血管側に分布する糖輸送担体（glucose transporter：GLUT）によって受動的に輸送され，取り込んだGが血液中に戻される機構となっている．

　SGLTには6種類のアイソフォームが存在するが，尿細管からのG再吸収を担うのは主にSGLT1，SGLT2であり，近位尿細管前半部に存在するSGLT2により90%，後半部に存在するSGLT1により残り10%のGが再吸収される．SGLT2は腎特異的に発現するのに対し，SGLT1は小腸刷子縁膜が主な発現部位であり，SGLT2を選択的に阻害するSGLT2阻害薬が開発されたのである．なおSGLT1は非常に濃縮能力が高く，管腔内でG濃度が低くなる近位直尿細管に存在し，細胞内外の大きな濃度差に逆らってGを完全に再吸収するため，上流のSGLT2が阻害されても，下流のSGLT1が一定量のG再吸収を代償できることとなる．

　SGLT2阻害薬は近位尿細管でのG再吸収を抑制することで，尿糖排泄を促進し，血糖低下作用を発揮する（図5.2.8）．ただし尿中G排泄量には閾値が存在し，1日あたりの尿糖排泄量は40～70g（160～280kcal）となる．インスリン作用を介さないこと，SGLT1による代償機構が働くことを含め，単独で使用するかぎり低血糖を来たしにくい薬物と考えられている．

　SGLTはGとともにNaを輸送するトランスポーターであるため，尿中Na排泄量の増加が理論的には考えられるが，遠位尿細管でのNa再吸収により代償されるため，電解質バランスの異常は認められていないとされる．なお輸出細動脈拡張による糸球体内圧低下，レニン-アンジオテンシン系への影響に伴う腎保護作用が期待されている．

表5.2.17 SGLT2阻害薬

一般名	イプラグリフロジン	ダパグリフロジンプロピレングリコール	ルセオグリフロジン水和物
化学構造式			
分子量	519.58	502.98	434.55
蛋白結合率(%)	94.6〜96.5	91	−
代謝	UGT2B7	UGT2B4, UGT2B7	CYP3A4/5, CYP4A11, CYP4F2, CYP4F3B
尿中未変化体の排泄率（%）	1	1.4	4.47
t_{max}（時間）	1.4	1.1	1.11
$t_{1/2}$（時間）	15	12	11.2
バイオアベイラビリティー(%)	90.2	78	−
作用時間(時間)	24	24	24
一般名	トホグリフロジン水和物	カナグリフロジン水和物	エンパグリフロジン
化学構造式			
分子量	404.45	453.52	450.91
蛋白結合率(%)	82	98	84.7
代謝	CYP2C18, CYP4A11, CYP4F3B	UGT1A9, UGT2B4, CYP3A4, CYP2D6	UGT2B7, UGT1A3, UGT1A8, UGT1A9
尿中未変化体の排泄率（%）	−	−	21
t_{max}（時間）	1	1	2.0
$t_{1/2}$（時間）	5.4	10	9.9
バイオアベイラビリティー(%)	97.5	65	21
作用時間(時間)	24	24	24

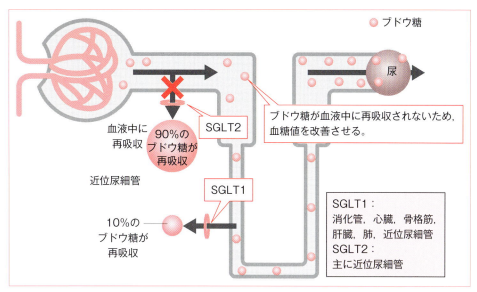

図5.2.8　SGLT2阻害薬の作用機序
(出典：北里大学病院薬剤部 勝呂美香，厚田幸一郎 原図 株式会社メディカル・ジャーナル社発行 D-REPORT 2015年 冬号)

3. 薬物体内動態（吸収・分布・代謝・排泄）

　$t_{1/2}$はトホグリフロジンが約5時間と他剤に比して短いが，概ね10時間であり，作用時間も24時間と長いため，1日1回投与で十分な効果発現が認められている。尿中排泄率に若干違いはあるが，治験時のデータなどの比較からも薬物体内動態的に大きな違いは示されていない。

　薬物代謝に関しては，トホグリフロジンがCYP2C18，CYP4A11，CYP4F3B，ルセオグリフロジンがCYP3A4/5，CYP4A11，CYP4F2，CYP4F3BとCYP代謝であるのに対して，他剤は主に肝臓などでのグルクロン酸抱合と違いが認められている。CYPで代謝されるトホグリフロジン，ルセオグリフロジンに関しては，遺伝子多型や併用薬の影響で血中濃度上昇などへの影響が考えられる。

　SGLT2選択性（SGLT2阻害作用/SGLT1阻害作用）に関しても，カナグリフロジン290倍に対して，トホグリフロジン2,900倍と差は認められるが，作用機序から考えられる消化器系副作用増加などの発現に大きな違いはなく，臨床効果に関しても大きな差は生じていないとされている。

4. 種類と使い方

　『糖尿病治療ガイド2016-2017』の「病態に合わせた経口血糖降下薬の選択」[1]において，SGLT2阻害薬はα-GIとともに糖吸収・排泄調節系薬として分類されている。インスリンとは独立した作用を示すこと，体重低下が期待されることが大きな特徴といえる。

　一般的には，インスリン分泌能が保たれており，比較的若年者，合併症の進行していない肥満糖尿病患者が適応と考えられている。一方，高齢者，インスリン分泌低下，やせ・栄養障害者，尿路

感染症の既往がある場合などでは，投与を控えるべきとされる。75歳以上の高齢者あるいは65歳〜74歳で老年症候群（サルコペニア，認知機能低下，ADL低下など）のある場合や，利尿薬併用患者などの体液量減少を起こしやすい患者に対するSGLT2阻害薬投与は，慎重に行うべきとされる。

5. 投与禁忌・慎重投与，使用上の注意

添付文書上に警告の記載はなく，禁忌は以下のとおりである。
①本剤の成分に対し過敏症の既往歴のある患者
②重症ケトーシス，糖尿病性昏睡または前昏睡
③重症感染症，手術前後，重篤な外傷のある患者

インスリン依存状態あるいは分泌能低下者では，SGLT2阻害薬服用により，血中ケトン体が上昇するため，必要量のインスリン補充がなされないとケトアシドーシスに至る危険性が高い。さらに，炭水化物摂取量が少ない患者でも，本剤の服用によりケトン体が顕著に上昇したり，ケトアシドーシスの発症が報告されている。

栄養障害が疑われる患者では，筋肉量低下に伴うサルコペニア発現の可能性があり，極端な糖質制限食を実施している患者では，SGLT2阻害薬服用により，ケトン体増加によるケトアシドーシス発現の危険性がある。高齢者では筋肉量減少，運動量低下が認められることが多く，サルコペニアの危険性が高くなると考えられる。SGLT2阻害薬投与時の口渇に伴う清涼飲料水多飲はケトアシドーシスを発症させうることに注意が必要である。

ナトリウム利尿，浸透圧利尿により尿量が増加するが，継続投与により増加する尿量は1日あたり200〜600mLといわれる。頻尿・多尿による脱水，特に腎機能が低下している患者，高齢者では脱水には要注意である。特に高齢者は体内の水分が少なく，渇中枢作用が低下しやすく，口渇を感じにくくなっていることがあるので，夏場などは喉が渇く前にこまめに水分を摂ることを勧める必要がある。シックデイ時には服用を中止するように指導しておく必要がある。

腎機能低下患者，eGFR＜45mL/分/1.73m^2未満の患者では，糸球体濾過率が低下しているため，効果減弱が認められ，よい適応とはならない。また同時に利尿作用による循環血漿量減少に伴う腎血流低下，急激な腎障害の進行の可能性にも考慮する必要があるためである。添付文書では，重度の腎機能障害のある患者または透析中の末期腎不全患者では本剤の効果が期待できないため，投与しないことと記載されている。

なお，動物実験で腎盂および尿細管拡張，胎児への移行が報告されており，妊婦または妊娠している可能性のある女性には，インスリン製剤を使用することとなっている。また，薬理作用からSGLT2阻害薬投与中は血糖コントロールが良好であっても尿糖陽性を示すため，1,5-AGの検査結果は血糖コントロールの参考とならないため，注意が必要である。

6. 薬物相互作用

1）利尿薬
利尿作用が増強されるおそれがある。必要に応じ，利尿薬の用量を調整するなど併用に注意する。

2）副腎皮質ホルモン
副腎皮質ホルモンによる血糖上昇作用により，SGLT2阻害薬の血糖降下作用が減弱する可能性があるため，血糖値を観察しながら，投与を行う。

3）β-遮断薬
血糖降下作用が増強する可能性があるため，併用時には，血糖値を観察しながら注意して投与する。

4）サリチル酸製剤
血糖降下作用が増強する可能性があるため，併用時には，血糖値を観察しながら注意して投与する。

7. 副作用

1）重大な副作用
重大な副作用として，添付文書には，低血糖，腎盂腎炎，脱水，ケトアシドーシスが記載されている。さらに，これらは，以下に示すSGLT2阻害薬の適正使用に関するRecommendationにも記載されているため，対応上の注意点を解説する。

2）副作用（SGLT2阻害薬の適正使用に関するRecommendation[2]より）
日本糖尿病学会「SGLT2阻害薬の適正使用に関する委員会」は，SGLT2阻害薬が発売されてから約1カ月が経過し，副作用が報告されたのを受け，2014年6月13日付けで「SGLT2阻害薬の適正使用に関するRecommendation」（以下，Recommendation）を公表した。その後，2014年8月29日，2016年5月12日に2度の改訂がなされた。Recommendationにおける注意すべき副作用と対処方法を表5.2.18に示す。

8. 妊婦・授乳婦への投与

妊婦または妊娠している可能性あのある婦人には，SGLT2阻害薬の投与に関する安全性は確立していない。妊娠初期の血糖コントロールが不良の場合，児の先天性異常や流産が効率になるため，妊娠前に血糖コントロールが正常化されていることが望ましいとされている。

妊娠中の血糖コントロールは，厳格に行う必要性があり，妊娠前，妊娠中，周産期，授乳期の薬

表5.2.18 SGLT2阻害薬の適正使用に関するRecommendation（抜粋）

低血糖
　重症低血糖はインスリン併用例が多く，次いでSU薬などのインスリン分泌促進薬であるため，SGLT2阻害薬とインスリン製剤を併用する場合には，インスリンをあらかじめ相当量減量，SU薬にSGLT2阻害薬を併用する場合には，DPP-4阻害薬に準じて，SU薬減量の検討が必要としている．
・グリメピリド2mg/日を超えている場合，2mg/日以下に減じる
・グリベンクラミド1.25mg/日を超えている場合，1.25mg/日以下に減じる
・グリクラジド40mg/日を超えている場合，40mg/日以下に減じる

ケトアシドーシス
　インスリン中止，極端な糖質制限，清涼飲料水多飲などが原因となっており，血糖値が正常に近くてもケトアシドーシスの可能性がある．特に，全身倦怠・悪心嘔吐・体重減少などを伴う場合には血中ケトン体を確認する必要がある．SGLT2阻害薬投与に際しては，インスリン分泌能が低下している症例への投与ではケトアシドーシスの発現に厳重な注意が必要である．

脱水症状
　循環動態の変化に基づく重症の脱水と脳梗塞の発生が報告されている．脳梗塞発症の年齢は50代〜80代である．脳梗塞はSGLT2阻害薬投与後数週間以内に起こることが大部分である．脱水はビグアナイド薬の重大な副作用である乳酸アシドーシスの危険因子であり，ビグアナイド薬とSGLT2阻害薬を併用している患者は，脱水と乳酸アシドーシスに十分な注意を払う必要がある．

皮膚症状
　SGLT2阻害薬投与後1日目からおよそ2週間以内に発症しており，投与日を含め投与後早期より十分な注意が必要である．皮疹を生じた症例では，別のSGLT2阻害薬に変更しても皮疹が生じる可能性があるため，SGLT2阻害薬以外の薬剤への変更を考慮する．特に粘膜（眼結膜，口唇，外陰部）に皮疹（発赤，びらん）を認めた場合には，スティーブンス・ジョンソン症候群などの重症薬疹の可能性があり，可及的速やかに皮膚科医にコンサルトするべきである．

尿路・性器感染症
　尿路感染症は腎盂腎炎，膀胱炎など，性器感染症は外陰部膣カンジダ症などである．全体として，女性に多いが男性でも報告されている．投与開始から2, 3日ないし1週間以内に起こる例もあれば2カ月程度経って起こる例もある．腎盂腎炎など重篤な尿路感染症も引き続き報告されている．尿路感染・性器感染については，質問紙の活用を含め適宜問診・検査を行って，発見に努める必要がある．

〔日本糖尿病学会　SGLT2の適正使用に関する委員会，2016（http://www.kyorin.co.jp/jds/uploads/recommendation_sglt2.pdf）を改変〕

物療法には，インスリンを用いることが推奨されている．

9. シックデイの対応

　発熱，下痢，嘔吐などの症状があるとき，食欲がないときなどのシックデイの症状があるときは，脱水が起こりやすく，場合によっては，ケトアシドーシスに陥る危険性がある．SGLT2阻害薬の服用そのものが利尿作用を有し，脱水を引き起こしやすいため，シックデイ時には普段より水分を摂取し，脱水を防ぐようにする．食事が半分以下であれば，服用を中止するようにする．ただし，併用薬によって対処が異なる場合もあることから，あらかじめ主治医のシックデイ時の薬の服用の仕方を確認しておく．

10. 服薬指導，飲み忘れ時の対応

1）服薬指導

　前述したようにSGLT2阻害薬治療中は血糖コントロールが良好でも，尿糖検査の結果が陽性を示すため，あらかじめ患者に不安を与えないように説明しておく必要がある。

　Recommendationが示す注意すべき副作用については，それぞれの症状が起こりやすい時期，あるいは季節を含めて指導を行うべきである。皮膚症状は，SGLT2阻害薬投与後1日目からおよそ2週間以内に発症しており，投与日を含め投与後早期より十分な注意が必要だからである。

　脱水を起こしやすい患者（血糖コントロールが極めて不良の患者，高齢者，利尿薬併用患者など）では，利尿作用により脱水を起こすおそれがある。脱水・脳梗塞などを防ぐためには，水分補給が必要であり，特に夏場など気温の高いときには注意するよう指導しておく必要がある。なお発熱，下痢，嘔吐などいわゆるシックデイの場合でも，同症状が起こりえるため，SGLT2阻害薬を休薬するよう指導することが重要である。

　尿路感染症や性器感染症はデリケートな問題であるが，発現頻度も高いのできちんと指導する必要がある。排尿時の痛み，トイレが近い，血が混じるなどの尿路感染症の症状の説明や，陰部のかゆみや痛み，おりもののにおいが強くなり，色が変わるなどの性器感染症の症状をわかりやすい表現で指導する。特に性器感染症は，医療機関の受診をためらう可能性もあるため，薬で起こる副作用であることをきちんと説明する必要がある。

　腎機能が低下している患者では効果が減弱するため，よい適応例とはいえないので，腎機能（eGFR＜45mL/分/1.73m^{2}未満）のチェックが必要である。利尿薬と降圧薬の配合剤との併用により死亡例も報告されており，利尿薬との併用，インスリン製剤との併用には注意を要する。SU薬にSGLT2阻害薬を併用する場合にはDPP-4阻害薬に準じて，SU薬を減量すべきことがrecommendationで推奨されており，遵守すべきである。

　患者に対し低血糖症状およびその対処方法について十分説明することは当然であるが，特に，SU薬，速効型インスリン分泌促進薬またはインスリン製剤と併用する場合には，低血糖のリスクが増加するおそれがあることを十分に指導すべきである。

2）飲み忘れ時の対応

　朝の服用を忘れた場合でも24時間作用が継続しているため，1日1回，日中服用できれば問題はない。ただし，夜に飲み忘れに気づいた場合は，SGLT2阻害薬には利尿作用があるため，当日夜の服用は避けて翌日の通常の服用時間から再開する。

11. その他（臨床試験成績）

　糖尿病治療の目標は大きく分けて3つあるが，糖尿病最小血管合併症（網膜症，腎症，神経障害）および動脈硬化性疾患（冠動脈疾患，脳血管障害，末梢動脈疾患）の発症，進展の阻止は最も大きな目標といえる。

近年,欧米で上市した糖尿病新薬は心血管リスクを増やさないというエビデンス構築が要求される。SGLT2阻害薬に関する初めての同エビデンスが,エンパグリフロジンを用いたEMPA-REG OUTCOME試験[3]である。

EMPA-REG OUTCOME試験は,世界42カ国,7,000人以上の心血管疾患の既往歴を有する2型糖尿病の患者を対象とした長期多施設共同無作為化二重盲検プラセボ対照試験である。標準治療にエンパグリフロジン(10mgまたは25mg,1日1回投与)を上乗せし,標準治療にプラセボを上乗せした場合と比較して評価した。標準治療は,他の糖尿病治療薬および心血管治療薬(血圧やコレステロールの治療薬を含む)だった。

同試験の主要評価項目は,心血管死,非致死的心筋梗塞または非致死的脳卒中のいずれかの初回発現までの時間と定義された。心血管複合エンドポイント(心血管死,心筋梗塞,脳卒中)を主要エンドポイントとする2型糖尿病を対象にした試験のなかで,はじめて主要エンドポイントを有意に減少させ,そのなかでも特に心血管死が約4割減少していたのである(図5.2.9, 5.2.10)。心筋梗塞は減少傾向,脳卒中は増加傾向にあったが実薬を内服している間には増加傾向はなく,実薬内服中止後に増加傾向があったことが示されている。また,心血管死が,内服開始数カ月後から実薬群で明らかに減少しており,SGLT2阻害薬が持つ利尿作用が心血管死の予防に有利に働いたのではないかと考察されている。

米国食品医薬品局(Food and Drug Administration:FDA)は,心血管疾患のある成人2型糖尿病患者に対する心血管死のリスク減少を適応として追加承認した。

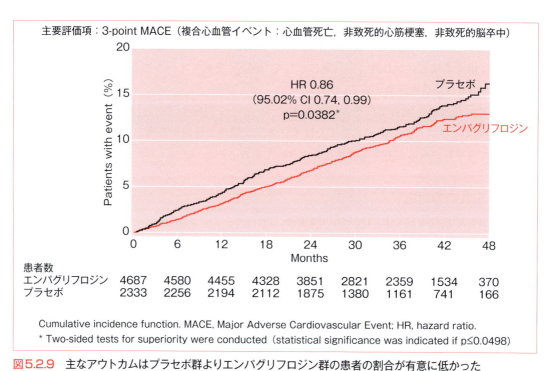

図5.2.9 主なアウトカムはプラセボ群よりエンパグリフロジン群の患者の割合が有意に低かった
(Zinman B, Wanner C, Lachin JM, Fitchett D, Bluhmki E, Hantel S, Matthews M, Devins T, Johansen OE, Woerle HJ, et al, *N Engl J Med*, 2015, 373, 2117-2128.)

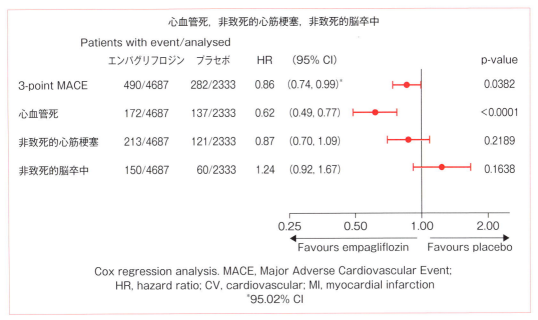

図5.2.10 心血管死，非致死性心筋梗塞，非致死的脳卒中のプラセボとの比較
(Zinman B, Wanner C, Lachin JM, Fitchett D, Bluhmki E, Hantel S, Mattheus M, Devins T, Johansen OE, Woerle HJ, et al, *N Engl J Med*, 2015, 373, 2117-2128.)

12. おわりに

　エンパグリフロジンにおいては，心血管イベントの発症を優位に抑制する大規模臨床試験の効果が示されている。一方，副作用としては，尿路感染症や口渇，多尿，血圧低下などの症状，脱水に関連する脳梗塞，血栓・塞栓症，皮疹，ケトン体増加など，安全性についてはさらなる検証が必要である。「SGLT2阻害薬の適正使用に関する委員会」のRecommendationの注意を踏まえたうえで慎重に対応することが大切である。

引用文献

1) 日本糖尿病学会編著，"糖尿病治療ガイド 2016-2017"，文光堂，東京，2016，pp54-55.
2) SGLT2阻害薬の適正使用に関する委員会，SGLT2阻害薬の適正使用に関するRecommendation，日本糖尿病学会，2016．(http://www.fa.kyorin.co.jp/jds/uploads/recommendation_SGLT2.pdf)
3) Zinman B, Wanner C, Lachin JM, Fitchett D, Bluhmki E, Hantel S, Mattheus M, Devins T, Johansen OE, Woerle HJ, et al, Empagliflozin, Cardiovascular Outcomes, and Mortality in Type 2 Diabetes, *N Engl J Med*, 2015, 373, 2117-2128.

3 薬物治療各論（注射薬）

A インスリン

1. はじめに

1）インスリンとは

　インスリンは，膵臓に存在するランゲルハンス島のβ細胞から分泌されるペプチドホルモンである。その構造は21アミノ酸残基のA鎖と，30アミノ酸残基のB鎖が2つのジスルフィド結合を介してできている（図5.3.1）。名前はラテン語のinsula（島）が由来といわれる。
現在販売されているインスリン製剤は，ヒトインスリンを遺伝子組み換え技術を用いて量産したヒトインスリン製剤と，ヒトインスリンの構造の一部を変えたインスリンアナログ製剤の2種類に大別できる（表5.3.1）。

2）インスリン治療の適応

　インスリン療法には絶対的適応と相対的適応がある。インスリンが生活に絶対に必要な場合，また疾患などによりインスリンでないと治療が困難なケース，つまりインスリン療法でないと生命を脅かすことになるケースを絶対的適応とよぶ。そして，インスリン療法をせずともただちに生命に関わることはないが，良好な血糖コントロール維持のためには必要なケースを相対的適応とよぶ（表5.3.2）。

2. 薬理作用・作用機序

1）薬理作用と機序

　インスリンは，体内でプロインスリンからペプチドが一部切り放されることで生成され，薬理作用を示す。切り離された部分はC-ペプチドとよばれ，尿中・血中のC-ペプチド量はインスリン分泌能の指標となる（図5.3.2）。
　インスリンの標的臓器は主に骨格筋，肝臓，脂肪組織である。インスリンは標的臓器のインスリンレセプターに結合し，次のような種々の作用を現わす。それらの結果，血糖降下作用が現われる。
　①全身のほぼすべての臓器細胞（主に骨格筋，肝臓，脂肪細胞）にブドウ糖を取り込ませる
　②肝臓や筋肉においてブドウ糖からグリコーゲンの合成を促進する
　③肝臓や筋肉で貯蔵されているグリコーゲンの分解を抑制する（糖新生の抑制）
　④肝臓における解糖系を促進する
　⑤脂肪組織での脂肪合成を促進，また脂肪の分解を抑制する

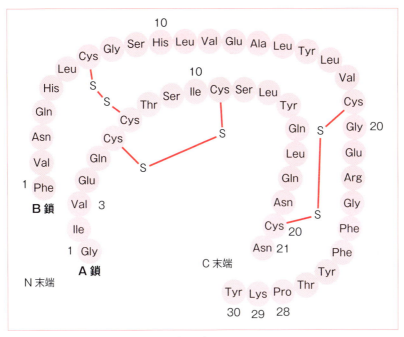

図5.3.1　ヒトインスリンのアミノ酸配列

表5.3.1　インスリン製剤

分類	ヒトインスリン製剤	超速効型インスリンアナログ製剤	
一般名（組成）	ヒトインスリン	インスリンアスパルト	インスリングリジン
アミノ酸配列（ヒトインスリンとの相違点）	－	28番目のプロリンをアスパラギン酸に置換したもの	B鎖3位のアスパラギンをリジンに，B鎖29位のリジンをグルタミン酸に置換したもの
分子量	5,807.57	5,825.54	5,822.58
分類	超速効型インスリンアナログ製剤	持効型インスリンアナログ製剤	
一般名（組成）	インスリン リスプロ	インスリングラルギン	インスリン デグルデク
アミノ酸配列（ヒトインスリンとの相違点）	B鎖のアミノ酸28番目のプロリンと29番目のリジンを入れ換えたもの	A鎖21位のアスパラギンをグリシンに置換，B鎖C末端に2個のアルギニンを追加	B鎖30位のスレオニンを削除，B鎖29位のリジン残基にγ-グルタミン酸を介してヘキサデカン二酸を付加した構造
分子量	5,807.57	6,062.89	6,103.97
分類	持効型インスリンアナログ製剤	配合溶解インスリンアナログ製剤	
一般名（組成）	インスリン デテミル	インスリンデグルデク・インスリン アスパルト	
アミノ酸配列（ヒトインスリンとの相違点）	B鎖30位のトレオニンを削除しB鎖29位のリジン残基がミリスチン酸を付加した構造	他欄を参照	
分子量	5,916.82	インスリンデグルデク 6,103.97　インスリンアスパルト 5,825.54	

表5.3.2 インスリン治療の適応

絶対的適応（インスリンによる治療でないと生命を脅かすケース）
インスリン依存状態（1型糖尿病）
高血糖性の昏睡（糖尿病ケトアシドーシス，高浸透圧高血糖症候群，乳酸アシドーシス）
重症の肝機能障害，腎機能障害を合併しているとき
重症感染症，外傷，中等度以上の外科手術（全身麻酔施行例など）のとき
糖尿病合併妊婦（妊娠糖尿病で，食事療法だけでは良好な血糖コントロールが得られない場合も含む）
静脈栄養時の血糖コントロール
相対的適応（生命の維持にインスリンが必要不可欠とはいえないがインスリンによる治療が適しているケース）
インスリン非依存状態でも，著明な高血糖（空腹時血糖値250mg/dL以上，随時血糖値350mg/dL以上）を認める場合
経口薬療法では良好な血糖コントロールが得られない場合（SU薬の一次無効，二次無効など）
やせ型で栄養状態が低下している場合
ステロイド治療時に高血糖を認める場合

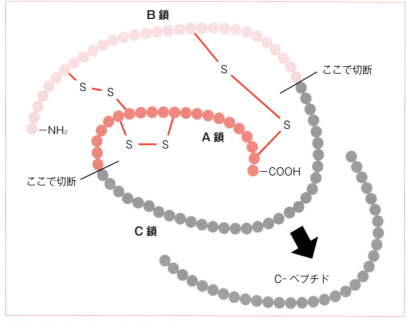

図5.3.2 プロインスリンとC-ペプチド

補足

インスリンの働きによって標的臓器の肝臓，筋肉，脂肪に関して血糖を下げる方向に作用する．肝臓においてインスリンの主な作用は糖の貯蔵とグリコーゲンの分解抑制（糖新生の抑制）である．骨格筋ではインスリンによって細胞に取り込まれたブドウ糖は解糖系，TCAサイクルそしてATP産生へと進むことになる．

コラム

インスリンが注射製剤である理由

インスリンが注射製剤である理由は，インスリンが51個のアミノ酸で構成されているため，内服すると消化管で分解されてしまい効果が発揮されないことによる．インスリンが注射剤であることは患者だけでなく多くの健常人も知っている．しかし多くの人はインスリンが注射製剤である理由を知らない．糖尿病患者でさえなぜ注射剤なのか知らないことも多い．医療者がインスリンは注射で用いることが当然のこととして説明していることも原因のひとつである．注射剤として使用される理由を知ると，多くの患者は病状が悪化したためでないことに気づき表情が明るくなる．注射剤である理由は，薬剤師が説明すべき重要な項目である．

3. 薬物体内動態（吸収・分布・代謝・排泄）

人間の体の中で，血糖を下げることができるホルモンはインスリンのみである．生命維持に関わる多くのホルモンは血糖を上げる作用となる．インスリンは血糖の過度な上昇を抑えるため絶え間なく分泌されている．これを基礎分泌とよぶ．また，食事によって血糖値は急激に上昇するためインスリンは急峻に分泌される．これを追加分泌とよぶ．インスリン製剤は，薬物動態を健常人の分泌に近づけるよう開発が進められてきた．

前述のとおり，現在販売されているインスリン製剤は，ヒトインスリン製剤とインスリンアナログ製剤の2種類に大別できる．またインスリン製剤は，効果の発現時間や持続時間により，超速効型・速効型・中間型・混合型（配合型を含む）・持効型の5種類に分類できる（図5.3.3，5.3.4）。

さらに混合型にはヒトインスリンに一定の比率でプロタミンを結合させ作用を持続させた混合ヒトインスリンと，超速効型インスリンアナログに一定の比率でプロタミンと結合させた混合型インスリンアナログがある．また他に超速効型インスリンアナログに持効型溶解インスリンアナログを3：7で配合した配合溶解インスリンアナログがある．ヒトインスリンは，遺伝子組み換え技術により開発された製剤で，生体内で分泌されるインスリンと同じ構造をもっている．インスリンアナログは，ヒトインスリンの構造を一部変えることによって，作用時間の調節や副作用の軽減を目的として作られた製剤である（図5.3.5）。

主なインスリン製剤の体内動態について以下に記す（表5.3.3）。

1）速効型ヒトインスリン製剤（レギュラーインスリン）

追加分泌を補うためのインスリン．レギュラーインスリンは，6個のインスリン分子が集まり6量体構造となっている．皮下注射した場合，6量体のままでは血管内に移行できず，皮下で希釈され2量体，単量体と解離してから血液中に移行する．そのためレギュラーインスリンを皮下注射しても，インスリン単量体となって作用を発現するのに，約30分かかるため，食事の30分前に注射する．健常者の追加分泌の速度と比べて，立ち上がりが遅く作用持続時間が約8時間と長い．

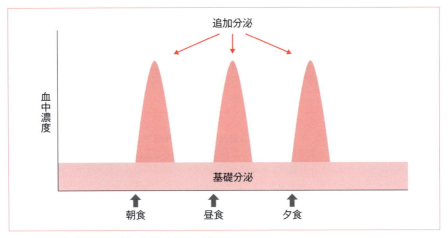

図5.3.3 基礎分泌と追加分泌（イメージ図）

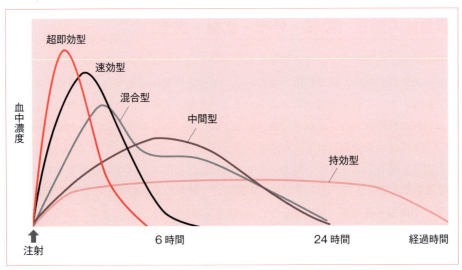

図5.3.4 作用時間による分類（イメージ図）

2）超速効型インスリンアナログ製剤

速効型ヒトインスリンと同様に追加分泌を補うためのインスリン。速効型ヒトインスリンと比べて注射をしてから作用発現までの時間が短く，食事の直前に皮下注射となる。速効型ヒトインスリンと同様に6量体構造であるが，アミノ酸の配列を変えたことで皮下注射後速やかに単量体に解離され吸収が早い。また，効果の発現が迅速で，かつ作用時間が短くなり，より健常者の追加分泌に近くなる。効果が消失するのも早くなっている。通常は追加分泌（食事用）のインスリンとして用いられる。

3）中間型ヒトインスリン製剤〔NPH（neutral protamine hagedorn）製剤〕，中間型インスリンアナログ製剤

基礎分泌を補うためのインスリン。皮下注射すると，約1時間半で作用が発現し作用持続時間は

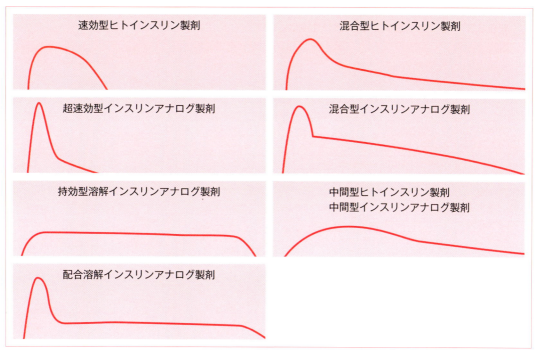

図5.3.5　作用時間による各インスリンのイメージ

約18～24時間である。速効型または超速効型インスリンにプロタミンを結合させた製剤である。超速効型インスリンであるリスプロにプロタミンを結合させた製剤があり中間型インスリンアナログ製剤とよぶ。また中間型ヒトインスリンは，プロタミンを発見したデンマークの医師ハーゲドーンの名をとってNPH製剤ともよばれる。

4）混合型ヒトインスリン製剤，混合型（二相性）インスリンアナログ製剤

　混合型ヒトインスリン製剤は，速効型と中間型をさまざまな比率で混ぜたタイプのインスリン製剤で，基礎分泌と追加分泌の両方を補うインスリンである。皮下注射すると，作用が発現するのに約30分要するため食事の30分前の注射となっている。混合型（二相性）インスリンアナログ製剤は超速効型を混ぜたものである。超速効型と中間型を混ぜたタイプのものは，二相性インスリンアナログ製剤ともよばれる。

5）持効型溶解インスリンアナログ製剤

　基礎分泌を補うためのインスリンである。作用発現時間は約1～2時間，大きなピークはなく，約24時間安定した作用が持続する。

6）配合溶解インスリンアナログ製剤

　持効型インスリンアナログのデグルデクと超速効型インスリンアナログのアスパルトを7：3の比率で配合させたもの。基礎インスリンはピークがなく持続時間が安定している。投与時は超速効型インスリンによる追加分泌の効果が得られる製剤となっている。

表5.3.3　インスリン製剤の作用時間と特徴について

分類	製剤名（製剤の種類）	組成	作用発現時間	最大作用発現時間（時間）	作用持続時間（時間）	性状
超速効型インスリン	ヒューマログ（注100単位/mL，カート，ミリオペン）	インスリンリスプロ	15分未満	0.5～1.5	3～5	無色透明
	ノボラピッド（注100単位/mL，ペンフィル，フレックスペン，フレックスタッチ，イノレット）	インスリンアスパルト	10～20分	1～3	3～5	
	アピドラ（注100単位/mL，カート，ソロスター）	インスリングルリジン	15分未満	0.5～1.5	3～5	
中間型インスリンアナログ	ヒューマログN（カート，ミリオペン）	中間型インスリンリスプロ	30分～1時間	2～6	18～24	白色懸濁
混合型（二層性）インスリンアナログ	ヒューマログミックス25（カート，ミリオペン）	インスリンリスプロ：25%，中間型インスリンリスプロ：75%	30分～1時間	2～6	18～24	
	ノボラピッド30ミックス（ペンフィル，フレックスペン）	インスリンアスパルト：3，プロタミン結晶性インスリンアスパルト：7	10～20分	1～4	約24	
	ヒューマログミックス50（カート，ミリオペン）	インスリンリスプロ：50%，中間型インスリンリスプロ：50%	15分未満	0.5～4	18～24	
	ノボラピッド50ミックス（フレックスペン）	インスリンアスパルト：5，プロタミン結晶性インスリンアスパルト：5	10～20分	1～4	約24	
	ノボラピッド70ミックス（フレックスペン）	インスリンアスパルト：7，プロタミン結晶性インスリンアスパルト：3	10～20分	1～4	約24	
持効型インスリンアナログ	ランタス（注100単位/mL，カート，ソロスター）	インスリングラルギン	1.11時間	―	約24	無色透明
	グラルギンBS注（ミリオペン，キット「FFP」）					
	ランタスXR（ソロスター）	インスリングラルギン	1～2時間	なし	>24	
	トレシーバ（フレックスタッチ，ペンフィル）	インスリンデグルデク	定常状態時	なし	>42	
	レベミル（ペンフィル，フレックスペン，イノレット）	インスリンデテミル	約1時間	3～14	約24	
速効型ヒトインスリン	ノボリンR（注100単位/mL，フレックスペン）	ヒトインスリン（Regular）	約30分	1～3	約8	
	ヒューマリンR（注100単位/mL，カート，ミリオペン）		30分～1時間		5～7	
中間型（ヒト）インスリン	ノボリンN（フレックスペン）	ヒトインスリン（NPH）	約1.5時間	4～12	約24	
	ヒューマリンN（注100単位/mL，カート，ミリオペン）		1～3時間	8～10	18～24	
混合型（ヒト）インスリン	ノボリン30R（注100単位/mL，フレックスペン）	ヒトインスリン（Regurlar 3：NPH 7）	約30分	2～8	約24	白色懸濁
	イノレット30R（注100単位/mL，注300単位/3mL）					
	ヒューマリン3/7（注100単位/mL，カート，ミリオペン）		30分～1時間	2～12	18～24	
配合溶解インスリンアナログ	ライゾデグ（フレックスタッチ）	インスリンアスパルト3，インスリンデグルデク7	10～20分	なし	>42	無色透明

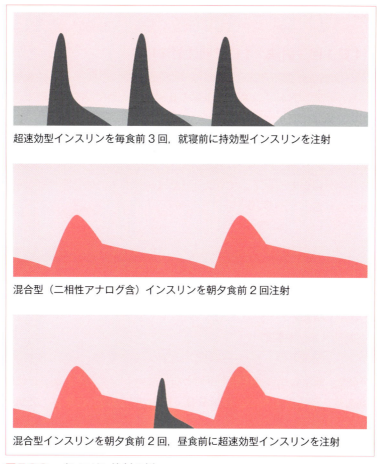

図5.3.6　インスリン注射の例

4. 種類と使い方

　1型糖尿病（ウイルス感染や自己免疫の過剰な反応などにより，インスリン分泌が絶対的に不足した場合）はインスリン療法によりインスリンを補充する療法が必須となる。

　また，2型糖尿病の患者の場合，膵臓からのインスリン分泌量の低下がしばしばみられることがある。そのようなケースではインスリン注射剤を使い，インスリンを外部から補う必要がある。インスリン注射の例を図5.3.6に示す。

1）強化インスリン療法（1日3回注射法，1日4〜5回注射法）

　強化インスリン療法とは，インスリンの頻回注射（1日3回以上），または持続皮下インスリン注入（CSII）療法によって健常者と同じようなインスリン分泌パターンを維持する。血糖自己測定を利用し，医師の指示に従い，患者自身がインスリン注射量を決められた範囲内で調節しながら，良好な血糖コントロールを目指す治療法である。頻回注射では，毎食前に超速効型インスリンを1日3回，持効型インスリン1回注射がよく行われる。使用するインスリンの種類や状態によって5回

注射になる場合などもある。

2）従来療法（1日1回注射法，1日2回注射法）

1日1回注射法は，朝食前に混合型を，あるいは就寝前や朝に中間型または持効型インスリンを注射する方法である。膵臓からのインスリン分泌が比較的保たれている2型糖尿病患者が適応となる。また，インスリン頻回注射が困難な高齢者にも行われる。

1日2回注射法は，朝食前と夕食前に混合型インスリンを注射する方法や速効型または超速効型インスリンを1日1回，さらに中間型または持効型インスリンを1日1回注射する場合などがある。膵臓からのインスリン分泌がやや低下してきた2型糖尿病患者または仕事上昼食前のインスリン注射が困難な人に用いられることが多い。

補足

> 最近ではインスリン注射とDPP4阻害薬やSGLT2阻害薬またGLP-1受容体作動薬との併用など組み合わせは多くなっている。1日1回のインスリン注射と他の薬剤との併用によって良好な血糖コントロールが保たれるケースも多い。患者の状態だけでなくライフスタイルを考慮した薬物治療の選択肢が広がっている。

3）インスリン製剤の剤形

(1) プレフィルド製剤・キット製剤

あらかじめインスリン製剤と注入器が一体となっているタイプのインスリン製剤。カートリッジを交換する手間がなく，簡単な操作で注射が可能となっている。プラスチックを使用しているため，カートリッジ製剤の注入器よりも軽い。注射針は，「JIS T 3226-2」に準拠したA型専用注射針を使用する。

(2) カートリッジ製剤

専用のペン型注入器にインスリンが充填されたカートリッジ（バイアル）を組み込んで使用する製剤。

注入器とカートリッジは，あらかじめ組み合わせが決まっており，それぞれ専用の注入器と製剤のみ使用することとなっている。注射針は，「JIS T 3226-2」に準拠したA型専用注射針を使用する。

(3) バイアル製剤

インスリン専用のシリンジ（注射器）で吸引して使うインスリン製剤。規格は1mLあたり100単位の製剤で，全量10mL（1,000単位）のガラスバイアルとなっている。

皮下注射で投与する場合と点滴に混合して静脈内投与に用いる場合がある。静脈内投与には速効型インスリンのみ保険適用をもっている。

5. インスリンの投与量と調節方法

インスリン療法開始時のインスリンの投与量は，測定した体重1kgあたり1日0.2〜0.3単位（8〜12単位）とする。所要量は体重1kgあたり1日0.4〜0.5単位（20〜30単位）まで増量することが多い。

インスリン療法開始時，血糖値が改善することで糖毒性が解除され，急激にインスリンの効果が

増強され低血糖をきたすことがあるので注意が必要である。

1）アルゴリズム法

「責任インスリン」とは各食前の血糖値など，ある時点の血糖値に最も影響を及ぼしているインスリンを指す。例えば1日4回注射法で各食前の超速効型インスリンと就寝前に持効型インスリンの皮下注射を施行している症例では，夕食前血糖値に最も影響する「責任インスリン」は昼食前の超速効型インスリンが該当する。考え方として，昼食前投与のインスリンは昼食分であり，夕食前の血糖値は昼食の量と投与したインスリン量とのバランスで決定する。つまり昼食前のインスリンが責任インスリンとなる。

その際，着目する血糖値が低い（高い）場合は「責任インスリン」の投与量が多かった（少なかった）と判断し，今後の投与量調節の目安とする。「責任インスリン」の考え方をもとに投与するインスリンの種類や作用時間なども考慮してインスリン投与量を遡及的に決定する方法を「アルゴリズム」法とよぶ。すなわち，血糖変動の原因を考えてインスリン量をコントロールする考え方である。食事療法がある程度，適切に守られていることが重要である。

2）スライディングスケール法

スライディングスケール法とは，測定して得られた血糖値に対応してインスリン量を決定する方法である。医師があらかじめ個々の患者ごとにインスリンの必要量を考慮し，血糖値に応じたインスリン量を決めておく目安表で調整する方法である（表5.3.4）。通常4～8時間ごとに血糖自己測定し，測定された血糖値の高さに応じてこのスライディングスケールに従ったインスリン量を注射する。測定血糖値の範囲に基づいた投与量が決められているので，その時々の食事量，運動量，前に投与したインスリン量などの要因には対応していない。

摂取カロリーや運動など諸条件に対応しておらず，入院中の術後やシックデイなど応急処置的な

表5.3.4　スライディングスケールの例（ScaleA, ScaleB）

食前血糖値（mg/dL）	Scale A	Scale B
79以下 低血糖時の指示	①，②参照	
80～99	0単位	0単位
100～149	0単位	2単位
150～199	2単位	4単位
200～249	4単位	6単位
250～299	6単位	6単位
300～349	6単位	8単位
350～399	8単位	10単位
400以上　医師に連絡		

①食事の時間であれば，すぐに食事を摂る
②食事の準備中であればグルコース10g摂取し，続けて食事を摂る

ケースで用いられることが多い。食事などの諸条件を考慮しないまま血糖値の高低だけで決定された投与量は，実際の必要量との乖離を生じやすいため，日常的な血糖コントロールには不向きと考えられている。

5. 投与禁忌・慎重投与，使用上の注意

1）禁忌

添付文書による禁忌の記載は，下記2項目である。
①低血糖症状を呈している患者
②本剤の成分に対し過敏症の既往歴のある患者

低血糖症状がある際にインスリンを投与することは低血糖症状の増悪をきたすことになるため禁忌となる。

また過敏症の既往では重篤な症状になる可能性もあり使用は控えるべきである。

2）慎重投与

（1）インスリン需要の変動が激しい患者

①手術，外傷，感染症等の患者

炎症や発熱などがある場合，ステロイドホルモンやカテコールアミンの分泌増加によりインスリン量の需要は高くなることが多い。

②妊婦

妊娠中は時期によってさまざまなホルモンが多く分泌され，インスリンの需要は高くなる。体調の変化に伴い必要なインスリン量が変動しやすいので慎重に投与する。

（2）低血糖を起こしやすい患者または状態

①重篤な肝または腎機能障害
②下垂体機能不全または副腎機能不全
③下痢，嘔吐などの胃腸障害
④飢餓状態，不規則な食事摂取
⑤激しい筋肉運動
⑥過度のアルコール摂取者
⑦高齢者
⑧血糖降下作用を増強する薬剤との併用

インスリンは腎臓と肝臓で代謝されているため，これらの機能障害（高齢による機能低下を含む）によって体内でのインスリンの作用が持続する場合がある。肝障害ではグリコーゲン合成が低下している場合もあり，低血糖時の糖新生が減少していることもある。また，下垂体機能不全や副腎機能不全により副腎皮質刺激ホルモン（ACTH）の欠乏が起こり，コルチゾールの分泌がなくなるため低血糖を起こす可能性がある。

下痢や嘔吐など胃腸障害また食事摂取が不規則な場合は，インスリンの作用時間と摂取カロリー

のバランスが崩れ，インスリン作用が強く現れるケースがある。激しい筋肉活動時は糖の筋肉への取り込みが増加し，インスリンの作用と相まって低血糖を起こすことがある。また日中の運動によって筋肉内のグリコーゲンが消費され，夜間に血中の糖が筋肉に取り込まれることがあり夜間に血糖値が下がることもあるので注意が必要である。過度のアルコールの代謝では糖新生の抑制作用が強く発揮されることがある。これによりインスリン作用が相対的に強くなる場合がある。

(3) 低血糖を起こすと事故につながるおそれがある患者（高所作業，自動車の運転などの作業に従事している患者など）

高所作業や自動車の運転などの作業をしている最中に低血糖による重篤な症状は危険なため，慎重投与となっている。

3）指導上の注意

(1) 患者教育

インスリン製剤の使用上，最も重要なことは，患者教育である。日常の糖尿病治療のためにインスリンを使用する場合，その注射法および低血糖に対して患者自らも対処できるように十分指導することが重要となる。また，皮下からの吸収および作用の発現時間は，投与部位，血流，体温，運動量などにより異なるため，適切な注射法についても患者教育を十分行わなければならない。

さらに，インスリンの使用にあたっては，器具（針など）の安全な廃棄方法について十分指導する必要がある。

(2) 低血糖

低血糖を起こすことがあるので理解しやすく指導すること。特に，食事を摂取しなかったり，予定外の激しい運動を行った場合，低血糖を引き起こしやすいことを説明し対処できるように指導する。低血糖が無処置の状態で続くと低血糖昏睡などを起こし，重篤な転帰（中枢神経系の不可逆的障害，死亡など）をとるおそれがある。また，低血糖に関する注意について，患者だけでなく家族に十分徹底させることが重要である。

(3) 高血糖

インスリンの用量が不足した場合，高血糖を起こすことがあるので，適切な対処が取れるよう指導する必要がある。高血糖が無処置の状態で続くと悪心，嘔吐，眠気，潮紅，口渇，頻尿，脱水，食欲減退，呼気のアセトン臭，ケトアシドーシス，昏睡などを起こし，重篤な転帰をとるおそれがあり，大事に至らないための指導が重要となる。

(4) 肝機能障害

肝機能障害が現れることがあるので，観察を十分に行い，異常が認められた場合はインスリン製剤を変更するなど適切な処置を行う。

(5) 糖尿病網膜症

急激な血糖コントロールに伴い，糖尿病網膜症の顕在化または増悪，眼の屈折異常，治療後神経障害（主として有痛性）が現れることがあるので自己判断でインスリン量の増加をしないように指導する。

(6) 製剤の誤認

速効型インスリン，超速効型インスリン，持効型溶解インスリン製剤はいずれも無色透明であり，異なる作用動態をもつインスリン製剤と間違えないよう患者に十分な指導を行う。

7. 薬物相互作用

インスリン製剤との併用により血糖降下作用の増強による低血糖症状を起こす可能性のある薬剤について表5.3.5に示す。併用する場合は血糖値，その他患者の状態を十分観察し低血糖時の対処が取れるよう指導する必要がある。

また，血糖降下作用の減弱による高血糖症状が現れる可能性のある薬剤を表5.3.6に示す。併用する場合は，血糖値その他患者の状態を十分観察し，高血糖時の対策を医師に確認し指導する。

血糖降下作用の増強による低血糖症状，あるいは減弱による高血糖症状が現れることがある薬剤を表5.3.7に示す。

表5.3.5 低血糖に注意する併用薬

薬剤名など	機序・危険因子
糖尿病用薬：ビグアナイド系薬剤，スルホニルウレア系薬剤，速効型インスリン分泌促進薬，αグルコシダーゼ阻害薬，チアゾリジン系薬剤，DPP-4阻害薬，GLP-1受容体作動薬，SGLT2阻害薬など	血糖降下作用が増強される。
モノアミン酸化酵素（MAO）阻害薬	インスリン分泌促進，糖新生抑制作用による血糖降下作用を有する。
三環系抗うつ薬：ノルトリプチリン塩酸塩など	機序は不明であるが，インスリン感受性を増強するなどの報告がある。
サリチル酸誘導体：アスピリン，エテンザミド	糖に対するβ細胞の感受性の亢進やインスリン利用率の増加等による血糖降下作用を有する。また，末梢で弱いインスリン様作用を有する。
抗腫瘍薬：シクロホスファミド水和物	インスリンが結合する抗体の生成を抑制し，その結合部位からインスリンを遊離させる可能性がある。
β-遮断薬：プロプラノロール塩酸塩，アテノロール，ピンドロール	アドレナリンによる低血糖からの回復反応を抑制する。また，低血糖に対する交感神経系の症状（振戦，動悸等）をマスクし，低血糖を遷延させる可能性がある。
クマリン系薬剤：ワルファリンカリウム	機序不明
クロラムフェニコール	機序不明
ベザフィブラート	インスリン感受性増強などの作用により，本剤の作用を増強する。
サルファ剤	膵臓でのインスリン分泌を増加させることにより，低血糖を起こすと考えられている。腎機能低下，空腹状態の遷延，栄養不良，過量投与が危険因子となる。
シベンゾリンコハク酸塩，ジソピラミド，ピルメノール塩酸塩水和物	インスリン分泌作用を認めたとの報告がある。

表5.3.6 高血糖に注意する併用薬

薬剤名等	機序・危険因子
チアジド系利尿薬：トリクロルメチアジド，シクロペンチアジド	カリウム喪失が関与すると考えられている。カリウム欠乏時には，血糖上昇反応に対するβ細胞のインスリン分泌能が低下する可能性がある
副腎皮質ステロイド：プレドニゾロン，トリアムシノロン	糖新生亢進，筋肉組織・脂肪組織からのアミノ酸や脂肪酸の遊離促進，末梢組織でのインスリン感受性低下などによる血糖上昇作用を有する
副腎皮質刺激ホルモン：テトラコサクチド酢酸塩	副腎皮質刺激作用により糖質コルチコイドの分泌が増加する。糖質コルチコイドは，糖新生亢進，筋肉組織・脂肪組織からのアミノ酸や脂肪酸の遊離促進，末梢組織でのインスリン感受性低下などによる血糖上昇作用を有する
アドレナリン	糖新生亢進，末梢での糖利用抑制，インスリン分泌抑制による血糖上昇作用を有する
グルカゴン	糖新生亢進，肝グリコーゲン分解促進による血糖上昇作用を有する
甲状腺ホルモン：レボチロキシンナトリウム水和物，乾燥甲状腺	糖新生亢進，肝グリコーゲン分解促進による血糖上昇作用を有する
成長ホルモン：ソマトロピン	抗インスリン様作用による血糖上昇作用を有する
卵胞ホルモン：エチニルエストラジオール，結合型エストロゲン	末梢組織でインスリンの作用に拮抗する
経口避妊薬	
ニコチン酸	末梢組織でのインスリン感受性を低下させるため耐糖能障害を起こす
濃グリセリン	代謝されて糖になるため，血糖値が上昇する
イソニアジド	炭水化物代謝を阻害することによる血糖上昇作用を有する
ダナゾール	インスリン抵抗性を増強するおそれがある
フェニトイン	インスリン分泌抑制作用を有する

表5.3.7 低血糖または高血糖に注意する併用薬

薬剤名等	機序・危険因子
蛋白同化ステロイド	機序不明
メスタノロン	
ソマトスタチンアナログ製剤 オクトレオチド酢酸塩 ランレオチド酢酸塩	インスリン，グルカゴンおよび成長ホルモンなど互いに拮抗的に調節作用をもつホルモン間のバランスが変化することがある。

8. 副作用

1) 重大な副作用

(1) 低血糖

　特に重大な副作用のひとつにあげられるのが低血糖である。軽度な症状から重度なものまであるため注意が必要である。低血糖の症状として，脱力感，倦怠感，高度の空腹感，冷汗，顔面蒼白，動悸，振戦，頭痛，めまい，嘔気，知覚異常，不安，興奮，神経過敏，集中力低下，精神障害，痙攣，意識障害（意識混濁，昏睡）などがあらわれることがある。なお，徐々に進行する低血糖では，

精神障害，意識障害が主である場合があるので注意すること。また，長期にわたる糖尿病，糖尿病性神経障害，β-遮断薬投与あるいは強化インスリン療法が行われている場合では，低血糖の初期の自覚症状（冷汗，振戦など）が通常と異なる場合や，自覚症状があらわれないまま，低血糖あるいは低血糖性昏睡に陥ることがある。低血糖症状が認められた場合には通常はショ糖を経口摂取するが，α-グルコシダーゼ阻害薬（α-GI：アカルボース，ボグリボースなど）との併用により低血糖症状が認められた場合にはブドウ糖を経口摂取する。経口摂取が不可能な場合はブドウ糖を静脈内に投与するか，グルカゴンを筋肉内または静脈内投与する。低血糖は臨床的にいったん回復したと思われる場合にも後で再発することがある。また，持続時間の長いインスリンの場合，特に経過観察を継続して行うことが必要である。

（2）低血糖症状の分類

低血糖症状は，自律神経症状と中枢神経症状とに分けられる。血糖値が急激に下がったときは，まず自律神経症状が出る。さらに血糖値が下がると中枢神経症状が現れる。

① 自律神経症状：発汗，震え，不安感（落ち着かない），動悸，口唇乾燥などで空腹感や吐き気などが起こる場合もある。これらは血糖値の下がりすぎに対し身体が自律神経を介して発する警告症状と考えられている。

自律神経症状は，インスリン拮抗ホルモンの作用による。インスリン拮抗ホルモンとは，低血糖になると分泌が亢進するホルモンで，アドレナリン，グルカゴン，コルチゾール，成長ホルモンなどがある。

② 中枢神経症状：中枢神経症状は発語困難，物が2つに見える（複視），頭痛，集中力の散漫，身体に力が入らない，眠気，意識が遠のく，など。これらは低血糖によって脳が正常に働かなくなりつつあるために起こるもので，すぐに血糖値を上げないと，意識障害，昏睡に陥る危険がある。

（3）無自覚性低血糖

本人が低血糖症状を自覚できず，急な意識消失など他人の介助を必要とするものを無自覚性低血糖とよぶ。低血糖をしばしば起こしていると，中枢神経や自律神経の症状を起こす閾値の低下が起こり，インスリン拮抗ホルモンの反応が低下するためと考えられる。

糖尿病神経障害が存在したうえに無自覚性低血糖が起こると，生命に危険を及ぼすこともある。

（4）低血糖時の対処方法

低血糖症状が緩やかな場合，または軽度な場合はブドウ糖（10g）や砂糖（ショ糖20g）を摂取する。同等の糖分を含む飲料でも可。ただし，人工甘味料などは効果がないため注意が必要となる。α-GIの服用がある場合はブドウ糖を服用する。糖分を摂取後15分後に症状が改善されなければ，再度摂取する。低血糖は急に起こる場合があるので，ブドウ糖や砂糖，飴を携帯するなど対策を取っておくことが重要である。意識レベル低下の際は，周囲の人にブドウ糖や砂糖を口に含ませてもらわなくてはならない場合もある。また緊急時にはグルカゴンの注射を家族にしてもらう場合もあるため，家族への指導や周囲の方の協力が得られるようにしておくことが重要である。意識低下が起こった場合は，一時的な回復が見られた後でも医療機関を受診するよう指導しておくことが大切である。

2）副作用
(1) アナフィラキシー
　アナフィラキシーは「呼吸困難，血圧低下，頻脈，発汗，全身の発疹など」（頻度0.1%未満），「血管神経性浮腫」（頻度不明）が現れることがあるので，観察を十分に行い，異常が認められた場合には投与を中止し，適切な処置を行う。

(2) インスリンアレルギー
　インスリンを注射した部位に発赤や痒みがある場合，インスリンの局所的なアレルギーが考えられる。インスリンそのものによる場合と添加物がアレルゲンとなり抗体が産生されている場合がある。かつてブタやウシなど動物由来のインスリンを使っていた時代はアレルギーも多かった。ヒトインスリンやインスリンアナログが発売されてからはインスリン抗体によるインスリンアレルギーを起こす患者は減っている。インスリンアナログがヒトインスリンと比較して特にアレルギーが多いという明確な証拠はない。しかし，まれにインスリンアナログだけでなくヒトインスリンに対する抗体を持ち，血糖変動が激しい患者も存在する。

(3) インスリン注射部位の皮膚病変
①リポアトロフィー（Lipoatrophy）：インスリン注射部位の皮下脂肪が消失する病態で，未精製の動物（ブタ，ウシ）由来のインスリンが使用されていた時代は，現在と比較すると多かった。免疫反応に伴う炎症性のサイトカインにより脂肪細胞の消失が起こると考えられている。

②リポハイパートロフィー（Lipohypertrophy）：インスリン注射部位の皮下での脂肪蓄積による脂肪肥大の病変で，同一部位にインスリン注射を繰り返すことが関与している。インスリンの脂肪合成を促進する作用による。脂肪が肥大している部位への注射は，インスリンの作用が減弱するため血糖コントロール悪化の原因になる。

③インスリン由来アミロイドーシス：インスリンの注射部位の皮下にアミロイドが形成される。インスリン抗体の染色によって着色されるため，形成にはインスリンが関連していると考えられる。インスリンの同一部位への注射によって形成され，腫瘤を呈する。腫瘤部へのインスリン注射では，著しい効果の減弱が見られる場合がある。腫瘤を避けて注射することで，インスリンの作用が強く発揮され低血糖を起こす可能性がある。そのため，インスリンアミロイドーシスの腫瘤が確認されたら医師に相談し，投与量の見直しをした上で注射部位の変更をする必要がある。

8. 妊婦・授乳婦への投与

1) 妊婦に使用可能なインスリンの種類について
　妊婦へのインスリン使用については，添付文書および米国食品医薬品局（Food and Drug Administration：FDA）の妊婦カテゴリーを参考にしている場合が多かった（表5.3.8）。しかし，FDAは2015年6月，カテゴリー分類を廃止した。薬を使うリスクについて，妊娠のどの時期に，どの程度の量の薬を，どの程度の期間使った場合，リスクがどの程度高くなるのかといった具体的な情報を，添付文書へ個別に記述するよう義務づけたことによる。

表5.3.8 インスリン製剤の妊婦への投与について

分類	一般名	インスリン名	添付文書	FDA妊婦カテゴリー
超速効型	インスリンアスパルト	ノボラピッド	B	B
	インスリンリスプロ	ヒューマログ	C	B
	インスリングルリジン	アピドラ	C	C
速効型	ヒトインスリン	ヒューマリンR	A	B
中間型	ヒトイソフェンインスリン	ヒューマリンN	A	B
持続型	インスリンデテミル	レベミル	C	B
	インスリングラルギン	ランタス	C	C
	インスリン デグルデク	トレシーバ	C	C

※添付文書：A：特に記載なし，B：本剤の妊婦への使用経験は少ない，C：妊娠中の投与に関する安全性は確立していない

※FDA妊娠カテゴリー
A：ヒトの妊娠初期3カ月間の対照実験で胎児への危険性は証明されず，またその後の妊娠期間でも危険であるという証拠もない。
B：動物生殖試験では胎仔への危険性は否定されているが，ヒト妊婦での対象試験は実施されていない。もしくは，動物生殖試験で有害な作用が証明されているが，ヒトでの妊娠期3カ月間の対照試験ではこの有害作用は実証されておらず，またその後の妊娠期間でも危険であるという証拠がない。
C：動物生殖試験では胎仔に催奇形性，胎仔毒性，その他の有害作用があることが証明されているが，ヒト妊婦での対照試験は実施されていない。もしくは，ヒト，動物ともに試験は実施されていない。
D：ヒトの胎児に明らかに危険であるという証拠があるが，危険であっても，妊婦への使用による利益が容認されることもある。
X：動物またはヒトでの試験で胎児異常が証明されている。もしくは，ヒトでの使用試験で胎児への危険が証明されている。

2）妊娠中のインスリンの安全性について

妊娠中は，妊娠の時期によってインスリンの必要量が変わってくる。一般的には，妊娠初期はインスリン感受性が高いため効きやすく，妊娠中期以降にはインスリン抵抗性が増加し効きにくくなるためインスリン必要量は増える。インスリンの種類については，超速効型インスリンアナログは母児へは速効型インスリンと同等に安全である[1,2]。ただし超速効型インスリンのグルリジンの妊婦への投与については安全性が確立されておらず注意が必要である。また持効型インスリンのデテミルは速効型インスリンと同等の安全性が報告されている[3]。グラルギンはメタアナリシスが報告されており，胎児へのグラルギン使用による影響は報告がないものの国内においては妊婦への投与は認められていない[4]。

妊娠中のインスリン製剤の使用に関しては，妊娠が判明した際に良好な血糖コントロールが保たれていた場合，より安全と思われるインスリン製剤に変更して血糖コントロールが不良になるケースも考慮する必要がある。母児ともに有益性の高い選択が必要となる。

9. シックデイの対応

風邪や下痢，腹痛，発熱，食欲不振また外傷などにより通常の食事が摂れない場合をシックデイ

とよぶ。

1）シックデイ時の指導法または対応方法（シックデイルール）
①安静にして温かくすること：体力の消耗を抑えることで回復が早まる
②水分・電解質の摂取を心がける：少なくとも1～1.5Lの水分を摂り脱水を防ぐ
③食べやすい食物（かゆ，麺，アイスクリーム，ジュースなど）の摂取：炭水化物の摂取によりケトーシス予防，可能なら通常の摂取カロリーと同等の食事を摂る
④かかりつけ医師へ連絡また受診：重症化を防ぐ目的

2）シックデイ時の病態を把握するための検査
①体温測定：感染症などの重症度の推移の目安となる
②血糖自己測定：シックデイでは血糖値が乱れやすい
③尿糖測定＊：血糖自己測定をしていない場合，尿糖測定も有用である
④尿ケトン体の測定：尿ケトン体試験紙の利用でケトアドーシスの予測ができる
⑤体重測定：急激な体重減少は，脱水の可能性が疑われる
＊：尿糖測定は，SGLT2阻害薬を使用している場合，高血糖状態を正確に評価できないので注意。数時間おきに病状をチェックすることで，改善か悪化か受診を急ぐべきかの判断がしやすくなる。

3）受診を勧める場合
①嘔吐，激しい下痢・腹痛，動機，息苦しいなどの強い自覚症状がある
②高熱（およそ39℃以上）
③高血糖（血糖値なら350mg/dL以上のとき。尿糖なら強陽性が続くとき）
④食事がほとんど摂れない
⑤尿ケトン体が強陽性
⑥上記①～⑤に該当するほどではないが，症状が改善する気配が感じられないとき

4）シックデイ時のインスリン療法
（1）1型糖尿病のシックデイ時のインスリン療法
　1型糖尿病患者では，食事摂取量にかかわらず，基礎インスリン（中間型または持効型溶解インスリン注射）を継続する。通常時の半分以上の食事摂取が可能なときには，追加インスリンの量は半分から通常量とすることを基本量とし，食事摂取がより半分以下であるときには通常量の3～5割を基本量とする。1日4回（各食前と寝前）あるいはさらに頻回の血糖自己測定により，血糖値200mg/dL以上なら追加インスリンを増量，80mg/dL以下なら減量して調節が推奨される。血糖自己測定と同時に尿ケトン体を測定することが望ましい。
（2）インスリン注射療法を行っている2型糖尿病患者のシックデイ時
　2型糖尿病であっても，インスリンの分泌能が著しく低下している患者の場合には，1型糖尿病

のシックデイの対応に準ずる。基本的には，血糖自己測定値を参考にインスリン量を調整する。個々の患者においてはインスリン分泌能や通常のインスリン投与量，通常の食事摂取量によってシックデイ時の対応が変わることもあるため，あらかじめ医師と相談しておく必要がある。

10. 服薬指導，打ち忘れ時の対応

　打ち忘れに気づいたのが食事中や食後すぐであれば，通常決まっている量をすぐに注射する。次の食前で気づいた場合は，インスリンの量を加減する必要がある。加減の方法はインスリン注射の種類や回数によって異なる。血糖値を測り，その状態に合った量を注射するのが原則であるが，量の加減は個人差もあり主治医と相談して，ある程度の目安を事前に決めておく必要がある。

補足

> 持効型インスリンアナログのデグルデグについては，打ち忘れた場合の対応方法が，「打ち忘れに気づいた時点で，次のタイミングまで8時間以上空いている場合，すぐに打つ」，また，「次の本来の注射の時間が8時間以内の場合，すぐに打つ，そして次の注射は8時間以上空けて注射する」と明記されている。

11. おわりに

　現在，ヒトインスリンからインスリンアナログの使用が主流となり，健常人のインスリン分泌パターンに近いものがインスリン自己注射で再現できるようになった。同時にインスリン注入器や注射針の進化により，インスリン療法を取り巻く環境も大きく改善されてきた。しかしながら，経口薬と比較すると注射手技や保管方法など注意点も多く，低血糖のリスクも高い。今後も患者が安心してインスリン療法を受けられるようわれわれメディカルスタッフの適宜指導が重要になると考える。

引用文献

1) Hod M, Damm P, Kaaja R, et al, Fetal and perinatal outcomes in type 1 diabetes pregnancy: a randomized study comparing insulin aspart with human insulin in 322 subjects, *Am J Obstet Gynecol*, 2008, 198, 2, 186, e1-7.
2) Mathiesen ER, Kinsley B, Amiel SA, et al, Maternal glycemic control and hypoglycemia in type 1 diabetic pregnancy: a randomized trial of insulin aspart versus human insulin in 322 pregnant women, *Diabetes Care*, 2007, 30, 4, 771-776.
3) Mathiesen ER, Hod M, Ivanisevic M, et al, Maternal efficacy and safety outcomes in a randomized, controlled trial comparing insulin detemir with NPH insulin in 310 pregnant women with type 1 diabetes, *Diabetes Care*, 2012, 35, 10, 2012-2017.
4) Pollex E, Moretti ME, Koren G, Feig DS, Safety of insulin glargine use in pregnancy: a systematic review and meta-analysis, *Ann Pharmacother*, 2011, 45, 1, 9-16.

B　GLP-1受容体作動薬

1. はじめに

　SU薬の欠点であった低血糖のリスクが少ない「インクレチン関連薬」が各企業から発売され，特に経口薬であるDPP-4阻害薬は最も処方される割合の高い製剤となった。そのなかでグルカゴン様ペプチド1（glucagon-like peptide-1：GLP-1）受容体作動薬（表5.3.9）も大きな期待がかけられたが，注射剤であることや，日本人ではDPP-4阻害薬でも十分な血糖降下作用がみられたことから，しばらくその使用は限定的であった。しかしながら，週1回製剤の発売や基礎インスリン併用療法が注目されたのを契機に，その使用割合は確実に増加している。

2. 薬理作用・作用機序

　GLP-1受容体作動薬は，下部消化管から分泌されるGLP-1の受容体を活性化する薬剤である。GLP-1受容体は膵臓だけでなく，消化管，中枢神経系，末梢神経系，心臓，腎臓などに存在し，注射投与であるGLP-1受容体作動薬は膵作用と，薬理学的濃度で効果がみられる膵外作用を有している（図5.3.7）。

　膵β細胞膜上のGLP-1受容体に結合し，グルコース濃度依存的にインスリン分泌を促進する。膵α細胞ではグルカゴン分泌を抑制し，消化管では胃排出遅延効果により空腹時血糖値と食後血糖値をともに低下させ，中枢神経系においては食欲抑制効果により食事量が低下し，非肥満，肥満にかかわらず体重減少に効果がみられる[1]。

3. 薬物体内動態（吸収・分布・代謝・排泄）

　内因性のGLP-1は血中において分解酵素のDPP-4により，数分で分解され失活する。一方，GLP-1受容体作動薬はDPP-4によって分解されにくい構造を有し，投与経路を皮下注射とすることで効果の持続性を得ている。

　作用持続時間によって，短時間作用型と長時間作用型に分類される（表5.3.10）[2]。この作用持続時間の違いによって，血糖改善機序が異なっている。

　短時間作用型は，血中濃度の日内変動が大きく，胃排出能低下作用が維持され，グルカゴンの分泌抑制と合わせて食後の血糖改善効果が強い。一方，長時間作用型は，血中濃度の日内変動が少なく，胃排出遅延効果がGLP-1受容体作動薬の反復投与によって減弱することがわかっている（タキフィラキシー）[3]。空腹時において一定の血中濃度を維持しているため，食後のインスリン分泌だけでなく，空腹時のインスリン分泌を促進し空腹時血糖値の改善効果が認められる。

　主なGLP-1受容体作動薬の体内動態について以下に記す。

表5.3.9 GLP-1受容体作動薬

一般名	エキセナチド	リキシセナチド
化学構造式	H-His-Gly-Glu-Gly-Thr-Phe-Thr-Ser-Asp-Leu-Ser-Lys-Gln-Met-Glu-Glu-Glu-Ala-Val-Arg-Leu-Phe-Ile-Glu-Trp-Leu-Lys-Asn-Gly-Gly-Pro-Ser-Ser-Gly-Ala-Pro-Pro-Pro-Ser-NH$_2$	His-Gly-Glu-Gly-Thr-Phe-Thr-Ser-Asp-Leu-Ser-Lys-Gln-Met-Glu-Glu-Glu-Ala-Val-Arg-Leu-Phe-Ile-Glu-Trp-Leu-Lys-Asn-Gly-Gly-Pro-Ser-Ser-Gly-Ala-Pro-Pro-Ser-Lys-Lys-Lys-Lys-Lys-Lys-NH$_2$
分子量	4186.57	4858.49
蛋白結合率（%）	−	55 ± 2
代謝	−	CYPの関与は低い
尿中未変化体の排泄率（%）	ほとんど存在しない	−
t_{max}（時間）	1.5	1.5
$t_{1/2}$（時間）	1.3	2
バイオアベイラビリティー（%）	−	−
作用時間（時間）	8	10

一般名	リラグルチド	デュラグルチド
化学構造式	（ペプチド構造図：His-Ala-Glu-Gly-Thr-Phe-Thr-Ser-Asp-Val-Ser-Ser-Tyr-Leu-Glu-Gly-Gln-Gly-Arg-Gly-Arg-Val-Leu-Trp-Ala-Ile-Phe-Glu-Lys-Ala-Ala、側鎖に脂肪酸修飾）	HGEGTFTSDV SSYLEEQAAK EFIAWLVKGG GGGGGSGGGG SGGGGSAESK YGPPCPPCPA PESSGGPSVF LFPPKPKDTL MISRTPEVTC VVVDVSQEDP EVQFNWYVDG VEVHNAKTKP REEQFNSTYR VVSVLTVLHQ DWLNGKEYKC KVSNKGLPSS IEKTISKAKG QPREPQVYTL PPSQEEMTKN QVSLTCLVKG FYPSDIAVEW ESNGQPENNY KTTPPVLDSD GSFFLYSRLT VDKSRWQEGN VFSCSVMHEA LHNHYTQKSL SLSLG
分子量	3751.20	約 63,000 Da
蛋白結合率（%）	98.7〜99.2	−
代謝	認められない	−
尿中未変化体の排泄率（%）	6	−
t_{max}（時間）	7.5	48
$t_{1/2}$（時間）	10〜11	108
バイオアベイラビリティー（%）	55	0.647
作用時間（時間）	24	−

3 薬物治療各論（注射薬） B GLP-1受容体作動薬

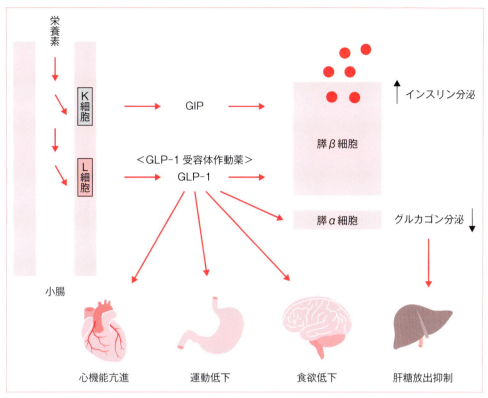

図5.3.7 GLP-1受容体作動薬の作用

表5.3.10 GLP-1受容体作動薬の特徴

	短時間作用型	長時間作用型
薬剤	エキセナチド リキシセナチド	リラグルチド エキセナチド（持続性） デュラグルチド
半減期	2〜5時間	12時間〜数日
空腹時血糖値	わずかに低下	強い低下
食後血糖値	強い低下	わずかに低下
空腹時インスリン分泌	わずかに促進	強く促進
食後インスリン分泌	低下	わずかに促進
グルカゴン分泌	低下	低下
胃排出への影響	遅延	なし
血圧	低下	低下
心拍数	なしまたは少ない上昇	中程度の上昇
体重減少	1〜5kg	2〜5kg
悪心の頻度	20〜50% 緩徐（数週間〜数カ月）に減弱	20〜40% 速やか（4〜8週間）に減弱

（Yabe D, et al, *Expert Rev Endocrinol Metab*, 2014, 9, 4, 659-670. より改変）

1）エキセナチド

アメリカドクトカゲの唾液から発見された exendin-4 を合成したもので，2005 年，世界で初めて米国で使用された GLP-1 受容体作動薬である．人の GLP-1 と 53% の相同性がある 39 個のアミノ酸で構成され，DPP-4 の作用部位のアミノ酸置換（N 末端 2 番目を Ala から Gly へ）により DPP-4 に対して抵抗性がある．

エキセナチドは腎において分解され，消失する．腎機能障害のある患者において，血中半減期の延長およびクリアランスの低下が報告されている．

2）リキシセナチド

エキセナチドの N 末端の 38 位のプロリンを抜き，さらにリジンを 6 個付加することで安定性が増した exendin-4 由来のペプチドで，1 日 1 回の皮下注射である．

ペプチドであるリキシセナチドは蛋白質分解過程により分解され消失する．

重症腎機能障害患者は，腎機能正常者に比べて C_{max} が 1.3 倍および AUC が 1.5 倍増加する．

3）持続性エキセナチド

エキセナチドを生分解性ポリ乳酸・グリコール酸共重合体のマイクロスフェア内に包埋し，体内でマイクロスフェアが分解することで徐々にエキセナチドが放出され，血中濃度が維持される．1 週間に 1 回の皮下注射で 1 日 2 回のエキセナチド注射と同等の効果を示すように設計された．効果発現までには時間を要し，空腹時血糖が低下し安定するまでに約 3 週間かかる．

4）リラグルチド

2010 年，日本で初めて認可された GLP-1 受容体作動薬である．ヒト GLP-1 の 34 位のリジンをアルギニンに置換し，26 位のリジンに脂肪酸のパルミトイル-グルタミン酸を結合させた遺伝子組み換え製剤である．脂肪酸を加えることでアルブミンとの親和性を高めたことにより DPP-4 によって分解されにくく，注射部位からの吸収，代謝を遅らせている．ヒト GLP-1 由来であり，DPP-4 などで分解されるため腎機能は血中濃度に影響しない．

5）デュラグルチド

アミノ酸を置換したヒト GLP-1 アナログと改変ヒト IgG4-Fc 領域との融合蛋白質で，アミノ基の置換によって DPP-4 による分解を受けにくく，IgG4-Fc 領域を結合することで腎クリアランスを低下させ，作用を持続させている持効型 GLP-1 受容体作動薬である．

ヒト GLP-1 由来であり，DPP-4 などで分解されるため腎機能は血中濃度に影響しない．

4．種類と使い方

いずれも 2 型糖尿病である．インスリン非依存型糖尿病患者が適応であり，インスリン依存状態での適応はない．

5. 投与禁忌・慎重投与，使用上の注意

1）禁忌

①各製剤に過敏症の既往歴のある患者
②糖尿病ケトアシドーシス，糖尿病性昏睡または前昏睡，1型糖尿病の患者に対してはインスリン製剤による速やかな治療が必須となるので，GLP-1受容体作動薬を投与すべきではない
③重症感染症，手術などの緊急の場合はインスリン製剤による血糖管理が望まれるので，GLP-1受容体作動薬の投与は適さない
④透析患者を含む重度の腎機能障害のある患者では，悪心，嘔吐などの消化器系の副作用の発現により脱水状態に至り，腎不全が悪化するおそれがあるため禁忌となっている（エキセナチド含有製剤のみ）

2）慎重投与

①糖尿病胃不全麻痺の重度の胃腸障害のある患者（症状が悪化するおそれがある）
②腎障害，肝機能障害のある患者（表5.3.11）
③膵炎の既往歴のある患者（副作用の項参照）
④腹部手術の既往または腸閉塞の既往のある患者（デュラグルチドには記載なし）
　腸閉塞を起こすおそれがある（副作用の項参照）
⑤高齢者
⑥次に掲げる患者または状態では低血糖を起こすおそれがある
　・脳下垂体機能不全または副腎機能不全
　・栄養不良状態，飢餓状態，不規則な食事摂取，食事摂取量の不足または衰弱状態
　・激しい筋肉運動
　・過度のアルコール摂取者
⑦血糖効果作用を増強する薬剤を投与中の患者（副作用の項を参照）

表5.3.11　GLP-1受容体作動薬の腎障害および肝障害患者への使用

薬品名	腎機能障害	肝機能障害
エキセナチド	〈禁忌〉透析患者を含む重度腎機能障害のある場合 慎重投与：中等度または軽度の腎機能障害のある場合	慎重投与
リキシセナチド	慎重投与：重度腎機能障害（クレアチニンクリアランス：30mL/min未満）および末期腎不全	記載なし
リラグルチド	慎重投与	慎重投与
エキセナチド（持続性注射剤）	〈禁忌〉透析患者を含む重度腎機能障害のある場合 慎重投与：中等度または軽度の腎機能障害のある場合	慎重投与
デュラグルチド	記載なし	記載なし

（添付文書を元に作成）

3）使用上の注意

本剤は，注射器を用いて使用する薬剤であることから投与前に，注入器の破損または異常がないこと，薬液が無色澄明で浮遊物がないことを確認することが大切である。

皮下注射は，腹部，大腿部または上腕部に行い，同じ部位の中で注射する場合，毎回注射する場所を変更する。

保存時は凍結を避け，2〜8℃で遮光保存する。室温で保存する場合は，添付文書で規定された温度，期間内に使用する。

6. 薬物相互作用

1）血糖降下作用が増強される可能性がある薬剤

作用機序から，糖尿病用薬との併用時には低血糖症の発現に注意が必要である。特にSU薬，グリニド薬またはインスリン製剤と併用する場合は，低血糖のリスクが増加するおそれがある（全薬剤）。

また，サリチル酸誘導体，モノアミン酸化酵素（MAO）阻害薬，β-遮断薬などの併用時も血糖降下作用が増強されることがあるので，血糖値のモニタリングを行う（エキセナチド含有製剤，デュラグルチド）。

2）血糖降下作用が減弱される可能性がある薬剤

アドレナリン，副腎皮質ステロイド，甲状腺ホルモンなどの併用時は血糖降下作用が減弱されることがあるので血糖値のモニタリングを行う（エキセナチド含有製剤，リキシセナチド，デュラグルチド）。

3）血糖降下作用が増強または減弱される可能性がある薬剤

β-遮断薬の併用時は血糖降下作用が増強または減弱されることがあるので血糖値のモニタリングを行う（リキシセナチド）。

4）本剤の胃内容物排出遅延作用により影響を受ける可能性がある薬剤

ワルファリンカリウム（エキセナチド含有製剤，リキシセナチド，デュラグルチド），HMG-CoA還元酵素阻害薬（エキセナチド含有製剤），抗生物質・経口避妊薬など（エキセナチド含有製剤，リキシセナチド）との併用により，併用する経口剤の吸収に影響を与えるおそれがある。とくに，血中濃度が一定の閾値に達することにより有効性を示す経口剤を併用する場合は，添付文書の指示に従って服用時間を前後にずらす必要がある。

7. 副作用

1）重大な副作用

（1）低血糖
　作用機序から，単独投与では低血糖を起こしにくい。しかしインスリンやSU薬およびグリニド薬との併用では注意が必要である。特にSU薬およびグリニド薬との併用では予想以上の血糖降下作用が現れることがあるので減量を考慮する必要がある。SU薬との併用が適応上必要な製剤もあり，血糖の変動に注意が必要である。日本糖尿病学会より「インクレチン（GLP-1受容体作動薬とDPP-4阻害薬）の適正使用に関する委員会からのrecommendation」が示され，注意喚起されている（127頁，表5.2.9参照）。

（2）腸閉塞
　高度の便秘，腹部膨満，持続する腹痛，嘔吐などの異常が認められた場合には投与を中止し，適切な処置を行う。腹部手術または腸閉塞の既往について確認が必要である。

（3）急性膵炎
　嘔吐を伴う持続的な激しい腹痛などの異常が認められた場合には投与を中止し，適切な処置を行う。再投与はしないこと。
　発症リスクにおいては，現在否定的である[4]。

（4）腎不全（エキセナチド含有製剤のみ）
　投与を中止するなど適切な処置を行うこと。

（5）アナフィラキシー，血管浮腫（エキセナチド含有製剤，リキシセナチド）
　異常が認められた場合には投与を中止し，適切な処置を行うこと。

2）副作用

（1）嘔気，嘔吐などの消化器症状
　GLP-1受容体作動薬の使用開始時に消化器症状が出現することが多く，経過とともに軽減されていくが，使用開始時には十分な説明が必要である。消化器症状の軽減のため，毎日注射をする製剤では消化器症状が軽減されるよう，投与量を漸増する用量となっている。製剤により漸増期間が異なる（表5.3.12）。

（2）抗体産生
　exendin-4由来のエキセナチドおよび持続性エキセナチド，リキシセナチドにおいて，発現が多く認められている。高抗体価の症例において血糖効果作用の減弱が報告されているので，注意が必要である。持続性のエキセナチドにおいて，注射部位反応が抗体陽性例で発生頻度が高い傾向が認められている。

8. 妊婦・授乳婦への投与

　各薬剤の添付文書では，「妊婦または妊娠している可能性のある婦人に投与せず，インスリンを

表5.3.12 GLP-1受容体作動薬一覧

	一般名	用法	用量	適応	併用可能薬	空打ち	注射器	空打ち	針
短時間作用型	エキセナチド（5μg）	1日2回朝夕食前60分以内	1回5μg→10μg 1カ月以上の経過観察後増量可	SU薬（ビグアナイド薬またはチアゾリジン薬との併用可）との併用	適応参照	初回のみ	プレフィルドペン型注入器（ヒューマカート）	初回のみ	A型専用注射針
	エキセナチド（10μg）								
	リキシセナチド	1日1回朝食前60分以内	10→15→20μg 1週間以上の間隔で漸増	単独使用可能	インスリン，すべての内服薬	毎回	プレフィルドペン型注入器（ソロスター）	毎回	
長時間作用型	リラグルチド	1日1回朝または夕 可能な限り同じ時刻	0.3→0.6→0.9mg 1週間以上の間隔で漸増	単独使用可能	インスリン，すべての内服薬	毎回	プレフィルドペン型注入器（フレックスペン）	毎回	
	エキセナチド（持続性注射剤）	週に1回	2mg	SU薬，ビグアナイド薬またはチアゾリジン薬（各単独または併用療法を含む）との併用	適応参照	不要	1回使い切りプレフィルドペン型注入器／シリンジの入ったキット製剤	不要	専用23G
	デュラグルチド	週1回 同一曜日	0.75mg	単独使用可能	インスリン，すべての内服薬	不要	1回使い切りプレフィルドペン型注入器（アテオス）	不要	専用29G

※該当データなし　　　　　　　　　　　　　　　　　　　　　　　　　　　　　　　　　　（添付文書を元に作成）

使用すること」，また「授乳中の婦人には本剤投与中は授乳を避けさせること」と記載されている。

9. シックデイの対応

シックデイ時のインクレチン関連薬におけるコンセンサスは得られていない。GLP-1受容体作動薬は，血糖自己測定値を参考に，インスリンへの切り替えをも含めて対応する。

10. 服薬指導，打ち忘れ時の対応 （表5.3.12）

1) エキセナチド

1回5μg1日2回朝夕食前60分以内に皮下注射を行い，1カ月以上の経過観察後，状態に応じて1回10μgに増量できる。

空打ちは新しい注射器を使い始める初回のみ行うこととなっている。しかし注射器の中に大きな気泡がある場合は空打ちを行い取り除くこと。注射器はインスリン注入器として使われていたヒューマカートである。

2) リキシセナチド

朝食前1時間以内に投与を行う。食後の投与は行わない。打ち忘れた場合は，次の時間まで待つ。
10μgから開始し，1週間以上投与した後15μgに増量，さらに1週間以上投与した後20μgに増

量できる。胃腸障害の症状によって減量，休薬を考慮する。注射器はインスリン注入器として使われているソロスターである。

3）持続性エキセナチド

注射器はシリンジを使うキットとペン型があり，ともに1回使い切り製剤である。注射時に懸濁操作が必要で，塊がなく均一に白く濁っているか確認し，速やかに注射が必要である。懸濁後時間が経つとマイクロスフェアが凝集し固まるため，懸濁直後の注射が必要である。懸濁操作にはペン型で80回以上のタップが必要とされている。室温に戻すことで懸濁しやすくなるので，冷蔵庫から取り出して15分以上おく。マイクロスフェアを壊さないために注射針はインスリン注射に比べて太い23Gである。注射後部位に薬液が原因の塊ができるが，徐々に分解され小さくなる。皮下に留まる時間が長いため，注射部位の硬結や瘙痒感など投与部位の副作用が高い。

投与を忘れた場合や注射日を変更する場合は，前回注射した日を含めて3日以上空ける。

4）リラグルチド

1日1回朝または夕に皮下注射し，可能な限り同時刻に投与すること。1回0.3mgから開始し，1週間以上の間隔で0.3mgずつ増量し，0.9mgまでとする。胃腸障害の症状によって減量または休薬を考慮する。注射器はインスリン注入器として使われているフレックスペンである。

5）デュラグルチド

週1回，同一曜日に皮下投与する。

注射器は1回使い切りペン型であり，針の脱着が不要であり，注入ボタンを押すと自動で注入されるなど操作性に優れている。薬剤の混和作業も必要ない。注射針は29Gである。

投与を忘れた場合は，次回投与までの期間が3日以上であれば，気づいた時点でただちに投与する。その後は，あらかじめ定めた曜日に投与する。次回投与までの期間が3日未満であれば投与せず，次のあらかじめ決めた曜日に投与する。曜日を変更する場合は，前回投与から少なくとも3日間以上間隔をあける。

11. その他（持続製剤の利便性）

週1回製剤が開発されたことにより，自己注射が困難な患者に対しても導入されることが増えている。家族，訪問看護の利用など，週1回の注射であれば支える側の負担が減らせるため，介護の現場において，利用が期待される。自己注射可能な場合でも，注射回数が減らせることは患者負担の軽減につながり，継続するうえで大きな利点である。

12. おわりに

GLP-1受容体作動薬は，現状ヒトで明らかにされている作用の他に実験動物（一部ヒト *in vitro*

を含む）にてさまざまな人体への作用が報告されている。これらの作用については，今後の研究に期待したい。

引用文献

1) Yabe D, et al, Defining the role of GLP-1 receptor agonists for individuallyzed treatment of type 2 diabetes, *Expert Rev Endocrinol Metab*, 2014, 9, 4, 659-670.
2) Meier JJ, GLP-1 receptor agonists for individualized treatment of type 2 diabetes mellitus, *Nat Rev Endocrinol*, 2012, 8, 12, 728-742.
3) Nauck MA, et al, Rapid tachyphylaxis of the glucagon-like peptide 1-induced deceleration of gastric emptying in humans, *Diabetis*, 2011, 60, 5, 1561-1565.
4) Monami M, Dicembrini I, Nardini C, et al, Glucagon-like peptide-1 receptor agonists and pancreatitis : a meta-analysis of randomized clinical trials, *Diabetes Res Clin Pract*, 2014, 103, 269-275.

C 適正な注射手技

1. 注入デバイス開発の歴史

　糖尿病治療用注射剤であるインスリンやGLP（glucagon・like polypeptide）-1受容体作動薬は，患者の日常の血糖をコントロールする目的で使用するために，一般に患者自身で皮下注射を行う自己注射療法によって用いる。1921年にインスリンが発見されて以降，海外では比較的早期から自己注射療法が行われ，わが国では1981年の保険適用から普及してきた。自己注射用注入デバイス（以下，注入デバイス）の開発は，小児から高齢者までの幅広い年齢層の患者が，屋内外を問わず気軽にかつ確実に注射できることを想定して進められた。したがって，品質維持や衛生面の確保，注入精度の維持，患者の使用性や携帯性の向上，そして医療事故防止に配慮した形態（構造）や包装・表示を兼ね備えた製品の開発・改良に力が注がれてきた。現在使用されている製剤には，バイアル製剤，カートリッジを組み込んで使用する注入デバイス（以下，カートリッジ製剤），そしてあらかじめカートリッジ製剤が組み込まれている使い捨て型のプレフィルド（キット）型注入デバイス（以下，プレフィルド製剤）に分類できる。これらの製剤には，表5.3.13に示すような特徴があることから医療機関によって採用が異なる。患者の使用性や携帯性からバイアル製剤は主に医療機関（病棟）にて使用され，自己注射療法の導入のしやすさなどからプレフィルド製剤が汎用されている。

表5.3.13　主な各製剤の長短所

	バイアル製剤＋シリンジ	カートリッジ製剤＋注入器	プレフィルド（キット製剤）
長所	・1本あたりの薬液量が多い（一般に10mL） ・複数の患者に使用可能（毎回新しいディスポーザブルシリンジで吸引する）	・プレフィルド（キット）製剤に比べて薬価が安い ・冷蔵庫内の保管スペースが小さくてもよい ・携帯性がよい ・廃棄物（量）が少ない	・カートリッジを組み込む操作が不要（操作が簡単，導入しやすい） ・何らかの原因で1本目が使用できなくとも2本目から使用が可能（分散保管が可能） ・携帯性がよい
短所	・携帯性が悪い（バイアル製剤と数本のディスポーザブルシリンジを携帯する必要がある） ・他人から注射だとすぐに判別される	・複数の患者に使用不可 ・カートリッジ製剤を注入器に組み込む操作が必要（面倒，高齢者を中心に導入に支障あり） ・注入器が破損すると余分のカートリッジ製剤があっても注射できない ・分散保管（使用）には，その分の注入器を準備する必要がある ・カートリッジ製剤と注入器には組み合わせが決まっている（他製剤との互換性がない）	・複数の患者に使用不可 ・カートリッジ製剤に比べて薬価が高い ・広い保管スペースが必要 ・廃棄物（量）が多い

2. 基本的な自己注射の手技

いずれの注入デバイスも基本的には「組み立て（カートリッジ製剤のみ）」，「準備（識別，混和，注射針の取りつけ）」，「空打ち（試し打ち）」，「投与量設定」，「注射」，「後片づけ（注射針の取りつけ，保管）」というステップで操作し，これを繰り返す。各ステップでの使用上の注意点は，原則として添付文書と取扱説明書に従う。操作の流れは同じでも機種によって操作性や使用感が異なるので，個々の注入デバイスの特徴や留意点を把握し，患者の理解度や手指機能に応じて注入デバイスの適応を検討する。高齢者への初期指導では，一連のステップを繰り返して説明する。患者にとって好ましいという印象は，治療に対するアドヒアランスにも影響することから，複数の注入デバイスを提示して比べてもらうことも大切である[1]。

自己注射の説明は，手技説明と実践評価という流れで行う（図5.3.8）。手技説明は，「患者にあった注入デバイスなのか」や「患者に操作の意味などを理解してもらえているのか」を確認しながら進める。その後，患者の実践を評価し，医薬品の効果や注入デバイスが患者の治療に活かされているのか，患者の治療に対する前向き度について，患者が誤解していることはないかなどを見出して修正する。

1）組み立て

カートリッジと注入デバイスは，注入精度が保障された組み合わせで使用する。理解力が低下している患者では，カートリッジの交換方法を忘れていることもあるので指導所要時間が長くなる[2,3]。この点でプレフィルド製剤のほうが容易である[4]。

2）注射の準備

（1）識別

注射時には，必ず使用する製剤の種類を確認する。識別は，医薬品名や識別色[5-9]，タクタイルコ

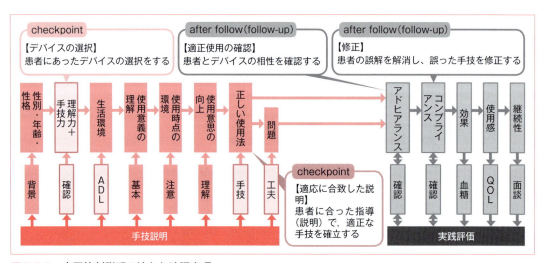

図5.3.8　自己注射説明の流れと確認事項

ードや点字，そして日本糖尿病協会医薬品適正化委員会が提唱した製剤区分マーク[10, 11]などで確認する。ヒトインスリン製剤の識別色は国際的に統一化されているが，インスリンアナログ製剤では統一されていないので複数の方法で識別するよう患者に説明する。

(2) 事前準備

清潔に注射を行うために事前に手を洗う。注射時刻と食事や運動との関係，外食時の注射や低血糖への対処について十分に説明する[12-14]。

(3) 混和

懸濁製剤は，注射直前に結晶が十分に分散して溶液が完全に乳白色になるまで混和する。製剤の特性に応じて混和法が規定されている（ヒトインスリンの懸濁製剤では転倒混和，インスリンアナログの懸濁製剤では回転混和と転倒混和を組み合わせる）。十分に懸濁したことを目視で確認し，不十分な場合は混和を繰り返す。混和のしやすさは，保管姿勢や温度に影響される[15]。

(4) 注射針の取りつけ

注射針を取りつける前にゴム栓を消毒し，針がゴム栓を完全に貫通するよう垂直に穿刺する。針を取りつけずに投与量を設定した注入ボタンを押すと，注入デバイスに異常な圧力が加わるためゴム栓が膨らんだり，注入デバイスが破損することがあるので注意する。注射針と注入デバイスが適正に嵌合することは事前に確認しておく。

3）空打ち（試し打ち）

「空打ち」には，薬液が針先から排出されることを事前に確認する目的がある。具体的には，

・注入デバイスの注入システムに故障（異常）がないことの確認
・カートリッジやゴム栓に亀裂がないことの確認[16]
・注射針のカートリッジゴム栓への確実な穿刺
・カートリッジ内の余分な空気の排出[17]
・針詰まりがないことの確認
・液漏れが起きないことの確認

などがある[18]。なお，カートリッジ内のわずかな量の気泡は問題ないが，直径が約5mm以上の気泡があった場合は，カートリッジやゴム栓の破損，保管時に異常な温度変化（高温，凍結）があった可能性などが考えられる[17]。注入デバイスは患者が日常生活で使用することから，何かしらの原因で問題が生ずる可能性を考慮しておかなければならない[19-22]。そのためにも「空打ち」は重要である。

4）投与量設定

注入デバイスは薬液量をダイアルで設定するため，表示された設定数値を確認し，ダイアルを移動させたときのクリック音や指先に伝わる抵抗（トルク）などで数値の動きを補助的に確認することができる[23, 24]。シリンジでは目盛りを正確に読み取らなければならず，シリンジでの投与量設定の精度は患者の手技力や熟練度によって影響され，暗い場所などでは不正確になることがあるので注意する[25]。

5）注射部位のローテーション

注射部位のなかでもいくつかに分割して定期的にローテーションする（図5.3.9）[26, 27]。血糖が改善せずにインスリンを大幅に増量されたり，1回の注射量が20単位以上でも高血糖の場合はリポハイパートロフィーや硬結の存在を疑う。なお，穿刺部位を正常組織に変更する場合は，インスリン量を減量する必要がしばしばあるので注意する[27]。

6）注射針の穿刺

注射針の穿刺には，恐怖感や痛みなどの不快感が伴う[29]。恐怖感に関しては，以前に比べて針管が極細で短くなり，近年，針基を平面にした注射針の登場で以前よりは軽減してきた[28, 29]。極細になったことで，針が神経終末に直接触れるようなまれなケースを除いてほとんど痛みを伴わないが，例外的に過敏である患者も存在する。注射の痛みを軽減するコツは以下のとおりである[30]。

- より短く，より細い注射針を使用する
- 注射のたびに，新しい注射針を使用する
- 使用中のインスリンは室温に保管する
- 消毒用アルコールが完全に乾いてから注射する
- 毛根部への注射は避ける
- 注射針を皮膚に穿刺するときには，ダーツのような素早い動きで行う
- 薬剤の注入はゆっくり行い，注入ボタンを最後までぶれないように押し込む

注射針の長さは，身体的，薬理学的および心理的要因を含む複数の要因に基づいて，患者と医療従事者が共同して決定することが大切である[31, 32]。現在，汎用されている注射針の長さは4〜6mmで，これより長い注射針は筋肉内注射のリスクを増大させることから推奨されていない[21]。成人糖尿病患者の注射部位の皮膚の厚さは，BMIを含む人口統計学的特性によらずほとんど変わらないとされ，平均して約1.9〜2.4mmである[33]。したがって，4mm針の穿刺深度は皮下注射に有用で筋肉内注射

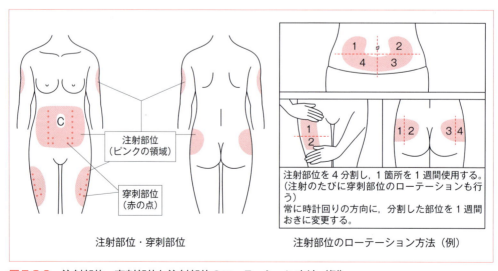

図5.3.9　注射部位・穿刺部位と注射部位のローテーション方法（例）

になりにくいため，穿刺時に皮膚をつままなくともよい場合が多い。穿刺角度は皮膚の面に対して垂直である（皮膚の面に対して斜めに穿刺すると深度は浅くなる）。一方，8mm針のように長い注射針では筋肉内注射を避けるために皮膚をつまむ，または深くならないように45°の角度で穿刺するよう推奨されている。患者のなかには，長い注射針でないと血糖コントロールがうまくいかない場合もある。また，患者が小児の場合やBMIが小さい場合，注射針の長さと皮膚をつまむかどうかなど注意しなければならない[34]。

現在，注射針の太さは31〜34ゲージ（G）が主流になっている。より細くすれば注射部位の痛点への穿刺の確率が低下するが[35]，針を細くすれば針管の内腔の太さも細くなるため，注入抵抗が増大し強度は低下する。そこで，針の先端部を細くしたテーパー針や針管を薄くした注射針，針基の形状を工夫して針折れ防止効果を備えた注射針も開発された。

なお，穿刺時は注入ボタンに指が触れないよう注意する。服の上からの穿刺は，針折れや注射針の穿刺深度が浅くなることが危惧される。注射前後の穿刺部位のマッサージは，薬剤の吸収を速める場合があるため一般的には推奨されない。

現在の注射針の規格は，痛みや心理的不安感，そして筋肉内注射の危険性などを軽減するために開発されたが，このような穿刺法はそれを活かすために必要とされる手技であることを理解しておかなければならない（図5.3.10）。

7）注入操作

正しい注入操作は，注入デバイスを正しく握り注入ボタンを本体に沿って真上から（垂直に）最後まで押し込む。これは，設定した薬液を正確に注入するために重要な操作である。正しい握り方とは，ダイアル表示が見えるように握ることである。また，設定した投与量が多いと注入ボタンのせり出しが大きくなり，高齢者や小児などでは注入ボタンに指が届かない，あるいは届いても真上

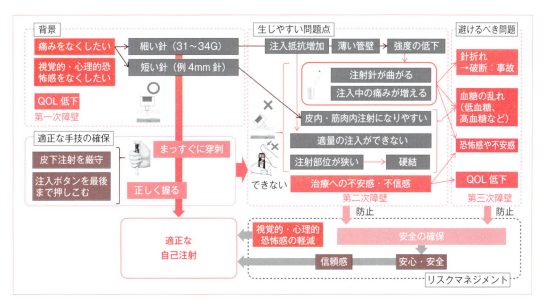

図5.3.10　注射（穿刺，注入）に関わる問題と求められる適正な手技の関係

から押し込めないことがある。機種によっても注入抵抗が異なる[36]。注入ボタンを斜めに押し込もうとすると、注入抵抗が増加し確実に注入できないことがあるので、このようなときは補助具の使用か、せり出しのない（少ない）機種や、斜めからでも注入ボタンが無理なく押し込める機種への変更を考慮する[37]。また、患者の手指機能や、握力を確認し、注入ボタンを完全に押し込めることを確認する。注入ボタンを押し込む際、ぶれないように注入デバイスをしっかり握って固定できないと、注入中に針が曲がったり痛みを感じたりする（図5.3.10）。一般に、早い速度で注入すると注入抵抗が増加しやすく、遅いと注入過程で生ずる注入抵抗の強弱が大きくなりやすい[37]。

多くの機種では、注入過程を注入時に注入機本体から発せられるクリック音と手指で感じる注入抵抗によって把握することができるが、感触が得られにくい機種がある。したがって、注入完了は目視で確認することを基本とする。注入完了後は注入ボタンを押したまま、注入デバイスごとに定められた秒数以上カウントしてから針を引き抜く。一般に、10秒以上数えることを目標にするが、注入デバイスの機種や注入量などにより増減する。実際には、時計などを利用して患者とカウント時間を確認し、目標時間を設定するとよい。

8）注射針の抜去

カートリッジ内への血液の逆流を予防するために、注入完了後は注入ボタンを押し続けながら抜針する。血液混入で沈殿形成が生じるとインスリン濃度が低下するため、注射直後にカートリッジ内に赤色の混入や沈殿がないことを確認し、異常を確認したら使用せず新しい製剤に交換する[38]。

9）後片づけ

①注射針の取り外しと廃棄

使用後の注射針を注入デバイスに取りつけたままにすると、薬液漏れやカートリッジへの空気や汚染物質の流入が生じ、その後の投薬量の正確さや品質に影響を及ぼすことがある[39]。したがって、使用後の注射針は、すぐに針ケースを注射針にまっすぐ被せて注入デバイスから取り外し、耐貫通性の廃棄容器に廃棄する。注射針の再使用は、衛生上の問題に加えて刃先の変形による痛みの増加や潤滑剤と薬液の反応による針詰まりなどが生じやすいので避ける。また、カートリッジへ吸引された使用患者の生体由来物質が別の患者に注入されるおそれがあるため、絶対に患者間で共有してはならない。

保管は、製剤が温度や光、そして振動・衝撃の影響を受けないようにするが、保管姿勢も操作方法に関係することもあるので配慮が必要となる。また、注射直前にはカートリッジ内の薬液をよく観察し、品質（性状）に異常がないことを確認する。一般に未使用の製剤は2〜8℃で、使用中のものは室温（1〜30℃）に保管し冷蔵庫には入れない。製剤によって規定されている保管温度が異なる場合もあるので、添付文書などを参照して貯法および使用期限を確認する。室温より高温また低温（凍結）で保管した場合、注入デバイスに異常が生じやすい。そのため、自動車の車内に製剤を放置したままにしない。航空機で移動する場合は、貨物室に預けると思わぬ温度変化を受けたり衝撃などで破損する可能性がある。なお、未使用の製剤を冷蔵庫内に保管する場合は、冷気の吹き出し口付近を避けて冷蔵庫の扉や野菜室などに保管する[40]。一般にインスリン製剤やGLP-1受容体

作動薬は遮光保存となっているが，注射前に異物混入や血液の逆流，懸濁製剤の場合は結晶の状態を確認するために，カートリッジが無色透明になっている。したがって，注射終了後は注入デバイスのキャップを元通りに取りつける。長期間，製剤に連続して振動を与えると性状が変化（繊維化）することがある。強い衝撃はカートリッジや注入デバイスの破損を招くおそれがあるため，携帯時は衝撃を軽減する入れ物に入れる[41]。二相性アナログインスリン製剤は，カートリッジを横にした姿勢で保管する[15, 42]。懸濁製剤は，早めに冷蔵庫から取り出して温度を室温に戻しておくと再懸濁しやすい。

3. トラブルとその対応

患者が早期にトラブルの状態を発見し，トラブルを回避できるような対処法を知ることは重要である。取扱説明書に示されている適正な保管法や操作法は，注入デバイスや注射針の材質・構造の特性を踏まえて定められており，これが遵守されないときに何かしらのトラブルになる可能性がある（図5.3.11）。トラブルの多くは使用法に由来することから，患者には一つひとつの手技に重要な意味があることを説明する。また，誤解や思い込みからトラブルを繰り返す事例もあるので，原因を追求して修正することは大切である。1例として「カートリッジ内に小豆大の空気があった」という患者の訴えに関して，原因の分析から回避方法までの分析の流れについて図5.3.12に示す。

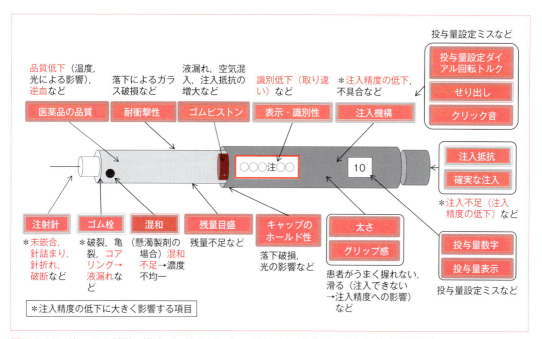

図5.3.11 注入器の材質，構造，形状などによって特徴づけられる項目と関連する問題点

V章 糖尿病の薬物治療（各論）

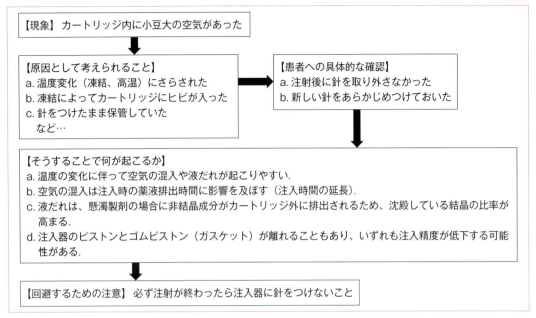

図5.3.12 「カートリッジ内に小豆大の空気があった」というトラブルと対応の例

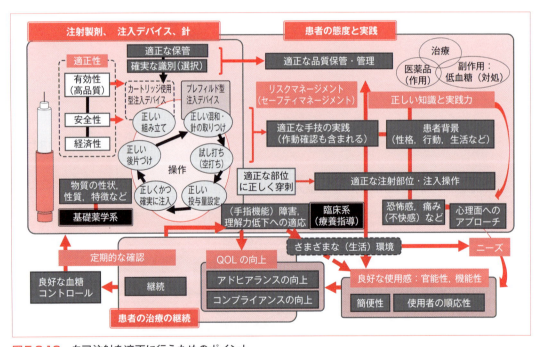

図5.3.13 自己注射を適正に行うためのポイント

4. 自己注射を適正に行うためのポイント（図5.3.13）

　自己注射指導では，初めに医薬品や注入デバイス・針を正しく使用するための説明と練習を行い，患者に自己注射療法へ前向きに取り組んでもらうことやトラブル回避などのリスクマネジメントに

関する説明も行う。医療者は，患者の自己注射の実施状態を定期的に確認する。なお，薬剤師は自己注射指導への関わりが直接・間接を問わず，全体の関連を念頭にポイントを押さえて患者個々に生じている問題点を抽出し，解決に向けた行動ができなければならない。

引用文献

1) 中野玲子，武藤達也，虎石顕一，朝倉俊成，インスリン注入デバイスの第一印象と手技体験後印象の比較調査，医療薬学，2008, 34, 705-710.
2) 朝倉俊成，清野弘明，2種のインスリンカートリッジ注入デバイス（ヒューマペンラグジュラとノボペン300）の糖尿病患者を対象とした使用性評価と基礎試験による比較，医療薬学，2005, 31, 993-1003.
3) Asakura T, Seino H, Jensen KH, Patient acceptance and issues of education of two drurable insulin pen devices, *Diabetes Technology & Therapeutics*, 2008, 10, 229-304.
4) 武藤達也，朝倉俊成，虎石顕一，中野玲子，携帯型インスリン・プレフィルド製剤と従来型ペン型インスリン注入デバイスの使用感比較，医療薬学，2006, 32, 1065-1070.
5) 朝倉俊成，清野弘明，名取和幸，江森敏夫，プレフィルド型インスリン注入デバイスの識別性に関するカラーデザインの評価，くすりと糖尿病，2014, 3, 63-73.
6) 朝倉俊成，名取和幸，江森敏夫，注入デバイスの識別色とイメージとの対応に関する調査研究－第1報－，くすりと糖尿病，2014, 3, 128-138.
7) 朝倉俊成，名取和幸，江森敏夫：注入デバイスの識別色とイメージとの対応に関する調査研究－第2報－，くすりと糖尿病，2015, 4, 69-76.
8) 河村瞳，朝倉俊成，菅原秀樹，高橋正晃，清野弘明，糖尿病患者を対象としたプレフィルド型インスリン注入デバイスの識別性に関する意識調査（第1報）―製薬会社別の検討―，くすりと糖尿病，2015, 4, 166-176.
9) 河村瞳，朝倉俊成，菅原秀樹，高橋正晃，清野弘明，糖尿病患者を対象としたプレフィルド型インスリン注入デバイスの識別性に関する意識調査（第2報）―各製剤別の検討―，くすりと糖尿病，2015, 4, 177-188.
10) 朝倉俊成，菅原秀樹，清野弘明，高橋正晃，貴田岡正史，インスリン製剤およびGLP-1受容体作動薬の取り違い防止を目的とした製剤区分の識別に有用なマークの検討，くすりと糖尿病，2016, 5, 77-83.
11) 朝倉俊成，貴田岡正史：インスリン製剤およびGLP-1受容体作動薬の取り違い防止を目的とした製剤区分用マークの検討（第2報），くすりと糖尿病，2016, 5, 200-205.
12) 朝倉俊成，野崎征支郎，清野弘明，阿部隆三，外食時のインスリン自己注射に関する実態調査，糖尿病，1999, 42, 537-540.
13) 朝倉俊成，野崎征支郎，清野弘明，阿部隆三，飲食店を対象とした外食時のインスリン自己注射に関する意識調査，糖尿病，2001, 44, 423-427.
14) 朝倉俊成，矢田眞理子，泉典子，橋本和代，格谷美奈子，厚田幸一郎，佐竹正子，中野玲子，虎石顕一，病院薬剤師を対象とした糖尿病治療による低血糖に関する意識調査，医療薬学，2001, 27, 517-522.
15) 川崎恵美，朝倉俊成，柄沢仁美，影向範昭，臨床使用における懸濁インスリン製剤の懸濁性に関する検討，糖尿病，2012, 55, 753-760.
16) 朝倉俊成，インスリングラルギン用インスリンカートリッジシステム・ランタス注オプチクリック300とペン型インスリンプレフィルド製剤フレックスペンのゴム栓の性状およびインスリン注入精度に関する比較検討，医療薬学，2007, 33, 324-330.
17) 朝倉俊成，清野弘明，インスリンカートリッジ内に混入した空気（気泡）がペン型インスリン注入デバイスの精度に与える影響，糖尿病，2004, 47, 391-394.
18) 朝倉俊成，木下久美子，清水一紀，柳澤克之，和田幹子，"糖尿病治療のための注射手技マニュアル"，南江堂，東京，2013, pp. 29.
19) 朝倉俊成，野崎征支郎，清野弘明，阿部隆三：ダイヤル式携帯用インスリン注入デバイス300の一部回収に関する情報提供と患者の認識，社会薬学，2001, 21, 16-22.
20) Asakura T, Comparison of the dosing accuracy of two insulin injection devices, *Journal of Clinical Research*, 2005, 8, 33-40.

21) Asakura T, Seino H, Kageyama M, Yohkoh N, Dosing accuracu of two insulin pre-filled pens, *Current Medical Research and Opinion*, 2008, 24, 1429-1434.
22) Pfuitzuner A, Asakura T, Sommavilla B, Lee WC, Insulin delivery with FlexPen：dose accuracy, patient preference and adherence, *Expert Opin Drug Deliv*, 2008, 5, 915-925.
23) Asakura T, Seino H, Assessment of dose selection confidence with audiblenotification in insulin pen devices, *Diabetes Technol Ther*, 2005, 7, 620-626.
24) Asakura T, Seino H, Kageyama M, Yohkoh N, Comparative study on click sounds produced by three types of prefilled pen devices（FlexPen, SoloSTAR, MirioPen）on dose setting, *Jpn J Pharm Health Care Sci*, 2008, 34, 1023-1027.
25) Asakura T, Seino H, Nakano R, Muto T, Toraishi K, Sako Y, Kageyama M, Yohkoh N, A Comparison of the handling and accuracy of syringe and vial versus prefilled insulin pen（FlexPen）, *Diabetes Technology & Therapeutics*, 2009, 11, 657-661.
26) 朝倉俊成，木下久美子，清水一紀，柳澤克之，和田幹子，"糖尿病治療のための注射手技マニュアル"，南江堂，東京，2013，pp. 12.
27) 朝倉俊成，木下久美子，清水一紀，柳澤克之，和田幹子，"糖尿病治療のための注射手技マニュアル"，南江堂，東京，2013，pp. 77-86.
28) Asakura T, A large-scale study of the shape of pen injection needles for insulin injection（needle hub）and impression of injection needles in japanese users, *Japanese Journal of Pharmaceutical and Diabetes*, 2016, 5, 60-70.
29) 朝倉俊成，清野弘明，金子 純，清水茉耶，菅原秀樹，高橋正晃，ペン型インスリン注入デバイス用注射針の形状から得られる印象に関する臨床調査～従来型のBDマイクロファインプラスと新形状NovoTwistの比較～，くすりと糖尿病，2016，5，188-193.
30) 朝倉俊成，木下久美子，清水一紀，柳澤克之，和田幹子，"糖尿病治療のための注射手技マニュアル"，南江堂，東京，2013，pp. 32-33.
31) Sindelka G, Heinemann L, Berger M. Frenck W, Chantelau E, Effect of insulin concentration, subcutaneous fat thickness and skin temperature on subcutaneous insulin absorption in healthy subjects, *Diabetologia*, 1994, 37, 377-40.
32) Uzun S. lnanc N. Azal S, Determining optimal needle length for subcutaneous insulin injection, *J Diab Nursing*, 2001, 5, 83-87.
33) Anders H. Frid, MD, Gillian Kreugel, DSN；Giorgio Grassi, MD；Serge Halimi, MD；Debbie Hicks, DSN；Laurence J. Hirsch, MD；Mike J. Smith, DSN；Regine Wellhoener, MD；Bruce W. Bode, MD；Irl B. Hirsch, MD；Sanjay Kalra, MD；Linong Ji, MD；and Kenneth W. Strauss, MD, New Insulin Delivery Recommendation, *Mayo Clin Proc*, 2016, 91, 1231-1255.
34) Schwartz S, Hassman D, Shelmet J, Sievers R, Weinstein R, Liang J, Lyness W. A multicenter, open-label, randomized, two-period crossover trial comparing glycemic control, satisfaction, and preference achieved with a 31 gauge x 6mm needle versus a 29 gauge × 12. 7mm needle in obese patients with diabetes mellitus, *Clin Ther*, 2004, 26, 1663-1678.
35) Okamoto K, Ami N, Oshima H, Assessment of needle insertion pain with flexor reflex responses in anesthetized rats, *Pain Research*, 2012, 27, 215-225.
36) 朝倉俊成，清野弘明，市販のインスリン注入デバイスと専用注射針を用いた注入抵抗の比較と患者への手技指導上の留意点，医療薬学，2006，32，723-728.
37) Asakura T, Seino H, Kageyama M, Yohkoh N, Evaluation of injection force of three insulin delivery pens, *Expert Opinion*, 2009, 10, 1389-1393.
38) 吉原博夢，佐野恭章，天田拓麻，朝倉俊成，北川幸巳，浅田真一，自己注射製剤への血液混入による影響～有効濃度減少を伴う沈殿形成～，糖尿病，2016，59，179-187.
39) 朝倉俊成，影山美穂，清野弘明，インスリンカートリッジ内への空気混入が製剤の濃度および注入デバイスの注入精度に与える影響について―注射針を付けたまま保管した場合の悪影響―，糖尿病，2007，50，877-882.

40) 朝倉俊成, 清野弘明, 凍結によるインスリン製剤の性状変化観察と凍結後解凍したインスリン製剤の使用防止のための患者説明のありかた, 糖尿病, 2003, 46, 767-773.
41) 朝倉俊成, 清野弘明, 阿部隆三, インスリンカートリッジ製剤の落下試験による破損状態とその防止対策の検討, 糖尿病, 2001, 45, 127-132.
42) 朝倉俊成, 野崎征支郎, 清野弘明, 阿部隆三, インスリン自己注射手技とNPHおよび混合型インスリン製剤の白濁沈殿時間との関係―インスリン製剤の注射前沈殿防止とその手技指導についての考察―, 糖尿病, 2000, 43, 887-891.

D 適正なSMBGの手技と活用法

1. SMBGの定義・目的

　血糖自己測定（self-monitoring of blood glucose：SMBG）は，「自己血糖測定器（以下，機器）を用いて，患者が自己の血糖値を測定すること」と定義されており，家庭での日常の血糖値を知り，自分でインスリン注射量を決められた範囲内で調節し，より厳密な血糖コントロールを目指すために用いられる[1]。また，低血糖の確認やシックデイ時の対応にも重要な役割を果たす。そのため，決められた日時に測定値を『糖尿病自己管理ノート』（日本糖尿病協会発行）などに記録するだけでは不十分であり，その結果をどう活用するかが重要である。一方，各企業よりさまざまなタイプの機器が販売されているが，その特徴を理解し適切な操作を行わなければ不正確な値が表示されてしまう可能性がある。

　医療機関におけるSMBG導入時の手技指導は，看護師や臨床検査技師が担当している場合が多いが，病院・薬局薬剤師もセンサーや穿刺針（以下，針）などを取り扱うことがあり，穿刺器具（以下，器具）や機器の不具合を相談されることもある。そのため，基本的なSMBGの知識および技能を修得しておく必要がある。

　その他，血糖値を測定する装置としては，医療機関の検査室などに設置されている高額な臨床化学自動分析装置や，医療従事者が使用するPOCT（point of care testing）対応装置がある。

2. 測定原理

　機器の測定原理は，血液中のグルコースを基質とした酵素であるグルコースオキシダーゼ（glucose oxidase：GOD）もしくはグルコースデヒドロゲナーゼ（glucose dehydrogenase：GDH）を用いた酵素法が使用されている。また，GDH法では脱水素反応に補酵素が必要であり，ニコチンアミドアデニンジヌクレオチド（nicotinamide adenine dinucleotide：NAD），フラビンアデニンジヌクレオチド（flavin adenine dinucleotide：FAD）などが用いられる。その後，血液中グルコース濃度に応じた酵素反応の量を色素の変化として測定するのが比色法で，電流の変化として測定するのが電極法である。

3. 指導時の薬剤師と患者の位置関係

　通常の服薬指導において，薬剤師と患者の位置関係がベッドサイドでは直角，窓口カウンターでは真正面に向き合うことが多い。しかし，機器の取り扱いを説明する際にはお互いの操作が左右逆となるため，患者が混乱することがある。そのため，両者の位置関係は左右横並びが望ましく，指導スペースが十分取れない場合は直角で向き合うことで対応する[2]（図5.3.14）。

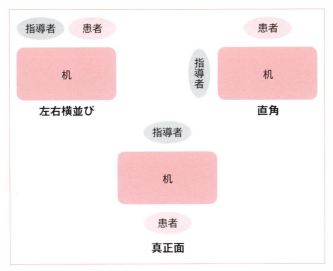

図5.3.14 指導者と患者との位置関係

4. 適正なSMBGの手技

(1) 手技説明資料，穿刺器具，自己血糖測定器の準備

初回から手技を修得するまでは，手技説明資料を手元に用意して操作を行ってもらう。手技説明資料としては，製品に添付されている取扱説明書と各企業から提供されている「○○○の使い方」などの名称の見開き説明書（以下，簡易説明書）があるが，後者のほうが一連の流れが把握しやすいため，手技の確認には適している。

最初に器具と針，機器とセンサー，消毒綿を机の上に並べる。次に，器具に針を正しい向きにしっかり奥まで挿入する。センサーは個包装から使用時直前に取り出し，機器の挿入口に正しい向きにしっかり奥まで挿入する。センサーを取り出したまま放置すると，湿気により測定精度が低下する可能性がある。液晶画面が表示され，電源が入ったことを確認する。また，このときに画面にエラーメッセージが表示されていないか確認する（詳細は後述）。

(2) 穿刺の方法

手洗いは，基本的に感染予防の手洗いに準じた手技で行い，消毒は，穿刺する部位を中心にして少し広めに清拭する。なお，災害時は，手洗いや消毒ができなくても測定することを優先する。乾燥は，息を吹きかけたりティッシュペーパーで拭き取ったりすることは避け，原則，自然乾燥を推奨する。

使用可能な穿刺部位は，一般的には図5.3.15の赤色で示した部位であるが，器具や機器の種類によって推奨部位は異なるため，簡易説明書などを参照し選択する。指先部は最も使用されている部位であり，痛みは他の部位と比較して強めだが測定精度は高く，血液も出やすいため測定ミスも少ない。明確なエビデンスはないが，指腹より指横のほうが痛みは少なく採血しやすいとされている。ただし，指先を使用する職業や家事を行う患者などには適さないため注意する。手のひら部は，指先部と比較して痛みは少ないが血液は若干出にくい。測定精度は，指先部と同程度と報告されて

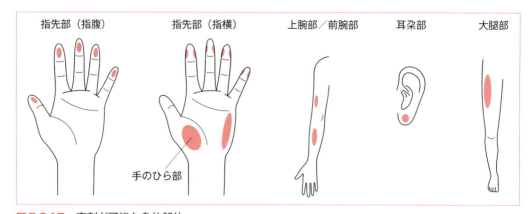

図5.3.15　穿刺が可能な身体部位
（虎石顕一，中野玲子，武藤達也，"医療従事者に知って欲しいSMBG血糖自己測定手技のマニュアル"，朝倉俊成編，メディカルレビュー社，東京，2015，p.18．より改変）

いる[3]。前腕部・上腕部・大腿部は，痛みは少ないが血糖変動期に測定精度が低下する可能性がある。また，他の部位と比較して血液が出にくいため，操作に熟練を要する。耳朶部は，現在各企業とも原則推奨していない。

　穿刺部位が決まれば，採血量を確保しつつ患者の痛みを最小限とする器具の針の深さ設定を模索，決定する（穿刺の深さ調節が可能な器具のみ）。次に，器具を穿刺部位に直角に当て，軽く皮膚に押しつけてボタンを押し（器具を押し込む）穿刺する。

　原則，同じ部位のなかで穿刺場所を定期的に変更（ローテーション）する。

（3）採血・測定の方法

　指先部の場合は，指の下部（近位部）から穿刺部位（遠位部）付近へ押し出すように圧迫する（図5.3.16）。それ以外の部位では，穿刺部位付近を軽く圧迫する。患者によっては十分な採血量が得られないことがある。その場合の対応については，後述する。次に，採血量の目安量が簡易説明書内や器具本体に示されているので，各機器の測定に必要な量だけ絞り出す[4]。なお，血液を点着させるセンサーの箇所や角度は，機種により異なるため，簡易説明書を参照する。

　多くの機種は，血液が必要量吸引されると「ピッ」と音が出て一定の時間が経過した後に血糖値が表示される。また，血液量が不足の場合はエラー表示が出る（詳細は後述）。なお，センサーによっては，点着部の色調変化で視覚的に点着状況を確認できるので，取扱説明書などで詳細を確認する。

　一方，測定値に応じて，カラーサインで血糖コントロールの状況をアラートする機能が付いている機種があり，その値があらかじめセットされているプリセット型と個々に設定する設定型に分けられる。どちらの型も主治医の指示により，患者のコントロール目標に沿ったアラート値に再設定する必要がある。

（4）穿刺後，測定後の処理

　血液の残りは，消毒綿やティッシュペーパーで確実に拭き取り，止血されていることを確認する。器具に装着されていた針は，その種類によって取り外し方法が異なるため，取扱説明書などを参

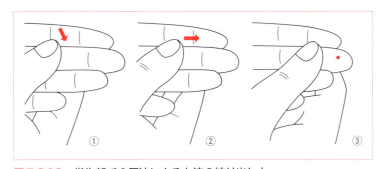

図5.3.16　指先部での圧迫による血液の絞り出し方
（虎石顕一，中野玲子，武藤達也，"医療従事者に知って欲しいSMBG血糖自己測定手技のマニュアル"，朝倉俊成編，メディカルレビュー社，東京，2015，p.23．）

照する．原則，針は災害時など取り替えるものがない場合を除き，感染対策および痛み軽減のため毎回取り替える．そのため，再使用を防止するため器具全体がディスポーザブルタイプの製品や再穿刺できない構造の針も販売されている．使用済みの針は感染防止のため，原則として医療機関で廃棄するが，市町村により廃棄方法が異なる場合もあるので確認する．使用済みのセンサーおよび消毒綿は他の人に触れないように一般ごみとして廃棄する．なお，近年の針は使用後針先がむき出しにならない安全性に配慮した構造となっている．一方，器具には，針の周囲部分がディスポーザブルタイプでない製品が存在し，複数の人で器具を使い回すと針を取り替えても感染上のリスクがあるため，家族であっても安易に使用しないよう指導する．使用済みのセンサーおよび消毒綿は，他の人に触れないように一般ごみとして廃棄する．

5. 血液が出にくい場合の対応

　対応としては，採血部位の事前マッサージや加温，穿刺の深さの変更，穿刺部位の変更などがある．患者により適切な対応は異なるため，その効果とQOLを考慮した方法を患者と選択する．ただし，穿刺部位の変更に関しては，同部位間（例：人差し指から中指など）であれば問題ないが，他部位間（例：指先部から上腕部）の場合は，器具や機器が対応していないことがあるので注意する．なお，心臓よりも下の位置で穿刺部位を圧迫したほうが，血液が出やすいとされている．

6. 薬剤師がSMBGの手技を説明する場合の注意点

　高齢の患者などに手技説明を行うときに，その手技の一部を薬剤師が介助したくなるケースがある．実際に，簡易説明書を用いた口頭および手本を見せながらの説明よりも直接患者の手を取りながら説明することで理解が得られる場合も多い．しかし，2015年8月5日付厚生労働省事務連絡によりSMBG手技の一部が医行為として明確化され，薬剤師は介助できないことになった．具体的に医行為として示された手技項目は，①採血部位への穿刺，②穿刺後の血液絞り出し，であり，医行為ではないと示された手技項目は，それ以外の手技すべて（採血部位に傷病などがある場合を除

く）である。

　医行為に該当する項目でどうしても手技の理解が得られない場合は，針を取りつけていない器具を用いた模擬操作で介助し，イメージしてもらうなどの工夫が必要である。

7. SMBGの値に影響を及ぼす因子

　SMBGでは，一般の人が簡易測定器を用いて測定することから，機種間差，溶存酸素分圧・ヘマトクリットの値の影響，アスコルビン酸・アセトアミノフェン・ガラクトース・キシロース・マルトースなどの共存物質の影響，測定する環境の温度の影響，採血部位，手洗い方法，血液の絞り出し方などの手技による影響が考えられる。

　血液中の溶存酸素分圧が大きいほどGOD法で低値を示すことがある。ヘマトクリット値の場合は，基準範囲付近であればほぼ正確な測定が可能であるが，貧血患者や透析患者のようにヘマトクリット値が20％を下回ると高値に，新生児や生理前の女性などのように55％を上回ると低値を示すことがある。共存物質のなかでアスコルビン酸は，経口摂取により血中濃度が上昇すると高値になることがある。マルトースは古い機種では大きな影響を受けることがあったが，現在は酵素を一部変更することで改善されている。それ以外の共存物質は，日常診療上では大きな影響はないとされている[5]。手技では，穿刺部位は指先および手のひらを除き血糖変動時は正確な値を示さないことがある。また，果物を触った手指を十分に手洗いせず，指先（手のひら）測定した場合に高値を示すことがある[6]。その他，誤った方法で血液を絞り出すと体液が絞り出され低値を示すことがある。

　これらの因子に対応するためには，影響を受けにくい機器の選定や適切な測定環境，手技を患者に理解してもらうことが重要である。

8. 血糖測定器の代表的なエラーメッセージ

1）測定温度逸脱

　現在販売されている機器は，製品仕様に測定許容範囲が表記されているが，各機器の範囲は異なることから，取扱説明書などで確認する。例えば，ある機器では最低6℃から最高44℃と記載されている。わが国では，夏の炎天下の屋外で測定するとき以外は影響が少ないが，冬は多くの地域で氷点下に近い温度となるため，寒い室内で測定する場合は，事前に十分室内を暖め機器をしばらく放置した後，測定を行う。

2）検体量不足

　現在ほとんどの機器は，血液量が不足していた場合にエラーが表示される。その場合は，新しいセンサーと交換し，再度採血操作からやり直す。また古い機種のなかには，血液量が不足していても測定を継続し，誤った血糖値を表示してしまうことがあるので注意する。

3）電池切れ

　単4型またはボタン電池は，コンビニエンスストアや家電量販店などで入手可能であり，電池の種類がわからなければ機器本体を持っていき，店員に尋ねるように指導する。また，電池交換を必要としない充電式の機器も販売されている。交換・充電の方法や時期は機種により異なるので簡易説明書などを参照する。

4）その他

　各機器の取扱説明書または簡易説明書には，エラーメッセージとその対応方法が記載されており，液晶画面にその内容が表示される機種も多い。万一，患者自身での対応が困難な場合は，貸与された医療機関，購入した薬局に相談するか，販売会社に直接問い合わせるよう指導する。

9．穿刺器，血糖測定器の保守・メンテナンス方法

1）耐用年数と適切な保守の方法

　一般的には，標準的な使用期間の目安として表記されていることが多い。例えばある機器では自己認証5年，ある器具では自己認証3年となっている。各耐用年数は企業により若干異なっており，取扱説明書などでの確認が必要である。耐用年数を超えていても精度確認ができれば継続使用も可能だが，新機種への交換も検討する。

　通常メンテナンスとしては，汚れた際に水などで湿らせ固く絞った布などで拭き取ればよい。また，センサーの挿入口から水分が入ると故障の原因となる可能性があるため注意する。万一，測定精度に不安がある場合は，貸与された医療機関や購入した薬局に相談する。

2）販売会社などの問い合わせ窓口の利用方法

　器具や機器に使用上の疑問点が生じた場合に，医療機関や薬局では十分な対応ができない場合がある。そのため機器の簡易説明書には，「相談窓口」，「コールセンター」，「お客様センター」などの名称でフリーダイアルの問い合わせ先が記載されている。器具や機器の使い方や不具合に関して，専門スタッフが可能な範囲で相談に応じてくれる。ただし，問い合わせに対応している日時は企業により異なるため，簡易説明書などを参照する。また，器具や機器が故障した場合の交換・修理には，対応していない場合が多い。

10．補助具について

　高齢者，視力障害や片麻痺・振戦を含めた手指の可動域の低下や運動能力低下を伴う患者では，確実にSMBGを行うことが難しい。そこで，手技の補正や採血を容易にするための道具が医療従事者により製作されたり企業より提供されたりしている。

　企業提供の補助具は，無料のものが多いが，一部有料のものもある。また，対応する機器が限定される場合があり，都合により提供が中止されることがある。

引用文献

1) 日本糖尿病学会編著,"糖尿病治療ガイド2016-2017,文光堂,東京,2016,pp.58-59.
2) 虎石顕一,中野玲子,武藤達也,"医療従事者に知って欲しいSMBG血糖自己測定手技のマニュアル",朝倉俊成編,メディカルレビュー社,東京,2015,pp.6-7.
3) Meguro S, Funae O, Hosokawa K, Atsumi Y, Hypoglycemia detection rate differs among blood glucose monitoring sites, *Diabetes Care*, 2005, 28, 708-709.
4) 虎石顕一,中野玲子,武藤達也著,医療従事者に知って欲しいSMBG血糖自己測定手技のポイント,松岡健平監,朝倉俊成編,メディカルレビュー社,東京,2012,pp.67-69.
5) 菅野宙子,井上美幸,友田雅己,大當京子,横村守,坂口和也,石田恵梨,内潟安子,三浦ひとみ,佐藤麻子,血糖自己測定器7機種の基礎性能評価,医学と薬学,2014,71(4),743-754.
6) Hirose T, Mita T, Fujitani Y, Kawamori R, Watada H, Glucose monitoring after fruit peeling: pseudohyperglycemia when neglecting hand washing before fingertip blood, *Diabetes Care*, 2011, 34, 596-597.

4 薬物治療各論（併用療法）

A 内服薬同士の併用療法

1. 併用療法の有用性

インスリン非依存状態の糖尿病において，経口血糖降下薬の単剤投与によって血糖コントロールが目標値に達しない場合は，増量，あるいはより血糖改善効果の強い血糖降下薬への変更，併用療法を考慮する（図5.4.1）。

単剤の増量や薬剤の変更によっても血糖改善は得られるが，作用機序の異なる薬剤の併用は，副作用のリスクを少なくしながら，より強い血糖降下作用が期待される。2剤の併用でも効果不十分の場合，3剤以上の多剤併用も可能であり，薬剤数を増やすことで血糖コントロールが改善することが報告されている[1-3]。併用によって良好な血糖コントロールが達成できれば，細小血管症や大血管症の発症，進展の抑制が期待できる。しかし，併用は相加的，あるいは相乗的に効果を発揮するが，どの方法が最善かのエビデンスはなく，日本における併用療法のガイドラインは確立していない。

2. 併用の組み合わせ

1）併用における第一選択薬

2型糖尿病は膵β細胞の機能不全とインスリン抵抗性が合わさりインスリン作用不足をきたし，慢性の高血糖状態に至る。薬物療法は高血糖の主となる原因によって第一選択薬が選択され，効果不十分であれば他の薬剤の併用が考慮される。

ADA/EASDのコンセンサスガイドラインでは禁忌に該当しないかぎり肥満度にかかわらずメトホルミンを第一選択薬としており，併用に関しては，メトホルミンを中心とした併用療法が基本となっている。

日本では2型糖尿病の病態や生活習慣が異なるため，経口血糖降下薬の選択は，その作用機序を踏まえて，患者の病態によって個別的に対応することが原則とされており，病態に合わせてさまざまな薬剤が使用されている。

現在，経口血糖降下薬は3系統，7種類使用することが可能となっている。インスリン抵抗性改善系は，BG薬，チアゾリジン薬，インスリン分泌促進系はSU薬，グリニド薬，DPP-4阻害薬，糖吸収・排泄調節系はα-GI，SGLT2阻害薬であり，併用においては同系統，他系統にかかわらず検討されるが，SU薬とグリニド薬は作用機序が同じであるため併用は行われない。さらに，薬剤の選択においては，空腹時や食後のうちどの時点の血糖を低下させるのか，低血糖を起こしやすい薬剤なのかも考慮が必要と考えられる（図5.4.2）。

V章　糖尿病の薬物治療（各論）

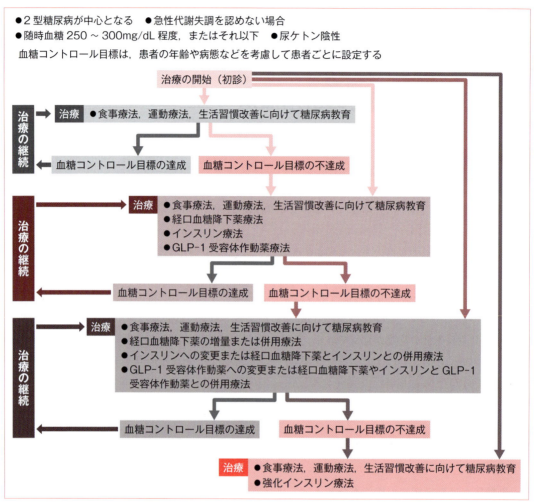

図5.4.1　インスリン非依存状態の治療
（日本糖尿病学会編著，"糖尿病治療ガイド2016-2017"，文光堂，東京，2016，p.30.）

　罹患期間が短く食後高血糖が主体の例では糖吸収・排泄促進系，やせ形でインスリン分泌低下が主体の場合はインスリン分泌促進系，インスリン抵抗性が主体の場合にはインスリン抵抗性改善系の薬剤が第一選択薬として有用と考えられる。ただし，急激な血糖コントロールに伴う生態への悪影響や，薬物による副作用を抑えるために第一選択薬は単独で少量から開始する。

　経口血糖降下薬の選択に関しては，糖尿病データマネジメント研究会（Japan Diabetes Clinical Data Manegement Study Group：JDDM）にて報告されているように，わが国においてもBG薬（メトホルミン）を第一選択薬として使用するケースが増加していることが示されている[4]。また，2016年10月に厚生労働省より発表となったレセプト情報・特定健診等情報データベース（NDB）のオープンデータでは，経口血糖降下薬の処方量の第1位はメトホルミンとなっており，第一選択薬だけでなく，他の薬剤との併用薬としても多く使用されていると考えられる。また，DPP-4阻害薬についても，処方量の上位を占めていることから，DPP-4阻害薬も現在は第一選択薬や併用薬と

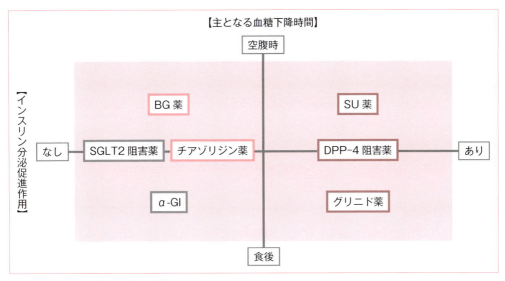

図5.4.2　経口血糖降下薬の特徴

して多く使用されていると考えられる．

2）各薬剤の特徴と併用

(1) BG薬

　肝臓での糖新生抑制や消化管からの糖吸収抑制，脂肪合成抑制によるインスリン感受性亢進により血糖降下作用をもたらす．単独での低血糖は起こしにくい．

　腎機能に問題がなければすべての組み合わせに対して有用である．併用による体重減少も期待でき，SU薬との併用で約2.7kg，チアゾリジン薬との併用で約2.6kg，DPP-4阻害薬との併用で約1.4kg，体重を減少させるという報告[5]がある．

　BG薬の副作用である乳酸アシドーシスのリスクとして脱水があり，下痢などの消化器症状が出現しやすい薬剤との併用は注意が必要である．

(2) チアゾリジン薬

　チアゾリジン薬は脂肪細胞の核内受容体型転写因子のひとつであるPPARγを活性化することで骨格筋や肝臓におけるインスリン抵抗性を改善する．低血糖のおそれは少ないが体重増加や浮腫，心不全の悪化や骨折などの副作用が起こる可能性がある．

　インスリン抵抗性が主体の病態において，BG薬との併用は肝臓での糖新生の抑制とチアゾリジン薬の肝臓でのインスリン抵抗性を改善する異なった作用により相加的に働く．体重増加抑制的な働きがあり，チアゾリジン薬の体重増加の欠点を補うことができる．また，SGLT2阻害薬との併用はチアゾリジン薬の副作用でもある浮腫の軽減が得られる可能性がある．

　インスリン分泌低下が強い病態において，インスリン分泌を促進させる薬剤との併用は有用であり，DPP-4阻害薬との併用は低血糖のリスクを上げることなく食後血糖の改善が見込まれる．SU薬との併用は空腹時血糖のさらなる低下の期待ができるが，併用により体重増加が助長される可能

性がある。

(3) SU薬, グリニド薬

膵β細胞のKチャネルSUR1サブユニットに結合することで惹起経路を活性化し, インスリン分泌を促進させる。単独, 併用どちらでもある程度の血糖改善が得られるが, 併用による低血糖の発生リスクの増加は知られており, 併用時の減量などの対応が必要となる。また, 服用による体重増加も知られている。

グリニド薬はSU薬に比べると, 血糖降下作用は弱く, 低血糖を起こしにくいが, 食直前服用のため併用時には特に服用アドヒアランスの低下が懸念される。可能であれば服用方法を統一するなど, アドヒアランスを高める方法の検討が望ましい。

(4) DPP-4阻害薬

活性型GLP-1, 活性型GIPの濃度を高め, 膵臓のβ細胞内cAMP濃度の上昇による増幅経路の活性化によってインスリン分泌を促進する。効果は血糖値に依存し, 血糖値が低くなると促進効果は弱くなるため, 単独での低血糖リスクは少ない。

さまざまな薬剤と併用されるが, 特にSU薬のようなインスリン分泌促進作用のある薬剤との併用は注意が必要である。

SU薬の作用は膵β細胞の惹起経路の活性化であり, 増幅経路を活性化するDPP-4阻害薬との併用はインスリン分促進作用を強める。低血糖の発症頻度に関する報告はさまざまであるが, ときに重篤な低血糖の発症が報告[6]がされているため, SU薬の量が多い場合には安全のため減量が推奨されている。

BG薬は肝臓でのグルカゴンシグナル抑制による糖放出の抑制や, 内因性のGLP-1分泌の促進, 膵β細胞でのGLP-1受容体発現の上昇も基礎研究で報告されており, DPP-4阻害薬との併用は体重を増加せず, 低血糖のリスクも少ない組み合わせとしてよいと考えられる。

(5) α-GI

α-グルコシダーゼの活性を阻害することで二糖類の分解を阻害し糖の吸収を遅延させ, 食後の血糖上昇を抑制する。単独での低血糖リスクは少ない。

α-GIには, 投与によってGLP-1増加の報告[7,8]があり, GLP-1の効果を強めるDPP-4阻害薬との併用は適していると考えられる.

BG薬は糖新生抑制により空腹時血糖を低下させ, α-GIは食後血糖を低下させる。併用では全体の血糖低下が望まれる。

グリニド薬はα-GIと同様に食直前薬服用のため併用しやすい薬剤である。α-GI単独では効果不十分のHbA1cがあまり高くない症例に適している。

SU薬との併用においては低血糖に注意が必要だが, α-GIは二糖類の分解を阻害するため, 低血糖時には必ずブドウ糖での低血糖対応が必要である。

(6) SGLT2阻害薬

腎近位尿細管でのグルコースの再吸収を抑制し, 尿中へ過剰なグルコースを排泄することで血糖値を改善させる。高血糖でない場合の血糖低下作用は限定的であり, 単独での低血糖のリスクは少ない。体重減少効果もみられるが, 尿糖排泄増加に伴う浸透圧利尿にて尿量が増加し, 脱水, 体液

減少を起こしやすい。

尿糖の排泄増加による血糖低下作用のため，併用薬を選ばずに使用可能だが，SU薬との併用ではDPP-4阻害薬同様にSU薬の減量が推奨されている。

BG薬との併用は，肥満症例に有効な組み合わせであるが，乳酸アシドーシスのリスクとして脱水があり，脱水，体液減少にならないように，注意が必要である。また，BG薬自体も下痢などの消化器症状が現れやすい薬剤であるため，併用時に注意が必要である。

3. 併用による副作用

各薬剤の主な副作用は表5.4.1に示したが，併用においてはこれらの副作用がより強く現れることがある。併用によって最も危惧される副作用は低血糖であり，SU薬やグリニド薬のようなインスリン分泌促進系の薬剤との併用時には注意が必要である。特に，SU薬をベースにDPP-4阻害薬と併用する場合には，SU薬の減量が望ましい。

インクレチン（GLP-1受容体作動薬とDPP-4阻害薬）の適正使用に関する委員会からのRecommendationでは，特に高齢者（65歳以上），軽度腎機能低下者（Cr 1.0mg/dL以上），あるいは両者が併存する場合，SU薬の減量を必須としている。

グリメピリドは2mg/日以下，グリベンクラミドは1.25mg/日以下，グリクラジドは40mg/日以下への減量が求められる。また，常に低血糖を起こす可能性があることを念頭に置き，患者にも低血糖の教育など注意喚起が必要とされている。

同様に，SU薬とSGLT2阻害薬の併用においても，SGLT2阻害薬の適正使用に関する委員会からの適正使用に関するRecommendationにあるように，DPP-4阻害薬同様，低血糖を回避するためSU薬の減量や注意喚起が求められている。

また，脱水はビグアナイド薬による乳酸アシドーシスの重大な危険因子であることから，BG薬とSGLT2阻害薬の併用時の脱水に対する注意は，SGLT2阻害薬投与開始時のみならず，発熱・下痢・嘔吐などがあるとき，食事が十分摂れないような場合（シックデイ）にも万全の注意が必要であり，患者への注意喚起とともに，BG薬，SGLT2阻害薬の両薬剤の休薬を考慮する。

表5.4.1 経口血糖降下薬の種類と主な副作用

薬の種類	主な副作用
BG薬	乳酸アシドーシス，下痢，胃腸障害
チアゾリジン薬	浮腫，体重増加，心不全，肝機能障害
SU薬	低血糖，体重増加
グリニド薬	低血糖，肝機能障害
DPP-4阻害薬	胃腸障害
α-GI	下痢，腹部膨満，放屁増加，肝機能障害
SGLT2阻害薬	脱水，体液量減少，尿路・性器感染症，皮膚症状

引用文献

1) Derosa G, Salvadeo SA, D'Angelo A, et al, Metabolic effect of repaglinide or acarbose when added to a double oral antidiabetic treatment with sulphonylureas and metformin : a doublu-blind, cross-over, clinical trial, *Curr Med Res Opin*, 2009, 25, 607-615.
2) Lukashevich V, Prato SD, Araga M, et al, Efficacy and safety of vildagliptin in patients with type 2 diabetes mellitus inadequately controlled with dual combination of metformin and sulphonylurea, *Diabetes Obes Metab*, 2014, 165, 403-409.
3) Wilding JP, Charpentier G, Hollander P, et al, Efficacy and safety of canagliflozin in patients with type 2 diabetes mellitus inadequately controlled with metformin and sulphonylurea : a randomised trial, *Int J Clin Pract*, 2013, 6712, 1267-1282.
4) Oishi M, Yamazaki K, Okuguchi F, et al, Changes in oral antidiabetic prescriptions and improved glycemic control during the years 2002-2011 in Japan (JDDM32), *J Diabetes Investing*, 2014, 5, 581-587.
5) Bennett ML, Wilson LM, Bolen S, et al, AHRQ Comparative Effectiveness Reviews, Oral diabetes medications for adults with type 2 diabetes : an update, Rockville (MD), Agency for Helthcare Research and Quality (US), 2011.
6) 岩倉敏雄, 藤本寛太, 田原裕美子, シタグリプチンをグリメピリドに追加投与し, 3日後に重傷低血糖症を起こした2型糖尿病の1例, 糖尿病, 2010, 53, 505-508.
7) Fukase N, et al, Differences in glucagon-like peptide-1 and GIP responses following sucrose ingestion, *Diabetes Res Clin Pract*, 1992, 15, 187-195.
8) Lee A, et al, The effects of miglitol on glucagon-like peptide-1 secretion and appetite sensations in obese type 2 diabetes, *Dibetes Obes Metab*, 2002, 4, 329-335.

B 内服薬と注射薬の併用療法

1. 薬理作用を考慮した併用療法の考え方

わが国における2型糖尿病患者への薬物選択に，特定の薬剤の指定はない。『糖尿病治療ガイド2016-2017』（日本糖尿病学会編）では，「患者の病態，合併症，薬剤の作用特性などを考慮して薬剤を選択する」と記載されている[1]。つまり，代謝異常の程度，年齢や肥満の程度，慢性合併症の程度，肝機能・腎機能，ならびにインスリン分泌能やインスリン抵抗性の程度を評価して，どの薬剤を選択するか決定されている。

図5.4.3に示すとおり，薬剤の選択にあたり，個々の薬剤の特徴（機序や主な作用）について理解する必要がある。また，薬剤を併用する場合には，作用機序が異なる薬剤を選択する必要がある。しかしながら，作用機序が異なっていても，保険診療上併用療法が認められない場合もあるため，最新の医療用医薬品の添付文書情報を確認する。

2. 糖尿病合併症の発症進展予防を考慮した併用療法の考え方（総論）

糖尿病治療薬を併用する場合には，単独投与では十分な血糖コントロールが達成できない場合が

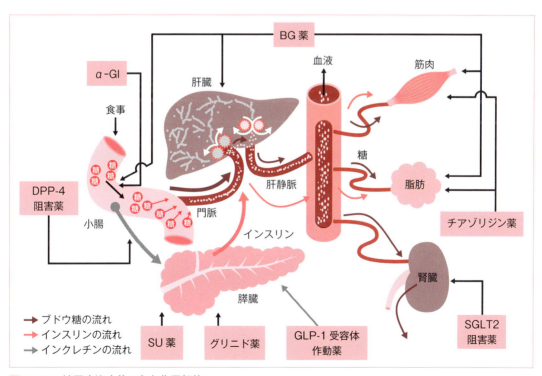

図5.4.3 糖尿病治療薬の主な作用部位

多いが，表5.4.2に示すとおり，いかに低血糖を防ぎながら安定した血糖コントロールを達成するかが重要である．さらに，併用する場合には，糖尿病合併症の発症進展を防ぐ観点から，表5.4.3に示すとおり各薬剤に対する合併症に関するエビデンスの有無のみならず，体重増加や低血糖をきたす薬剤かどうかなどを考慮する必要があるため，併用する薬剤の選択は多様化している．

現在，合併症に関するある程度のエビデンスを有し，体重増加や低血糖をきたすリスクを軽減しうる薬剤の組み合わせによる併用療法が望まれるが，血糖コントロールの改善が困難な場合には，インスリン療法が導入される．

内服薬と注射薬の併用の組み合わせは多く，すべてを示すことはできないが，以下の5つの併用については理解する必要がある．

①インスリン療法とDPP-4阻害薬の併用
②インスリン療法とSGLT2阻害薬の併用
③インスリン療法とBG薬の併用
④インスリン療法とチアゾリジン薬の併用
⑤GLP-1受容体作動薬とSGLT2阻害薬の併用

表5.4.2 糖尿病治療薬を併用する目的

1. 低血糖を防ぎながら，血糖値を下げる
2. インスリン注射の投与量や，インスリン分泌促進作用を有する薬の量を減らす
3. 1日の血糖値の変動を抑える
4. 血糖値を下げる以外の働きを期待する（例：体重を減らすなど）

表5.4.3 糖尿病治療薬の特徴

作用	種類	細小血管症予防効果の実証		大血管症・死亡予防効果の実証		体重増加	低血糖
		アジア人	欧米人	アジア人	欧米人		
インスリン抵抗性改善系	BG薬		◎	○（日本人） ◎（中国人）	◎	−	−
	チアゾリジン薬			△（日本人）	△	＋	−
インスリン分泌促進系	SU薬		◎		○	＋	＋
	グリニド薬				○	＋	＋
	DPP-4阻害薬				△	−	−
糖吸収・排泄調節系	α-GI				△		
	SGLT2阻害薬				◎	−	−
注射薬	インスリン製剤	◎（日本人）	◎		○	＋	＋
	GLP-1受容体作動薬				◎	−	−

◎：実証されている　○：示唆されている　△：有意性は実証されていない　空欄：出版エビデンスなし

（能登洋，糖尿病ケア，2016, 13, 10, 9. より改変）

3. 併用療法により期待される効果とその留意点について（各論）

1）インスリン療法とDPP-4阻害薬の併用

（1）期待される効果

　インスリン療法施行中で治療目標のHbA1c値に達していない2型糖尿病患者に対してDPP-4阻害薬を追加投与することは，作用機序を考慮しても有効な組み合わせのひとつであり，有効な治療法であると考える。

　坂本らの報告[2]では，強化インスリン療法の頻回注射法にDPP-4阻害薬を併用することにより，HbA1cが0.5～1.2％程度低下し，低血糖の頻度も減少すると示している。

　また，EASIE試験の延長試験[3]では，HbA1cが7.0％以下に到達しなかった患者111例（インスリングラルギン＋メトホルミン37例，シタグリプチン＋メトホルミン74例）に対して，インスリングラルギン＋メトホルミン＋シタグリプチンの3剤併用に切り替えたところ，HbA1cは全体で0.8％低下し，HbA1c7.0％未満を達成した患者が52％を占めていたという報告がされている。Hong ESらが行ったCSI studyの報告[4]では，インスリン療法中の患者140例にシタグリプチン100mgを追加投与した群と，インスリンを増量した群との比較では，HbA1c値ではインスリン増量群の0.22％低下よりシタグリプチン追加投与群が0.66％低下し優れた効果が得られ，低血糖発現頻度については，シタグリプチン追加投与群で有意に低かった。また，体重については，シタグリプチン追加投与群で1.7kg減少したが，インスリン増量群で1.1kg増加していた。

　これらの報告をまとめると，インスリン療法とDPP-4阻害薬との併用により，インスリン投与量の減量，低血糖の軽減，体重増加の抑制，血糖日内変動の改善が期待できると考えられる。インスリン療法は，強力な血糖降下作用を有する薬剤でありながら，インスリンによる体重増加や低血糖を惹起することが知られており，そのため良好な血糖コントロールが達成しにくい状況がある。しかしながら，DPP-4阻害薬と併用することで，低血糖のリスクを低減しながら，血糖日内変動の小さい良質な血糖コントロールが期待できるようになった。

（2）併用による留意点（併用による副作用と日常生活上で注意すべきこと）

　日本糖尿病学会「インクレチン関連薬の適正使用に関するRecommendation」では，他剤との併用時に低血糖頻度の高いSU薬との併用に関しては具体的に減量について記載されているが，インスリン療法との併用に関しては，特に記載はされていない。

　しかしながら，インスリン療法とDPP-4阻害薬の併用時においては，低血糖は最も注意すべき副作用のひとつである。例えば，シタグリプチンの承認時臨床試験では52週の長期投与試験においてシタグリプチン単独投与試験の低血糖発現頻度0.6％と比較し，インスリン療法併用試験では17.4％と高くなることが示されている。したがって，インスリン療法中の患者へDPP-4阻害薬を追加投与する際には，あらかじめインスリン投与量の減量も考慮する必要がある。日常生活上では，血糖自己測定を行うことで低血糖の早期発見に努めるよう指導する必要がある。

2）インスリン療法とSGLT2阻害薬の併用
（1）期待される効果
　インスリン治療施行中の2型糖尿病患者を対象としたSGLT2阻害薬の介入研究の結果が種々報告されている。Neal Bらの報告[5]によると，インスリン治療施行中の2型糖尿病患者2,072名を対象にインスリン治療群とカナグリフロジン追加投与群に分けて比較した場合，有意なHbA1cの改善（−0.6％）と体重減少（−2.8kg）を認めており，インスリン療法施行中で治療目標のHbA1c値に達しておらず体重増加を危惧する2型糖尿病患者に対して，インスリン作用を介せずに血糖降下作用を示し，かつ体重減少効果を有するSGLT2阻害薬を併用することは，有効な組み合わせのひとつであると考える。しかしNeal Bらの報告では低血糖発現頻度は48〜59％と高値を示しており，併用時には低血糖に注意を要する。

（2）併用による留意点（併用による副作用と日常生活上で注意すべきこと）
　日本糖尿病学会「SGLT2阻害薬の適正使用に関するRecommendation」のなかで，インスリン治療中の糖尿病患者にSGLT2阻害薬を追加投与する場合には，低血糖に万全の注意を払ってインスリンをあらかじめ「相当量」減量して行うべきであると提言されている。

　2015年10月に公表されたイプラグリフロジンにおける市販直後調査および市販直後調査後の継続安全性監視・情報提供活動結果では，低血糖発現例において，重篤例（n＝20）の80％がインスリン製剤を併用していたと報告されており，非重篤例（n＝284）においても63％がインスリン製剤を併用していた。つまり，重症低血糖例のほとんどはインスリン治療との併用で発現している。SGLT2阻害薬は効果発現が早く，初回投与からインスリン非依存的に大きな血糖降下作用を認めるため，糖毒性が急に解除されると，インスリン療法によるインスリン作用が急に改善するため低血糖を惹起しやすいと考えられる。

　Wilding JPらが報告[6]したSGLT2阻害薬を追加投与時にインスリンを大幅に減量した試験や，Rosenstock Jらが報告[7]した基礎インスリン1日1回投与を施行中の2型糖尿病患者を対象とした試験においては，有意なHbA1cの改善と体重減少を示していたが，低血糖発現頻度が13〜36％と比較的低値を示していた。

　これらを考慮すると，インスリン治療中の2型糖尿病患者にSGLT2阻害薬を追加投与する場合には，自己血糖測定を施行することが重要である。また，SGLT2阻害薬は投与早期より血糖改善効果を有するため，併用開始時より少なくとも1〜2週間程度は食前の血糖測定をこまめに施行するように指導する。さらに，患者自身が低血糖を自覚できる必要性があることが重要であり，無自覚性低血糖を呈する患者への併用に関しては，避けたほうがよい。

　さらに，食事量の急減な制限や糖質制限などを主治医に相談せず実施する場合も，低血糖が起こりやすくなるため注意を要する。食事に関しては必ず主治医に相談したうえで実施するよう，患者へ徹底した指導が重要である。

　現在，低血糖を確実に回避するための具体的なインスリン減量の目安はない。しかし，インスリン投与量を20％程度に減量して併用を開始し，その後投与量を適宜増減しながら調節している糖尿病専門医も一部みられる。特に注意すべきはインスリン分泌能が著明に低下している患者である。インスリン投与量を減量しすぎると，ケトアシドーシスを来たすおそれがあるため，十分な注意を

払う必要がある。

3）インスリン療法とビグアナイド薬の併用
（1）期待される効果
　2型糖尿病治療にインスリンとメトホルミンの併用効果をみたランダム化二重盲検試験[8]において，390名を4.3年フォローアップした結果，メトホルミン併用群でインスリン投与群に比し，HbA1c値が－0.4％と有意な低下を認め，体重増加の抑制については，BMI値が－1.09kg/m^{2}と有意に低下していた。大血管イベントに関してはメトホルミン併用群で有意に少なかったが，この大血管疾患抑制効果の一部は体重増加抑制効果を介すると推論されている。さらに，メトホルミン単独または追加療法で1型・2型糖尿病治療を行う試験を集計したメタ解析の報告[9]では，インスリン投与群と比較してメトホルミン併用群（1,000～2,500mg/日）ではHbA1c値が－0.60％低値となることが示されたが，この報告では，2型糖尿病患者ではメトホルミン併用群のほうがHbA1c値が0.83％有意に低下したが，1型糖尿病患者では有意な低下は認められなかった。
　インスリン療法にメトホルミンを併用すると，2型糖尿病患者では血糖が低下し，体重増加も抑制されるが，1型糖尿病患者では大きな効果は期待できないと推察できる。

（2）併用による留意点（併用による副作用と日常生活上で注意すべきこと）
　日本糖尿病学会「メトホルミンの適正使用に関するRecommendation」で示されているとおり，乳酸アシドーシス予防のための対策を，インスリン併用時にも同様に講じる必要がある。なお，Recommendationは内容が改訂されるため，常に最新のものを確認する。

4）インスリン療法とチアゾリジン薬の併用
（1）期待される効果
　強化インスリン治療施行中の2型糖尿病患者に対するピオグリタゾンの併用効果について検討した研究[10]では，対照群に比ヘピオグリタゾン併用群のHbA1c変化量は－0.55％と有意に低下していた。体重の変化は，対照群＋0.20kgと比べ，ピオグリタゾン併用群で＋4.05kgと高値を示していた。さらに，インスリン治療中の2型糖尿病患者に対するピオグリタゾンの追加投与の効果を検証したランダム化比較試験のメタ解析[11]では，ピオグリタゾン追加群にてHbA1c変化量が－1.22％と有意な低下がみられた。また，ピオグリタゾン追加群において，中性脂肪の低下とHDLコレステロール増加を認めたが，LDLコレステロールの増加も観察された。ピオグリタゾン追加群における低血糖イベントと浮腫において有意に高頻度となることが報告されている。
　以上のことから，インスリン治療へのピオグリタゾンの追加併用は，血糖コントロールの改善と中性脂肪の低下，さらにHDL増加をもたらすが，LDLも増加することが示された。体重増加による影響を考えると，インスリン治療へのピオグリタゾンの追加併用は，心血管疾患の予防に有用性があるかどうかは，現時点では実証できていない。

（2）併用による留意点（併用による副作用と日常生活上で注意すべきこと）
　ピオグリダゾンの単独投与時の留意点と同様であるが，食事療法に問題を抱えている患者に対しては，体重増加を助長するため併用は勧められない。併用中の患者に対しては，継続的に食事療法

5) GLP-1受容体作動薬とSGLT2阻害薬の併用
(1) 期待される効果
　糖尿病治療薬のなかで，体重減少作用を示す薬剤として，GLP-1受容体作動薬とSGLT2阻害薬があげられる．この2薬剤の作用機序は大きく異なるため，体重減少以外の効果として心血管疾患の予防効果なども期待されている．しかし，まだ併用効果を実証した報告はみられないが，内因性インスリン分泌能が多く残存している肥満2型糖尿病患者への投与が期待される．
(2) 併用による留意点（併用による副作用と日常生活上で注意すべきこと）
　個々の薬剤における留意点が主であるが，GLP-1受容体作動薬やSGLT2阻害薬は，ともに長期使用ではグルカゴン分泌が亢進するという報告[12]もあるため，糖新生を抑制するBG薬の併用も考慮する必要がある．さらに，糖尿病患者では脳梗塞のリスクも高いので，特に高齢者におけるSGLT2阻害薬投与後の脱水には注意が必要であり，こまめな水分補給を指導する．

4. おわりに

　最近，糖尿病治療に関する大規模臨床試験の成績が相次いで発表され，心血管イベントに対する効果や糖尿病合併症に対する効果が確認されつつある．しかし，併用については，2薬剤，3薬剤の併用もあり，すべての組み合わせで実証することはできない．さらに，海外のデータをそのままわが国にあてはめてよいのかという検証も必要である．

　実臨床においては，各薬剤の利点・弱点があり，さらに，患者の療養背景も異なる．患者個々に合った薬物療法を探索し，試みることも選択肢のひとつである．今後，日本人でのデータが蓄積されていくなかで，さまざまな組み合わせの併用効果が実証されていくことを期待したい．

引用文献
1) 日本糖尿病学会編著，"糖尿病治療ガイド2016-2017"，文光堂，東京，2016，p.48.
2) 坂本昌也，他，DPP-4阻害薬治療薬の位置づけインスリンとの併用療法の意義は？，*Diabetes Frontier*, 2013, 24, 688-693.
3) Chan JC, Aschner P, Owens DR, et al, Triple combination of insulin glargine, sitagliptin and metformin in type 2 diabetes:The EASIE post-hoc analysis and extension trial, *J Diabetes Complications*, 2015, 29, 134-141.
4) Hong ES, Khang AR, Yoon JW, et al, Comparison between sitagliptin as add-on therapy to insulin and insulin dose-increase therapy in uncontrolled Korean type 2 diabetes:CSI study, Diabetes Obes Metab, 2012, 14, 795-802.
5) Neal B, Perkovic V, de Zeeuw D, et al, Efficacy and safety of canagliflozin, an inhibitor of sodium glucose cotransporter 2, when used in conjunction with insulin therapy in patients with type 2 diabetes, *Diabetes Care*, 2015, 38, 403-411.
6) Wilding JP, Norwood P, T'joen C, et al, A study of Dapagliflozin in patients with type 2 diabetes receiving high doses of insulin plus insulin sensitizers:Applicability of a novel insulin-independent treatment. *Diabetes Care*, 2009, 32, 1656-1662.

7) Rosenstock J, Jelaska A, Zeller C, et al. Impact of empagliflozin added on to basal insulin in type 2 diabetes inadequately controlled on basal insulin:A 78-week randomized, double-blind, placebo-controlled trial. *Diabetes Obes Metab*, 2015, 17, 936-948.
8) Kooy A, de Jager J, Lehert P, et al. Long-term effects of metformin on metabolism and microvascular and macrovascular diseases in patients with type 2 diabetes. *Arch Intern Med*, 169, 2009, 616-625.
9) Hirst JA, Farmer AJ, Ali R, et al. Quantifying the effects of metformin treatment and dose on glycemic control. *Diabetes Care*, 2012, 35, 446-454.
10) Mattoo V, Eckland D, Widel M, et al. Metabolic effects of pioglitazone in combination with insulin in patients with type 2 diabetes mellitus whose disease is not adequately controlled with insulin therapy:results of a six-month, randomized, double-blind, prospective, multicenter, parallel-group study. *Clin Ther*, 2005, 27, 554-67.
11) Tan A, Cao Y, Xia N, et al. The addition of pioglitazone in type 2 diabetics poorly controlled on insulin therapy:a meta-analysis. *Eur J Intern Med*, 2010, 21, 398-403.
12) Bonner C, et al. Inhibition of the glucose transporter SGLT2 with dapagliflozin in pancreatic alpha cells triggers glucagon secretion. *Nat. Med*, 2015, 21, 512-517.

C 注射薬同士の併用療法

1. はじめに

2種類の注射薬，GLP-1受容体作動薬とインスリンとの併用について述べる．現在GLP-1受容体作動薬とインスリンの併用についての添付文書上の適応は，併用注意の記載はあるが全製品に認められている．

2. 併用のガイドライン

日本においてはまだ公式には発表されていないが，図5.4.4はADAとEASDが示す2型糖尿病患者の治療に関するポジショナルステートメント（2015）中の血糖降下療法アルゴリズムである[1]．

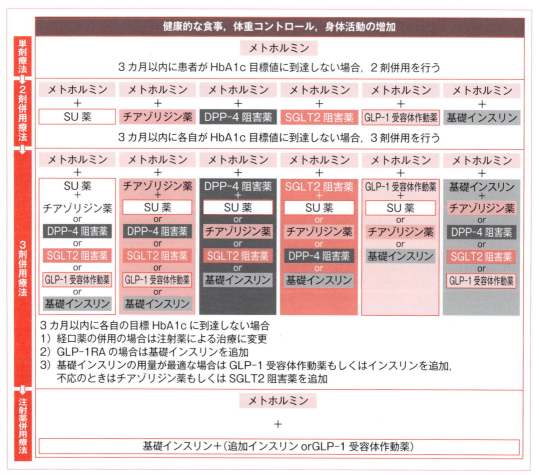

図5.4.4　2型糖尿病患者の血糖降下療法アルゴリズム

（坂口 一彦，診断と治療，2016，Suppl．66．）

これは欧米の考え方であり，メトホルミンを基本に組み立て，3カ月以内に各自の目標HbA1cに到達しない場合，GLP-1受容体作動薬と基礎インスリンとの併用を選択肢のひとつに加えている。

GLP-1受容体作動薬は内因性インスリン分泌が保たれている症例に有効とされるが，日本ではGLP-1受容体作動薬が認可された早期に1型糖尿病患者に使用し，不幸な転帰を起こした[2]。

3. 併用の位置づけ（基礎インスリン経口併用療法から基礎インスリンGLP-1受容体作動薬併用療法）

わが国における2型糖尿病患者への一般的な段階的治療は，食事療法・運動療法を行い，血糖コントロールが不十分の場合に経口血糖降下薬（単剤・併用）を開始する。それでもHbA1c値がコントロール不十分の場合，経口血糖降下薬に基礎インスリンを追加併用する，いわゆる基礎インスリン経口併用療法（一般にはBOTと称されている），さらに基礎インスリンとGLP-1受容体作動薬を併用した，いわゆる基礎インスリンGLP-1受容体作動薬併用療法（一般にはBPTと称されている），それでもHbA1c値がコントロール不十分の場合は基礎インスリンと追加インスリンを併用する強化インスリン療法（Basal Bolus療法）へと治療目標を意識した治療段階を移行させる。いわゆるBOTは，よりインスリンの作用動態にピークの少ない持効型溶解インスリンの開発が進んだことで広く行われるようになり，いわゆるBPTはGLP-1受容体作動薬の臨床効果が理解され，インスリンとの併用が保険で適用されたことなどにより導入されている。患者にとっては，一度に強化インスリン療法へ移行するのではないことや，GLP-1受容体作動薬は体重増加をきたさないことなどから，QOLの向上にもつながっている。

4. 併用のメリット・デメリット

基礎インスリンとGLP-1受容体作動薬を併用するメリットを理解するため，糖尿病の病態（膵臓の働き），インスリンの作用，GLP-1受容体作動薬の作用を並記する（図5.4.6）[3]。

膵臓の働きが糖尿病の進行とともに落ちてくる，それに対しインスリン，GLP-1受容体作動薬はそれぞれ膵臓の機能の回復に作用していることから，インスリンとGLP-1受容体作動薬の併用は理にかなっていると考えられる。

5. 基礎インスリンと併用するGLP-1受容体作動薬は短時間作用型あるいは長時間作用型か

現在わが国で利用可能なGLP-1受容体作動薬には5種類の製剤があり，作用時間によって，短時間型および長時間型に分類され，いくつかの相違点が指摘されているが最大の違いは胃内容排出への影響であろう。その一覧は183頁，表5.3.10を参照のこと。

短時間作用型GLP-1受容体作動薬においては，胃運動抑制作用を継続的に期待できるが，長時間作用型GLP-1受容体作動薬ではタキフィラキシー（急性脱感作）のため長期的使用によりその作用

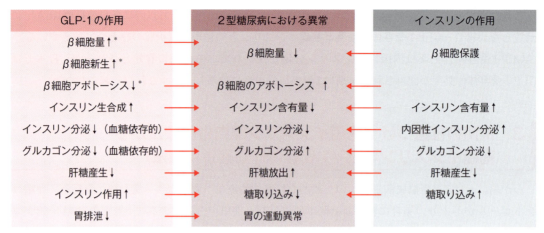

図5.4.6 2型糖尿病の病態とGLP-1受容体作動薬およびインスリンの作用

(神谷英紀, 中村二郎, 月刊糖尿病, 2015, 7, 6, 85.)

が消失するとされている。実際，短時間作用型GLP-1受容体作動薬を投与すると，投与直後にその最大効果を期待でき，それが食後高血糖の改善に強く関与する。

　食後高血糖に関与する因子として，インスリン分泌，グルカゴン分泌，胃内容排出速度の3つが大きな寄与因子として考えられている。インスリン分泌およびグルカゴン分泌抑制作用はいずれのGLP-1受容体作動薬にも期待でき，これは本来のインクレチン関連薬の働きともいえる。

　短時間作用型GLP-1受容体作動薬による胃内容排出遅延効果は，食後高血糖管理の困難な症例に強さを示すが，その効果が短いために注射をしないときの食後の血糖管理が不十分になることがあり，また胃腸障害などを呈する神経障害の進行した患者では，むしろ悪影響を起こす可能性も秘めている[3]。

　短時間作用型のGLP-1受容体作動薬であるリキシセナチドと，長時間作用型のGLP-1受容体作動薬であるリラグルチド投与時の，血糖日内変動プロファイルについて持続血糖モニター (continuous glucose monitoring：CGM) を使用して比較検討した論文[4]では，リキシセナチド，リラグルチドは両者ともに1日の平均血糖値は低下したが，リキシセナチドでは食後血糖 (図5.4.7-A), リラグルチドでは空腹時血糖を中心とした血糖改善効果が認められた (図5.4.7-B)。

　血糖日内変動の平坦化が得られたのは短時間作用型のリキシセナチドであり，平均血糖値の低下が大きかったのは長時間作用型のリラグルチドであった。この観点からリキシセナチドは空腹時血糖を低下させる持効型インスリン製剤やSU薬，BG薬と併用することで，その効果をより高めることが可能であると考えられる。一方で，リラグルチドは空腹時血糖が高くHbA1cが高値の症例に効果をより発揮する可能性がある。その際には残存するインスリン分泌能や，併用する薬剤の血糖低下の作用点をよく見極める必要があると思われる。

　同一患者において同じ単位数の基礎インスリンを使用して空腹時血糖を十分に制御した状態で，短時間作用型あるいは長時間作用型のGLP-1受容体作動薬を併用した場合の血糖推移をCGMで示したデータを見ると (図5.4.8), 短時間作用型と長時間作用型のGLP-1受容体作動薬で血糖の日内変化に与える影響に差があることがわかる[1]。

基礎インスリンとの併用で推奨されるGLP-1受容体作動薬は長時間作用型か短時間作用型かの結論として血糖の平坦化を求めるには基礎インスリンと短時間作用型GLP-1受容体作動薬との併用がよいとされる。平均血糖を下げる効果を求めるには長時間作用型GLP-1受容体作動薬との併用がよいとされる[3]。

　長時間作用型GLP-1受容体作動薬には週1回投与製剤などがあり、手技的に注射回数が減ることから実際の運用では継続が容易であるなどの利点がある。

　現在、持効型インスリンに長時間作用型GLP-1受容体作動薬を配合した薬剤、持効型インスリンに短時間作用型GLP-1受容体作動薬を配合した薬剤の治験がそれぞれ行われている。その結果次第では細かな適応や予期せぬ副作用などがわかってくると思われる。

6. 注射の実施や実際の指導に関して

　基礎インスリンとGLP-1受容体作動薬を併用するにあたり、患者の自己注射指導の立場から次の注意が必要である。

① 2種類の注入器の識別が可能か
② 2種類の注射薬使用の際、投与時間の区別が可能か（特に週1回投与製剤では）
③ インスリンとGLP-1受容体作動薬の注入器の操作方法が異なるため手技が区別できるか（針の取り付けに関してもインスリンと同じものとそれ以外のものがある）
④ どちらかの注射を忘れた場合、また使い切ってしまった場合の対応について、十分な対策ができるかを見極めることが必要
⑤ GLP-1受容体作動薬の効果は血糖依存的であることから単独では低血糖は少ないとされる。インスリンとの併用では低血糖の可能性は無視できないことからシックデイ時の対応ができるか

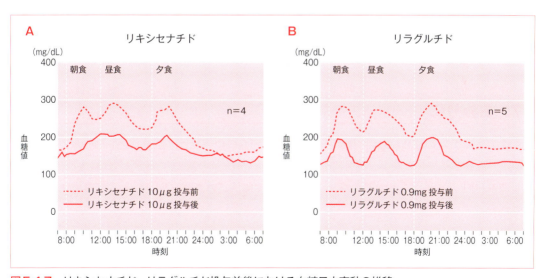

図5.4.7　リキシセナチド、リラグルチド投与前後における血糖日内変動の推移

（坂本昌也, 井内裕之, 宇都宮一典. *Pharma Medica*, 2015, 33, 1, 98.）

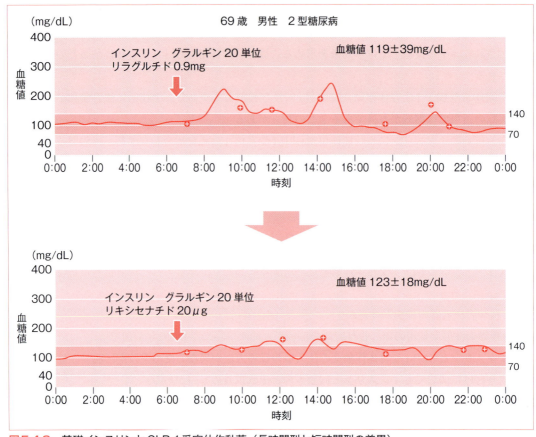

図5.4.8 基礎インスリンとGLP-1受容体作動薬（長時間型と短時間型の差異）
同一患者に長時間作用型のリラグルチドを併用したときと短時間作用型のリキシセナチドを併用したときのCGM
（坂口 一彦，診断と治療，2016, Suppl. 69. より改変）

（主治医との治療方針の確認が必要となる）
⑥いわゆるBOTで治療していたときにGLP-1受容体作動薬を追加すると新たに消化器症状の副作用が現れる可能性が高いので十分な説明が必要となる

7. おわりに

　基礎インスリンとGLP-1受容体作動薬との併用の利点については，血糖コントロールの改善，体重減少，低血糖リスクの減少，注射回数およびインスリン量の減少，β細胞の保護も期待できる。いわゆるBOTからインスリン強化療法に至る間の治療法（いわゆるBPT）として確立されると予想される。
　しかしながら，現時点では併用に関する報告が少なく確定的なことはいえないので，今後，この併用のメリットを生かせるような研究成果を注視する必要がある。

引用文献
1) 坂口 一彦：Basal-PlusとBPT，診断と治療，2016，Suppl，66．
2) Drug Safety Update，厚生労働省医薬食品局監，No194，2010
3) 神谷英紀，中村二郎，治療の組み立て：基礎インスリンとの併用，月刊糖尿病，2015，7，6，85．
4) 坂本昌也，井内裕之，宇都宮一典，GLP-1受容体作動薬；短時間作用型および長時間作用型投与時の血糖変動の検討―CGMを用いたパイロット研究―，*Pharma Medica*，2015，33，1，98．

VI章

糖尿病の合併症

1. 急性合併症
2. 慢性合併症

1 急性合併症

　糖尿病急性合併症は，混迷・昏睡から死亡へとつながる可能性のある急性の合併症である．昏睡の原因の的確な診断と適切な治療，治療の修正・変更を行っていく．適切な治療方法とその修正により治療2日から4日後に昏睡から意識の回復へ向かう．
　糖尿病急性合併症には4種の病態があり，①糖尿病性ケトアシドーシス（diabetic ketoacidosis：DKA），②高血糖高浸透圧症候群（hyperglycemic hyperosmolar syndrome：HHS），③乳酸アシドーシス，④低血糖である．
　本項では，これら4項目につき説明していく．

1．糖尿病性ケトアシドーシス（DKA）

1）病態
　極度のインスリン欠乏や作用不足と，コルチゾールやアドレナリンなどインスリン拮抗ホルモンの増加により，高血糖（血糖値300mg/dL以上）と高ケトン血症（β-ヒドロキシ酪酸の増加），血液ガス分析でアシドーシス（pH7.3未満）を来たした状態である．
　インスリンの作用不足で脂肪分解が亢進し，遊離脂肪酸が増加し肝臓で脂肪酸のβ酸化の亢進からケトン体合成につながりケトーシスからケトアシドーシスとなる．

2）DKAを来たす糖尿病患者像
①劇症1型糖尿病，急性1型糖尿病の発症時期には高度のインスリン欠乏状態で，血糖値500mg/dL以上となり口渇，多飲，多尿となる．昏睡状態で救急外来を受診する場合がある．
②また1型糖尿病で強化インスリン治療中に，何らかの理由で（感染症など）インスリン治療を中断した場合にDKAの病態となる．
③2型糖尿病で発症し長期の罹病期間でインスリン分泌能が著明に低下し強化インスリン治療中の患者が，何らかの理由でインスリン中断した場合や外傷，感染症などのストレス時にもDKAが認められる．
④インスリン分泌能が低下した2型糖尿病患者でナトリウム・グルコース共輸送担体2（sodium-glucose cotransporter2：SGLT2）阻害薬を使用した場合，高血糖は来たさず正常血糖糖尿病ケトアシドーシス（euglycemic diabetic ketoacidosis：eDKA）を呈する場合がある．

3）DKAの症状
　口渇，多飲，多尿などの高血糖症状は糖尿病性ケトアシドーシス発症数日前から出現する．腹痛，吐き気，脱水，意識障害，昏睡はケトアシドーシス時に症状が出る．腹痛のため急性腹症として消化器科に入院となる場合もある．

4）DKAの所見

アシドーシスによるクッスマル呼吸（異常に深く大きな呼吸が連続し規則正しく続く呼吸），低血圧と頻脈，皮膚のツルゴール低下，ショック状態，意識レベルの低下（傾眠，混迷，昏睡）がある。検査所見で高血糖（血糖値300mg/dL以上）と尿ケトン強陽性，高ケトン血症，pH7.3未満である。表6.1.1にDKAとHHSとの鑑別を示す。

5）DKAの治療

（1）脱水の治療

糖尿病性ケトアシドーシスの治療は，脱水，高血糖，電解質異常の治療が必要である。脱水補正のため輸液が必要で，血管内・血管外脱水を補正するために生理食塩水（0.9%NaCl）を1時間に1Lの速度で輸液し，血清Na，K，Cl，Pを1時間に1回検査していく。その後，生理食塩水を1時間500mLの速度で輸液し，可能であれば中心静脈圧をモニターしながら，中心静脈圧が正常となれば輸液速度を1時間250mLに減量していく。また，1時間ごとの尿量を測定していき，輸液量と尿量のバランスをモニターする。

（2）高血糖の治療

最初にレギュラーインスリン（速効型インスリン）を体重あたり0.1単位，ボーラスで静脈内投与する。その後，1時間ごとに血糖値を測定しながら，レギュラーインスリンを少量持続静脈内投与（0.1単位/kg/時間）する。この治療により最初の血糖値により異なるが，血糖値は1時間に50〜100mg/dL低下していく。血糖値が200mg/dL以下になればブドウ糖を500mLの輸液に10g混合し，レギュラーインスリンの投与を0.02〜0.05単位/kg/時間に減量していく[1]。

（3）電解質の補正

インスリン治療，アシドーシスの改善により治療後血清K値は低下していく。このため最初は1時間に1回，血清電解質を検査していく。血清Kが3.3mEq/L未満であれば輸液500mLに10mEqのカリウム製剤を混合注射していく[1]。血清Pもインスリン治療により低下し，血清P値が1.0mg/dL未満の場合，筋力低下や呼吸抑制が起こるため500mLに10mEqのリン酸カリウムを混合注射する。

表6.1.1 DKAの重症度とHHSとの鑑別

	DKA			HHS
	軽症	中等症	重症	
血糖値（mg/dL）	>300	>300	>300	>600
pH	7.25〜7.30	7.00〜7.24	<7.00	>7.30
HCO_3	15〜18	10〜15	<10	>18
ケトン体	陽性	陽性	陽性	無〜少量
血清浸透圧	さまざま	さまざま	さまざま	>320
意識レベル	清明	傾眠	混迷・昏睡	混迷・昏睡

（大原毅，ケトアシドーシスの診断と管理，"糖尿病合併症"，中山書店，東京，2012，p.15.を元に作成）

6）DKA治療の評価

　意識が回復し血糖値が200mg/dL未満，血液ガス分析でpHが7.3以上であればDKAは回復したと評価し，食事摂取可能ならば，ベーサルボーラスインスリン治療を開始し血糖コントロールをする。

2．高血糖高浸透圧症候群（HHS）

1）病態

　高齢の2型糖尿病患者が，感染症や脳血管障害，手術，高カロリー輸液，利尿薬やステロイド投与により高血糖を来たした場合に発症し著明な高血糖（600mg/dL）となる。

　高齢による口渇中枢の機能低下のため，高血糖にても水分摂取が少なく，高Na血症から高浸透圧（320mOsm/L以上）となり循環不全を来たす意識障害につながる。死亡率は30～50％と高い[2]。

2）HHSを来たす糖尿病患者

　高齢2型糖尿病患者で，感染症を契機にインスリン抵抗性が増し食事摂取が少ないため経口血糖降下薬を服用しないことなどより高血糖となり，水分摂取が少ないために高浸透圧となる。感染症を契機に発症する患者が30～60％を占める。ほかに脳血管障害，甲状腺中毒症，クッシング症候群があげられる。

3）HHSの症状

　神経症状として，昏睡，混迷，痙攣，ミオクローヌス，片麻痺がある。

4）HHSの所見

　高度な脱水，舌の高度乾燥，眼球陥凹，末梢冷感，頻脈，血圧低下がある。
　検査所見としては，高血糖（600mg/dL以上），高浸透圧（320mOsm/L以上），pH7.3以上，尿ケトン体陰性である。

5）HHSの治療

（1）脱水の治療

　生理食塩水500mL/時間から開始し，血清浸透圧（320mOsm/L以上）や血清Na（135mEq/L）以上の場合0.45％塩化ナトリウムを500mL/時間から開始する。0.45％塩化ナトリウムは薬局で作ってもらう。その後は，0.45％塩化ナトリウムを250mL～500mL/時間で投与する。脱水量は100～200mL/kgのため，体重50kgの患者であれば5,000mL～10,000mLの輸液が必要となる。最初の8時間で水分喪失量の半分を投与し，その後16時間で残り半分を輸液する。

　ただし，高齢者では心血管障害や腎疾患を有することが多いため注意が必要で，時間尿量を計測し輸液量と尿量のバランスを計算する必要がある。意識障害時には，中心静脈圧を1時間ごとに計測していく。

(2) 高血糖の治療

レギュラーインスリンを体重1kgあたり0.1単位静脈内投与する．その後，0.1単位/kg/時間のレギュラーインスリンを持続静脈内投与する．血糖値は，毎時50〜100mg/dL低下するが，感染症を併発している場合にはインスリン抵抗性のため血糖値が低下しにくい．血糖値が低下しにくい場合にはレギュラーインスリンを体重1kgあたり0.2単位静脈内投与し，その後，0.2単位/kg/時間のレギュラーインスリンを持続静脈内投与する．血糖値が250mg/dL未満になれば10gのブドウ糖を500mLの輸液に混合注射し，インスリンは0.02〜0.05単位/kg/時間まで減量する．

また，感染症の検索も必要であり血液培養をしておく．さらに，感染症の原因検索も必要で，肺炎や腎盂腎炎，髄膜炎などの検査が必要となり，的確な抗生物質を投与する．

(3) 電解質の補正

血清K値と血清P値の低下に注意し，DKA時の補正と同様に行う．

6) HHSの治療評価

意識が回復し血糖値が250mg/dL以下となり血清浸透圧が正常になれば回復と考えられるが，血清浸透圧が改善するには2〜3日間有する場合がある．また感染症の治療の評価も大切であり，発熱もなく白血球，C反応蛋白（CRP）の正常化を目指す．

3．乳酸アシドーシス

1）病態

虚血や組織の低酸素状態や代謝障害による酸化的リン酸化が抑制され，乳酸合成の亢進と利用障害により，血中乳酸値の上昇と代謝性アシドーシスを呈する．乳酸アシドーシスは，全身性疾患を伴うものや薬剤などの原因にて起こる．

循環不全を伴うtypeAと伴わないtypeBに分類される[3]．

2）乳酸アシドーシスを来す糖尿病患者像

糖尿病患者で乳酸アシドーシスを来たす場合，心筋梗塞や血管障害を伴い循環不全から低酸素血症を伴うtypeAの乳酸アシドーシスがある．

ビグアナイド薬の副作用として乳酸アシドーシスが起こる場合があり，薬剤性のtypeBとよぶ．使用禁忌である腎不全患者に使用することで起こり得る．メトホルミンに伴う乳酸アシドーシスの発症頻度は年間1,000人あたり0.064人と報告されている[4]．

ミトコンドリア遺伝子異常に伴う糖尿病では，高乳酸血症が高頻度に認められる．ミトコンドリア3243変異による糖尿病には，メトホルミンの使用は控える．

3）乳酸アシドーシスの症状と検査

腹痛，嘔吐などの消化器症状，過呼吸，傾眠などの意識障害やショックなどがある．検査所見では，血中乳酸値が5〜6mmol/L，45〜54mg/dLと増加し血液pHは7.35以下，HCO_3 15mEq/L以下

の代謝性アシドーシスを認める。またアニオンギャップ（AG）＝ Na −（Cl + HCO₃）の増加を伴う。

4）乳酸アシドーシスの治療

循環動態の維持が必要で，輸液と酸素投与，必要時は人工呼吸管理，ドーパミン投与が必要である。糖尿病に合併した乳酸アシドーシスでは高血糖も認め，インスリンの治療を併用しグルコースとインスリンを同時に点滴静脈内投与する。メトホルミンによる乳酸アシドーシスでは，透析療法も必要である。

4．低血糖昏睡

1）低血糖の病態

糖尿病患者でインスリン分泌促進薬やインスリン治療により血糖値が63mg/dL以下となるとインスリン拮抗ホルモン，カテコラミンなどが分泌され，自律神経症状（不安感，動機，頭痛，振戦など）が現れる。さらに血糖値が50mg/dL以下となると中枢神経のエネルギー不足により脱力，眼のかすみ，集中力低下などの症状が現れる。さらに血糖値が30mg/dL以下となると痙攣，一過性片麻痺，異常行動，昏睡となる。

2）低血糖の分類

①重症低血糖：低血糖回復には，第3者の協力が必要であり血糖値が70mg/dL以下の確認ができている
②症候性低血糖：低血糖症状があり血糖値が70mg/dL以下の確認ができている
③症候性低血糖疑い：低血糖症状があり血糖値が70mg/dL以下の確認ができていない
④無症候性低血糖（無自覚性低血糖）：血糖値が70mg/dL以下の確認をしているが，低血糖の症状がない場合

以上，低血糖は4つに分類できる[5]。注意が必要な低血糖は無自覚性低血糖で，自律神経障害のために交感神経刺激症状が欠如する場合や繰り返し低血糖がある場合，低血糖の前兆がないまま昏睡に至ることがあり，患者教育も大切である。また重症低血糖では，心血管イベント発症と死亡率を高めること[6]，認知症の発症が多いこと[7]が報告されている。

3）糖尿病患者での低血糖が起こりうる状況

インスリン分泌促進薬使用患者とインスリン治療患者では，食事摂取量の低下や食事時間の遅れ，活動量が多い場合，アルコール多飲にて低血糖が起こりうる。またニューキロノン薬やST合剤の併用でも低血糖が起こる。

また，上記薬剤を使用しない場合での低血糖は，副腎不全，インスリノーマ，インスリン自己免疫症候群反応性低血糖なども考えなければならない。

4）低血糖の治療

　低血糖で意識がある場合には，ブドウ糖（5〜10g）の服用が必要である。砂糖では10〜20gが必要となる。15分しても意識が改善しにくい場合，再度ブドウ糖を服用する。

　患者が経口摂取できない場合には，救急搬送が必要で低血糖を血液検査にて確認し点滴ラインを確保して20%グルコース40〜60mLを静脈注射する。

　SU薬服用中の患者では低血糖を来たした場合，低血糖が遷延する場合があり低血糖の処置にて意識が回復しても点滴ラインを確保し1〜2時間経過を観察する必要がある。

　また，低血糖の原因を患者とともに考え，再発につき予防策を考える。

　1型糖尿病では，両親や家族にグルカゴン注射（1バイアル1mg）の指導をしておき意識消失した場合に家族が投与する。

　インスリノーマの治療は，膵臓β細胞が腫瘍化しインスリン過剰にて低血糖が起きるため，手術可能な状態・病態であれば手術が行われる。

　手術ができない場合は，ジアゾキシドの服用によりインスリン分泌量を減らすことが可能である。また保険適用ではないが，オクトレオチド（サンドスタチン）の注射も効果がある。

　インスリン自己免疫症候群の治療は，インスリン自己抗体ができ低血糖が誘発される病態である。チマゾールなどの薬剤誘発性であれば薬剤の中止が治療となり，1日5〜6回の分割食も効果がある。

　反応性低血糖の治療は，急激に食事が吸収され過剰なインスリン分泌が誘発されることにより低血糖が起こる。食べる速度をゆっくりにすること，野菜から食べて，魚・肉などの蛋白質，その後炭水化物という食べる順番も治療のひとつとなる。1日5〜6回の分割食も有効である。また，炭水化物の吸収を緩徐にするα-グルコシダーゼ阻害薬（α-glucosidase inhibitor：α-GI）の内服にて改善する場合も多い。

引用文献

1) Kitabchi AE, Umpierrez GE, Miles JK, Fisher JN, Hyperglycemic crises in adult patients with diabetes, *Diabetes Care*, 2009, 32, 1335-1343.
2) Rosenthal NR, Barrett EJ, An assessment of insulin action in hyperosmolar hyperglycemic nonketotic diabetic patients, *J Clin Endocrinol Metab*, 2008, 93, 1541-1552.
3) Cohen R, Disorders of lactic acid metabolism, Clin Endocrinol Metab, 1976, 5, 3, 613-625.
4) Berger W, Incidence of severe side-effects during therapy with sulfonylureas and biguanides, *Horm Metab Res*, Suppl, 1985, 15, 111-115.
5) Seaquist ER, Anderson J, Childs B, Cryer P, Dagogo-Jack S, Fish L, Heller SR, Rodriguez H, Rosenzweig J, Vigersky R, Hypoglycemia and diabetes : a report of a workgroup of the Amerivcan Diabetes Association and the endocrine Society, *Diabetes Care*, 2013, 36, 1384-1395.
6) Hsu PF, Sung SH, Cheng HM, Yeh JS, Liu WL, Chen CH, Chou P, Chuang SY, Association of clinical symptomatic hypoglycemia with cardiovascular events and total mortality in type 2 diabetes : a nationwide population-based study, *Diabetes Care*, 2013, 36, 4, 894-900.
7) Crane PK, Walker R, Hubbard RA, Li G, Nathan DM, Zheng H, Haneuse S, Craft S, Montine TJ, Kahn SE, McCormick W, McCurry SM, Bowen JD, Larson EB, Glucose levels and risk of dementia, *N Engl J Med*, 2013, 369, 540-548.

2 慢性合併症

1 はじめに

　糖尿病による慢性合併症としては，三大合併症と呼ばれ細小血管障害によって引き起こされる糖尿病網膜症，糖尿病腎症，糖尿病神経障害と，脳血管障害，心血管障害，末梢動脈疾患などの大血管合併症があげられる。このうち，糖尿病網膜症に対しては薬物療法の適応となるところが乏しいため，本項ではそれ以外の疾患について解説する。

2 糖尿病腎症

1）疫学と自然経過

　日本透析医学会の報告では，糖尿病腎症は1998年より慢性糸球体腎炎を抜いて透析導入の原因疾患の第1位となっており，2015年度の報告では新規導入患者の43.7%，全透析患者の38.4%を占めている[1]。わが国では一般住民に対する糖尿病患者を対象とした糖尿病腎症の大規模な横断調査や前向きコホート研究は行われておらず，糖尿病腎症の正確な発症率や罹患率は明らかになっていないが，参考として，全国29カ所の一次医療施設で2004〜2005年にかけて登録された2型糖尿病患者8,897名を対象とした糖尿病データマネジメント研究会（Japan Diabetes Clinical Data Management Study Group：JDDM10）の研究では，対象者の31.6%に微量アルブミン尿を，10.5%に顕性アルブミン尿を認めたとされている[2]。また，英国前向き糖尿病試験（United Kingdom Prospective Diabetes Study：UKPDS）の再解析では，2型糖尿病患者の腎症進行は年間平均2〜3%であるが，腎症が進行するにつれてより高率に心血管イベントを中心とした死亡が増加することが報告されている[3]。末期腎不全による透析導入の予防だけでなく，心血管イベントによる死亡を防ぐためにも糖尿病腎症に対する治療は重要となる。

2）成因と分類

　糖尿病腎症の進行に特に強く関与するのは，腎臓の糸球体に対する圧ストレスである。糖尿病の初期にみられる高インスリン血症は，尿細管でのナトリウム再吸収の増加などによる体液量の増加を来たし，糸球体濾過量の増加（hyperfiltraion）を起こす。さらに，糖尿病患者では腎局所でのレニン-アンジオテンシン系が亢進することが知られており，その結果，糸球体の輸入細動脈よりも輸出細動脈がより強く収縮し，糸球体高血圧を来たす。このようなメカニズムにより，糸球体係蹄壁に存在し血液濾過の最終バリアとして働く足細胞（ポドサイト）の障害が起こり，アルブミンが尿細管に漏出して蛋白尿となる。さらに蛋白尿は直接尿細管間質の障害を来たすため，蛋白尿が持続することそのものが糸球体硬化を引き起こす原因となり，腎不全が進行していくこととなる。そのほか，高血糖によるポリオール代謝系などの亢進から終末糖化産物（advanced glycation endproducts：AGEs）の増加，酸化ストレスの増大に至る細胞内代謝障害や，高血糖による微小循環障害・微小炎症や遺伝的素因も腎症振興に関与している。

糖尿病腎症はその進行度によって第1期（腎症前期）〜第5期（透析療法期）に分けられる（**表6.2.1**）。近年顕性腎症前期と後期が第3期（顕性腎症期）に統一されたので注意されたい。第1期〜第3期まではアルブミン尿/蛋白尿による分類であり，特に第2期（腎症早期）の診断には微量アルブミン尿の測定が必須である。第4期以降は糸球体濾過率の推算値である推算糸球体濾過率（estimated glomerular filtration rate：eGFR）による分類であり，eGFRの計算には年齢，性別と血清クレアチニン値またはシスタチンC値が用いられる。

3）治療
（1）非薬物治療

糖尿病腎症の進行を阻止するためには，血糖および血圧の良好なコントロールが最も重要である。特に腎症第2期の患者に対しては，血糖，血圧の厳格な管理により約半数の症例で第1期への寛解がみられるとの報告[4]もあり，早期からの介入が必須となる。食事療法が重要であることはいうまでもないが，腎症の進行度合いにより適正な摂取カロリー目標や蛋白制限が変化することに注意する。塩分摂取量は高血圧を合併している場合には6g/日未満，合併していない場合でも9g/日未満が目標となる。運動療法については，腎症2期までは積極的な運動が推奨されているが，顕性蛋白尿がみられるようになる3期以降は体力を維持する程度の運動に制限されているのが現状である。食事療法，運動療法については表6.2.1に付記しているので参照されたい。

表6.2.1 糖尿病腎症の病期分類と食事療法・運動療法

病期	尿Alb（mg/gCre）または尿蛋白（g/gCre）	eGFR（ml/min/1.73m^2）	食事療法 総エネルギー（kcal/kg）	食事療法 蛋白質（g/kg）	食事療法 塩分制限	食事療法 カリウム制限	運動療法
第1期（腎症前期）	尿Alb<30	≧30	25〜30	総kcalの20%以下	※1	なし	制限なし
第2期（早期腎症期）	尿Alb 30〜299	≧30	25=30	総kcalの20%以下	※1	なし	制限なし
第3期（顕性腎症期）	尿Alb≧300 尿蛋白≧0.5	≧30	25〜30	0.8〜1.0 ※2	6g/日未満	なし ※3	原則として可 ただし病態に応じて過度な運動は避ける
第4期（腎不全期）	問わない	<30	25〜35	0.6〜0.8	6g/日未満	<1.5g/日	体力を維持する程度の運動は可
第5期（透析療法期）	透析療法中		30〜35	0.9〜1.2	6g/日未満	<2.0g/日	原則として軽運動過度な運動は不可

※1：高血圧合併例では6g/日未満の減塩指導を行う。
※2：GFR<45では第4期に準じた蛋白制限を考慮する。
※3：高K血症を認める場合には2g/日未満に制限する。

(2) 薬物治療

適切な食事療法が行われたうえでもなお目標血糖，目標血圧に到達しない場合は，薬物療法の適応となるが，経口血糖降下薬は腎機能低下の程度に応じて慎重投与または禁忌となっているため注意しなければならない。

糖尿病腎症に伴う高血圧に対して使用される主な降圧薬を**表6.2.2**に示す。血圧管理は糖尿病腎症の進行阻止に非常に重要な役割を果たす。糖尿病患者では早期腎症の時期からすでに糸球体過濾過（hyperfiltration）による糸球体高血圧がみられており，糸球体高血圧を解消する目的でレニン-アンジオテンシン系を阻害する薬剤（**図6.2.1**）を投与することが有効とされている。

アンジオテンシン変換酵素阻害薬（angiotensin-converting enzyme inhibitor：ACEI）とアンジオテンシンⅡ受容体拮抗薬（angiotensin Ⅱ receptor blocker：ARB）はともに糖尿病腎症の進行抑制効果が証明されている[5,6]薬剤であり，心腎をはじめとした臓器保護作用やインスリン抵抗性改善作用なども有することから第一選択として用いられる。高カリウム血症や血清クレアチニン値上昇が共通の副作用であり，ACEIでは空咳もよくみられる。

表6.2.2　糖尿病腎症に合併する高血圧に使用される薬剤

種類		薬品名	作用機序	副作用
ACE阻害薬（ACEI）		カプトプリル，エナラプリル，リシノプリル，シラザプリル，ペリンドプリルなど	アンジオテンシン変換酵素を阻害	高K血症，Cre上昇血管性浮腫，空咳など
AT1受容体拮抗薬（ARB）		ロサルタン，カンデサルタン，バルサルタン，テルミサルタン，オルメサルタン，イルベサルタン，アジルサルタンなど	アンジオテンシンⅡ受容体のうちAT1受容体を阻害	高K血症，Cre上昇など
Ca拮抗薬（ジヒドロピリジン系）		ニフェジピン，アムロジピンなど	L型Caチャネルを阻害	動悸，頭痛ほてり感，浮腫歯肉肥厚など
		ベニジピン，マニジピン，エホニジピン，ニルバジピン，アゼルニジピンなど	L型およびT型Caチャネルを阻害	
		シルニジピン	L型およびN型Caチャネルを阻害	
利尿薬	サイアザイド系	トリクロルメチアジド，インダパミド，ヒドロクロロチアザイドなど	遠位尿細管のNa-Cl共輸送体を阻害	低K血症，低Mg血症高尿酸血症，耐糖能低下など
	ループ利尿薬	フロセミド，アゾセミド，トラゼミド	ヘンレ係蹄上行脚のNa-K-2Cl共輸送体を阻害	低K血症，低Mg血症高尿酸血症など
	アルドステロン拮抗薬	スピロノラクトン，エプレレノン	集合管のアルドステロン受容体を阻害	高K血症女性化乳房など
	バソプレシンV_2受容体拮抗薬	トルバプタン（※降圧薬としての適応はない）	集合管のV_2受容体を阻害	脱水，高Na血症肝機能障害など

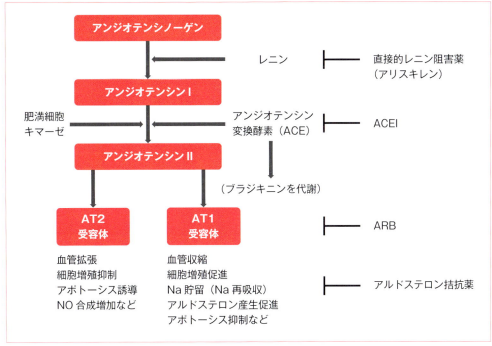

図6.2.1 レニン-アンジオテンシン系とその阻害薬の作用部位

　Ca拮抗薬も血圧管理のためによく用いられるが，特にN型またはT型Ca^{2+}受容体に作用するCa拮抗薬は輸出細動脈を拡張させることにより，糸球体高血圧を改善し尿蛋白/尿アルブミンを低下させる作用があり，好んで使用される。

　利尿薬は水やNaの排泄を促進させることで体液量の減少やレニン-アンジオテンシン系を抑制して糸球体高血圧を改善させる作用があり，特にサイアザイド系利尿薬がよく用いられる。副作用としては脱水や低Na血症，低/高K血症などの電解質異常，高尿酸血症などに注意が必要である。

　ACEIまたはARB単剤で降圧目標に到達しない場合は，Ca拮抗薬，利尿薬を追加する。これら3種の薬剤を併用しても降圧目標に到達しない場合は，β遮断薬やα遮断薬などを併用する場合がある。

4）進行腎症に対する薬物療法

　腎不全が進行すると，体液貯留による浮腫・心不全や，老廃物・電解質の排泄障害，ビタミンDの活性化障害とCaの吸収障害および骨からのCa/Pの放出，エリスロポエチン産生の低下による造血障害などがみられる。これらの結果，代謝性アシドーシス，高K血症，低Ca血症/高P血症や，腎性貧血，尿毒症による瘙痒感，食欲低下・嘔気，意識障害などが徐々に出現する。

　糖尿病腎症に対して使用される主な薬剤とその副作用を**表6.2.3**にまとめた。浮腫に対してはループ利尿薬やサイアザイド系利尿薬などを使用する。コントロール困難な体液貯留・心不全に対してはトルバプタンが使用されることもある。代謝性アシドーシスに対しては炭酸水素ナトリウムの内服が用いられるが，Na負荷により体液貯留の増悪を招く場合もあることに注意する。高K血症

表6.2.3 腎不全進行時に使用される製剤（利尿薬は表6.2.2参照）

種類		薬品名	作用機序	副作用
電解質異常に対する治療薬	活性化ビタミンD	アルファカルシドール，エルデカルシドールなど	腸管からのCa吸収促進尿へのCa排泄抑制	高Ca血症，急性腎不全，尿路結石
	沈降炭酸カルシウム	炭酸カルシウム	腸管からのP吸収阻害（リン酸カルシウムを形成）	高Ca血症，便秘，結石
	リン吸着薬	塩酸セベラマー，炭酸ランタンクエン酸第二鉄など	腸管からのP吸収阻害（Pを吸着）	便秘，腹痛，嘔気，腸閉塞，腸穿孔
	カルシウム受容体作動薬	シナカルセト	副甲状腺Ca受容体に作用，PTH産生を抑制する	悪心，嘔吐，低Ca血症，テタニー
	陽イオン交換樹脂	ポリスチレンスルホン酸ナトリウム／カリウムなど	腸管からのK吸収阻害（Kを吸着）	便秘，腹痛，嘔気，腸閉塞，腸穿孔
代謝性アシドーシス改善	炭酸水素ナトリウム	炭酸水素ナトリウム	HCO_3^-イオンの補充細胞内へのK移動と尿中，K排泄の増加→血清K低下	Na負荷による水分貯留，心不全の増悪
腎性貧血に対する治療	赤血球造血刺激因子製剤	エポエチン ベータ，ダルベポエチン アルファ，エポエチン ベータ ペゴルなど	遺伝子組み換えエリスロポエチンとして造血刺激	心筋梗塞，脳梗塞／出血，血圧上昇，高血圧性脳症
透析導入を遅延させる	尿毒素吸着薬	球形吸着炭	腸管内の尿毒症毒素を吸着して吸収を抑制	便秘，悪心，腹痛，瘙痒感，皮疹

に対しては陽イオン交換樹脂の内服や注腸が使用されるが，便秘や高Ca血症などの副作用に注意が必要である．低Ca血症に対しては活性型ビタミンD製剤やCa製剤の内服が用いられる．高P血症に対してはCa含有または非含有のリン吸着薬が用いられる．透析患者で二次性副甲状腺機能亢進症がみられる場合にはCa受容体作動薬であるシナカルセトが用いられる場合もある．いずれも作用過剰などによる高Ca血症／低P血症がみられるため，定期的な血液検査が必要である．

　腎性貧血に対しては遺伝子組み換えエリスロポエチン製剤の皮下注射や透析終了時の静注を行う．球形吸着炭製剤は末期腎不全，透析導入への移行を遅らせる作用があるとされているが，他の内服薬も吸着してしまうため，食間などに内服することが必要であるうえ，便秘も来たしやすく消化管通過障害がある場合には禁忌となる．

　末期腎不全となり腎代替療法が開始された場合，いくつかの薬剤は減量や中止の必要があることに注意する．保存期腎不全患者は大量の内服薬を処方されていることが多く，不要な薬剤の減量が治療意欲の向上につながることもある．

3　糖尿病神経障害

1）概念と分類

　糖尿病神経障害は，糖尿病に特有の代謝障害と細小血管障害の両者が関与して生じる疾患である．糖尿病合併症のなかでも最も頻度が高く，一般的には罹病率は30～50％とされるが，調査によっ

てはほぼ100％の糖尿病患者が神経障害を有しているともされる。糖尿病神経障害の進行には，高血糖によるポリオール代謝系の亢進とAGEsの増加，酸化ストレスの増大や，高血糖により神経を栄養する毛細血管の微小循環障害が起こることなどが関与しており，罹病期間が長いほど，また血糖コントロールが悪いほどその有病率や重症度が増す[7]。

糖尿病神経障害は，多発単神経障害（広範性左右対称性神経障害）と単神経障害に大別され，多発単神経障害はさらに末梢神経障害と自律神経障害に分けられる。単神経障害は主に神経を栄養する血管の血流障害により起こるとされ，脳神経系では動眼神経・外転神経麻痺による外眼筋麻痺や顔面神経麻痺，四肢の神経では尺骨神経や腓骨神経麻痺が有名である。まれに糖尿病性筋萎縮症とよばれる下肢近位筋の筋力低下を特徴とする病態を来たすことがある。

2）症状と診断

末梢神経障害は通常左右対称性に両足趾先端より出現する。症状はジンジン，ビリビリとしたしびれや灼熱痛と表現されるような陽性症状と，触覚，位置覚，温痛覚の低下や消失といった陰性症状に分けられるが，神経障害の重症度を反映するのは陰性症状である。陽性症状のうち特に疼痛の強いものは有痛性神経障害として知られており，痩せ型やアルコール多飲歴のある患者にみられやすい。慢性的な疼痛により不眠や抑うつ状態を高率に合併する。

自律神経障害は末梢神経障害よりも早期に出現するが，自覚症状が出現するのはかなり病状が進行してからであるため，早期からの診断と治療が重要となる。代表的な症状として起立性低血圧，食欲低下や便秘・下痢を繰り返す糖尿病胃腸障害，無自覚性低血糖，排尿障害・尿閉などの神経因性膀胱，勃起障害などがあげられる。

神経障害の診断は，自覚症状，理学所見および神経機能検査の結果を総合的に判断して行う必要がある。末梢神経機能障害の診断には神経伝導速度検査が有用であるが，手技には熟練が必要であり，侵襲も伴うため，日常臨床で簡単に実施できるものではない。そのため，糖尿病神経障害の診断基準として，わが国では「糖尿病性神経障害を考える会」の提唱する診断基準（**表6.2.4**）がよく用いられている[8]。自律神経機能障害の検査としては心拍変動検査が簡便で有用である。

3）治療

末梢神経障害のうち，特に陰性症状に対する治療は困難であり，その進行を抑制する治療が中心となる。糖尿病神経障害の発症，進展に関与するリスク因子としては，血糖コントロール不良，糖尿病罹病期間，高血圧，脂質異常，喫煙，飲酒などがあげられるが，このうち最も重要なのは血糖コントロールの改善である。DCCTでは1型糖尿病患者に対して，Kumamoto Studyでは2型糖尿病患者に対して，強化療法群で従来療法群に比して神経障害の発症や進行が抑えられるという報告がなされている[9,10]。長期間血糖コントロール不良が続いた患者の場合，急速な血糖降下により神経痛が出現あるいは悪化することがあるため注意が必要である。これは治療後神経障害とよばれる病態であり，良好な血糖コントロールを維持することにより，約2年程度で改善するため，事前によく患者に説明しておくことが重要である。

表6.2.4 「糖尿病性神経障害を考える会」の簡易診断基準

必須項目（以下の2項目を満たす）
1. 糖尿病が存在する 2. 糖尿病性神経障害以外の末梢神経障害を否定し得る
条件項目（下記の3項目のうち2項目以上を満たす場合を"神経障害あり"とする）
1. 糖尿病性多発神経障害にもとづくと思われる自覚症状 2. 両側アキレス腱反射の低下あるいは消失 3. 両側内顆の振動覚低下

（1）糖尿病神経障害の進行抑制を目的とした薬物治療

神経障害の進行を抑制する薬剤として，ポリオール代謝系の律速酵素であるアルドース還元酵素に作用するアルドース還元酵素阻害薬（aldose reductase inhibitor：ARI）が用いられる。発症早期からの内服が必要であり，そのエビデンスは国内の臨床試験に限られている[11]。副作用として腹痛，嘔気などのほか，まれに血小板減少症や劇症肝炎を引き起こすことがある。そのほか，神経再生を促進するとされるビタミンB_{12}製剤も使用されるが，ランダム化比較試験では有意な成績は得られていない。

（2）有痛性神経障害の薬物療法

糖尿病神経障害による疼痛が強く日常生活に支障を来たす場合は薬物療法の適応となる。非ステロイド系消炎鎮痛薬は軽症例でなければあまり効果はない。

有痛性神経障害に使用される薬剤を表6.2.5に示す。中等度以上の神経障害性疼痛に対する第一選択薬としては，以前から使用されていたアミトリプチン，イミプラミンなどの三環系抗うつ薬と，$\alpha 2\delta$リガンドであるプレガバリンとセロトニン・ノルアドレナリン再取り込み阻害薬（serotonin-Norepinephrine Reuptake Inhibitor：SNRI）であるデュロキセチンがあげられている。

三環系抗うつ薬は神経末端におけるノルアドレナリン再取り込み阻害作用により鎮痛効果を発揮する。副作用として，眠気や注意力低下などの精神神経系の症状と，口渇・排尿排便障害・眼圧亢進などの抗コリン作用がある。

プレガバリンは脊髄後角の痛覚線維の一次ニューロン終末部のCaチャネル$\alpha 2\delta$サブユニットに結合してCa流入を抑制することにより痛覚伝導を抑制する。副作用としては眠気，めまいなどと浮腫がみられ，その軽減のために原則として少量から導入する。腎排泄の薬剤であり，高齢や腎機能障害例では減量する必要がある。

デュロキセチンは下行性抑制系のセロトニン・ノルアドレナリン神経末端の各トランスポーターに結合して再取り込みを阻害し，一次痛覚ニューロン終末部への抑制効果を増強させる。副作用として傾眠や悪心がある。

プレガバリンやデュロキセチンが使用可能となる前には，カルバマゼピンやガバペンチンなどの抗痙攣薬が有痛性神経障害に対して使用されており，一定の効果があることが知られていたが，保険適用はないため注意が必要である。

このほか，抗不整脈薬であるメキシレチンの効果がわが国の臨床試験の成績に基づき承認されて

表6.2.5 神経障害性疼痛に使用される薬剤

種類	薬品名	慢性疼痛治療ガイドラインでの位置づけ	作用機序	副作用
三環系抗うつ薬	アミトリプチリン，イミプラミンなど	第一選択	神経末端におけるノルアドレナリン再取り込み抑制	悪性症候群，セロトニン症候群，眠気，注意力低下，口渇，排尿排便障害，眼圧亢進
Caチャネルα2δリガンド	プレガバリン，ガバペンチン（※）		脊髄後角の痛覚線維の一次ニューロン終末でカルシウム流入を抑制	眠気，めまい，ふらつき浮腫，心不全
SNRI	デュロキセチン		下行性抑制系神経末端におけるノルアドレナリン，セロトニン再取り込み阻害	悪性症候群，セロトニン症候群，傾眠，めまい，ふらつき，倦怠感，嘔気，便秘
オピオイド	モルヒネ塩酸塩，フェンタニル，オキシコドンなど（※）	第二選択	μオピオイド受容体に結合上行性痛覚伝達抑制と下行性抑制系の賦活	依存性，便秘，嘔気，嘔吐，傾眠，呼吸抑制，麻痺性イレウス
弱オピオイド	トラマドール		μオピオイド受容体に対する弱い親和性 セロトニン・ノルアドレナリン再取り込み阻害作用	依存性，嘔気，嘔吐，便秘，傾眠

※：日本では保険適用外
注）メキシレチンはガイドライン上の記載がなく表からは除いている

いる[12]。副作用として不整脈の誘発があり，心疾患を有する症例では慎重に使用する必要がある。

　これらの薬剤でも疼痛コントロールが不十分な場合はオピオイドの使用を考慮するとされているが，保険適用がなく依存性なども問題となるため，わが国では使用されていなかった。近年は弱オピオイドであるトラマドールとアセトアミノフェンの配合剤の使用が認可されたが，悪心や嘔吐，傾眠，便秘などの副作用の頻度が高いうえ，その有効性については今後の検証が必要である。

(3) 自律神経障害の薬物療法

　自律神経障害による症状は全身の諸臓器に及ぶ。軽度の場合は血糖コントロールと生活習慣の改善により症状の改善がみられるが，進行した場合は症状に応じた薬物による治療が必要となる。

　起立性低血圧に対しては，過剰な降圧薬の中止，急な体位変換を避けること，弾性ストッキングの着用などをまず試みる。増塩などの食事療法も用いられることがある。薬物療法としては鉱質コルチコイドであるフルドロコルチゾンやドロキシドパ，アメジニウムなどの昇圧薬が使用されることがあるが，前者は浮腫や心不全，後者は臥位での高血圧などに注意を要する。

　糖尿病胃腸障害に対しては，食事の少量頻回摂取や脂肪・食物繊維の摂取制限を行う。薬物療法としてはメトクロプラミドやドンペリドンを使用するが，副作用として錐体外路症状があり注意する。比較的安全な薬剤としてはモサプリドがあげられる。抗生物質のエリスロマイシンはモチリン受容体に作用して消化管運動を改善することが知られているが，わが国では保険適用はない。

　勃起障害についてはホスホジエステラーゼ受容体阻害薬であるシルデナフィルが用いられるが，

虚血性心疾患などでニトログリセリンや亜硝酸薬を使用している場合は，併用により重篤な低血糖を起こすことがあるため禁忌となる。

神経因性膀胱に対してはコリン作動薬であるジスチグミンが使用されることがある。重篤な副作用として意識障害や呼吸不全を伴うコリン作動性クリーゼを来たすことがあるため，悪心・嘔吐や腹痛，下痢，発汗，徐脈，縮瞳などの症状がみられた場合には投与中止を考慮する必要がある。

自律神経障害に対して使用される薬剤を表6.2.6にまとめた。参考にされたい。

4 大血管合併症

糖尿病患者では動脈硬化に起因する脳血管障害，虚血性心疾患，末梢動脈疾患の頻度も増加する。これらを総称して糖尿病大血管症とよび，前述の細小血管合併症とともに糖尿病による慢性合併症として重要である。

1）疫学

糖尿病患者では非糖尿病患者に比して冠動脈疾患の頻度は2～4倍に上昇することが知られている。フィンランドにおける疫学研究では，冠動脈疾患の既往がない糖尿病患者の心筋梗塞発症率は，冠動脈疾患の既往を有する非糖尿病患者の心筋梗塞再発率と同等であった[13]。大血管症の発症リスクは耐糖能異常の段階から上昇しており[14]，早期からの血糖コントロールが重要である。脳血管障害についても，糖尿病患者における脳梗塞発症リスクが非糖尿病患者の約2倍となることがわが国での研究で示されている[15]。末梢動脈疾患の頻度も非糖尿病患者に比して高く，さらに糖尿病患者で

表6.2.6 自律神経障害に使用される薬剤

種類		薬品名	作用機序	副作用
起立性低血圧	交感神経刺激薬	ドロキシドパ，アメジニウムエフェドリン，エチレフリンなど	主に交感神経α_1受容体に作用して血管収縮	頻脈，高血圧，嘔気頭痛，排尿障害
	鉱質コルチコイド	フルドロコルチゾン	アルドステロン作用によるNa，水分の貯留	高血圧，浮腫，高Na血症，低K血症
糖尿病胃腸障害	ドパミン受容体拮抗薬	メトクロプラミド，ドンペリドン	ドパミンD_2受容体遮断消化管蠕動亢進作用と中枢性制吐作用	錐体外路症状，悪性症候群，下痢，腹痛，高プロラクチン血症
	モチリン受容体刺激薬	エリスロマイシン（※）	モチリン受容体に結合して消化管蠕動を亢進	菌交代性下痢症，QT延長症候群
勃起障害	ホスホジエステラーゼ阻害薬	シルデナフィル，バルデナフィル	ホスホジエステラーゼ-Vの活性を阻害，陰茎海綿体平滑筋を弛緩させる	頭痛，ほてり感，視覚異常，動悸，頻脈，低血圧，硝酸薬との併用禁忌
神経因性膀胱	コリンエステラーゼ阻害薬	ジスチグミンなど	コリンエステラーゼ阻害により膀胱平滑筋の収縮を増強	コリン作動性クリーゼ，腹痛，下痢，悪心，発汗，狭心症，不整脈

※：日本では保険適用外

は末梢神経障害の合併により虚血による疼痛などの症状が出現しにくく，感染などを併発していわゆる糖尿病足病変を形成し，壊疽や下肢切断につながることとなる。

2）糖尿病大血管症の予防

糖尿病大血管症のリスク因子として，加齢，性別（男性＞女性），肥満，高血圧，高LDLコレステロール（LDL-C）血症，低HDLコレステロール（HDL-C）血症，高トリグリセリド（TG）血症，高血糖，微量アルブミン尿，喫煙などがあげられる。特に冠動脈疾患にはインスリン抵抗性や高血糖，脂質異常症などの影響が強く，脳卒中には高血圧の影響が強い。このため，糖尿病患者の大血管症を予防するためには，血糖のみならずその他のリスク因子にも包括的に介入していく必要がある。以下にそれぞれのリスク因子に対する介入の効果と使用される薬剤について述べる。

（1）血糖コントロール

高血糖状態が持続することで大血管症の発症リスクは増加する。2004年に発表されたメタアナリシスでは，HbA1cが1％増加すると心血管疾患の発症率が1型糖尿病で15％，2型糖尿病で18％上昇することが示されている[16]。

血糖コントロール強化療法が大血管症の発症を抑制するかという点については，特に早期からの治療介入が重要である。近年UKPDS，DCCT/EDIC，VADTなどの大規模臨床試験の追跡調査結果が相次いで報告され，いずれも強化療法群では介入期間中には有意な大血管合併症の抑制効果が得られなかったが，介入終了後10年以上の観察期間を経て，通常療法群との間にHbA1cの差異は消失したにもかかわらず，心血管合併症の発症率が優位に減少するという結果が得られた[17-19]。これらは血糖コントロールへの早期介入が介入終了後も持続することを示すものであり，metabolic memoryまたはlegacy effectとよばれる。一方で，厳格な血糖管理は重症低血糖の発症リスクとなり，重症低血糖が致死的不整脈を招くことも知られており，罹病歴の長い症例や高齢者では特に注意する必要がある。

低血糖の頻度や血糖変動幅の減少が大血管症を減少させる可能性があり[20]，血糖コントロールに用いる糖尿病治療薬も，この点を考慮して選択することが望ましいとされる。

各薬剤での検討では，メトホルミンでは肥満2型糖尿病患者で大血管合併症を抑制する効果が示されている[21]。α-GIは境界型糖尿病においては虚血性心疾患の発症リスクを減少させる報告がある[22]が，糖尿病患者においてのエビデンスは乏しい。スルホニル尿素薬（sulfonylureas：SU薬）には特に大血管症を抑制する報告はなく，ピオグリタゾンはメトホルミンとの併用療法において大血管症発症リスクを低下する可能性が示唆されている[23]。DPP-4阻害薬はメトホルミンとの併用でSU薬に比して総死亡および心血管合併症が少ないことが報告されている[24]が，他の経口薬への追加投与では心血管合併症を減少させるという報告はない。インスリンおよびグルカゴン様ペプチド-1（glucagon-like peptide-1：GLP-1）受容体作動薬についても，大血管症を増加させないという報告はあるものの，減少させるという結果は得られていない。近年SGLT2受容体阻害薬が心血管合併症を減少させたという報告があり[25]，今後の動向が注目されている。

（2）血圧コントロール

糖尿病患者の高血圧は細小血管障害および大血管障害のリスク因子である。UKPDS 36において

も，2型糖尿病患者の収縮期血圧10mmHg低下により総死亡率13％，心血管合併症11％，脳卒中27％の減少が示されている[26]。

日本高血圧学会による「高血圧診療ガイドライン2014」では，高血圧の定義を「収縮期血圧140mmHg以上かつ/または拡張期血圧90mmHg以上」としている。家庭血圧は診察室血圧より低めになることが多く，「収縮期血圧135mmHg以上かつ/または拡張期血圧85mmHg以上」を高血圧と定義する。特に家庭での起床時血圧が大血管症発症のよい指標になるとされており[27]，自宅での血圧測定を指導することが重要である。

糖尿病と高血圧が合併した場合には心血管リスクが増大することから，糖尿病患者では血圧130/80mmHg以上で治療を開始する必要がある。血圧130～139/80～89mmHgで，減塩，減量，運動療法などの生活習慣改善で降圧目標が達成できると期待される場合にかぎり，3カ月を超えない範囲で生活習慣改善による降圧を試みてもよいが，目標達成が困難と考えられる場合にはただちに降圧薬を開始する。糖尿病腎症の項ですでに述べたように，糖尿病に合併した高血圧に対する降圧薬の第一選択薬はACEIまたはARBであり，単剤で降圧目標に到達しない場合はCa拮抗薬や利尿薬との併用療法を行う。ACEIとARBの併用についてはそれぞれの単剤療法と同等の効果であり，むしろ有害事象が増えたとの報告[27]があり，一般的には推奨されない。同様に，直接型レニン阻害薬のアリスキレンについても，ACEIまたはARBとの併用で高K血症や腎機能障害などの有害事象が多く報告されており，こちらはACEI/ARBとの併用禁忌となっているため注意が必要である。

海外のガイドラインでは糖尿病の降圧目標は収縮期血圧140mmHg未満とされ，130/80mmHg未満へ降圧すべき積極的な根拠が見いだせないとされているが，わが国では一般住民や糖尿病患者の脳卒中発症率が心筋梗塞よりも高いこと，厳格な血圧管理により脳卒中の予防効果がみられること[28]などから，降圧目標は130/80mmHg未満とされている。高齢糖尿病の場合は過度の降圧による有害事象が多くみられるため，65～74歳では140/90mmHg未満，75歳以上の高齢者では150/90mmHg未満を目指し，忍容性があれば慎重に130/80mmHg未満を目指すようにする。同様に，末梢動脈疾患や冠動脈疾患を有する糖尿病患者では，130/80mmHg未満の降圧によりかえって心血管合併症の発症や心血管死亡が増加することが報告されており[29]，個々の症例に合わせた降圧目標設定を行う必要がある。

(3) 脂質コントロール

糖尿病患者は高LDL-C血症，低HDL-C血症，高TG血症などの脂質異常症を合併しやすい。なかでも高LDL-C血症は人種を問わず冠動脈疾患発症の強いリスク因子となるため，個々の患者のリスクに応じてコントロール目標が細かく設定されている。一方，低HDL-C血症や高TG血症が糖尿病患者の大血管症のリスク因子となるかどうかについては，人種や研究デザインにより結果はさまざまである。しかし，細小血管合併症のリスク因子となることは知られており，これらの脂質異常症に対しても介入が必要である。

日本動脈硬化学会の『動脈硬化性疾患予防ガイドライン2012年版』より引用した，脂質コントロール目標を**表6.2.7**に示す[30]。糖尿病患者の場合，LDL-Cのコントロール目標は一次予防であっても120mg/dL未満，冠動脈疾患の既往がある二次予防の場合は100mg/dL未満となる。冠動脈疾

表6.2.7 糖尿病患者の脂質コントロール目標

	脂質コントロール目標（mg/dL）			
	LDL-C	HDL-C	TG	Non-HDL-C
冠動脈疾患の既往なし	<120	≥40	<150	<150
冠動脈疾患の既往あり	<100			<130

細小血管障害の進行や喫煙，血糖コントロール不良などリスク因子を複数もつ場合はLDL-Cの目標値を100mg/dL未満とすることを考慮する。

患の既往がない場合でも，細小血管障害の進行や喫煙，血糖コントロール不良などリスク因子を複数もつ場合は100mg/dL未満とすることを考慮する。TGは空腹時で150mg/dL未満を目標とし，HDL-Cは40mg/dL以上を目標として管理を行う。LDL-Cの代わりにnon-HDL-Cを目標として使用してもよく，この場合の管理目標はLDL-Cに30を足した値となる。特に高TG血症を合併している際などに有用である。

　コレステロールや飽和脂肪酸の摂取制限などの食事療法，運動療法を中心とした生活習慣改善を行っても，管理目標に到達しない場合は薬物療法の適応となるが，冠疾患の既往がある場合は生活習慣改善と同時に薬物療法を行う必要がある。高LDL-C血症に対してはHMG-CoA還元酵素阻害薬であるスタチン系薬剤やエゼチミブ，陰イオン交換樹脂などを用いるが，このうち最も有用とされるのがスタチンであり，糖尿病の有無や1型/2型の差異によらず，心血管合併症や全死亡を減少させることが明らかとなっている[31]。スタチンは肝臓でのコレステロール生合成に関わるHMG-CoA還元酵素を阻害することで肝臓内のコレステロールが減少すると，肝細胞のLDL受容体発現量が増加し，血中からのコレステロール再取り込みが促進されることでLDL-Cの低下を来たす。副作用としては腹痛や皮疹などのほか，特に横紋筋融解症が重要であり，筋肉痛や脱力感などの症状が出現した場合は投薬中止を検討する必要がある。また，スタチンは糖尿病の新規発症リスクをやや増加させることが知られているが，スタチンによる心血管合併症の予防や生命予後改善効果が明らかであることから，脂質異常症を合併した糖尿病患者にはむしろ積極的に投与を試みるほうがよい。

　エゼチミブは小腸のコレステロール輸送体であるNPC1L1を阻害することでコレステロールの吸収を抑制する。副作用として悪心や下痢などの消化器症状や肝機能障害があり，重度の肝機能障害例では禁忌となる。陰イオン交換樹脂は胆汁酸と結合することでコレステロールの吸収を抑制するとともに，肝臓でのコレステロールから胆汁酸への異化を促進させることで血中コレステロールを低下させる。副作用として腹痛や便秘の頻度が高く，重篤な場合は腸閉塞に至ることもある。これらの薬剤には単剤でスタチンに準ずるエビデンスがないため，スタチンを使用してLDL-Cが十分低下しない場合に併用を検討するのが望ましい。

　高TG血症に対してはフィブラート系薬が用いられる。フィブラートは核内受容体であるペルオキシソーム増殖因子活性化受容体α（peroxisome proliferator-activated recepter α：PPARα）の活性化を介してリポ蛋白リパーゼ（lipoprotein lipase：LPL）など，脂質代謝に関わる種々の蛋白質を誘導し，血中でのTGから遊離脂肪酸への分解促進，肝臓でのTG生成抑制作用を来たすほか，

HDL-Cの増加作用や弱いLDL-C低下作用を発揮する。副作用としては消化器症状や胆石の増加，横紋筋融解症などがあり，特にスタチンとの併用で横紋筋融解症の頻度が増加することが知られている。その他，エイコサペンタエン酸（eicosapentaenoic acid：EPA）製剤も高TG血症に対し用いられることがある。

(4) 抗血小板薬

抗血小板薬は脳梗塞，心筋梗塞，末梢動脈疾患などの二次予防に使用される。心血管合併症の既往を有する糖尿病患者に対し，二次予防のために低用量アスピリンを投与することで総死亡リスクが減少する[32]が，他の抗血小板薬による二次予防効果は明確には証明されていない。大血管症の一次予防として低用量アスピリンを投与することは，有用とするエビデンスが乏しく，むしろ頭蓋内出血などの出血性合併症が増加することが示されており，現在は推奨されていない。

以上の理由より，大血管症の既往を有する糖尿病患者において，抗血小板薬はその二次予防としての投与が推奨されており，なかでも最もエビデンスの確立している低用量アスピリンが第一選択となる。アデノシン二リン酸（adenosine diphosphate：ADP）受容体阻害薬のクロピドグレル，チクロピジンは特にアスピリンとの併用で良好な二次予防効果を示しているが，脳出血や消化管出血などの出血性合併症の頻度が増加するため，冠動脈ステント留置後や，大血管症の再発を繰り返している症例での投与が推奨される。

ホスホジエステラーゼ阻害薬のシロスタゾールは，ラクナ梗塞などの二次予防や末梢動脈疾患に伴う潰瘍や間欠性跛行などの症状を改善する効果がある。血管平滑筋に作用することで血管拡張作用も有しており，特に末梢動脈疾患による疼痛に対する除痛効果が他の抗血小板薬に比して優れている。

いずれの抗血小板薬も共通の副作用として頭蓋内出血や消化管出血などの出血性合併症がある。バイアスピリンでは胃潰瘍などの胃腸障害がみられることがあり，シロスタゾールでは頭痛の頻度が高い。

引用文献

1) 我が国の慢性透析療法の現況，日本透析医学会ホームページ，http://docs.jsdt.or.jp/overview/（2015年12月31日現在）．
2) Yokoyama H, et al, Microalbuminuria is common in Japanese type 2 diabetic patients：a nationwide survey from the Japan Diabetes Clinical Data Management Study Group（JDDM 10），*Diabetes Care*, 2007, 30：, 989-92.
3) Adler AI, et al, Development and progression of nephropathy in type 2 diabetes：the United Kingdom Prospective Diabetes Study（UKPDS 64），*Kidney Int*, 2003, 63, 225-32.
4) Ninomiya T, et al, Albuminuria and kidney function independently predict cardiovascular and renal outcomes in diabetes, *Am Soc Nephrol*, 2009, 20, 1813-21.
5) Lewis EJ, et al, The effect of angiotensin-converting-enzyme inhibition on diabetic nephropathy, *N Engl J Med*, 1993, 329, 1456-1462.
6) renner BM, et al, Effects of losartan on renal and cardiovascular outcomes in patients with type 2 diabetes and nephropathy, *N Engl J Med*, 2001, 345, 861-869.
7) Partanen J, et al, Natural history of peripheral neuropathy in patients with no-insulin-dependent diabetes mellitus, *N Engl J Med*, 1995, 333, 89-94.

8) 糖尿病性神経障害を考える会,"糖尿病性多発神経障害の診断基準と病期分類",末梢神経,2012, 23, 109-111.
9) The Diabetes Control and Complications Trial Research Group, The effect of intensive diabetes therapy on the development and progression of neuropathy, *Ann Intern Med*, 1995, 122, 561-568.
10) Ohkubo Y, et al, Intensive insulin therapy prevents the progression of diabetic microvascular complications in Japanese patients with non-insulin-dependent diabetes mellitus: a randomized prospective 6-year study, *Diabetes Res Clin Pract*, 1995, 28, 103-117.
11) 後藤由夫,他,"糖尿病性神経障害に対するエパルレスタット(Ono-2235)の臨床的研究 プラセボ(微量治験薬含有)を対象とした二重盲検群間比較試験",医学の歩み,1990, 152, 405-416.
12) 松岡健平,他,"塩酸メキシレチンの糖尿病性神経障害に対する二重盲検比較試験",医学と薬学,1997, 38, 759-776.
13) Steven MH, et al, Mortality from Coronary Heart Disease in Subjects with Type 2 Diabetes and in Nondiabetic Subjects with and without Prior Myocardial Infarction, *N Engl J Med*, 1998, 339, 229-234.
14) Tominaga M, et al, Impaired glucose tolerance is a risk factor for cardiovascular disease, but not impaired fasting glucose. The Funagata Diabetes Study, *Diabetes Care*, 1999, 22, 920-924.
15) Doi Y, et al, Impact of glucose tolerance status on development of ischemic stroke and coronary heart disease in a general Japanese population: the Hisayama study, *Stroke*, 2010, 41, 203-209.
16) Selvin E, et al, Meta-analysis: glycosylated hemoglobin and cardiovascular disease in diabetes mellitus, *Ann INtern Med*, 2004, 141, 421-431.
17) Holmann RR, et al, 10-year follow-up of intensive glucose control in type 2 diabetes, *N Engl J Med*, 2008, 359, 1577-1589.
18) Hayward RA, et al, Follow-up of glycemic control and cardiovascular outcomes in type 2 diabetes, *N Engl J Med*, 2015, 372, 2197-2206.
19) DCCT/EDIC Study Research Group, Intensive Diabetes Treatment and Cardiovascular Outcomes in Type 1 Diabetes: The DCCT/EDIC Study 30-Year Follow-up, *Diabetes Care*, 2016, 39, 686-93.
20) Hirakawa Y, et al, Impact of visit-to-visit glycemic variability on the risks of macrovascular and microvascular events and all-cause mortality in type 2 diabetes: the ADVANCE trial, *Diabetes Care*, 2014, 37, 2359-65.
21) UKPDS Group, Effect of intensive blood-glucose control with metformin on complications in overweight patients with type 2 diabetes (UKPDS 34), *Lancet*, 1998, 352, 854-865.
22) Chiasson JL, et al, Acarbose treatment and the risk of cardiovascular disease and hypertension in patients with impaired glucose tolerance: the STOP-NIDDM trial, *JAMA*, 2003, 290, 486-494.
23) Dormandy JA, et al, Secondary prevention of macrovascular events in patients with type 2 diabetes in the PROactive Study (PROspective pioglitAzone Clinical Trial In macroVascular Events): a randomised controlled trial, *Lancet*, 2005, 366, 1279-1289.
24) Morgan CL, et al, Combination therapy with metformin plus sulphonylureas versus metformin plus DPP-4 inhibitors: association with major adverse cardiovascular events and all-cause mortality, *Diabetes Obes Metab*, 2014, 16, 977-983.
25) Zinman B, et al, Empagliflozin, Cardiovascular Outcomes, and Mortality in Type 2 Diabetes, *N Engl J Med*, 373, 2117-2128.
26) Turner RC, et al, Association of systolic blood pressure with macrovascular and microvascular complications of type 2 diabetes (UKPDS 36): prospective observational study, *BMJ*, 2000, 321, 412-419.
27) ONTARGET Investigators, Telmisartan, ramipril, or both in patients at high risk for vascular events, *New Engl J Med*, 2008, 358, 1547-1559.
28) Bangalore S, et al, Blood pressure targets in subjects with type 2 diabetes mellitus/impaired fasting glucose: observations from traditional and bayesian random-effects meta-analyses of randomized trials, *Circulation*, 2011, 123, 2799-2810.
29) Bavry AA, et al, Outcomes Among hypertensive patients with concomitant peripheral and coronary artery disease: findings from the INternational VErapamil-SR/Trandolapril STudy, *Hypertension*, 2010, 55, 48-53.

30) 日本動脈硬化学会,動脈硬化性疾患予防ガイドライン 2012年版.
31) Cholesterol Treatment Trialists' (CTT) Collaborators, Kearney PM, et al, Efficacy of cholesterol-lowering therapy in 18,686 people with diabetes in 14 randomised trials of statins : a meta-analysis, *Lancet*, 2008, 371, 117-125.
32) Simpson SH, et al, Effect of aspirin dose on mortality and cardiovascular events in people with diabetes : a meta-analysis, *J Gen Intern Med*, 2011, 26, 1336-1344.

VII章

特殊な病態における糖尿病薬物治療

1. シックデイ
2. 腎障害
3. 肝障害
4. 周術期
5. 感染症発症時
6. 副腎皮質ホルモン投与時
7. 経腸栄養療法
8. 経静脈栄養療法
9. 災害時

1 シックデイ

1. はじめに

　糖尿病患者が，感染症，消化器疾患，外傷，ストレスなどから発熱，下痢，嘔吐，食欲不振のために食事が摂れない状況をシックデイとよぶ（図7.1.1）。さまざまなストレスに対して，カテコールアミン，コルチゾールなどのインスリン拮抗ホルモンが増加することで高血糖になることが多い。そのため，高血糖・ケトアシドーシスなどを回避するための特別な対応が必要となる。また，下痢や食欲不振などの消化器症状があるにもかかわらず，同一量の薬物療法を継続することで重症低血糖を起こす場合もある。患者自身の誤解による不適切なインスリンや経口血糖降下薬の調節が原因となることが多いため，日頃から対処方法を十分に指導するとともに，シックデイの際に医療機関に相談できる体制を確立しておく必要がある（表7.1.1）。

2. シックデイ対応の原則

　シックデイ時には水分と炭水化物の摂取が優先であることをあらかじめ指導しておく。脱水予防のため，水分（1日1,000mL以上）を十分に摂取し，できれば合わせてスポーツドリンクや味噌汁などで電解質補給も行いたい。利尿薬を内服している場合は，状況に応じて減量・中止の検討も必要である。エネルギー補給については，できるだけ摂取しやすい形状のもの（おかゆ，麺類，果汁，アイスクリームなど）で糖分を摂取することが大切である。

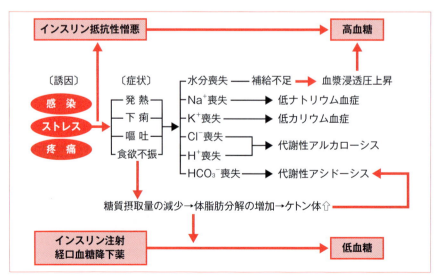

図7.1.1　シックデイの病態

（丸山太郎，月刊ナーシング，2001, 21, 8, 82.）

表7.1.1 シックデイルール

1. 安静と保温に努め，早めに主治医または医療機関に連絡する。
2. 水やお茶などで水分摂取を心がけ，脱水を防ぐ。
3. 食欲がなくても，おかゆ，果物，うどん，ジュースなどで，炭水化物を補給する。
4. インスリン治療中の患者では自己の判断でインスリンを中止しない。
    1) 食事摂取ができなくても，インスリンを中止しない。
    2) 血糖自己測定（SMGB）を行いながら，増減の目安を参考にインスリン量を調整する。
5. 経口血糖降下薬，GLP-1受容体作動薬は種類や食事摂取量に応じて減量・中止する。
6. 入院治療が必要なときは，休日でも電話連絡をしてから受診する。
7. 医療機関では，原疾患の治療と補液による水分・栄養補給を行う。

（日本糖尿病療養指導士認定機構編著，糖尿病療養指導ガイドブック2017 メディカルレビュー社，東京，2017．p.200.）

薬物療法は，食事摂取不良であるからといって，インスリンや経口血糖降下薬を中断すると著明な高血糖となる危険性があるため，日頃から決して自己判断で中断しないように指導することが肝要である。だからといって同一量での薬物療法を続けると低血糖を起こす場合もあるため，薬の調節が必要であることを念頭に指導する。シックデイ対策に自信がない患者には，食事摂取困難があれば，早期に医療機関に連絡を入れ指示を受けること，あるいは受診予約日を待たずに医療機関を受診するよう指導しておく。

医療機関に連絡する際には，体調の現状（下痢，嘔吐，発熱，体重減少の有無など），食事摂取量と水分摂取量，普段の食事療法の遵守度，血糖値および普段の血糖コントロール，普段の薬物療法の内容，遵守度，自己調節を行ったかどうかを伝えるよう指導する。やはり血糖値がわかるほうが的確な指示を伝えられることから，医療保険対象にならない経口血糖降下薬のみの薬物療法患者でも血糖自己測定（self-monitoring of blood glucose：SMBG）の実施を勧めておきたい。加えて平素から毎日自分の体重を測定するように習慣づけておくと，おおよその脱水の程度を推定することができる。また，旅行先や出張先などでかかりつけ医療機関以外を受診しなければならない場合もある。そのためにも糖尿病連携手帳やお薬手帳を携帯することを勧めるとともに，糖尿病の罹患機関，合併症の有無，薬物療法の内容（糖尿病関連以外の薬も含む），最近の血糖コントロール状態を情報提供できるよう，普段から自身の状態を把握しておくよう指導しておきたい。

3. 医療機関の受診が必要な場合

以下の場合には，速やかに医療機関を受診するべきである。
①発熱，消化器症状が強いとき
②24時間にわたって経口摂取ができないとき／著しく少ないとき
③血糖値350mg/dL以上の持続，血中ケトン体高値（3mM以上），尿中ケトン体強陽性のとき
④意識状態の悪化がみられるとき
来院時には必ず血中，尿中ケトン体の測定を行う。

4. 血糖降下薬の管理の原則

シックデイに際しての血糖降下薬の使い方の例を示す。実際には，病状，普段の血糖コントロール状況，現在の食事・水分の摂取状況，食事療法の遵守状況なども勘案し，個別にインスリンや経口血糖降下薬の使用量を医療機関が指示する。

1）インスリンの場合（表7.1.2）

① 中間型または持効型インスリン注射の継続を原則とする
② 追加インスリンは，食事量（主に糖質），血糖値，ケトン体に応じて調整する
③ 頻回に血糖値／ケトン体を測定する

2）経口血糖降下薬の場合（表7.1.3）

（1）インスリン分泌促進薬〔スルホニル尿素薬（sulfonylureas：SU薬）・速効型インスリン分泌促進薬（グリニド薬）〕

食事摂取不良である場合は調整が必要なため，医療機関に連絡することが望ましい。診察の状態により中止，減量を判断する。

（2）α-グルコシダーゼ阻害薬（α-glucosidase inhibitor：α-GI）

消化器症状の強いときは中止する。

（3）ビグアナイド薬（BG薬）

シックデイの間は中止するように普段から指導しておく。受診時には投薬の変更などを考慮する。

（4）チアゾリジン薬

シックデイの間は中止することが可能である。

表7.1.2 シックデイ時の追加インスリン（超速効型・速効型）量増減の目安

食事量	インスリン投与量
100〜80%	全量
80〜50%	2/3量
50%以下	1/2〜中止
10%以下	中止

血糖（BS）値に合わせたインスリン調整	
BS＜70	4単位減量
70≦BS＜120	2単位減量
120≦BS＜200	増減なし
200≦BS＜250	2（1）単位増量
250≦BS＜300	4（2）単位増量
300≦BS＜350	6（3）単位増量
350≦BS＜400	8（4）単位増量
400≦BS	10（5）単位増量

原則として，持効，中間型インスリンは食事量に応じてインスリン量を変更しない。食事不安定時期は食直後にインスリン注射を行う。
（ ）：総インスリン量30単位未満の患者に対するスケール
（上野宏樹，他，最新医学 別冊 新しい診断と治療のABC 18／糖尿病／代謝2 改訂第2版，最新医学社，大阪，2010，pp.210-220. より改変）

表7.1.3 シックデイ時の経口血糖降下薬の減量・中止の目安

		食事量2/3以上	食事量1/3以上	食事量1/3以下
SU薬	グリミクロン オイグルコン ダオニール アマリール など	通常量	半量	中止
グリニド薬	スターシス ファスティック グルファスト など	通常量	半量	中止
α-GI	グルコバイ* ベイスン* セイブル* など	中止	中止	中止
BG薬	メデット* メトグルコ* など	中止	中止	中止
チアゾリジン薬	アクトス	通常量	中止	中止
DPP-4阻害薬	ジャヌビア* グラクティブ* など	通常量	中止	中止
SGLT2阻害薬	スーグラ* フォシーガ など	中止	中止	中止

＊：特に，消化器症状（嘔吐，下痢）の症状があるときには中止すること。
（上野宏樹，他．最新医学 別冊 新しい診断と治療のABC 18／糖尿病／代謝2 改訂第2版，最新医学社，大阪，2010．pp.210-220．より改変）

(5) インクレチン関連薬

シックデイの間については，現在コンセンサスが得られていない。グルカゴン様ペプチド-1（glucagon-like peptide-1：GLP-1）受容体作動薬については，血糖自己測定を参考に，インスリンへの切り替えも含めて対応する。

(6) ナトリウム・グルコース共輸送担体2（sodium-glucose cotransporter2：SGLT2）阻害薬

シックデイの間は，中止するよう指導しておく。

5. 病型別の対処方法のポイント

1型糖尿病と2型糖尿病とでは，対処方法のポイントが若干異なるので注意する。

1）1型糖尿病

　1型糖尿病患者では，インスリンが欠乏した状態になると糖尿病ケトアシドーシスになる危険性があるため，インスリンの中止は避けなければならない。シックデイ時には，食事が摂れなくてもインスリン抵抗性が増して血糖値が上昇傾向となるため，基礎インスリンにあたる中間型や持効型インスリンは継続することが原則である。食事摂取量が一定しない場合には，追加インスリンにあたる超速効型・速効型インスリンは食後に注射する。3～4時間ごとにSMBGを行い，血糖値が200mg/dL以上の場合は，超速効型・速効型インスリンを追加して注射する。血糖値が80mg/dL以下の場合は，中間型・持効型インスリンの減量も考慮する。

2）2型糖尿病

　インスリン依存状態の患者は，1型糖尿病に準じた対応をとる。2型糖尿病患者では，インスリン注射を行っていてもインスリン依存状態ではない患者も多く，食事摂取量に応じて中間型・持効型インスリンを減量する場合もある。経口血糖降下薬は食事摂取量に応じて服用量を調節する必要があるが，BG薬は脱水により乳酸アシドーシス出現の危険性があるためシックデイ時には必ず休薬する。SGLT2阻害薬も脱水が進み高血糖を誘発するので休薬する。α-GIやGLP-1受容体作動薬は継続も可能だが，消化器症状がある場合は休薬する。これらの対応を行っても高血糖が続く場合は，インスリン治療へ切り替えを考慮する。

2 腎障害

1. 糖尿病腎症の概要

　糖尿病腎症は糖尿病の三大合併症のひとつであり，高血糖状態による血管変化により糸球体構造が破壊され，腎機能が低下してくる病態である。慢性腎臓病（chronic kidney disease：CKD）になると心血管疾患になりやすくなり，その死亡率も増加するが，糖尿病腎症では，さらに非糖尿病CKDや腎症非合併糖尿病に比べ，心血管死の頻度が高い。また糖尿病腎症は新規透析導入患者の第1位で，糖尿病腎症の透析導入患者の5年生存率は約60％であり，糖尿病患者の生命予後や生活の質（quality of life：QOL）および医療経済的観点から，いかに末期腎不全（end-stage renal disease：ESRD）まで進行させないようにするかが重要となる。

　糖尿病腎症の病期は尿中アルブミン（蛋白）排泄量と糸球体濾過率（glomerular filtration rate：GFR）の2つのマーカーで分類され（表7.2.1[1]），一般的には図7.2.1に示すよう経過をたどることが多く，15〜20年かけて腎の細血管がダメージを受けていき，末期腎不全となるが，適切な血糖管理，血圧管理，蛋白尿（アルブミン尿）の管理，および脂質管理などを行っていけば，それを延長または防止することも可能であるため，薬剤師はこれら治療薬の薬学的管理および患者指導を実践していく必要がある。糖尿病腎症の病期とCKD重症度分類を合わせたものが表7.2.2[1]となる。

表7.2.1　糖尿病腎症病期分類

病期	尿アルブミン値（mg/gCr）あるいは尿蛋白値（g/gCr）	GFR（eGFR）（mL/分/1.73m^2）	治療・食事・生活のポイント
第1期（腎症前期）	正常アルブミン尿（30未満）	30以上[注2]	・糖尿病食を基本とし，血糖コントロール ・降圧治療　・脂質管理　・禁煙
第2期（早期腎症期）	微量アルブミン尿（30〜299）[注3]	30以上	・糖尿病食を基本とし，血糖コントロール ・降圧治療　・脂質管理　・禁煙 ・蛋白質の過剰摂取をは控える
第3期（顕性腎症期）	顕性アルブミン尿（300以上）あるいは持続性蛋白尿（0.5以上）	30以上[注4]	・適切な血糖コントロール ・降圧治療　・脂質管理　・禁煙 ・蛋白質制限食
第4期（腎不全期）	問わない[注5]	30未満	・適切な血糖コントロール ・降圧治療　・脂質管理　・禁煙 ・蛋白質制限食　・貧血治療
第5期（透析療法期）	透析療法中		・適切な血糖コントロール ・降圧治療　・脂質管理　・禁煙 ・透析療法か腎移植 ・水分制限（血液透析患者では最大透析間隔日の体重増加を6％未満）

（日本糖尿病学会・編著，"糖尿病治療ガイド2016-2017"，文光堂，東京，2016，p.82．を元に作成）

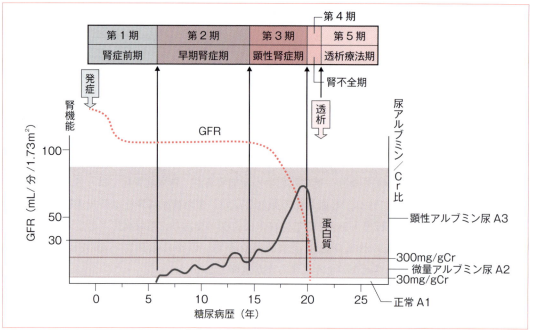

図7.2.1 糖尿病腎症の臨床経過
(槇野博史,"糖尿病性腎症－発症・進展機序と治療",診断と治療社,東京,1999,p.192.より改変)

表7.2.2 糖尿病腎症病期分類（改訂）とCKD重症度分類との関係

アルブミン尿区分			A1	A2	A3
尿アルブミン定量			正常アルブミン尿	微量アルブミン尿	顕性アルブミン尿
尿アルブミン/Cr比（mg/gCr）			30未満	30〜299	300以上
（尿蛋白/Cr比）（g/gCr）					(0.50以上)
GFR区分 (mL/分/1.73m^2)	G1	>90	第1期 (腎症前期)	第2期 (早期腎症期)	第3期 (顕性腎症期)
	G2	60〜89			
	G3a	45〜59			
	G3b	30〜44			
	G4	15〜29	第4期 (腎不全期)		
	G5	<15			
	（透析療法中）		第5期 (透析療法期)		

(日本糖尿病学会編著,糖尿病治療ガイド2016-2017,文光堂,東京,2016,p.83.)

　尿中アルブミン排泄量が糸球体の破壊の程度（基底膜のアルブミン透過性亢進と尿細管再吸収障害）を反映するため，糖尿病腎症第1期〜第3期までは尿中アルブミン排泄量が増加するに従って，第1期（腎症前期：正常アルブミン尿），第2期（早期腎症期：微量アルブミン尿），第3期（顕性腎症期：顕性アルブミン尿）と分けられる（ただしGFR≧30mL/min/1.73m^2）。正常アルブミン尿

であっても腎生検を施行してみると，すでに腎症の病理所見があるような患者も見受けられたり，高度の蛋白尿が出るネフローゼ症候群を呈する場合もあり，その実質的な腎の病態は患者ごとに異なる。第4期ではアルブミン（蛋白）尿の増加に伴い急激に腎機能が低下してGFRが30mL/min/1.73m^{2}以下となった状態である。この場合，腎糸球体の硬化によりGFRの急激な低下に伴って蛋白も濾せない状態となり，蛋白尿も減少していき，腎代替療法（血液透析，腹膜透析，腎移植のどれかを選択）が必要となってくる。第5期は透析療法を行っている末期腎不全の状態である。

2. 血糖管理

糖尿病性腎症の進行予防には第一に血糖コントロールが重要となる。

早期腎症において，HbA1c9.0％前後より，HbA1c7.0％前後に血糖をコントロールしたほうが，有意に腎症の発症および進行を抑制することが証明されており，より厳格な血糖コントロールでも同様な結果が得られていて，ESRDへの進展を抑制する。また顕性腎症においては観察研究の結果であるが，腎症の進行を抑制することが示されている。ただし，HbA1c6.5％未満の厳格な血糖コントロールでは死亡率を増加させることも報告されており，これには低血糖が要因として考えられるため，過度の血糖低下には注意が必要である。『CKD診療ガイド2012』では，糖尿病腎症の目標HbA1cは6.9％未満である。顕性腎症以降では，腎における糖新生の低下，インスリン代謝（分解）の低下により，低血糖になりやすい状態となる一方でインスリン抵抗性は増大する。

1）透析患者の血糖管理

透析患者では厳密な血糖コントロールは低血糖を起こし，死亡リスクの上昇など予後を悪化させる可能性があるため，表7.2.3の示すように比較的緩やかな目標値が推奨されているが，透析患者の目標値は検討段階にある。透析患者は，インスリン分解能低下による低血糖遅延，インスリン注射不可能な高齢者が多い，インスリン抵抗性，透析療法による血糖値の著明な変動，HbA1cを血

表7.2.3　血液透析患者の糖尿病の主な検査値

検査項目		目標値	注意点
グリコアルブミン（GA）値（％）	心血管イベントの既往があって低血糖傾向のある症例	24.0未満	・PD患者で低値を示す ・甲状腺機能亢進症合併例で低値を示す ・甲状腺機能低下症合併例で高値を示す ・肝硬変合併例では高値を示す ・ネフローゼ症候群では低値を示す
	心血管イベントの既往なし	20.0未満	
随時血糖値 （食後2時間または透析前血糖値：mg/dL）		180～200未満	血糖値180mg/dLに相当するGA値は約24％に相当する
HbA1c（％）		明確でないため参考程度に用いる	赤血球寿命の短縮，貧血やESAの影響を受け，血糖コントロールを過小評価することがある

（"ここが知りたい慢性腎臓病（CKD）薬物療法の疑問点"，平方秀樹監，平田純生編，医薬ジャーナル社，大阪，2015，p.178．より改変）

糖コントロールの指標として使用しづらいなど，血糖コントロールを困難にさせる要因が多い。よって，低血糖のリスクを回避しつつ，生命予後の向上を目指して随時血糖値（透析前血糖値），グリコアルブミン（glycoalbumin：GA）値，HbA1cなどを総合的に判断しながら，血糖コントロールをする必要がある。

透析患者のHbA1c値は貧血（血球寿命の短縮などを含む）や赤血球造血刺激因子（ESA）製剤（幼若化赤血球の増加）の影響により低値を示し，過小評価されるため，透析患者の血糖コントロール状態を正しく反映しないため参考程度に用いる。

GAはHbの代わりにアルブミンとブドウ糖が結合したものであり，赤血球の寿命の影響やESA製剤の使用の影響を受けず，透析患者の血糖コントロールのマーカーとして有用である。アルブミンの半減期は約17日であるため，GAは過去2～4週間の血糖コントロールの指標となり，1カ月に1～2回測定することが推奨されている。ただし，GAは血清アルブミン値の影響を受けるため，尿中へアルブミンが喪失するネフローゼ症候群，透析液中へアルブミンが漏出する腹膜透析患者では，GAが低値を示す。血液透析患者ではこれらのような血清アルブミン値の影響は認められないため，有用な血糖コントロール指標となる。

（1）血糖値の測定頻度の推奨

血糖値の測定頻度については表7.2.4のとおりである[2]。

（2）透析液ブドウ糖濃度

透析中は透析液ブドウ糖濃度と血糖の濃度勾配に従って，血糖値は変化するため，透析後半では血糖値は透析液ブドウ糖濃度に近づいていく。

透析日と非透析日で血糖が大きく異なる患者もおり，インスリン治療中の透析患者では，透析前血糖値が高い場合，血糖値と透析液間のブドウ糖濃度較差が大きくなり，透析中に血糖が急速に大きく低下する可能性があり，透析終了後に血糖値の上昇が惹起（透析起因性高血糖）されることがある。この高血糖防止には，透析中の血糖値の変動を少なくするための比較的高いブドウ糖濃度の透析液を使用する。

血液透析開始時の高血糖の対応は表7.2.5，血液透析前後の低血糖の対応は表7.2.6のとおりである[2]。

2）腎機能障害（低下）時の血糖降下薬の使い方

腎機能低下時の糖尿病治療薬の使い方では，以下の点を考慮する必要がある。

①腎不全患者ではインスリン抵抗性が増強してくる

表7.2.4　血糖値の測定頻度の推奨

インスリン製剤使用患者	透析開始前の随時血糖値（透析前血糖値）と透析後の随時血糖値を毎回測定
経口血糖降下薬使用患者	透析前血糖値を週1回測定
血糖降下薬の使用がなく血糖が良好にコントロールされている患者	透析前血糖値を最低1カ月に1回測定

（中尾俊之，他，血液透析患者の糖尿病治療ガイド2012，透析会誌，2013，46，3，311-357．を元に作成）

表7.2.5　血液透析開始時の高血糖の対応

血糖値	対処
≧500mg/dL	2〜4単位の超速効型インスリンを皮下注。2時間後に血糖値を再検し，透析中100〜249mg/dLを目標とし，インスリン注射による急激あるいは過度の血糖低下（100mg/dL未満）を起こさないように注意
≧600mg/dL	糖尿病性ケトアシドーシスの合併を考慮し，血液ガス分析および血清カリウム測定，さらに可能であれば血中ケトン体を測定。糖尿病性ケトアシドーシスと診断された場合には，緊急入院にて治療

（中尾俊之，他，血液透析患者の糖尿病治療ガイド2012，透析会誌，2013，46，3，311-357．を元に作成）

表7.2.6　血液透析前後の低血糖の対応

血糖	対処
血液透析開始時または血液透析終了時に＜60mg/dLあるいはそれ以上でも明らかな低血糖症状	緊急に以下の処置をする。 ・経口摂取が可能な場合：5〜10gのブドウ糖を摂取 ・経口摂取が不可能な場合：50％ブドウ糖注射液20mL（10gブドウ糖含有）を透析回路静脈側より1分間程度で注入 ・以後30分あるいは1時間おきに血糖値を測定し，再度血糖値60mg/dL未満の場合は上記の処置を繰り返す ・血液透析終了時は血糖値の上昇を確認したうえで，透析回路を離脱する

（中尾俊之，他，血液透析患者の糖尿病治療ガイド2012，透析会誌，2013，46，3，311-357．を元に作成）

②腎におけるインスリンの代謝（分解）の低下，腎による糖新生の低下が起こるため，低血糖が生じやすくなる

③①と②より高血糖，低血糖ともになりやすく血糖値が不安定になりやすい

④腎排泄性（および腎代謝性）の糖尿病治療薬は腎機能に応じた減量が必要となる

⑤腎機能低下患者では禁忌薬が多い

これらの点を総合的に考慮しながら，糖尿病治療薬を適正に使用していく必要がある。

(1) インスリン製剤

中等度〜重度まで腎機能が低下してくると腎でのインスリンの分解が低下するため，血糖コントロールが容易になり，インスリン製剤を使用していた患者のインスリン必要量が減り，中止するような場合もある。よって低血糖が起こると遷延しやすくなるため，なるべく作用時間の短い製剤を使用し，持続型インスリン製剤を使用する場合は注意が必要である。一方でインスリン抵抗性が増強してくるため，特に血糖管理が不十分な場合は積極的にインスリン製剤を使用していく。CKDステージG4以降の血糖コントロールは原則的にインスリン製剤の使用が推奨されているが，経口糖尿病薬も使用される。インスリンは透析膜の種類によっては除去あるいは吸着されるため，透析終了後に血糖値が上昇することもある。

(2) インスリン製剤以外の血糖降下薬

腎機能低下に伴いインスリンの分解が低下し低血糖のリスクが高まるため，血糖降下薬の使用により低血糖にならないように注意が必要となる。また腎排泄性の糖尿病治療薬では過量投与による低血糖にならないように腎機能に応じた減量が必要となる。これらのことから，糖尿病治療薬では腎機能低下患者には禁忌となっている薬剤が多い。表7.2.7にまとめたように，腎機能の低下によ

表7.2.7 腎機能低下時の糖尿病治療薬の使い方一覧

分類	一般名	商品名（先発品）	主な消失経路	禁忌	透析性	腎障害性	活性代謝物
SU薬	グリベンクラミド	オイグルコン錠/ダオニール錠	肝	禁	×		○
	グリクラジド	グリミクロン錠	肝	禁	×		
	グリメピリド	アマリール錠	肝	禁	×		○
グリニド薬	ナテグリニド	スターシス錠/ファスティック錠	肝	禁	×		○
	ミチグリニド	グルファスト錠	肝		×		
	レパグリニド	シュアポスト錠	肝		×		
α-GI	ボグリボース	ベイスン錠/OD錠	非吸収				
	アカルボース	グルコバイ錠	低吸収			○	
	ミグリトール	セイブル錠	わずかに吸収（腎）			○	
BG薬	ブホルミン	ジベトス錠	腎			○	
	メトホルミン	グリコラン錠	腎	禁			
		メトグルコ錠		禁		○	
チアゾリジン薬	ピオグリタゾン	アクトス錠	肝	禁			
DPP-4阻害薬	シタグリプチン	ジャヌビア錠 グラクティブ錠	腎（みかけ腎排泄率78〜88%，腎CL397〜464mL/min）		△		
	ビルダグリプチン	エクア錠	肝腎（みかけ腎排泄率22%，腎CL164mL/min）		×		
	アログリプチン	ネシーナ錠	腎（みかけ腎排泄率72%，腎CL178mL/min）		△		
	リナグリプチン	トラゼンタ錠	胆汁（腎排泄率0.2〜0.4%）		不明		

2 腎障害

常用量	GFRまたはCCr (mL/min) G1(>90) / G2 (>80-70-60) 正常または軽度低下	G3a (60-50) 軽度〜中等度低下	G3b (40-30) 中等度〜高度低下	G4 (30-20) 高度低下	G5 (10>) 末期腎不全	HD(血液透析) PD(腹膜透析)	添付文書 軽度	添付文書 中等度	添付文書 重度/重篤
1.25〜10mg分1〜2		慎重投与		禁忌（SU薬は腎機能が低下すると一定の臨床効果が得られないうえ，低血糖などの副作用を起こしやすいため，重篤な腎機能障害患者はインスリン治療に切り替える）				慎重投与	禁忌
20〜160 mg分1〜2								慎重投与	禁忌
維持量1〜4mg 最大投与量 6mg分1〜2								慎重投与	禁忌
270〜360mg分3，食直前		活性代謝物が蓄積しやすいため慎重投与		禁忌（活性代謝物が蓄積することによって低血糖が起こりやすいため）				慎重投与	禁忌
30mg分3，食直前		半減期が延長し低血糖を起こすおそれがあるため慎重投与であるが，血糖値をモニターしながら投与可能。7.5〜15mg分3,食直前から開始する						慎重投与	
1回0.25mgより開始し，維持用量として1回0.25〜0.5mgを適宜増減し，1回1mgまで増量可				代謝物に血糖降下作用がなく，腎機能障害患者にも使用可能となっているが，国内での腎不全患者の使用経験が少ないため，少量から開始する。重度の腎機能障害患者（Ccr20〜39mL/min）では，投与5日目のCmaxおよびAUCは腎機能正常者の1.3倍および1.7倍であった。					慎重投与
0.6〜0.9 mg分3食直前				吸収されにくいため減量の必要なし（ただし，添付文書上は「代謝状態が変化することがあるため，血糖管理状況が大きく変化するおそれがある」として慎重投与）					慎重投与
150〜300mg分3食直前				腎機能正常者と同じだが，吸収率は低い。添付文書では「腎障害（Ccr25mL/min未満）患者に投与した際の血中活性物質（本剤および活性代謝物）濃度は腎機能正常者に比べて約4〜5倍上昇することが報告されている」として慎重投与					慎重投与
150〜300mg分3食直前				腎機能正常者と同じだが，腎機能障害では腎機能正常者に比べて血漿中濃度が上昇することが報告されているため慎重投与					慎重投与
1日100mgを分2〜3，食後。最大1日150mg	禁忌：Ccr<70mL/minでは低血糖のみでなく乳酸アシドーシスの危険があるため								禁忌
1日500mgを分2〜3，食後より開始。最大1日750mg。ただし軽度障害にも禁忌	禁忌：腎臓における本剤の排泄が減少するため（軽度障害も含む）								禁忌
1日500mgより開始し，1日2〜3回に分割して食直前または食後に。維持量は効果を観察しながら決めるが，通常1日750〜1,500mgとする（最大2,250mg）		禁忌：中等度以上の腎機能障害（一般的にCcr<60mL/min）では腎臓における本剤の排泄が減少するため 警告：腎機能障害のある患者へ投与する場合には，定期的に腎機能を確認する。特に75歳以上の高齢者では投与の適否を慎重に判断すること				禁忌：透析患者（腹膜透析を含む）では高い血中濃度が持続するおそれがあるため	慎重投与		禁忌
15〜45 mg分1		慎重投与			禁忌（海外では常用量で使用可能）		慎重投与		禁忌
50〜100mgを1日1回			通常投与量1日1回25mg，最大投与量1日1回50mg	通常投与量1日1回12.5mg，最大投与量1日1回25mg					慎重投与
1回50mgを1日1〜2回		腎機能低下によりAUCが最大2倍以上に上昇するため，低用量から開始		腎機能低下によりAUCが最大2倍以上に上昇するため，25mgより開始することが望ましい					慎重投与
1日1回25mg	1日1回12.5mg			1日1回6.25mg					慎重投与
1日1回，5mgを経口投与	減量の必要はないが，腎機能低下によりAUCが最大1.6倍に上昇するため要注意								

分類	一般名	商品名（先発品）	主な消失経路	禁忌	透析性	腎障害性	活性代謝物
（DPP-4阻害薬 続き）	サキサグリプチン	オングリザ錠	肝腎（みかけの未変化体腎排泄率15.8%および主要代謝活性物腎排泄率22.2%，腎CL177mL/min）		△		
	アナグリプチン	スイニー錠	腎（みかけ腎排泄率49.9%，腎CL315mL/h/kg）		△		
	テネリグリプチン	テネリア錠	肝腎（みかけ腎排泄率21.0〜22.1%，腎CL37〜39mL/hr/kg）		△		
	オマリグリプチン	マリゼブ錠	腎（みかけ腎排泄率74%，腎CL38mL/min）		△		
	トレラグリプチン	ザファテック錠	腎（みかけ腎排泄率76%）	禁	△		
SGLT2阻害薬	イプラグリフロジンL-プロリン	スーグラ錠	肝	禁	不明	○	
	エンパグリフロジン	ジャディアンス錠	肝	禁	不明	○	
	カナグリフロジン	カナグル錠	肝	禁	×	○	
	ダパグリフロジンプロピレングリコール	フォシーガ錠	肝と腎代謝	禁	不明	○	
	トホグリフロジン	アプルウェイ錠デベルザ錠	肝	禁	不明	○	
	ルセオグリフロジン	ルセフィ錠	肝	禁	不明	○	
GLP-1受容体作動薬	エキセナチド	バイエッタ皮下注	蛋白分解（腎代謝）				
	持続性エキセナチド	ビデュリオン皮下注		禁	×	○	
	デュラグルチド	トルリシティ皮下注アテオス	蛋白分解		×		
	リキシセナチド	リキスミア皮下注	蛋白分解		×		
	リラグルチド	ビクトーザ皮下注	蛋白分解		×		

常用量	GFRまたはCCr (mL/min)					HD(血液透析)PD(腹膜透析)	添付文書 腎機能障害		
>80 70 60	50	40	30	20	10>		軽度	中等度	重度/重篤
(G1>90) G2	G3a	G3b		G4	G5				
正常または軽度低下	軽度～中等度低下	中等度～高度低下		高度低下	末期腎不全				
2.5～5mgを1日1回経口投与	排泄の遅延により本剤の血中濃度が上昇するため、2.5mgを1日1回にする。								慎重投与
1回100mgを1日2回朝・夕に経口投与（最高1回200mg）			100mg、1日1回						慎重投与
1日1回20mg経口投与。効果不十分な場合には経過を十分観察しながら1日1回40mgまで	減量の必要はないが、半減期は延長しないものの腎機能低下によりAUCが最大1.5倍に上昇するため要注意								
25mgを1週間に1回経口投与する	eGFR60-80mL/min/1.73m^{2}の軽度腎機能低下患者に比しAUCが1.42倍に上昇するため慎重投与。ただし軽度腎機能低下例では腎機能正常者の0.94倍になることも考慮し、慎重に判断されたい。		eGFR60-80mL/min/1.73m^{2}の軽度腎機能低下患者に比しAUCが1.66倍に上昇し、透析患者では2.1倍に上昇するため透析患者では12.5mgを1週間に1回経口投与する。ただし軽度腎機能低下例では腎機能正常者の0.94倍になることも考慮し、慎重に判断されたい。						慎重投与
100mgを1週間に1回経口投与	50mgを1週間に1回経口投与		禁忌：主に腎臓で排泄されるため、排泄の遅延により本剤の血中濃度が上昇するおそれがあるため。					慎重投与	禁忌
1日1回50mg朝食前または朝食後に経口投与。1日1回100mgまで増量可	十分な効果が得られない可能性があるため慎重投与。		高度腎機能障害患者または透析中の末期腎不全患者では効果が期待できないため、投与しない。						
10mgを1日1回朝食前または朝食後に経口投与。1日25mg1日1回まで増量可。	十分な効果が得られない可能性があるため慎重投与。		高度腎機能障害患者または透析中の末期腎不全患者では効果が期待できないため、投与しない。						
1日1回100mgを朝食前または朝食後に経口投与する	十分な効果が得られない可能性があるため慎重投与。		高度腎機能障害患者または透析中の末期腎不全患者では効果が期待できないため、投与しない。						
1日1回5mgを経口投与。1日1回10mgまで増量可	十分な効果が得られない可能性があるため慎重投与。目安としてCcr 45mL/min以上の例に投与する	高度腎機能障害患者または透析中の末期腎不全患者では効果が期待できないため、投与しない。							
1日1回20mgを朝食前または朝食後に経口投与	十分な効果が得られない可能性があるため慎重投与。		高度腎機能障害患者または透析中の末期腎不全患者では効果が期待できないため、投与しない。						
1日1回2.5mg朝食前または朝食後に経口投与。1日1回5mgまで増量可	十分な効果が得られない可能性があるため慎重投与。		高度腎機能障害患者または透析中の末期腎不全患者では効果が期待できないため、投与しない。						
1回5～10μgを1日2回朝夕食前	CLの低下、$t_{1/2}$の延長を認めるため1回5～10μgを1日1回		禁忌：透析患者を含む重度腎機能障害のある患者では本剤の消化器系副作用による忍容性が認められていないため						
2mgを週に1回、皮下注射	使用経験も少なく不明だが、CLの低下、$t_{1/2}$の延長を認めるため減量すべきであるが、デバイスが減量に不適なため、使用しないことが望ましい		禁忌：透析患者を含む重度腎機能障害のある患者では本剤の消化器系副作用による忍容性が認められていないため					慎重投与	禁忌
0.75mgを週に1回、皮下注射する	腎機能正常者と同じ								
20μgを1日1回朝食前に皮下注射する。ただし、1日1回10μgから開始し、1週間以上投与した後1日1回15μgに増量し、1週間以上投与した後1日1回20μgに増量する（最高20μg）			腎機能の低下とともにAUCは増加し、腎機能正常者に比しCCr30mL/min未満の患者では1.47倍に上昇するため慎重投与						
0.3mg/日より開始し0.9mgを1日1回皮下注	腎機能正常者と同じ								慎重投与

（腎機能別薬剤投与法一覧，日本腎臓病薬物療法学会誌特別号，日本腎臓病薬物療法学会編，2016，S146-158，より改変）

る糖尿病治療薬の減量や中止などの対応が遅れないよう，腎機能と糖尿病の両検査値を確認しながら糖尿病治療薬の用量調節や選択（中止，変更）をしていく．以下に腎機能低下時における血糖降下薬の使い方の要点を記す．

① SU薬：重度の腎機能障害では低血糖の副作用が高まるため，すべての薬剤が禁忌である．特に血糖降下作用が強く，腎排泄性の活性代謝物（4-OH体，3-OH体）もあるグリベンクラミドは注意が必要である．グリメピリドも腎排泄性の活性代謝物がある

② グリニド薬：ナテグリニドが肝代謝性薬剤であるが，活性体代謝物のM1が腎排泄性（80%）であるため，重篤な低血糖を起こしやすいため禁忌である（死亡例を含む重篤な低血糖の報告あり）

③ α-GI：すべてが使用できる

④ BG薬：すべて腎排泄性薬剤であり，腎機能低下時は血中濃度が上昇し，乳酸アシドーシスを発現しやすいため，禁忌である．ヨード造影剤を用いる検査においては，併用により乳酸アシドーシスを起こすことがあるので，検査前はBG薬の投与を一時的に中止し（緊急に検査の場合を除く），ヨード造影剤投与後48時間は再開しない

⑤ チアゾリジン薬：ピオグリタゾンは副作用に心不全や浮腫があるため，透析患者へは禁忌となっている．しかし，海外では常用量で使用されており，インスリン抵抗性の改善作用や，抗動脈硬化作用を期待して投与されることがある

⑥ DPP-4阻害薬：腎排泄性および肝代謝性薬剤の両方があるが，肝代謝性薬剤でも腎排泄性の寄与があるため，腎機能低下に応じて減量しなければならない薬剤が多い．リナグリプチンは胆汁排泄型であるため使用しやすい．オマリグリプチンとトレラグリプチンはともに週1回服用薬でかつ腎排泄性のため，腎機能に応じた減量が必要であるが，重度の腎機能障害に禁忌なのはトレラグリプチンだけである

⑦ SGLT2阻害薬：腎排泄性の薬剤はないが，作用機序的に腎機能が低下してくると効果が期待できなくなってくるため，末期腎不全患者では使用しない．また，SGLT2阻害薬は尿細管で高濃度のブドウ糖による浸透圧利尿により，脱水になりやすく，脱水を起こしやすい環境や高齢者などでは注意が必要である．最近ではSGLT2阻害薬の心血管疾患の抑制効果が注目されている

⑧ GLP-1受容体作動薬：キナセチドのみが腎で代謝を受けるとされており，腎低下により，クリアランスが低下する．これらの要因もあり，キナセチドだけが重度腎機能障害者の消化器系副作用による忍容性が認められていないため禁忌となっている

3. 血圧管理

糖尿病腎症において血圧をコントロールすることにより，サロゲートマーカーである微量アルブミン尿，蛋白尿を減少させ腎症の発症・進展の抑制，ESRDや透析導入などの腎機能不全（腎死）も抑制されることから，血糖コントロールとともに血圧コントロールは腎症進展抑制のために重要である．

まずは降圧薬の開始前に食事療法としては減塩指導をしていく必要がある（後述）。

1）糖尿病合併CKD患者の降圧薬治療

糖尿病腎症における血圧コントロールの第一選択薬としてはレニン-アンジオテンシン-アルドステロン阻害薬（renin-angiotensin-aldosterone system inhibitor：RAS阻害薬）〔アンジオテンシン変換酵素阻害薬（angiotensin-converting enzyme inhibitor：ACEI）またはアンジオテンシンⅡ受容体拮抗薬（angiotensin Ⅱ receptor blocker：ARB）〕が推奨されている（図7.2.2）。降圧薬は血圧低下作用により，蛋白尿抑制効果を示すが，RAS阻害薬には血圧低下とは独立して微量アルブミン尿や蛋白尿を減少させる効果もあり，長期の糸球体の負担を減らす腎保護作用が認められる。ACEIとARBの有効性は同等と考えられている。ARBはすべて肝代謝性であり，腎機能に応じた減量は必要ない。ACEIの多くは腎排泄性であるため，減量が必要であるが，少量から増量していけば比較的用量依存的な副作用が少なく，減量しない用量でも絶対的リスクは少ない。RAS阻害薬は糸球体濾過圧低下による急激な腎機能悪化には注意が必要である。RAS阻害薬は正常血圧の患者においても糖尿病腎症の進展を抑制するため，早期の使用が推奨されている（適応外）。また，RAS阻害薬は尿中Na排泄量が少ない患者でより腎保護効果があることが示されている。

第一選択薬で効果がなければ，図7.1.2に示すように長時間作用型Ca拮抗薬やサイアザイド系やループ利尿薬を併用していく。糖尿病患者の降圧目標は『CKD診療ガイド2012』では，130/80mmHg以下とされている[3]。

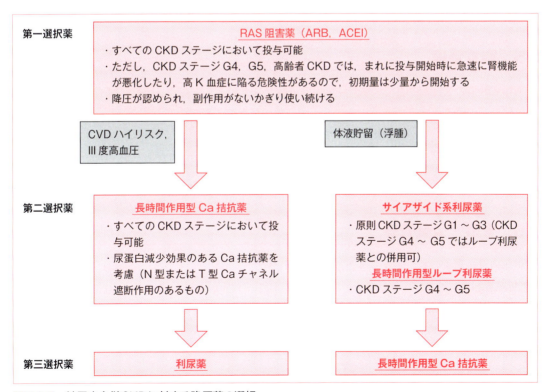

図7.2.2 糖尿病合併CKDに対する降圧薬の選択

2）糖尿病透析患者の低血圧

糖尿病透析患者では，血液透析終了直後に重篤な起立性低血圧を呈する場合があるため，起立時眩暈，意識消失などに注意する．対策として透析終了後，一定時間座位を保ったうえで起立させたり，ドライウェイトの適切な設定，透析間の体重増加（食塩・水分摂取量）を極力抑える，透析方法の工夫（ECUMの併用あるいはHDFへの変更），透析時間の延長，降圧薬使用患者では，透析日の減量・中止，降圧薬の変更などを考慮する．

4. アルブミン尿（蛋白尿）の管理

アルブミン尿は早期から腎機能低下だけでなく，CVDを予測する指標であり，微量アルブミン尿は腎症の比較的早期に現れ，蛋白尿の出る前から出現するため，早期腎症の診断に使用される（表7.2.1，7.2.2および図7.2.1）．ただし，正常アルブミン尿であっても，推算糸球体濾過率（estimated glomerular filtration rate：eGFR）が低下している症例が多く存在しており，アルブミン尿では早期の腎症を発見できない場合もあるため，常に腎機能の低下に注意しながら，前述のように適切に血糖および血圧コントロールを行い，腎症の進展防止に努める必要がある．アルブミン尿の測定は随時尿としてアルブミン/クレアチニン（creatinine：Cre）比の測定を定期的に3～6カ月に1回程度行う．尿中アルブミンは尿量による影響を受けるため，体内の産生量が一定のCrで割ることで補正している．RAS阻害薬は，前述のように血圧コントロールだけでなく，糸球体濾過圧の減少による微量アルブミン尿（蛋白尿）の減少効果も期待されて投与される．

5. 脂質管理

糖尿病腎症の進展とともに大血管障害の合併症リスクが高まるため，脂質管理，肥満，喫煙などの危険因子の管理も重要である．このなかで，糖尿病腎症における脂質コントロールについては，エビデンスは少ないが，腎機能の低下のない腎症の進行抑制に対しては有効である可能性がある．スタチン系やフィブラート系薬剤はアルブミン尿抑制作用を示す報告があるが，エゼチミブも含め今後のエビデンスの蓄積が必要である．

6. 食事・栄養管理

糖尿病腎症患者の総エネルギー摂取量はCKDステージG1～G2では25～30kcal/kg/日，G3以降（透析患者も含む）で25～35kcal/kg/日として，BMI 25（kg/m^2）以上の肥満患者では肥満学会が推奨する摂取量に制限し，るい痩・低栄養の改善を目指す場合にはこれより多くする．

糖尿病腎症における蛋白質摂取制限によって，アルブミン尿（蛋白尿）を減少させたという報告は多く，腎保護に有用の可能性があるが，GFRの低下抑制効果の有効性を示さなかった報告が多い．また糖尿病腎症における蛋白質摂取制限の試験自体のエビデンスレベルも低く，統一した見解を得られるまでに至っていないため，今後の臨床試験の集積が待たれる．『CKD診療ガイド2012』では

CKDステージG3以降の軽症では0.6～1.0g/kg/日，重症では0.6～0.8g/kg/日の制限を行うこととしているが，個々の患者の病態，リスクなどを総合的に判断して設定していく．

高血圧に対しては降圧薬の開始前に減塩指導をしていく必要がある．食塩摂取制限により血圧が低下するが，アルブミン尿も減少するとの報告もあり，腎保護効果が期待される．

食塩感受性は微量アルブミン尿以降に亢進しているため，腎症早期では，食塩摂取制限により糸球体内圧を下げることでアルブミン尿が低下する．一方で過度の減塩は反対に全死亡やESRDへ進展を増加させることに注意する．

7. その他

腎症では網膜症や足病変の合併頻度が高い．進行した網膜症を合併した場合は，急激な血糖改善により網膜症が悪化することがあるので注意する．高度の硝子体出血直後，あるいは硝子体手術前後の血液透析の際は，抗凝固薬として通常のヘパリンではなく，ナファモスタットメシル酸塩あるいは低分子ヘパリンの使用が望ましい．糖尿病患者の血液透析では非糖尿病透析患者に比して高度の動脈硬化や血管石灰化を認める場合が多く，糖尿病透析患者の末梢動脈疾患（peripheral arterial disease：PAD）の罹患率は非糖尿病に比し約4倍高い．また骨代謝抑制により骨症も多く，骨折リスクが高く，CKD-MBDに伴って，血管石灰化を主な病態とした動脈硬化性変化がさらに促進される危険性がある．

引用文献
1) 日本糖尿病学会編著，"糖尿病治療ガイド2016-2017"，文光堂，東京，2016，p.82.
2) 中尾俊之，他，血液透析患者の糖尿病治療ガイド2012，透析会誌，2013，46，3，311-357.
3) 槇野博史，他，"CKD診療ガイド2012" 東京医学社，東京，2012，pp.73-75.

参考文献
・日本糖尿病学会編著，"糖尿病診療ガイドライン2016"，南江堂，東京，2016．
・木村健二郎，他，"CKD診療ガイドライン2013"，日本腎臓学会編，東京医学社，東京，2013．
・腎機能別薬剤投与法一覧，日本腎臓病薬物療法学会誌，2016，S146-158.
・"腎臓病薬物療法専門・認定薬剤師テキスト"，平田純生，木村健，竹内裕紀監，日本腎臓病薬物療法学会編，じほう，東京，2013，pp.375-382.

3 肝障害

1. はじめに

『糖尿病診療ガイドライン2016』（日本糖尿病学会編著）では，他の疾患，病態に伴う種々の糖尿病のなかに肝疾患を掲げており，肝疾患に合併した2次的な糖尿病を肝性糖尿病とよび，2型糖尿病とは異なる病態を呈する。肝性糖尿病は肝硬変の患者の約10％がかかるとされていて，肝臓疾患の代表的な合併症のひとつである。一方でわが国における糖尿病患者の死因で，最も高い死亡率は肝疾患関連によるものである。このように耐糖能異常が，肝細胞の再生を抑制させ，肝機能が低下するし，肝機能が低下すると糖尿病が悪化するという悪循環を生じる。肝性糖尿病の治療は，肝疾患と糖尿病の両方の治療が必要となる。

2. 肝臓と糖代謝の関係

肝臓は，エネルギー代謝・物質代謝の中枢として，糖質，脂質，蛋白質の代謝を調整する臓器である。食物摂取および吸収は間欠的であるが，細胞のエネルギーや物質の需要は恒常的に行われているため，体内外における需要，供給タイミングは一致していない。そこで肝臓は摂取した栄養素をすぐにエネルギーに変換したり，貯蔵される物質に変換したりしながら，エネルギーの消費と貯蔵のバランスを調整する中心的な役割を担っている。

エネルギーは肝臓で糖質としてグリコーゲン，脂肪組織で脂質としてトリグリセリドが貯蔵され，それぞれがグルコースおよび遊離脂肪酸として体内に循環する。食物摂取後に消化・吸収されたグルコースは血中から各組織・臓器へ運ばれエネルギー源となるが，まずは小腸吸収時インクレチン分泌によるインスリンの第1相分泌が起こり，その後血液中のグルコース濃度が上昇すると血中インスリン濃度が上昇して肝臓および筋肉におけるグリコーゲンの合成と脂肪組織におけるトリグリセリドの合成が促進されることで，過剰に摂取されたグルコースがエネルギーとして肝臓と筋肉に貯蔵される。空腹時には肝グリコーゲンを分解してグルコースを放出し血糖値を維持しようとする。しかし，肝臓における貯蔵量は約100g（400kcal）と，栄養の摂取がない場合には，ほぼ1日で枯渇する。

3. 肝臓と脂質代謝の関係

食事で摂った十分な炭水化物（グルコース）は，肝グリコーゲンの補充が満杯になると，解糖によって生成されたアセチルCoAから脂肪酸を合成し，グリセロリン酸に結合し，トリグリセリド（中性脂肪）となる。肝臓はこれらの中性脂肪をコレステロールやアポ蛋白とともにリポ蛋白を形成して，血中に循環するが，最終的に余ったものは脂肪組織に蓄えられる。上記，肝グリコーゲン

の貯蔵を消費した後も栄養の供給がない期間（飢餓状態）が長く続くと，血糖値の低下に伴いインスリンの分泌低下により体脂肪中の中性脂肪を分解し，脂肪酸遊離させ，それをβ酸化によりエネルギーを産生する。またグリセリン（グリセロール）はグルコースとなり血糖値を維持しようとする。絶食期間が続くと脂肪酸が余剰となり，肝臓でのみ産生されるアセト酢酸やβヒドロキシ酪酸などのケトン体を生成するようになるため，飢餓時には，脂肪酸やケトン体が上昇する。ケトン体もエネルギー源となるが，蓄積するとケトーシス（ケトアシドーシス）になる。飢餓時と同様に，糖尿病によりインスリンが絶対的に不足した高血糖状態においても糖を利用できないため，脂肪の分解（β酸化）が進み，糖尿病性ケトアシドーシスとなる。

4. 肝疾患と糖尿病（図7.3.1）

1）非アルコール性脂肪性肝疾患

生活習慣の変化によりわが国でも生活習慣病患者が増加し，肝におけるメタボリックシンドロームである非アルコール性脂肪性肝疾患（Non-alcoholic fatty liver disease；NAFLD）患者が増加している。糖尿病患者の20〜50％に脂肪肝が合併し，脂肪肝の患者の30％が糖尿病といわれている。

NAFLDはインスリン抵抗性（高インスリン血症）を高率に合併していて，その形成には内臓脂肪より放出される脂肪酸，アディポカインが関与しており，アディポネクチンの低下，脂肪酸，レジシチンの増加を生じる。インスリンは肝臓においてグリコーゲンの合成を促進し，糖新生を抑制しており，NAFLDでは肝臓でのインスリンシグナルの低下により糖新生に傾くため，高血糖になりやすくなる。一方で肝細胞内における脂肪酸合成や取り込みに関しては，インスリンシグナルが亢進する。

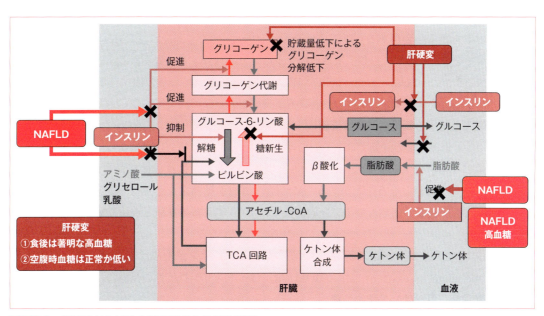

図7.3.1　肝疾患における血糖調節の生化学的機構

糖尿病によるNAFLDの治療は、糖尿病の治療が第一であり、同時に脂肪肝の治療ともなる。食事・運動療法が基本であり、必要に応じて薬物治療を加えていく。近年、SGLT2阻害薬は、NAFLD患者のインスリン抵抗性、肝機能マーカー、肝細胞脂肪化改善の有用性が注目されている。

2）C型肝炎

C型肝炎患者では、糖質代謝異常やインスリン抵抗性を示すことが多いが、肝障害によるインスリン抵抗性の亢進ではなく、ウイルスによる直接的な作用であると考えられている。

インスリン抵抗性はインターフェロン治療の治療効果を低下させるため、インスリン抵抗性の改善がC型肝炎ウイルスの消失率を改善することが報告されている。

3）肝硬変

肝硬変では70～90％と高率に耐糖能異常があり、10～40％が糖尿病を発症するとされている。肝硬変では肝細胞の減少・繊維化による糖の取り込み量低下、肝におけるインスリンの取り込み低下、下門脈−大循環シャントの形成により、グルコースが肝で代謝を受けずに直接末梢に流れるため、食後の著明な高血糖が起こり、それに伴いインスリン過剰分泌が起こり、インスリン抵抗性となりやすい。一方で、グリコーゲン貯蔵量の低下と糖新生も低下するため、血糖調節が相殺され、空腹時血糖は正常か、むしろ低血糖のほうに傾く。

肝硬変では、エネルギー消費量は増加するものの、糖質酸化の著明な低下、脂肪酸化の増加により、遊離脂肪酸の増加と非蛋白質呼吸商の低下を来たす。このような糖利用障害のため、エネルギー利用も糖から脂質・蛋白へと変わり、全身的な蛋白異化亢進のため、低蛋白血症や高アンモニア血症を引き起こし、浮腫、腹水、肝性脳症のいっそうの悪化を招く可能性がある。

（1）肝硬変患者における糖尿病の栄養管理

これらのことから肝硬変患者では、低栄養は予後を悪化させるため、バランスのとれた十分なカロリーの食事を摂る必要がある。睡眠前軽食療法（late evening snack；LES）は夜間の低血糖を防ぎ、低栄養を改善するが、過剰摂取は血糖を上げるため注意する必要がある。LESでは特に分枝鎖アミノ酸（branched chain amino acids：BCAA）が推奨されている。BCAA製剤は蛋白代謝の改善だけでなく、インスリン抵抗性の改善にも有用である。

（2）肝硬変で注意する糖尿病関連検査値

肝硬変では耐糖能異常の評価では、上記の理由により空腹時血糖だけではなく、経口糖負荷試験や食後血糖による評価も必要になる。脾腫（脾臓機能亢進）により赤血球寿命が低下するため、HbA1cは見かけ上低値となることがあるため、GAや1日血糖測定なども行うことが望ましい。しかし、非代償性肝硬変ではアルブミン合成能低下により、GA値の低値となるため、注意が必要である。

内臓−大循環シャントがある肝硬変では、血中インスリンが上昇するため、HOMA-R指数（homeostatic model assessment ratio：HOMA-R）はインスリン抵抗性の指標には利用できない。

（3）肝性糖尿病（肝硬変）の薬物治療

栄養状態の的確な評価・管理を行い、一般的な食事・運動療法に必要に応じてインスリン抵抗性

に対して薬物療法などを行う。

　肝性糖尿病の薬物治療は顕著な食後高血糖が特徴のため，基本的に超速効型インスリンの1日3回食直前投与が基本である。血糖値によっては，ある投与タイミングを混合型に変えるなどの対応もできるが，超速効型の割合が多い製剤が好ましい。ただし，非代償性肝硬変におけるインスリン投与はBCAAの骨格筋への取り込みを促進するため，相対的に芳香族アミノ酸（aromatic amino acid：AAA）が高くなり肝性脳症を起こす可能性があり注意する。また夜間の高血糖時に，スケールでインスリンを打つことは避けるべきである。

　経口糖尿病薬を使用する場合は次のような注意が必要である。肝性糖尿病はインスリン抵抗性が主体であるが，インスリン抵抗性改善薬のピオグリタゾンは肝代謝のため，重篤な肝機能障害のある患者では蓄積するおそれがあり，使用禁忌となっている。SU薬，グリニド薬は肝予備能が十分な場合は注意深く使用する。α-GIは肝性糖尿病の肝硬変の特徴である食後高血糖に有用であるが，便秘になりやすく肝性脳症が悪化しやすくなるため，注意が必要である。いずれにしても低血糖にならないよう，食事摂取が少ない場合はインスリンを減量するなど，病態に応じて調整する必要がある。

4）肝癌

　わが国における糖尿病患者の死因のうち，肝癌は約9%と悪性腫瘍のなかで最も多く，糖尿病患者では実際に肝癌の発生リスクが約2倍上昇することが報告されている。肝癌では肝障害によるインスリン抵抗性由来の糖利用障害だけでなく，インスリンには細胞増殖作用があるため，癌細胞の増殖を助長している可能性があり，悪性腫瘍発生の原因ともなりうる。

　また，インスリンやSU薬の使用と肝癌発生の関係も報告されている。糖尿病を合併している非ウイルス性肝癌の場合は，腫瘍マーカーとしてAFPよりもPIVKA-Ⅱが有用とされている。

5）肝性糖尿病の糖尿病合併症

　肝性糖尿病では，2型糖尿病と比較して大血管（虚血性心疾患，脳血管障害）および細小血管障害（網膜症）が少ない。これは肝硬変では高血圧や脂質異常症の合併が少ないことが考えられている。

6）肝移植

　肝硬変患者に対する肝移植により，肝機能が改善すると耐糖能異常が正常化する場合がある。これは肝硬変によるインスリン抵抗性が改善されるためと考えられ，もともとβ細胞からのインスリン分泌能が低下している患者では改善しない。

5. 肝機能障害時における糖尿病治療薬の投与設計

　肝臓は薬物代謝（消失）を担う臓器であり，また肝臓は薬物により障害を受けやすい臓器である。したがって，ここでは肝機能障害時の糖尿病治療薬の投与設計の考え方を述べる。また，糖尿病治

療薬により誘発される肝障害についても述べる。

1）肝機能障害時の薬物体内動態

　肝臓は体内で薬物代謝を行う主たる臓器であるため，肝硬変などの重篤な肝疾患になると薬物代謝能（クリアランス）が低下する．そのため，糖尿病治療薬で肝代謝性薬物を投与する場合は減量をしないと過剰な血中濃度の上昇により，過剰な薬効発現による低血糖や副作用が現れやすくなる．肝機能低下時には図7.3.2に示すような薬物体内動態学的にさまざまな変化が起こるため，各糖尿病治療薬の体内動態学的特徴を把握しておく必要がある．

　腎排泄性薬剤では，腎機能が同程度であれば至適投与量に個人差が少なく，また腎排泄性薬剤の投与設計には腎排泄能を代替できる腎機能マーカー（eGFR，Ccr）があるため，腎機能に応じた投与量調節が可能である．しかし，肝代謝性薬剤では，さまざまな代謝経路と代謝酵素の分子種があり，代謝能力の個人差やクリアランスの薬物間の差が大きく，代謝能を的確に定量化できるマーカーはないなど，肝機能障害の程度に応じた投与量調節ができるまでには至っていないのが現状である．そこで複数の検査値（血清アルブミンやPT-INR値など）を組み合わせて点数化したChild-Pugh分類を用いる（スコアC以上で減量を考慮など）工夫が試みられている（表7.3.1）．

　つまり，一般的には，肝硬変に至る前の慢性肝炎であれば，薬効に関係するような臨床的に意義のある薬物動態への影響は少ないと考えられるが，代謝を行う肝細胞自体が減少している肝硬変の状態では，肝代謝性薬物のクリアランスは減少する．肝硬変時におけるクリアランスの低下の程度はCYPの分子種で差がある．UDP-グルクロン酸転移酵素（UDP-glucuronosyltransferase：UGT）活性は肝硬変患者では健常者と差がないと報告されており，グルクロン酸抱合のみで代謝される薬剤は，肝機能低下時でも使用しやすいとされている．しかし，クリアランスが低下するとの報告もあり，使用しやすいが注意が必要である．

　肝硬変では血流律速の薬物では，初回通過効果ならびに肝代謝クリアランスの減少により，経口

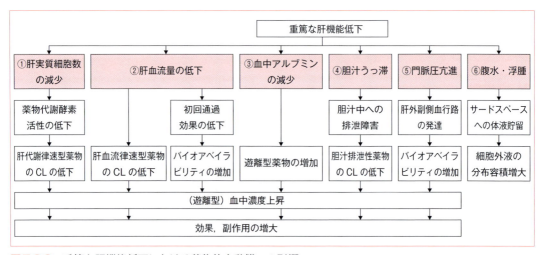

図7.3.2　重篤な肝機能低下における薬物体内動態への影響

表7.3.1 肝硬変時の減量の目安に使用される肝機能を評価するChild-Pugh分類

Score	1点	2点	3点
肝性脳症	なし	軽度 Grade1-2	重度 Grade 3-4
腹水	なし	治療応答良好	治療抵抗性
総ビリルビン（Bil）（mg/dL）	<2	2〜3	3<
アルブミン（g/dL）	3.5<	2.8-3.5	<2.8
プロトロンビン時間（PT-INR）	<1.7	1.71〜2.20	>2.20

Grade A：5－6点　Grade B：7－9点　Grade C：10－15点

臨床的に肝薬物代謝能の減少があると予想される場合
・血清アルブミン値が3.0g/dL以下に低下する場合
・PT-INRが2倍以上延長するような病態
・Child-Pugh分類で，中等度以上（グレードC），他

肝代謝性薬物は初回投与後から著明なバイオアベイラビリティの増加による過剰な薬効，副作用が生じる可能性がある。一方，肝代謝律速型薬物ではクリアランス低下の影響は繰り返し投与による蓄積効果として現れる。

2）肝機能障害時に注意の必要な肝代謝性糖尿病治療薬（表7.3.2）

インスリンは肝，腎，筋肉で代謝されるため，肝硬変患者ではインスリン製剤を投与する場合は低血糖とならないように血糖測定をしながら慎重に投与量を調節する必要がある。経口血糖降下薬に関しては，SU薬，グリニド薬，チアゾリジン薬（ピオグリタゾン）は肝代謝性薬のみであり，DPP-4阻害薬では肝代謝性と腎排泄性および胆汁排泄性薬剤がある。SGLT2阻害薬はその多くがUGTによるグルクロン酸抱合を受け，シトクロムP450（cytochrome P450：CYP）で代謝される薬剤もある。前述したようにグルクロン酸抱合を受けるSGLT2阻害薬は肝機能障害時の蓄積の影響は小さい可能性がある。

3）糖尿病治療薬による肝障害（表7.3.2）

糖尿病治療薬のなかで薬剤性肝障害の原因として多いのは，チアゾリジン薬とα-GIである。チアゾリジン薬ではトログリタゾンの投与による肝障害が問題となり，わが国でも8例の死亡例が報告され，2000年に発売中止となった。トログリタゾンは特定の個人に限って服用期間および用量依存的に肝障害（特異体質性）が起こったことから，何らかの遺伝子多型が原因として考えられ，グルタチオン-S-トランスフェラーゼの遺伝子多型などの関与の可能性も報告されている。ただし，同じチアゾリン系であるピオグリタゾンの肝障害の発生頻度は高くない。

α-GIでは，アカルボースの肝障害も特異体質性であることから，薬物代謝酵素の遺伝子多型の影響が考えられている。ボグリボースはアカルボースに比べ，肝障害が少ない。

表7.3.2 肝代謝性糖尿病治療薬および肝障害性糖尿病治療薬と投与禁忌

薬効分類		肝代謝性	肝代謝性薬剤	肝障害性薬剤	肝機能障害患者への投与禁忌
インスリン抵抗性改善薬	BG薬	×(腎排泄性)	−	メトホルミン	肝臓における乳酸の代謝能が低下するため,乳酸アシドーシスを起こしやすい
	チアゾリジン薬	○	ピオグリタゾン	ピオグリタゾン	重篤(肝代謝性のため蓄積のおそれ)
インスリン分泌促進薬	SU薬	○(全薬剤)	グリベンクラミド,グリクラジド,グリメピリド		重篤(低血糖を起こすおそれ)
	グリニド薬	○(全薬剤)	ナテグリニド,ミチグリニド,レパグリニド		−
	DPP-4阻害薬	△(薬剤による)	ビルダグリプチン,テネリグリプチン(肝腎),サキサグリプチン(肝腎),リナグリプチン(胆汁)	ビルダグリプチン	重篤(肝機能障害のおそれ)
糖吸収抑制・排泄促進薬	α-GI	わずかに吸収	−	アカルボース	−
	SGLT2阻害薬	○(全薬剤)	グルクロン酸抱合されるもの多い		−
	インスリン製剤	○肝,腎,筋肉で代謝			−
	GLP-1受容体作動薬	×(腎分解性)	−		−

引用文献

1) "肝臓専門医テキスト改訂第2版",日本肝臓学会編,南江堂,東京,2016,pp.78-79.
2) "肝臓専門医テキスト改訂第2版",日本肝臓学会編,南江堂,東京,2016,pp.328-329.
3) "臨床薬理学第3版",臨床薬理学会編,医学書院,東京,2011,pp.225-233.
4) 神代龍吉,糖尿病治療薬と薬剤性腎障害,医学のあゆみ,2005,214,10,799-803.

4 周術期

1. はじめに

わが国だけでなく，世界の糖尿病患者も増加傾向にあり，成人の糖尿病有病者数は2014年までに4億2,200万人に達している。また，日本への訪日外国人の数も多くなり，外科的手術はグローバルな時代を迎えた。手術を受ける患者においてもかなり高頻度に糖尿病患者や境界型の患者がいることなどが予想されるため，耐糖能異常を指摘されていない患者でも耐糖能異常の存在は否定できない。よって，糖尿病患者はもちろん未発症の境界型の患者においても，手術によるストレス，ブドウ糖の静脈内投与により高血糖が誘発され，新たに糖尿病を発症する可能性があるため，糖尿病に準じた管理が必要となる。

2. 周術期の栄養管理

周術期には，手術侵襲に伴う代謝亢進のために栄養必要量が増加する。したがって，適切な栄養療法を実施しなければ栄養状態の悪化を来たし，術後合併症を発生しやすい。特に，進行がん患者や消化器疾患患者では，術前より栄養障害を高率に合併しているので，周術期の栄養療法は必須である。また，高齢者に対する手術が増加し，併存疾患を有する症例が多く，低栄養状態の患者は術後の合併症発生リスクや死亡率の増加なども考慮して，術前の栄養管理を10～14日間実施するなど，術前の栄養評価を考慮した栄養療法の介入を積極的に行う必要もある（表7.4.1，7.4.2）[1, 2]。

表7.4.1 術前の栄養療法管理

1	術前に中等度ないし高度の栄養障害に陥っている患者が術前栄養療法の適応である
2	術前の栄養療法の第一選択は経腸栄養である
3	術前の免疫賦活経腸栄養剤投与は，感染性合併症を有意に減少させる
4	術前経腸栄養法は，栄養障害と判定された患者に対して施行すれば術後合併症を減少させうる
5	術前TPNは，軽度の栄養不良患者に施行しても術後合併症予防に対する寄与は少なく，むしろ感染性合併症を増加させる可能性がある。中等度ないし高度の栄養障害と判定された患者に対して施行すれば，術後合併症を減少させうる

表7.4.2 欧州静脈経腸栄養学会（ESPEN）ガイドラインでの術前の栄養管理を行う具体的な適応症例について

1	6カ月で10～15％以上の体重減少がある場合
2	BMI<18.5kg/m^{2}の場合
3	主観的包括的評価（SGA）がグレード3C（高度低栄養）の場合
4	血清アルブミン値<3.0g/dLの場合（肝臓・腎臓機能異常は除く）

3. 手術侵襲とインスリン抵抗性

　インスリンが十分あるのに利用されず血糖値が高くなる状態を，インスリン抵抗性があるとよぶ。インスリン抵抗性は，肥満者に多く，体の各細胞はインスリンの働きに鈍感になってブドウ糖を利用せず，利用されなくなったブドウ糖は脂肪の合成に使用され悪循環に陥る。手術侵襲により交感神経系が賦活化され，エピネフリン，グルカゴン，コルチゾル，成長ホルモンなどが放出される。これらは抗インスリン作用をもつとともに末梢性のインスリン抵抗性の亢進を生じ，外科的糖尿病とよばれる高血糖状態を引き起こしやすくなり，特に糖尿病患者では症状が増悪することが多い。そのため周術期を通して厳格な血糖コントロールが必要となる。特にインスリン抵抗性が惹起され外科的糖尿病となるが，血糖値が高くても糖の利用は抑えられており，むしろ筋肉由来の蛋白が分解され，糖新生に使用されている。つまり侵襲時には糖を得るために筋肉の分解が進んでいるということになる。このインスリン抵抗性はストレスにより生じる。そのため，硬膜外麻酔により痛みを脊髄レベルでブロックすれば，インスリン抵抗性も抑えられることが示されている。

4. 周術期高血糖の問題点

①免疫能の低下に加えて，喀痰・尿中などのブドウ糖濃度も高くなり，気道・尿路感染のリスクが増大する
②浸透圧利尿が亢進し，循環血漿量の低下が生じやすい
③著明に進行すると，高浸透圧性の昏睡を生じる可能性がある
④高血糖下では虚血時における脳障害が増幅される

5. 術中輸液の糖の必要性について

　外科的糖尿病下では，血糖値をコントロールしても実際に糖が利用されなければ意味がないということがわかったが，手術中に糖を与えた群と与えなかった群で蛋白合成・分解をみた報告では，血糖値が高くても糖を与えた群のほうが糖新生が少なかったという報告がある。術中の血糖値を確認しながら投与することが必要である。

　術中の糖の投与は血糖値を上昇させているだけでなく一部は利用され，蛋白の異化を防いでいると考えられている。そのためストレスによる影響以上の血糖上昇がもたらされない程度の糖を投与することは生体にとって有利に働くと考えられる。

　血糖値の正確なコントロールが予後に大きな差をもたらすという報告もあり，血糖値を必要以上に上げるような糖の投与は控えたほうがよいと考えられる。

　投与量は0.4g/kg/hrを超えない糖負荷が上限といわれているが，実際は0.1〜0.2g/kg/hrが，さほど血糖値も上がらず，投与量と消費量がつりあう程度と推察される。

6. 周術期血糖コントロール[3, 4]

血糖の管理が著しく悪い患者では，緊急性のない手術は延期し，血糖値の改善，全身の代謝状態の改善を図り，脱水の補正も行う。

1）術前の血糖管理

- 入院（糖尿病および非糖尿病）患者の目標血糖値140〜180 mg/dLとする
- 空腹時血糖値：80〜140mg/dL
- 1日尿糖：10g以下
- 尿中ケトン体：陰性
- 低血糖を避ける

周術期の血糖管理には多くの臨床研究結果から「HbA1cが7％未満か，術前空腹時血糖値が150mg/dLを超えない」ことが推奨されている。

2）術前の2型糖尿病患者の血糖管理の注意点

（1）食事療法のみの患者

基本的には追加治療の必要性はない。ただし，食前血糖＞200mg/dLの場合はインスリンを投与する。

（2）経口血糖降下薬を内服中の患者

手術の前日には投与を中止し，手術当日は服用しない。術中，術後はインスリンによる血糖管理を行い，確実に食事の摂取ができるようになるまでは内服を再開しない。

グリベンクラミド，グリクラジドなどの比較的長時間作用型のSU薬とチアゾリジン薬は，薬効が2〜3日継続することがあり，手術2〜3日前よりインスリン注射に切り替えることも考慮する。BG薬も上記同様だが，絶食や腎機能低下による乳酸アシドーシスの危険性を避けるためである。

SGLT2阻害薬は，脱水，尿糖，ケトン体上昇などが考えられるため，手術2〜3日前より中止し，インスリン注射に切り替えることも考慮する。

DPP-4阻害薬，α-GI，グリニド薬などは当日の中止でもよい。

ただし，①空腹時血糖150mg/dL，②食後2時間値150〜200 mg/dL，1日尿糖10g以下または摂取量の10％以下，④尿中ケトン体（−）を満たさないケースは，術前よりインスリンに切り替える必要性がある。

（3）インスリン注射を行っている患者

原則としてグルコースの点滴静注とともに，速効型インスリンの静脈投与を行う。初期投与量の例としては①手術前夜より5％ブドウ糖溶液を毎時50mLで開始。②インスリンを，〔血糖値（mg/dL）/150〕単位/hrで投与する。③血糖値が100〜200mg/dLになるようインスリン投与量を調節する。

大量の中間型インスリンを注射している患者で，侵襲が著しく大きな手術でない場合は，術前に普段の早朝インスリン注射量の半分程度を皮下注し，血糖値をみながら速効性インスリンの投与を

行う．

(4) 1型糖尿病患者の血糖管理

インスリンの絶対的欠乏が病態にあり，インスリン注射が不可欠である．不十分なインスリン投与はケトアシドーシスを引き起こす．普段の中間型または持効型インスリン量の半量を手術当日朝と術後の2回に分けて投与し，血糖をチェックしながら速効型または超速効型インスリンを追加する方法で，経口摂取まで血糖を管理する．

3）術中の血糖管理

①術後のインスリン抵抗性を抑えるようにする．
②低体温・出血を避け，禁忌でなければ手術2時間前までに炭水化物50～100gを含む飲料を摂取させる．
③心臓血管手術や複雑な手術の術後，緊急手術中や肥満患者では，180mg/dL以上の高血糖を避ける．
④術中の血糖値管理は，インスリンの持続静注で行う．また，30～60分ごとに血糖値を測定する．
・糖尿病および非糖尿病患者の血糖値の目標値140～180 mg/dLとする
・血糖コントロールが不良な患者で低血糖リスクが高い患者は200mg/dL未満を目標にする
・ブドウ糖投与速度は0.1～0.2g/kg/hrとする
・尿中ケトン体は陰性であることを確認する
・血清電解質，特にカリウム値に注意する
・インスリンは速効型インスリンを0.5～1.0単位/hr，またはブドウ糖5gにつき速効型インスリン1～2単位を持続静注する

Portlandグループは心臓手術中からインスリンの持続静注を開始し，インスリン皮下注と比べて，死亡率を60％近く減少させることができたと報告している．

血糖値が極端に高い場合には，急激に血糖値を低下させないことが脳浮腫を防ぐために重要である．小児では特に留意すること．

血糖値をそれでも低下させるには，1分間に1mg/dL未満の速度で低下させ血糖値を200mg/dL程度まで下げていく．

4）術後の血糖管理（集中治療）[5]

(1) 術後目標血糖値

血糖値のコントロールを行う際には，目標血糖値は140～180mg/dLとし，血糖値を80～110mg/dLに維持する強化インスリン療法は行わない．

(2) 術後重症敗血症（感染症）の血糖コントロール

180mg/dL以上の高血糖を呈する重症敗血症患者に対し，血糖値を低下させるために経静脈的インスリン持続投与を行う．

心臓外科集中治療室での単独施設でのランダム化比較試験（RCT）は，血糖値を80～110mg/dLの範囲を目標にした強化インスリン療法を適用したところ，従来の血糖コントロールと比較して死

亡率，敗血症，血行路感染，輸血や透析の必要性，人工呼吸期間，集中治療室在室日数などを改善したと報告されている．しかし，強化療法に関するいくつかのRCTとメタ解析が報告された研究では，強化インスリン療法は重症低血糖の発症頻度を有意に増加させたものの，死亡率は減少させなかった．

また，NICE‑SUGAR trialでは，強化インスリン療法は90日死亡率を増加させた．集中治療に関しては，外科系・内科系，周術期いずれに対しても強化インスリン療法は有益でないと報告している．

そこで注意したいのが，血糖測定を簡易型のSMBG用機器で行うケースである．重症患者，カテコラミン投与中，血圧が下がっている者，ICUで低体温患者，貧血，血液濃縮，酸素吸入をしていて高酸素状態や低酸素血症では，グルコースオキシダーゼ法による測定は影響を受けることがある．また，マルトース点滴による誤差を生じる可能性もあるので，理想的には静脈血あるいは動脈採血による血糖測定が望ましいといわれている．

術後に血糖管理を行う場合，特に心臓手術後の血糖管理は，臨床現場即時検査（point of care testing：POCT）などのように，精度のよい血糖測定器で測定することが条件である．

(3) 低血糖

一般的な低血糖は70mg/dL未満であるが，高度の低血糖は血糖値50mg/dL未満の場合と定義する．低血糖は早期に発見し，臨床徴候が認められなくてもただちに是正しなければならない．ICU患者において低血糖が疑われる場合，毛細血管から採取した検体では過大評価（さらに低血糖）してしまうことが多く，動脈血または静脈血検体で血糖値を測定する方が信頼性の高い値が得られる．

(4) 炭水化物投与量

重症患者では，輸液製剤のブドウ糖濃度が高すぎなければ高血糖の発生頻度を低下させることができると考えられる．食事再開後はシリンジポンプによるインスリン持続静注を中止してもよい．食事を再開後は，少なくとも毎食前の1日3回は血糖値を測定しなければならない．ICU患者における1日のエネルギー投与量は，国際基準に従って，体重1kgあたり約25kcal/日とする．しかし，炭水化物投与量の最適値は，疾患の種類・重症度そして発症からの経過日数によって決定しなければならない．

(5) 血糖値測定

血糖値の測定は，検査室の測定器または血液ガス分析器で行う．検体採取部位として望ましい順番は，①動脈，②静脈，③毛細血管となる．測定器の性能を知ったうえで誤差がある可能性を考慮して，血糖値を解釈する．

5）術後の対応

術後では，インスリン分泌が正常な患者は，抜糸する頃になると炎症も治まるので，血糖値が下がり，インスリンの投与量も減らすことができる．もともと糖尿病治療をしていない患者で，耐糖能異常がない場合はインスリンを終了するが，耐糖能異常がある場合は糖尿病専門医に受診し，インスリン製剤，インクレチン製剤，経口血糖降下薬など個々の至適治療をすること．

7. ダンピング症候群[6]

　胃切除手術を受けた人の15〜30％にみられる胃切除後症候群で，炭水化物が急速に小腸に流入するために一過性の高血糖状態となり，次にインスリン過剰分泌することで低血糖症状（冷汗，めまい，失神など）が起こるものである．食事中や食直後に症状が現れる早期ダンピング症候群と，食後2〜3時間たってから現れる晩期ダンピング症候群に分けられる（「Ⅶ章　7　経腸栄養療法」の項を参照）．

8. まとめ

- 重症患者において高血糖の放置は有害である．
- 重症患者の血糖値を細かく調節すべきであることは，多くのデータによって裏づけられているが，強化インスリン療法（intensive insulin therapy：IIT）による厳格血糖管理という枠組みについては，効果が認められないという報告や，むしろ死亡率が上昇するという結果も示されているため，ルーチンでは施行しない．
- 周術期のインスリン抵抗性増強を防ぐには，低体温・多量出血・長時間のベッド上安静を回避すべきである．
- ICU患者および大手術後の患者では血糖値を180mg/dL以下に制御すべきであり，高度な低血糖（<50mg/dL）には迅速に対応しなければならない．
- 術前2時間前までに炭水化物（50〜100g）含有飲料を服用する．
- 術中インスリン投与は持続静注が基本である．
- 30〜60分ごとにAラインから血液ガス分析で血糖チェックする．
- 食事開始までインスリン持続静注は継続する．
- 食事再開後，血糖チェックは1日3回．

引用文献

1) 丸山道生，術前術後における栄養管理，"認定NSTガイドブック2017　改訂第5版"一般社団法人日本病態栄養学会編，南江堂，東京，2017，pp.140-145.
2) Weimann A, et al, Surgery including organ transplantation, ESPEN Guideline on Enteral Nutrition, *Clin Nutr*, 25, 2, 2006, 224-244.
3) 佐倉宏，他，周術期，"糖尿病療養指導ガイドブック2014"，日本糖尿病療養指導士認定機構編，メディカルレビュー社，東京，2014，pp.187-188.
4) 丸山道生，PDNレクチャー　Chapter2　経腸栄養8　周術期経腸栄養，NPO法人PEGドクターズネットワーク，(http://www.peg.or.jp/lecture/enteral_nutrition/07.html，)，最終アクセス2015年10月26日)．
5) 織田成人，他，Ⅳ　全身管理と補助療法　7．血糖コントロール，"日本版敗血症診療ガイドライン"，一般社団法人日本集中治療医学会Sepsis Registry委員会編，克誠堂，東京，2013，pp.57-60.
6) 佐藤宏和，三浦総一郎，胃・腸管切除後の栄養管理，"認定NSTガイドブック2017"，一般社団法人日本病態栄養学会編，南江堂，東京，2017，pp.196-201.

5 感染症発症時

1. はじめに

　糖尿病患者は感染症に罹患しやすく，尿路感染症，呼吸器感染症，胆道感染症，皮膚・軟部組織感染症，歯周疾患などが高頻度に認められる。結核，インフルエンザウィルスの罹患率も高いことが知られている。特に，高血糖が続いている血糖コントロール不良状態では，感染症が遷延し重症化しやすい。さらに，感染は血糖コントロールを悪化させ糖尿病や合併症が進行する。

　よって，糖尿病患者における感染症のリスクを理解し，感染症の予防，重症化の回避に努めることは非常に重要である。

2. 糖尿病と易感染性[1]

　糖尿病患者の易感染性や感染重症化の原因，病態は複雑で不明な点が多いが，免疫細胞の機能低下，脱水，血管障害，自律神経障害，栄養障害なども生じ，これらが複合的に関連し合い感染防御機能の低下が考えられている。

　高血糖は好中球遊走能，接着性，貪食能低下や，Tリンパ球の機能低下を引き起こし，その結果，全般的な免疫能の低下に陥る。また，高血糖による脱水，インスリンの作用不足による糖代謝障害，神経障害，血管障害による血流不全のために組織への栄養と酸素の供給が遮断され，抗菌薬などの治療薬の組織移行も悪化し，糖尿病患者の感染症が重症化する。さらに，自律神経障害による尿意の減弱・消失，残尿の増加などにより尿路感染症を発症しやすくなる。慢性腎不全による人工透析も感染症の遷延・重症化に影響しており，糖尿病のコントロール悪化の一因であるアルコール多飲，肝硬変も易感染性に関与している（図7.5.1）。

3. 感染症への対応[2]

　感染症時には，炎症に伴うサイトカインの産生増加により，グルカゴンや成長ホルモンなど抗インスリンホルモンの産生が増加し，血糖が上昇する。

　糖尿病患者の感染症に対するマネージメントの原則は，血糖コントロールと栄養療法による糖質・脂質・蛋白質代謝の改善である。また易感染性についての患者教育も欠かすことができない。入院を要する感染治療に際しては，インスリンを用いて血糖のコントロールを良好に保つ必要がある。糖尿病患者に対する抗菌薬治療においては，起因菌の感受性により適切な抗菌薬を選択するとともに，壊死組織の有無，血流の有無にも注意を配ることが重要となる。

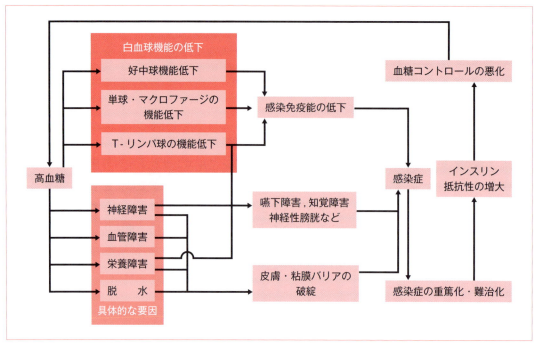

図7.5.1　糖尿病における感染症発症と増悪のメカニズム

(寺坂喜子，他．糖尿病と感染症．最新医学．2016．71．774-780．)

4. 重症感染症時の血糖コントロール[3,4]

　重症疾患における高血糖は，感染症発生率の上昇や創傷治癒遅延を引き起こし，ひいては死亡率上昇など，予後の悪化と強く関連しており，重症患者における血糖コントロールの目標については，さまざまな研究結果が報告されている。目標血糖値の設定に関し，ICU入院患者で目標値を80〜110mg/dLとした強化インスリン療法では，重度の低血糖（血漿血糖値（plasma glucose：PG）<40mg/dL）発生頻度が有意に増加し，死亡率は低下させなかったとの報告が相次いだ。最大規模のトライアルNICE-SUGARを含むその後のメタアナリシスでも，外科系ICUでのみIITで有意な死亡率の低下を認めたものの，全体では差はなく，低血糖発生率が著しく上昇したと報告されている。

　「日本版敗血症ガイドライン2013」（日本集中治療医学会Sepsis Registry委員会）では，180mg/dL以上の高血糖を呈する重症患者に対し，血糖値を低下させるために経静脈的インスリン持続投与を行う。血糖値のコントロールを行う際には，目標血糖値は144〜180mg/dLとし，血糖値を80〜110mg/dLに維持する強化インスリン療法は行わないことを推奨している。

5. シックデイ対応[2,5]

　感染症により発熱，下痢，嘔吐を来たし，または食欲不振のため食事が摂れない場合をシックデイという。シックデイでは，食事摂取ができない状況下であっても，むしろ血糖値は上昇し，高血

表7.5.1　シックデイ対応の原則

1. シックデイのときには主治医に連絡し指示を受けるように平素より患者に指導する。インスリン治療中の患者は，食事が摂れなくても自己判断でインスリン注射を中断してはならない。発熱，消化器症状が強いときは必ず医療機関を受診するように指導する。
2. 十分な水分の摂取により脱水を防ぐように指示する（来院した患者には点滴注射にて生理食塩水1L〜1.5L/日を補給する）。
3. 食欲のないときは，日頃食べ慣れていて口当たりがよく消化のよい食物（例えば，おかゆ，ジュース，アイスクリームなど）を選び，できるだけ摂取するように指示する（絶食しないようにする）。特に炭水化物と水の摂取を優先する。
4. 自己測定により血糖値の動きを3〜4時間に1回ずつ測定し，血糖値200mg/dLを超えてさらに上昇の傾向がみられたら，そのつど，速効型または超速効型インスリンを2〜4単位追加するように指示する。
5. 来院時には必ず尿中ケトン体の測定を行う。

（日本糖尿病学会編著，"糖尿病治療ガイド2016-2017"，文光堂，東京，2016，p.75.）

糖や特に高齢者では高血糖高浸透圧症候群（hyperglicemic hyperosmolar syndrome：HHS）へ進展するリスクが高くなる。シックデイの際には，主治医に相談することとシックデイ対応（表7.5.1）について繰り返し確認する必要がある。

シックデイ時には，ビグアナイド薬は乳酸アシドーシスの危険性から必ず休薬する。また，SGLT2阻害薬は重度の脱水，脳梗塞の危険性から必ず休薬する。

シックデイ時の食事としては，可能なかぎり経口的に水分・炭水化物・塩分を摂取し，固形物の摂取が困難な場合でも水分と糖質の摂取を心がける。食事摂取が可能な場合，SU薬，グリニド薬，DPP-4阻害薬は食事量に合わせて調整する。水分の摂取も困難な場合は，経口糖尿病薬はすべて中止して医療機関への受診を指示する。

インスリンは基本的には中止しない。できるだけ頻回に血糖値を測定し，インスリン量を食事量と血糖値に応じて調節することが望ましい。それでも血糖値がコントロールできない場合は受診を指示する。また1型糖尿病患者では，インスリンの中止は致死的であることを患者，家族に十分に説明する。GLP-1受容体作動薬については，食事が摂れず消化器症状が強い場合は休薬する。

6. 糖尿病患者に対する予防接種[6,7]

インフルエンザと肺炎球菌ワクチンは糖尿病患者，特に心臓，腎臓障害合併症のある患者には積極的に考慮する。インフルエンザワクチンの接種は，インフルエンザ流行期に糖尿病患者の入院を減らすと報告されている。新型インフルエンザ診療ガイドラインにおいて，糖尿病患者は妊婦や悪性疾患治療中の患者と同様に感染時に重症化が予想されるハイリスク患者とされた。65歳以上の高齢者，60〜65歳未満の心臓・肺・腎障害をもつ者は予防接種法に基づく定期のインフルエンザ予防接種の対象であり，易感染状態である糖尿病患者においてもワクチン接種が推奨される。また，肺炎球菌ワクチンは菌血症などの重症感染症を減らすと考えられている。

7. SGLT2阻害薬と尿路感染症[8]

　2014年より発売されたSGLT2阻害薬は，尿中ブドウ糖排泄促進作用により浸透圧利尿作用が働くため，頻尿・多尿による尿路感染症・性器感染症（特に女性）の発現に注意する。「SGLT2阻害薬の適正使用に関するRecommendation」（SGLT2阻害薬の適正使用に関する委員会2016年5月12日）においても，尿路感染・性器感染については，適宜問診・検査を行って，発見に努め，発見時には，泌尿器科，婦人科にコンサルテーションすることが推奨されている。

8. まとめ

- 糖尿病患者は感染症に罹患しやすく，高血糖が続いている血糖コントロール不良状態では，感染症が遷延し重症化しやすい。
- 糖尿病患者の感染症に対しては，インスリンによる血糖コントロールを行う。
- 180mg/dL以上の高血糖を呈する重症患者に対しては，血糖値を低下させるために経静脈的インスリン持続投与を行う。血糖値のコントロールを行う際には，目標血糖値は144〜180mg/dLとし，血糖値を80〜110mg/dLに維持する強化インスリン療法は行わないことが推奨されている。
- 糖尿病患者に季節性インフルエンザと肺炎球菌ワクチンの予防接種が推奨される。
- シックデイに際しては高血糖，ケトアシドーシスなどを回避するためにシックデイ対応が必要となる。

参考文献

1) 寺坂喜子，安西慶三，糖尿病と感染症，最新医学，2016，71，774-780.
2) 日本糖尿病学会編著，糖尿病と感染症，シックデイ，"科学的根拠に基づく糖尿病診療ガイドライン2013"，南江堂，東京，2013，pp.279-286.
3) 日本集中治療医学会Sepsis Registry委員会，日本版敗血症診療ガイドライン，日集中医誌，2013，20，124-173.
4) NICE-SUGAR Study Investigators, Intensive versus conventional glucose control in critically ill patients, N Engl J Med, 2009, 360, 1283-1297.
5) 日本糖尿病学会編著，低血糖およびシックデイ，"糖尿病治療ガイド2016-2017"，文光堂，東京，2016，pp.73-78.
6) 青木眞，予防接種，"レジデントのための感染症診療マニュアル第3版"，医学書院，東京，2016，p.1398.
7) 日本感染症学会・新型インフルエンザ対策委員会・診療ガイドラインワーキンググループ，"新型インフルエンザ診療ガイドライン（第1版）"，2009．(http://www.kansensho.or.jp/guidelines/090915influenza_guideline.html)
8) SGLT2阻害薬の適正使用に関する委員会，"SGLT2阻害薬の適正使用に関するRecommendation（2016年5月12日改訂）"．(http://www.fa.kyorin.co.jp/jds/uploads/recommendation_SGLT2.pdf)

6 副腎皮質ホルモン投与時

1. はじめに

　副腎皮質ホルモン（corticosteroid）は，副腎皮質から分泌されるホルモンの総称で，鉱質コルチコイド，糖質コルチコイド，性ホルモンに分類される。そのなかで血糖値に影響がある副腎皮質ホルモンは糖質コルチコイドである。糖質コルチコイド活性の約95％がヒドロコルチゾンで，その分泌は朝覚醒後（4～8時）の30分～1時間が最大で，夜の就眠2～3時間後が最も低い。治療薬として使われる副腎皮質ホルモン剤には，糖質コルチコイド作用と鉱質コルチコイド作用があり，各薬物によってその比率，強弱が異なる（表7.6.1）が，ヒドロコルチゾンの分泌動態を考慮すると，作用時間の短い薬剤を1日1回朝投与するほうが副作用・副腎機能抑制が低いとされている。よって，副腎皮質ホルモン剤投与時では，一般的に早朝空腹時血糖は正常にもかかわらず，投与後の食後血糖値や日中の血糖値が顕著に高値になることが多い。

2. 副腎皮質ホルモン剤の薬理作用

1）鉱質コルチコイド作用

　腎の遠位尿細管や集合管におけるNa^+と水の再吸収を増加させ，K^+とH^+の尿中への排泄を増加させる。高血圧や低K血症を招くことがある。

表7.6.1　主な合成ステロイドの特徴

合成ステロイド	半減期（時間）		コルチコイド作用（力価比）		概算同等用量（mg）
	血中	生物学的	糖質	鉱質	
コルチゾール	1.2	8～12	1	1	20
コルチゾン	1.2	8～12	0.8	0.8	25
プレドニゾロン	2.5	12～36	4	0.8	5
メチルプレドニゾロン	2.8	12～36	5	<0.01	4
トリアムシノロン	3～5	12～36	10	<0.01	4
デキサメタゾン	3.5	36～72	25	<0.01	0.75
ベタメタゾン	3.3	36～72	25	<0.01	0.75

（"今日の治療薬2017"，浦部晶夫，他編，南江堂，東京，2017，p.251.）

2）糖質コルチコイド作用

（1）炭水化物代謝
糖新生が増加し，末梢でのグルコース利用が減少することで，高血糖，糖尿病の顕在化が起こる（図7.6.1）。

（2）蛋白質代謝
同化作用が減少し，異化作用が維持または更新することで，筋肉の消耗（アミノ酸化によるブドウ糖産生増加），骨粗鬆症，小児の成長鈍化，皮膚萎縮，毛細血管の脆弱化，消化性潰瘍，創傷の治癒遅延などが起こる。

（3）脂質代謝
顔面，肩，腹部の脂肪沈着が増加（インスリン抵抗性が増大）する。

（4）心血管系
ノルアドレナリンやアンジオテンシンⅡによる血管収縮を増強させる。

（5）中枢神経系
気分や行動，脳の興奮性などに作用することで，多幸感，不眠，うつ状態などが起こる。

（6）造血系
末梢のリンパ球，好酸球，好塩基球，単球を減少させ，多形核白血球を増加させる。リンパ腫細胞の細胞死を誘導することもある。

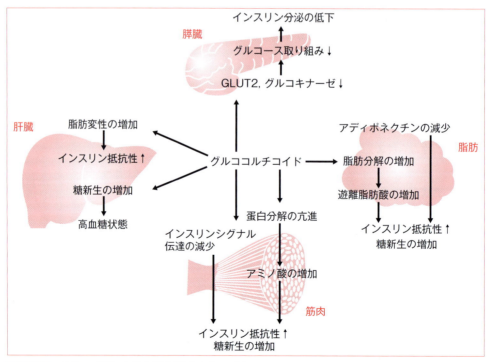

図7.6.1　ステロイドによる血糖上昇のメカニズム
（飯降直男，他，"糖尿病"，月刊薬事，2016, 58, 10, 2300.）

(7) 抗炎症および免疫抑制作用

　光，機械的，化学的，感染，免疫刺激などに対する炎症反応を抑制する。蕁麻疹などの体液性免疫と，臓器移植時の拒絶などの細胞性免疫の両方とも抑制する。感染症に対する有用な防御反応を抑制するので注意が必要である。

　さまざまな作用をあわせもつことから，炎症性疾患，自己免疫性疾患，アレルギー性疾患などの多くの疾患に使われるが，同時に副作用も起こることも念頭におき，注意深くモニターする必要がある（表7.6.2）。

3. 高血糖時の対応治療

　副腎皮質ホルモン剤投与時に高血糖となった場合は，インスリン療法の相対的適応と「糖尿病治療ガイド」にあるが，空腹時血糖値250mg/dL以上，随時血糖値350mg/dL以上となる点滴や多量の内服による全身治療を想定したケースが多いと考える。実際は関節リウマチ患者への関節腔内注入や，皮膚科や眼科疾患への軟膏や点眼などの外用薬，呼吸器疾患治療における高用量の吸入薬でも糖尿病の発症や増悪の報告もあることから，一概にインスリン適応とはいい難い。近年では，治療前に高血糖の既往のない患者でも34.3～56％が糖尿病を発症というデータもあることからも，定期的な血液検査，尿糖のモニタリングを行い，早期発見，早期治療に努める必要がある。また予防

表7.6.2　副腎皮質ステロイドの副作用とその対処法

重篤なもの	モニターの仕方	対処法
感染症誘発・増悪	早期発見	適正な抗菌薬の使用
骨粗鬆症	骨塩量，骨代謝マーカー	ビスホスホネート製剤，ビタミンK，ビタミンD
糖尿病	血糖，尿糖，HbA1c	食事制限，インスリン使用
動脈硬化，高脂血症	血中脂質測定	食事制限，HMG-CoA還元酵素阻害薬
血栓症	早期発見	中止または抗凝固薬，抗血小板療法
無菌性骨壊死	MRI，単純X線	荷重の軽減，外科的治療
精神変調	日常観察	抗精神病薬，抗不安薬，抗うつ薬
消化管潰瘍・穿孔・出血	便潜血	胃粘膜保護薬，抗潰瘍薬
高血圧	血圧測定	塩分制限，降圧薬
副腎不全	ショック，倦怠感，好酸球増多	ステロイド補充，服薬指導
白内障，緑内障	定期的眼圧測定・眼科診察	点眼薬，外科的処置
ミオパチー	筋力テスト，尿中クレアチン・クレアチニン比	ステロイド減量
軽傷なもの		
ニキビ様発疹，多毛症，満月様顔貌，食欲亢進，体重増加，月経異常，皮下出血，紫斑，多尿，多汗，不眠，浮腫，低K血症		

（"治療薬ハンドブック2017"，高久史麿監，じほう，東京，2017，p.1189.）

の観点から，副腎皮質ホルモン剤により食欲が増し過食傾向となり体重増加も起きやすいため，食事療法や運動療法（易感染性や骨粗鬆症などの合併症がない場合）が有用であることも指導しておきたい（図7.6.2）。

1）空腹時血糖値は正常，随時血糖値が高値の場合の薬物療法

一般的なステロイド糖尿病の初期の血糖パターンであり，内因性の基礎インスリン分泌能は保たれている場合が多い。随時血糖値の上昇が軽度であれば，食後高血糖をターゲットとしたα-GIやグリニド薬（特にグルカゴン分泌促進作用のないレパグリニド）の食後過血糖治療薬やインクレチン関連薬が適している。

近年ではインクレチン関連薬が最も注目されている。インクレチン関連薬は高血糖状態のみインスリン分泌を促すことから，食後高血糖を改善するが低血糖を起きにくく，グルカゴン分泌抑制作用を有することで肝糖新生を抑制，体重増加も起こしにくい。海外では，健常人に副腎皮質ホルモン剤を投与する際，GLP-1受容体作動薬を予防投与することで耐糖能障害や膵β細胞機能障害が軽減された，DPP-4阻害薬を併用することでアルギニン誘導性のインスリン分泌能が保たれた，などの報告がある。日本では予防投与は認められていないが，その薬効の特徴から，副腎皮質ホルモン剤投与時の第一選択薬となる可能性がある。

内服薬で十分な血糖コントロールが不可能な場合には，追加インスリン（超速効型・速効型インスリン）を中心にインスリンを導入する。朝に副腎皮質ホルモン剤を服用しているために，昼や夕

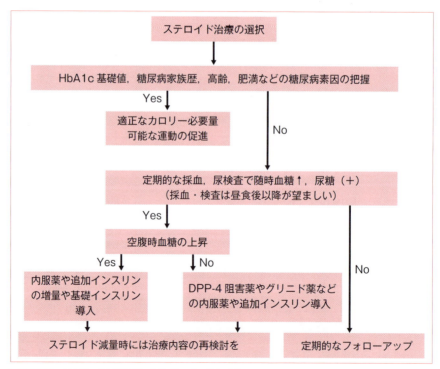

図7.6.2　ステロイド糖尿病の治療アルゴリズム

（飯降直男，他，糖尿病，月刊薬事，2016，58，10，2304．より改変）

食事の追加インスリン需要量が多くなることを考慮する。

2) 空腹時，随時血糖値ともに高値の場合の薬物療法

空腹時血糖値の上昇は，内因性基礎インスリン分泌が不足していることが多い。それまでの治療に基礎インスリン（中間型・持効型インスリン）を追加するか，強化インスリン療法の導入，切り替えも考慮する。ただ，夕食前の追加インスリン不足による夕食後高血糖が著明で早朝高血糖を招いている場合は，追加インスリンの増量のみで血糖コントロールが良好になる場合もあるため，副腎皮質ホルモン剤の半減期や投与量に注意する。

副腎皮質ホルモン剤は，尿糖の排泄閾値を低下させることから，血糖値があまり高くなくても尿糖が出やすい特徴があるため，治療時のモニターは必ず血糖値を用いる。食前および食後も血糖測定を行うことで製剤選択に役立つ。例えば昼食後から夕食前まで高血糖が続く場合は，作用時間が長めの速効型インスリンのほうが適している場合がある。夕食後血糖値が高いが早朝低血糖が起きやすい場合には，基礎インスリンを作用ピークのある中間型インスリンにすることで食後高血糖が是正され早朝低血糖の回避が可能となる。副腎皮質ホルモン剤投与時は感染症になりやすいことから，シックデイ対策の指導とともに，SMBGの活用を勧めておきたい。

3) 注意が必要な糖尿病薬

副腎皮質ホルモン剤の薬理作用からインスリン抵抗性が中心病態ではあるが，インスリン抵抗性改善薬はあまり用いない。チアゾリジン薬は，糖質コルチコイド受容体の部分作動薬（パーシャルアゴニスト）であるため，作用増強だけでなく副作用の浮腫が増強される懸念がある。メトホルミンでは，早朝低血糖の危険性がある。食後高血糖是正が治療方針となるため，空腹時血糖値を下げるスルホニル尿素薬も第一選択薬ではない。

4. 治療動向に応じた対応

副腎皮質ホルモン剤の治療方法はさまざまであり（表7.6.3），短期に大量投与するパルス療法などは，インスリンのスライディングスケールで経過をみる場合が多い。がん化学療法時のデキサメタゾンなどの使用時も同様の対応でよいと考えるが，繰り返し使用するケースが多いので，血糖パターンを把握し責任インスリンに基づく調整が必要であろう。また，副腎皮質ホルモン剤の減量とともに血糖値が改善するため，低血糖を起こさないように糖尿病治療薬の減量・中止，変更を検討しなければならない。原疾患の病態，副腎皮質ホルモン剤の治療動向をみながら早期対応が重要であるとともに，血糖コントロールだけでなく血圧，脂質，体重などのコントロール指標や糖尿病合併症につながるさまざまな副作用に目を配るのも薬剤師の役割である。

表7.6.3 ステロイドの投与法

全身投与	①連日分割投与	2〜4回／日	各種ステロイド
	②朝1回投与		各種ステロイド
	③隔日投与	隔日朝1回	主にプレドニゾロン
	④筋注		コハク酸プレドニゾロンなど
	⑤持続療法	1〜4週に1回筋注	メチルプレドニゾロン（デポ・メドロール）など
	⑥パルス療法	1日1g，3日間連続	メチルプレドニゾロン（ソル・メドロール）
	⑦点滴静注		ヒドロコルチゾン（ソル・コーテフ）など
	⑧ターゲット療法	2週に1回静注	リポステロイド（リメタゾン）
局所投与	①経鼻投与		ベクロメタゾン（リノコート） フルチカゾン（フルナーゼ）
	②口腔内投与		ベクロメタゾン（サルコート） トリアムシノロン（ケナログ，アフタッチ）
	③経気管支投与		ベクロメタゾン（キュバール）
	④点眼投与		フルオロメトロン（フルメトロン）
	⑤経皮投与		各種外皮用ステロイド
	⑥関節内投与		各種懸濁剤

（"今日の治療薬2017"，浦部晶夫，他編，南江堂，東京，2017，p.254.）

7 経腸栄養療法

1. はじめに

　生物が自己の体構成分を作り，生命の維持に必要な物質を外界から摂取すること，および体内におけるその利用の過程で摂取される食物の個々のものを栄養素という。栄養素には5大栄養素があり，蛋白質，脂質，炭水化物，ビタミン，ミネラルがあげられる。

　糖尿病患者は，血中の糖濃度がインスリン分泌低下およびインスリン抵抗性によりコントロールできずに血糖値が高くなり，合併症として細小血管から大血管に至る血管障害を生じることにより，細小血管三大合併症の神経障害，網膜症，腎症や，大血管三大合併症の脳血管疾患，虚血性心疾患，閉塞性動脈硬化症（ASO）を併発するといわれている。

　現在では，糖尿病患者以外にもがん治療，耳鼻咽喉科疾患（顔面麻痺，突発性難聴など），腎症治療などで用いるステロイドによる耐糖能異常や感染症治療，精神疾患治療などの薬物の副作用による耐糖能異常も，点滴や内服などにより認められることも臨床上よくある。

　これらのことを熟知したうえで，患者の病態・疾患において臨床における栄養状態の評価，栄養補給を考慮し，患者の健康増進，治療上の有用性に貢献することを目的に知識・技術を学ぶことを期待する。

2. 術前の栄養管理

1）適応

　術前の栄養管理を行う具体的な適応が述べられている[1,2]。

①6カ月で10～15％以上の体重減少がある場合
②BMI＜18.5kg/m^{2}の場合
③主観的包括的評価（SGA）がグレードC（高度低栄養）の場合
④血清アルブミン値＜3.0g/dLの場合

　原則的に経口を基本とするが，通常の食事摂取が困難な場合には経口補助栄養として経腸栄養剤や濃厚流動食を経口摂取する。まだ，経口栄養食などが十分に摂取できない場合は，経管栄養を選択するが，それも厳しい場合は静脈栄養を考える（図7.7.1）。

2）注意点：血清アルブミン値が低いと栄養不良の可能性が高い？

　アルブミン値は血液中にある蛋白質の量を示しており，どれくらい蛋白質の予備力があるかを測るための指標にはなりうる。しかし，体内に肺炎などの炎症があると炎症の鎮静化が優先されるため蛋白質の多くがそちらで消費される。血液中の蛋白質が足りないとアルブミンまでもが異化作用により分解され消費される。その結果，血液中のアルブミン値低下が起こるので，見極めることが

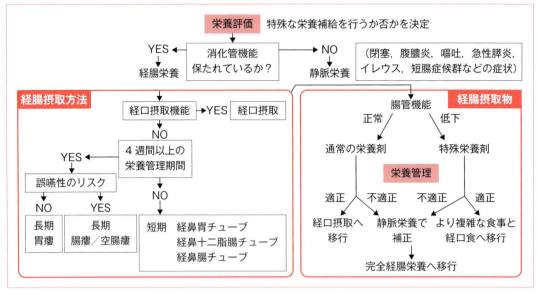

図7.7.1　栄養補給の経路に関する臨床的判断のアルゴリズム
〔American Society for Parenteral and Enteral Nutrition（A.S.P.E.N），JPEN，1993，17，4，Suppl.11．より改変〕

重要である。患者の病態をよく観察すること。

3．栄養治療の基本[3]

①病態より食事，経腸，静脈，中心静脈の選択をする
②栄養量（蛋白質，脂質，炭水化物）の必要量を算出する

　基本，どのような患者でも栄養状態の把握が重要である．身長，体重，年齢，性別などを把握し，必要エネルギー量を算出する．

1）1日の必要エネルギーの算出

　まずは，患者ごとに食事の1日必要エネルギーを計算すること．

（1）必要エネルギーの算出方法

- 標準体重の計算＝身長（m）^{2}×22
- BMI＝体重kg/身長（m）^{2}

（2）基礎代謝エネルギー量（basal energy expenditure：BEE）のカロリー（kcal）量の算出方法

- 女性：$665.1 + 9.56 \times (W) + 1.85 \times (H) - 4.68 \times (A)$
- 男性：$66.47 + 13.75 \times (W) + 5.0 \times (H) - 6.76 \times (A)$

　　（W；実測体重kg，H；身長cm，A；年齢）

　上記で求めたBEEから必要（総）エネルギー量（total energy expenditure：TEE）のカロリー

7.7.1 活動係数とストレス係数

活動係数（af）	
寝たきり（意識低下状態）	1.0
寝たきり（覚醒状態）	1.1
ベッド上安静	1.2
ベッド外活動あり	1.3〜1.4
積極的なリハビリ	1.5〜1.7
一般職業従事者	1.5〜1.7

ストレス係数（sf）	
飢餓状態	0.6〜0.9
ストレスなし（術前や退院直前の状態）	1.0
手術	軽度：1.1 中等度：1.3〜1.4 高度：1.5〜1.8
長管骨骨折	1.2〜1.3
癌/COPD	1.2〜1.3
腹膜炎/敗血症	1.2〜1.3
重症感染症/多発外傷	1.2〜1.3
熱傷	1.2〜1.3
発熱（1℃ごと）	1.2〜1.3

（kcal）量を計算する。

TEE＝BEE×活動係数（activity factor）×ストレス係数（stress factor，表7.7.1）

（3）上記以外の簡易な計算方法

食事の1日必要エネルギー量は，以下のとおり。

・肥満の場合：標準体重×25（kcal/kg）
・腎症が進行し蛋白尿が1日1g以上の場合：標準体重×35（kcal/kg）
・それ以外の場合：標準体重×30（kcal/kg）

2）1日摂取量の算出

必要なエネルギー量から必要な蛋白質量，脂質量，炭水化物量を算出して1日摂取量を算出することが重要である。

（1）蛋白質（アミノ酸）

①役割と必要量の計算

アミノ酸の役割は，骨格筋，内臓，血漿蛋白質など蛋白合成である。BCAAが豊富なのは侵襲期においてBCAAの酸化が亢進しエネルギー不全状態にある末梢組織のエネルギー源となる。特に，術後侵襲，幼小児，高齢者には，BCAAの含有が多い蛋白質を選択することが望まれる。また，BCAAはインスリン感受性を改善し，インスリン抵抗性を改善する。

特殊アミノ酸の意義〔フィッシャー比BCAA/AAA〕アミノ酸療法は肝臓や腎臓が障害された際に生じるアミノグラムの異常を正常化させることによって全身の代謝を正常化させる。

基本の健常人での必要蛋白量の求め方は，標準体重に0.8〜1.0（g/kg/日）を乗じるが，侵襲度に応じた蛋白質の必要量を算出する。そのうえで，非蛋白熱量/窒素（non-protein calorie/nitrogen；NPC/N）比を考慮して決定することになる。侵襲が加わらない状態では，NPC/N比

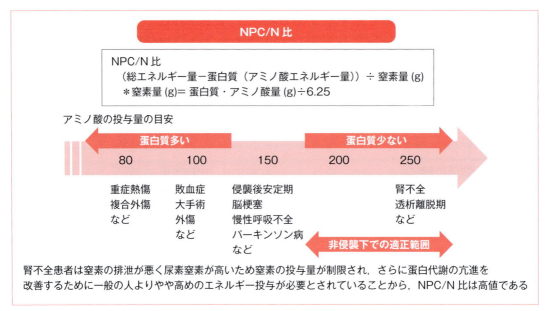

図7.7.2 NPC/N比（非蛋白カロリー／窒素比）について

は150〜200になるように設定する。熱量とアミノ酸投与量の最適な比を意識することは重要である。

必要蛋白量；標準体重×0.8〜1.0（g/kg/日）

②栄養補給アミノ酸と腎不全

　糖質制限をすると蛋白異化の亢進，蛋白合成の低下がみられ，異化亢進により筋蛋白から利用されやすいBCAA（バリン，ロイシン，イソロイシン）がエネルギー産生のために動員され，除脂肪体重が減少する。通常，腎不全用アミノ酸輸液が使用される。アミノ酸の推奨投与量は，NPC/N比を高くすることが推奨され300〜500が目安と考えられている（図7.7.2）。

　例）腎不全時には300〜500となる。高カロリー導入期120以下，維持期で150以下であれば医師に照会する。理由はNPC/N比が小さいときはBUN・アンモニア濃度の上昇，自己蛋白が崩壊し筋肉の崩壊が起こるためである。

③糖尿病性腎症など腎機能低下の場合の蛋白質量の考え方

　腎臓の機能が低下した場合は，健康なときは何の問題もなく排泄されていたものが排泄されにくくなり，体全体に悪い影響を及ぼす。例えば，蛋白質を多く摂り過ぎると，腎臓からしか排泄されない尿素や窒素，クレアチニンなどが多くなって身体に大きな負担をかける。腎機能低下による腎症が進むとエネルギー補給では低栄養による体蛋白量の減少を防ぐことが重要であり，標準体重に35（kcal/kg/日）を乗じたうえで，蛋白摂取制限0.6〜0.8（g/kg/日）が必要となる。
腎臓病の進行を遅らせることで体調を良好に保つとともに，腎不全への進行を遅らせ透析導入を遅らせることができる。

　透析導入した患者の場合は，透析患者でも体蛋白量の減少を目指すため35kcal/kg/日程度の十

分なエネルギー投与が必要である。最近の高性能透析膜では蛋白の喪失が大きいため1.0～1.2g/kg/日程度（透析週3回）の蛋白摂取が必要とされる。腹膜透析（CAPD）ではさらに蛋白喪失が多いので1.2～1.3g/kg/日必要とされる。

④栄養補給アミノ酸と肝不全

肝疾患の病態の進展により肝機能障害が悪化し、肝臓の機能が維持できなくなると低アルブミン血症や肝性脳症などの代謝異常が出現する。特に肝硬変においては低アルブミン血症（蛋白栄養障害）と高アンモニア血症（肝性脳症）の病態が存在し、栄養治療が非常に困難となる。

代償性肝硬変では、総エネルギー30～35kcal/kg/日、蛋白質1.2～1.5g/kg/日でバランスのよい食事を適量に摂る。各侵襲時の状態によってアミノ酸投与量は異なる（表7.7.2）。

⑤腹水、黄疸、肝性脳症などを合併する非代償性肝硬変

血中アンモニアの上昇や意識障害（肝性脳症）がある場合、その誘因となる蛋白摂取量を0.8～1.0 g/kg/日に制限する必要がある。また、腹水や浮腫を伴う場合、塩分を3～5 g/日に制限する。便秘や肝性脳症の予防のため食物繊維を十分に摂るようにする。肝硬変患者では十分な食事をしていても栄養状態が悪いことがある。この原因のひとつは血液中のBCAA（バリン、ロイシン、イソロイシン）が減少することである。機能の低下した肝臓の代わりに筋肉でアンモニアが処理されるが、そのときにBCAAが使われる。

（2）脂質（脂肪）

①役割と必要量の計算（表7.7.3）

脂質の役割は、細胞膜構成成分、コレステロールやホルモン合成調節、酵素機能に関与があり、各種栄養素中の最大のエネルギー源である。経口摂取の際には、特殊な病態でない場合には総エネルギー量の15～40％を脂肪で供給するという考え方が一般的といわれている。必要な脂肪量は、一般的に総エネルギー量の20～30％で計算する。静脈栄養や経腸栄養については、推奨される脂肪量は0.3～1g/kg/日だが、一定の基準はないとされている。

　必要脂肪量：一般的総エネルギー量×20～30％/9（kcal/g）

②脂肪の利点（輸液でも考え方は同じ）

・糖質の代替：糖質大量投与時（輸液の副作用（高血糖、脂肪肝）の低減

表7.7.2　各侵襲時の状態によって異なるアミノ酸投与量

侵襲の状態によってアミノ酸投与量は異なる エネルギー必要量とアミノ酸投与量の比較			
	非蛋白カロリー (kcal/kg/日)	アミノ酸投与量 (g/kg/日)	NPC/N比
非侵襲時	25～30	0.8～1.0	150～200
軽度侵襲時	25～30	1.0～1.2	150～200
中等度侵襲時	30～35	1.2～1.5	100～150
高度侵襲時	35～40	1.5～2.0	100

※脂肪は総カロリーの10～20％を補う

- ブドウ糖だけをカロリー源にした場合の炭酸ガスの蓄積を防ぐ〔人工呼吸器からの離脱，慢性閉塞性肺疾患（COPD）の症例に有用[※]〕
- 水分負荷が少ない（うっ血性心不全などの水分制限時に有用）
  ※糖尿病やCOPDの患者は，総エネルギー量の30〜50％を脂質量とする。
  ※COPD患者の場合，努力性呼吸により消費エネルギーが増大し，呼吸に使われるエネルギーは健常者（約40〜80kcal/日）に比べCOPD患者（約400〜700kal/日）と約10倍にもなる。
- 炭水化物の過剰摂取は，二酸化炭素の産生を増加させ，換気系に負担となる可能性があるため，COPD患者においては脂肪主体の栄養補給が推奨されている。また，栄養状態の悪化を防止するため，BCAAの投与も行う。
- わが国での栄養管理は，約70％のCOPD患者に体重減少が認められ，欧米に比べて栄養障害の頻度が高い。体重減少のある患者では，呼吸不全への進行や死亡のリスクが高い。体重減少は気流閉塞とは独立した予後因子である。
- 基準体重比（体重/標準体重×100％）が90％未満の場合は，栄養障害の存在が考えられ，栄養治療の適応となり，80％の未満の場合は除脂肪量も減少していることが多く，積極的な栄養補給療法を考慮する。

表7.7.3 脂肪酸の種類と特徴

脂肪酸の分類		一般名	炭素数	二重結合数	特徴			
飽和脂肪酸		パルミチン酸	16	0	牛脂 米ぬか，木ロウ	―	動植物油	常温で固体
		ステアリン酸	18	0	牛脂	―		
		ラウリン酸	12	0	ココナッツ油 パーム油	―		
		ミリスチン酸	14	0	ココナッツ油牛脂	―		
不飽和脂肪酸	一価不飽和脂肪酸	オレイン酸	18	1	オリーブ油，牛脂豚脂，綿実油，大豆油，米ぬか，魚油，ナッツ類	n-9系	動魚植物油	常温で液体
	多価不飽和脂肪酸	α-リノレン酸	18	3	シソ，ゴマ，アマニ油，大豆油	n-3系	必須脂肪酸	
		EPA（エイコサペンタエン酸）	20	5	魚油に多い	n-3系	魚油	
		DHA（ドコサヘキサエン酸）	22	6		n-3系		
		リノール酸	18	2	綿実油，大豆油 ゴマ油，米ぬか	n-6系	必須脂肪酸	
		アラキドン酸	20	4	レバー，卵白	n-6系	必須脂肪酸	

(3) 炭水化物

①役割と必要量の計算

　炭水化物の役割は，速やかに利用されるエネルギー源として最も重要である成分である。脳，神経，赤血球，腎尿細管，精巣などは，グルコースのみをエネルギー源としているという観点から1日100g以上の炭水化物（糖質）の摂取量を確保することが望ましい。炭水化物は，糖質と食物繊維で成り立つ。日本人の健常人において1日摂取量は，少なくとも1日総エネルギー量の55%以上であることが望ましい。必要以上に供給量が低下した場合は，生命維持活動に大きな影響を与えることになり，脂肪や筋肉からのエネルギーの生成によるケトン体増加でのケトアシドーシス（酸血症）があげられる。また，過剰な摂取は，肥満や脂肪肝の原因となるため注意が必要である。

　必要な炭水化物量：〔必要エネルギー量－（蛋白熱量＋脂肪熱量）〕×4（kcal/g）

(4) 水分

①役割と必要量の計算

　水分の役割は，大きく細胞内に存在する細胞内液（体内水分の約2/3），体内を循環する血液とリンパ液，細胞と細胞の間に存在する細胞間液などの細胞外液（約1/3）に分けられ，血液は酸素，栄養，ホルモンなどを運ぶ重要な役割を担っていると同時に，老廃物や過剰な物質を運び出し腎臓から体外に排泄するという大切な働きをしている。血液の半分以上は血漿という液体で，約91%が水でできており，血漿にはNaイオン，Clイオン，蛋白質などさまざまな成分が溶けていて，体に必要な栄養や酸素を運んでいる。1日に必要な水分量は，尿，汗などの排泄水分量を補給することで成り立っており，水分量のOUT（排泄）＝IN（補給）を同じに保つことが望ましい。また，浮腫，腹水，胸水など病態の確認も必要となる。

　必要水分量の算出：（簡易計算＝1.0〜1.5mL×摂取熱量kcal）
　　　　　　　　　　（簡易計算＝30〜35mL×現在の体重kg）
　　　　　　　　　＊発熱1℃に対し150mL/日の増加

3) まとめ

　まずは，必要エネルギー量から各栄養素の必要投与量を計算する。特に，糖尿病患者に対しての栄養療法は，徐々に炭水化物量を減量するとともに，運動療法での筋肉量の維持のため蛋白質量などで補うことも考慮する必要がある。薬物療法は，栄養療法と運動療法にてHbA1cの検査値やインスリン治療などを実施している患者へは，空腹時血糖値や食後血糖値などを参考にして，変更していくことが重要である。

3. 栄養剤の剤形と特徴[4]

　消化管機能が温存されている症例には，積極的に経腸栄養が実施されるようになった。そのため多くの経皮内視鏡的胃瘻造設術（percutaneous endoscopic gastrostomy：PEG）が施行されているが，栄養管理に伴うトラブルも多く報告されるようになった。経腸栄養に伴う合併症には腹部膨

満感や下痢などの消化器合併症や代謝合併症，そして致死的な合併症として胃内容の逆流によって引き起こされる誤嚥性肺炎などがある．現在では，液状栄養剤だけでなく，粘度調整した食品や寒天や増粘剤などで作る半固形栄養剤などを使用することにより多くの臨床的効果が期待されている．

半固形栄養剤には市販のもの（ラコールNF配合経腸用半固形剤）と，液体栄養剤を市販のゲル化剤（寒天やペクチン），増粘剤（デキストリンや増粘多糖類，デンプンなど）で半固形化したものがある．

1）経腸栄養療法の液体栄養剤と半固形栄養剤の問題点

従来，経管的に注入される経腸栄養剤は液体である．そのために引き起こされる可能性の高い問題点は以下のとおりである．

（1）液体栄養剤の場合
①胃食道逆流により嘔吐や誤嚥性肺炎の原因になる．
②胃瘻からの栄養剤の漏れを引き起こし，ときに瘻孔周囲炎の原因になる．
③十二指腸への流出や小腸の通過が早く，下痢や食後高血糖の原因になる．

（2）半固形栄養剤の場合（表7.7.4）
①胃食道逆流の予防
②胃貯留・排出についての遅延
③微量元素や栄養分の消化吸収に及ぼす影響
④胃酸低下による弱ゲル化※

> ※：ゲル化剤・増粘剤の種類により使用量，溶解性，粘度，粘度が安定するまでの時間に違いがある．ペクチンは栄養剤を半固形化する際にCaイオンが必要である．また，pHの低下でゲル化強度が増強されるので胃液中では形状が保持され，腸液中では速やかに溶解するとされている．増粘剤による半固形化では胃液酸性化で形状（粘度）が保持されない製品もあり，使用する前に検討する必要がある．また，プロトンポンプ阻害薬などの服用により胃酸のpHが高まることでゲル化が弱まることもあるので，服用薬剤の確認も必要である．

表7.7.4 半固形栄養剤で期待されること

	内容	理由
胃食道逆流の減少	①誤嚥性肺炎の減少 ②嘔吐の防止	高粘度より食道逆流の抑制
小腸通過時間の延長	①下痢の軽減 ②投与後の高血糖の抑制 ③ダンピング症候群の防止	水分が少ない 粘稠度の増加により胃排出の遅延や小腸の通過時間の延長
投与時間の短縮	①褥瘡悪化の予防 ②リハビリ時間の確保 ③介護の負担軽減	短時間での注入によりギャッジアップなどの体位保持時間を短縮できること 便性状の改善により下痢便が減少し，創部汚染が防げること 誤嚥性肺炎や下痢などの減少により栄養状態が改善
栄養剤リークの減少	①スキントラブルの防止	

※投与後の高血糖の抑制やダンピング症候群の防止につながる．

4. 血糖の状態に合わせた経腸栄養剤の選択

　経腸栄養療法は経静脈栄養に比較し，消化管を介して栄養が吸収されることより，血糖値の変動が少なく，血糖管理面からより優れた栄養投与経路であると考えられる。しかし糖尿病患者の経腸栄養療法では，必要エネルギー量や栄養素の分量を間違えると高血糖や低血糖を来たす場合もある。できるだけ血糖値の変動を防ぎ，必要エネルギー投与を行うためには糖尿病患者に適した栄養素の組成あるいは特殊栄養素を含有した病態別経腸栄養を使用する必要がある。

　糖尿病には1型糖尿病と2型糖尿病があり，経腸栄養管理において血糖値の制御が比較的難しいと考えられる2型糖尿病が糖尿病用病態別経腸栄養剤の投与の対象となる。2型糖尿病患者は動脈硬化や高血圧などの複数の生活習慣病を合併していることが多いことから，脳梗塞やその後遺症として嚥下障害を来たし経口摂取が不可能となり，経腸栄養による栄養管理を要する機会も多い。半消化態経腸栄養剤は通常の食品に比較して低分子で消化吸収が早く，血糖値に上昇を来たすこともあるので注意を要する。また，周術期のストレスホルモンの作用により糖尿病と類似の病態を示す外科的糖尿病状態においても，適切な血糖コントロールを目的に本経腸栄養剤が適応となる。通常の経腸栄養投与を行うと高血糖値を来たすとインスリンの使用量が増加し，血糖値も不安定となり低血糖などの重篤な代謝性合併症を来たす可能性も高くなるので経腸栄養剤の投与が望ましい。

　2型糖尿病や耐糖能の異常がある患者に対する経腸栄養剤の工夫と推奨は以下のとおりである。[5]

　①炭水化物含量の減量

　②一価不飽和脂肪酸（mono unsaturated fatty acid；MUFA）の強化

　③食物繊維の添加

　これらの栄養素は経腸栄養投与直後の血糖値上昇抑制効果，また長期的投与後の脂質代謝に対する効果を認めることから，糖尿病用経腸栄養剤として配合または含有されている。

　高血糖では，投与速度の低下，炭水化物含有率の少ない経腸栄養製剤の選択を行う。経腸栄養製剤の変更や投与速度の変更で改善しない場合は，糖尿病の治療に準じた対応を行う。

1）低炭水化物

　炭水化物の投与量は血糖値と密接に関連している。高炭水化物の経腸栄養剤の投与により，より投与後に高度な血糖値の上昇，インスリン分泌の増加が認められることが明らかとされていることより，糖尿病患者および耐糖能異常がある患者には低炭水化物を選択する。

2）MUFA

　オリーブ油などの多く含まれるオレイン酸などは長期投与により脂質代謝，特に動脈硬化に関わるコレステロール代謝などを改善するため病態別経腸栄養剤にも含有されている。血清TG値，LDLコレステロールの低下より，MUFAは長期的に投与された際に脂質代謝を改善することおよび心血管イベントの抑制などを目的としている。

3）食物繊維

食物繊維は健康食品として重要であるとされ，最近発売された経腸栄養剤には含有されている（表7.7.5）。主な構成成分はセルロース，β-グルカン，ヘミセルロース，ペクチンといった多糖類とリグニンなどの非多糖類であり，消化管機能に対する効果，血清コレステロール低下作用，血糖，インスリン分泌に対する効果などが知られている。

4）各種栄養組成の有効性（表7.7.6）

①糖尿病・耐糖能異常症例の食物繊維や微量元素などの強化は，血糖コントロールに有効であり，1,000kcal あたり14g を目標に摂取する
②ビタミン・ミネラルは，欠乏症がなければ追加投与する必要はない。低栄養患者や需要亢進時，食事制限下では補充の効果が期待される
③抗酸化物質（ビタミンE，ビタミンC，カロテンなど）強化の効果はエビデンスに乏しく，また長期投与の安全性が確立されていない
④クロムは糖代謝に関係する微量元素であるが，補充・強化の有効性は証明されていない
⑤血糖調整を目的とした経腸栄養剤（血糖調整用経腸栄養剤）は，標準的な栄養組成の栄養剤に比べて効果が優れていることが報告されている

5. 血糖降下薬の選択

経腸栄養剤服用中の患者にも，病態に合わせた血糖降下薬を選択し投与させる。低血糖に注意して必要であれば減量も考慮すること。

PEGチューブ，経皮内視鏡的空腸瘻造設術（percutaneous endoscopic jejunostomy：PEJ）チューブ，鼻腔経管栄養チューブなどを使用して栄養補給する際は，錠剤の粉砕化および簡易懸濁法を用いた投与方法も考慮する。ただし，家族，ケアマネージャー，介護ヘルパー，医療従事者にもよく説明して，方法を熟知させたうえで実施することが望ましい（表7.7.7）。

6. ダンピング症候群[6]

胃切除手術を受けた人の15〜30％にみられる胃切除後症候群で，炭水化物が急速に小腸に流入するために一過性の高血糖状態となり，次にインスリンが過剰分泌することで低血糖症状（冷汗，めまい，失神など）が起こるものである。食事中や食後の直後に症状が現れる早期ダンピング症候群と，食後2〜3時間たってから現れる後期ダンピング症候群に分けられる（表7.7.8）。

1）早期ダンピング症候群

胃を切除してしまうと，胃液の分泌量が低下し，貯留機能が失われるために，浸透圧の高い食べ物が胃の中に入ると，その一部はそのままあふれるように腸内に急速に排出されてしまう。

表7.7.5 糖尿病患者対応食品一覧

商品名	グルセルナ-EX	グルセルナSR	タピオン	インスロー
発売元	アボットジャパン	アボットジャパン	テルモ	明治
包装形態	缶	紙パック	紙パック	紙パック・ソフトパック
濃度（Kcal/mL）	1	0.9	1	1.0
エネルギー（1包装中Kcal）	250	180	200	200・300・400
蛋白質（g/100cal）	4.2	5.2	4	5.0
脂質（g/100cal）	5.6	3.8	4.5	3.3
炭水化物（g/100cal）	8	12.3	13.3	13.9
糖質（g/100cal）			11	12.4
食物繊維（g/100cal）	1.4	0.83	1.8	1.5
飽和脂肪酸（g/100cal）	0.46	0.32	0.57	0.3
n-6系不飽和脂肪酸（g/100cal）	0.89	0.41	0.77	0.3
n-3不飽和脂肪酸（g/100cal）	0.29	0.04	0.15	0.1
水分（g/100cal）	84.8	94.4	85	84.2
食塩相当量（g/100cal）	0.24	0.25	0.25	0.2
Na（mg/100cal）	93	98	100	70.0
K（mg/100cal）	156	173	120	80.0
Cl（mg/100cal）	144	147	100	60.0
Ca（mg/100cal）	70	71	65	80.0
P（mg/100cal）	70	67	60	80.0
Mg（mg/100cal）	28	20	25	25.0
Fe（mg/100cal）	1.4	1.4	1	1.0
Cu（mg/100cal）	0.14	0.23	0.99	0.1
Mn（mg/100cal）	―	―	0.4	0.014
Zn（mg/100cal）	1.2	1.3	1	1.0
Sa（μg/100cal）	1.6	1.67	6	3.5
Cr（μg/100cal）	―	―	6	3.0
Mo（μg/100cal）	―	―	6	1.9
I（μg/100cal）	―	―	35	1.4
ビタミンA（μgRE/100cal）	106	78	91	75.0
βカロチン（μg/100cal）		33	192	
ビタミンD（μg/100cal）	0.7	1.2	0.5	0.8
ビタミンK（μg/100cal）	3	0.33	7.5	0.6
ビタミンE（mg/100cal）	2.1	9.4	3	8.0

（表 7.7.5 続き）

商品名	グルセルナ-EX	グルセルナSR	タビオン	インスロー
ビタミンC（mg/100cal）	21	10	30	40.0
ビタミンB_1（mg/100cal）	0.16	0.18	0.21	0.6
浸透圧（mOsm/L）	316	399	250	500.0
粘度（mPa·s）	40	15	10	10.0

栄養素組成はいずれも互いに類似しており，特徴はエネルギー比率で脂質含有量が多い．脂質のなかでもMUFAであるオレイン酸の含有比率が高い．また，食物繊維が含有されている．

※パラチノースはグルコースとフルクトースがα-1.6結合した還元性の二糖類であり，イソマルターゼにより加水分解され吸収される．

※シュクロースはインベルターゼにより加水分解されるが，パラチノースはシュクロースに比較し，吸収速度は1/5であり，摂取後の血糖上昇が低いとされる．

表7.7.6 経腸栄養薬剤の分類と特徴

	半消化態栄養剤	消化態栄養剤	成分栄養剤
窒素	蛋白質（乳蛋白、大豆蛋白など），ペプチド，他	アミノ酸、ペプチド	アミノ酸
糖質	デキストリン，他	デキストリン	デキストリン
脂質	LCT　MCT	LCT　MCT	LCT　MCT
製品	エンシュアリキッド（液状タイプ） エンシュアリキッドH（液状タイプ） ラコールNF配合経腸用（液状タイプ）ラコールNF配合経腸用（半固形剤） アミノレバンEN（粉末タイプ） 他食品多数	ツインラインNF（液状タイプ） ペプチーノ（液状タイプ） エンテミールR（粉末タイプ） ペプタメンスタンダード（液状タイプ）ペプタメンAF（液状タイプ）	エレンタール（粉末タイプ） エレンタールP（粉末タイプ） ヘパンED（粉末タイプ）
Curd化現象	あり	なし	なし
チューブの定期的なフラッシュ	必要	不要	不要

LCT：長鎖脂肪酸　MCT：中鎖脂肪酸

表7.7.7 糖尿病用治療薬の粉砕・脱カプセル，簡易懸濁法の一覧

種類		成分名	製品名（錠・カプセル）	粉砕（脱カプセル化）	簡易懸濁法
インスリン抵抗性改善薬	BG薬	メトホルミン塩酸塩	グリコラン，メルビン　メデット，メトグルコ	○	○（破砕して）
		ブホルミン塩酸塩	ジベトス　ジベトンS	△	資料なし
	チアゾリジン薬	ピオグリタゾン塩酸塩	アクトス	○	○
インスリン分泌促進薬	SU薬	アセトヘキサミド	ジメリン	○	○（破砕して）
		グリベンクラミド	オイグルコン，ダオニール	○	○
		グリクラジド	グリミクロン，グリミクロンHA	○	○
		グリメピリド	アマリール	○	○
	グリニド薬	ナテグリニド	ファスティック，スターシス	△	○
		ミチグリニドCa水和物	グルファスト	○	○
		レパグリニド	シュアポスト	○（分包紙で静電気より30%付着注意）	○
	DPP-4阻害薬	シタグリプチン	ジャヌビア，グラクティブ	○（苦味あり）	○
		ビルダグリプチン	エクア	○（苦味あり）	○
		アログリプチン	ネシーナ	○（苦味あり）	○
		リナグリプチン	トラゼンタ	○（苦味あり）	○
		テネリグリプチン	テネリア	資料なし	資料なし
		アナグリプチン	スイニー	資料なし	資料なし
		サキサグリプチン	オングリザ	資料なし	資料なし
		オマリグリプチン	マリゼブ	資料なし	資料なし
		トレラグリプチン	ザファテック	資料なし	資料なし
糖吸収・排泄調節薬	α-GI	アカルボース	グルコバイ（OD）	×（吸湿性あるため）	○
		ボグリボース	ベイスン（OD）	○	○
		ミグリトール	セイブル	△	○
	SGLT2阻害薬	イプラグリフロジン	スーグラ	○	資料なし
		ダパグリフロジン	フォシーガ	資料なし	資料なし
		ルセオグリフロジン	ルセフィ	資料なし	資料なし
		カナグリフロジン	カナグル	資料なし	資料なし
		トホグリフロジン	デベルザ　アプルウエイ	資料なし	資料なし
		エンパグリフロジン	ジャディアンス	資料なし	資料なし

（表 7.7.7 続き）

種類		成分名	製品名（錠・カプセル）	粉砕（脱カプセル化）	簡易懸濁法
配合剤		ピオグリタゾン塩酸塩／メトホルミン塩酸塩	メタクト配合錠LD・HD	×	×（砕いても溶け残りが大きく通過せず）（20分以上で放置で溶解）
		ミチグリニドCa水和物／ボグリボース	グルベス配合錠	資料なし	資料なし
		ピオグリタゾン塩酸塩／グリメピリド	ソニアス配合錠LD・HD	―	○
		アログリプチン／ピオグリタゾン塩酸塩	リオベル配合錠LD・HD	資料なし	資料なし
		ビルダグリプチン／メトホルミン塩酸塩	エクメット配合錠LD・HD	○	破砕して○
その他	末梢神経障害	エパルレスタット	キネダック	○	○（後発医薬品により×あり）
		メキシレチン塩酸塩	メキシチール	△	○（後発医薬品により×あり）
		プレガバリン	リリカ	○	○
		塩酸デュロキセチン	サインバルタ	×（腸溶性より）	○（シリンジ内および入り口にたまりやすい）

（簡易懸濁法データベース（医療従事者用），独立行政法人国立病院機構東京医療センターを元に作成）

表7.7.8 ダンピング症候群の注意点（まとめ）

早期ダンピング症候群の場合の注意点	
主症状	冷汗，動悸，めまい，顔面紅潮，全身倦怠感，全身脱力感，全身熱感など
対処方法	腹痛，下痢，悪心，嘔吐などの腹部症状を訴える場合もある。横になると症状が治まることもある。食後は20～30分ほど横になることも必要
食事療法	低糖質，高蛋白，適度な脂肪の食事で，なるべく水分を少なくする
食事の摂取方法	1日5～6回などこまめに分ける少量頻回食が理想
その他の注意	冷たいものは避ける
対症療法	血管作動性物質（抗ヒスタミン薬），粘膜刺激（粘膜保護剤），自律神経系（抗不安薬），腸管運動亢進（鎮痙薬）など必要に応じて投薬
後期ダンピング症候群の場合の注意点	
食事の摂取方法	1回の食事量を少なくし，ゆっくりと時間をかけて摂る

2）後期ダンピング症候群

　胃の内容物の急速な排出によって腸管からの炭水化物の吸収が増大すると，高血糖になる。そこでインスリンが過剰分泌され，逆に低血糖になってしまうことで起こる。食後2～3時間たって頭痛や倦怠感，発汗，めまい，呼吸の乱れなどが現れるもので，多くは早期ダンピング症候群に引き続いて起こる。低血糖が大きな原因で起こることから，後発性低血糖症候群ともよばれている。

　ダンピング症候群は，食物の小腸への急速な流入に加えて，リンパ節の喪失による腹水の循環不全，吻合による蠕動運動の乱れなどがあると，食後の苦しみは増大される。また，精神的な誘因も重要で「食べると苦しくなる」と身がまえてしまい，それがストレスとなって悪循環を起こすケースも多い。食事のたびに高血糖を起こしていると，糖尿病と同じように糖尿病腎症，網膜症，末梢神経障害などに悪影響を与えることになるので，十分なコントロールが必要である。

3）予防・日常生活の注意点

①ダイピング症候群は適切な説明を行い，自分の体の状態を把握させることが重要であり，患者本人の術後管理が必須である。
②症状の現れ方は個人差があり，何を食べたとき，何を飲んだときに起こるのかきちんと把握し，それに合わせた食習慣をつくることが大切である。
③ダンピング症候群は精神的な要素も大きく，自律神経との関わりも深いために，精神面でのコントロールがとても重要となる。

7. まとめ

①糖尿病と耐糖能異常のエネルギー投与基準は，25～30kcal/kgを目安とし，侵襲の程度に応じて調整する
②糖尿病および耐糖能異常患者の蛋白質の投与基準は1.0～1.2g/kg あるいは総エネルギー量の15

~20％を目安とし，侵襲の程度に応じて調整する
③ただし，糖尿病性腎症があれば，初期0.8～1.0g/kg，進行期0.6～0.8g/kg，維持透析導入後1.0～1.2g/kgとする
④糖尿病および耐糖能異常患者の脂肪の投与基準は，心血管系疾患発症のリスクを考慮して総エネルギー量の25％以下とする。経腸栄養施行時には，血糖値の上昇抑制効果を期待してMUFAを強化した高脂肪の経腸栄養剤を用いてもよい
⑤糖尿病および耐糖能異常患者の炭水化物の投与基準は，総エネルギー投与量の55～65％以下とし，最低130g/日以上は投与する
⑥空腹時血糖値と食後血糖値などをSMBGなどを使用して，目標血糖値を150mg/dL未満とし，少なくとも180mg/dL以下の範囲で調節すること。

引用文献

1) 丸山道生，術前術後における栄養管理，"認定NSTガイドブック2017"，一般社団法人日本病態栄養学会編，南江堂，東京，2017，pp.140-145.
2) Weimann A, et al, Surgery including organ transplantation, ESPEN Guideline on Enteral Nutrition, *Clin Nutr*, 2006, 25, 224-244.
3) 幣憲一郎，投与エネルギー，栄養素，水，電解質の決定，"認定NSTガイドブック2017"，一般社団法人日本病態栄養学会編，南江堂，東京，2017，pp.19-30.
4) 清水敦哉，Chapter2 経腸栄養 5. 半固形化栄養剤 2. 臨床的な知識②栄養剤形状機能について，NPO法人PEGドクターズネットワーク．(http://www.peg.or.jp/lecture/enteral_nutrition/05-02-02.html，最終確認日2015年10月21日．)
5) 櫻井洋一，Chapter2 経腸栄養 3. 病態別経腸栄養剤 4. 糖尿病用栄養剤，NPO法人PEGドクターズネットワーク．(http://www.peg.or.jp/lecture/enteral_nutrition/03-04.html，最終確認日2011年9月20日．)
6) 古橋廣崇，佐藤宏和，三浦総一郎，胃・腸管切除後の栄養管理，"認定NSTガイドブック2017"一般社団法人日本病態栄養学会編，南江堂，東京，2017，pp.196-201.

8 経静脈栄養療法

1. はじめに

　術後速やかに経口摂取が再開できる体表の手術（乳がんなど）や，消化器外科手術などによって2～3日以内に十分な経口摂取が可能となることが予測される場合，術後の人工栄養管理は通常不要である。絶食期間が1週間以内でかつ術前からの栄養不良がない場合も，末梢静脈から水分・電解質を補給し，状況により末梢静脈栄養法を付加する程度でよい。

　しかしながら，術後経口摂取が不十分な期間が長くなることが予測される場合，また術前から栄養不良を有する患者では，術後早期からの積極的な栄養管理が望まれる。このような患者では術中に栄養投与目的の胃・腸瘻チューブを留置し，術後は早期経腸栄養を行うことが勧められる。高齢者などでは，術式によって術後長期間にわたり経口摂取が不十分となることも多く，その場合は在宅にて経管栄養を継続するとよい。完全静脈栄養（total parenteral nutrition：TPN）は経腸栄養が何らかの理由で不能な場合に行う。

2. 耐糖能異常[1]

　経腸栄養が困難な耐糖能異常は，糖尿病患者や膵切除後状態に他の臓器不全が加わった多臓器不全状態が多い。近年，浸襲時における静脈栄養時の過栄養製剤投与による代謝性有害事象が問題になっている。浸襲期における生理的な異化作用により新生される内因性エネルギーを想定し，足りない部分を外因性エネルギーで補うだけで十分であり，それ以上の投与は過剰供給となる。このような症例に強化インスリン療法を行うことの是非と，過剰な糖質投与による有害事象とは切り離せない問題である。よって，結果として起こる炎症の評価と間接熱量計による安静時エネルギー消費量（resting energy expenditure：REE）のモニタリングが有用である。

1）各病態下における血糖管理目標

①重症疾患（critical illness）における適切な血糖管理目標は，目標血糖値を150mg/dL未満とし，少なくとも180mg/dL以下の範囲で調節する。
②目標血糖値を維持するために過剰な糖質投与を避け，必要時には速効型インスリンの静脈内持続投与を行う。
③インスリンの静脈内持続投与を行う場合はグルコースも持続投与とし，血糖値とインスリン投与速度が安定するまでは1～2時間ごと，安定後は4時間ごとに血糖値を測定してインスリン投与量を調整する。
④急性期の血糖管理目標は，食前140mg/dL未満，随時180mg/dL未満とする。
⑤慢性期の血糖管理目標は，血糖値とHbA1c値をできるだけ正常に近い値に調整する。

2) 栄養治療の基本

①病態より腸が使用できない場合や食事摂取不可能な場合に，末梢静脈あるいは中心静脈の選択をする。

②栄養量（蛋白質，脂質，炭水化物）の必要量を算出する。

(1) 栄養アセスメント

基本的に，どのような患者でも栄養状態の把握が重要である。身長，体重，年齢，性別などを把握し，必要エネルギー量を算出する（必要エネルギーの算出方法は，前項を参照）。

普段の食事では三大栄養素の糖質（表7.8.1），蛋白質（表7.8.2，7.8.3），脂質（表7.8.4）をバランスよく摂取しているので，末梢静脈栄養（peripheral parenteral nutrition：PPN）（表7.8.5）やTPN（表7.8.6〜7.8.10）でも投与されることが理想的である。日本人は欧米人に比べて脂質の代謝速度が遅いので投与速度に注意する。経静脈投与時の必要脂肪量は，約20％程度が望ましい。

※必要脂肪投与量＝（必要エネルギー量×0.2［0.1］）/9

※必要脂肪量の簡易計算式＝（体重kg×0.5〜1g/kg）

(2) 脂質に関する注意事項

①代謝合併症予防のため脂質必要量が2.5g/kgを超えないこと

②糖尿病およびCOPDの場合は脂肪乳剤を増加させ，糖分を減少させる

③静脈投与速度は0.1g/kg/hr以下（合併症を起こさない投与速度）

　例：20％イントラリポス添付文書には250mLを「3時間以上かけて」と記載

　（0.1g/kg/hr：体重50kgなら20％脂肪乳剤100mLを4時間以上かける）

3) 静脈栄養と糖代謝[2]

末梢輸液製剤，高カロリー輸液製剤ともにほとんどの輸液製剤では，糖質としてブドウ糖が配合

表7.8.1　糖質輸液製剤

内容	規格	ブドウ糖						マルトース	キシリトール		
		5%	10%	20%	30%	50%	70%	10%	5%	10%	20%
熱量（kcal）	20mL	4	8	16		40				8	16
	50mL	10									
	100mL	20									
	200mL					400		40			
	250mL	50						100			
	350mL						980				
	500mL	100	200	400	600	1000		200	100		
pH		3.5〜6.5						4.0〜6.0	4.5〜7.5		
浸透圧比		約1	約2	約4	約6	約12	約15	約1	約1	約2.5	約5
製造販売業者		大塚製薬工場，テルモ，ニプロ，光製薬，扶桑など									

表7.8.2 高濃度アミノ酸輸液製剤

輸液の種類	モリプロンF	アミニック	モリアミンS	アミパレン	アミゼットB	プロテアミン12
総遊離アミノ酸量（g/容器）	20.000	20.070	16.864	20.000	20.000	22.724
E/N比	1.09	1.71	3.30	1.44	1.33	0.88
総窒素含有量（g/容器）	3.04	3.04	2.62	3.13	3.12	3.63
BCAA含有率（%）	22.6	35.0	28.3	30.0	31.0	21.3
液量（mL）	200	200	200	200	200	200
pH	5.5〜6.5	6.8〜7.8	5.5〜7.0	6.5〜7.5	6.1〜7.1	5.7〜6.7
浸透圧比	約3	約3	約3	約3	約3	約5
規格	200mL	200mL	200mL	200mL 300mL 400mL	200mL	200mL
製造販売業者	陽進堂	陽進堂	陽進堂	大塚製薬工場	テルモ	テルモ
特徴	非侵襲時，手術などの侵襲時（TPN，PPNにて）				手術などの侵襲時（TPNにて）	

表7.8.3 腎・肝不全用アミノ酸輸液製剤

	腎不全用		肝不全用				小児用
輸液の種類	ネオアミユー	キドミン	モリヘパミン	アミノレバン	テルフィス	ヒカリレバン	プレアミン-P
総遊離アミノ酸量（g/容器）	11.80	14.41	14.94	15.98	15.98	15.98	15.20
E/N比	3.12	2.60	0.83	1.09	1.09	1.09	1.26
総窒素含有量（g/容器）	1.62	2.00	2.64	2.44	2.44	2.44	2.35
BCAA含有率（%）	42.4	45.8	36.9	35.5	35.5	35.5	39.0
液量（mL）	200	200	200	200	200	200	200
pH	6.6〜7.6	6.5〜7.5	6.6〜7.6	5.5〜6.5	5.9〜6.9	5.5〜6.5	6.5〜7.5
浸透圧比	約2	約2	約3	約3	約3	約3	2.3〜2.8
規格	200mL	200mL 300mL	200mL 300mL 500mL	200mL 500mL	200mL 500mL	200mL 500mL	200mL
製造販売業者	陽進堂	大塚製薬工場	味の素	大塚製薬工場	テルモ	光	扶桑
特徴	必須アミノ酸が多い		AAAを抑えている				

されているが，一部の末梢輸液製剤にはマルトースのみやソルビトールのみを含むものがある。

（1）マルトース

ブドウ糖と同一の浸透圧で2倍のエネルギーを供給できるが，簡易血糖測定器の一部機種は偽高

表7.8.4 脂肪乳製剤

輸液の種類	イントラリポス 10%	イントラリポス 20%
脂肪量（g）	25.0	50.0
熱量（kcal/容器）	275	500
液量（mL）	250	250
pH	6.5〜8.5	6.5〜8.5
浸透圧比	約1	約1
他規格あり		50mL，100mL
製造販売業者	大塚製薬工場	

値表示になることが報告されており，インスリン過剰投与の安全管理の観点から注意を要する。腎糸球体で濾過されたマルトースの大部分は，近位尿細管の管腔側上皮細胞に存在するマルターゼによりブドウ糖に分解された後，ブドウ糖として再吸収されエネルギー源となる。

（2）フルクトース

主に肝臓で代謝される。インスリン分泌促進はわずかで，フルクトキナーゼの活性はインスリンに影響を受けないため，インスリン分泌低下・抵抗性のある糖尿病患者においても，エネルギー源として効率よく利用される。フルクトースは，ブドウ糖よりも肝臓への取り込みや代謝が速いため，フルクトースが過剰状態になると代謝に伴い肝臓におけるリン酸が枯渇し，アデノシン三リン酸（adenosine triphosphate：ATP）濃度が低下する結果，乳酸が増加し，乳酸アシドーシスを引き起こすリスクがある。

（3）ソルビトール

ソルビトールデヒドロゲナーゼの作用でフルクトースとなり代謝される。

（4）キシリトール

インスリンの関与なしに細胞内に取り込まれ，トランスケトラーゼの作用でグルコース6-リン酸やフルクトース6-リン酸となりエネルギーとして利用される。血糖値にはほとんど影響を及ぼさず，糖尿病患者にも使用できる。

4）TPN製剤

TPNは絶食で経腸栄養も無理な場合に行われることが多いので，TPN単独の場合にTPNから必要十分量の水分，電解質，栄養素を投与しなければ，長期間になると栄養不良になる。

水分量は成人では少なくとも900mL/日は必要である。エネルギーは，最も必要量が少ない寝たきりの高齢者であっても1,000kcal/日程度は必要である。エネルギーは主にブドウ糖で投与し，これに適切なカロリー/N比のアミノ酸，脂肪，必要量の電解質，ビタミン，微量元素などを含めて投与する。術後などでドレーンやチューブ類からの体液の排液が多い場合は，排液の量を細胞外液補充液（乳酸加リンゲル液など）で追加補充する。発熱や発汗が多いときも水分不足に注意する。静脈から栄養を投与することは非生理的であることなどから，TPNでは種々の代謝上の合併症が

表7.8.5 PPN輸液製剤

	ツインパル	パレセーフ	プラスアミノ	アミノフリード	ビーフリード	アミカリック	アミグランド	パレプラス
Na^+	17.5	17.1	約17	17.5	17.5	15	17.5	17.1
K^+	10	10	—	10	10	12.5	10	10
Ca^{2+}	2.5	2.5	—	2.5	2.5	-	2.5	2.5
Mg^{2+}	2.5	2.5	—	2.5	2.5	1.5	2.5	2.5
Cl^-	17.5	17.6	約17	17.5	17.5	25	17.5	17.6
SO_4^{2-}	2.5	2.5	—	2.5	2.5	—	2.5	2.5
$Lactate^-$	10	10	—	10	10	20	10	12.7
$Acetate^-$	—	9.5	—	6.5	8	—	9.5	0.6
$Gluconate^-$	2.5	2.5	—	2.5	—	—	2.5	—
$Citrate^{3-}$	—	—	—	3	3	—	—	6
HPO_4^-	—	—	—	—	—	1.5	—	—
P	5	5	—	5	5	—	5	5
Zn	2.5	2.4	—	2.5	2.5	—	2.4	2.4
糖質（%）	7.5	7.5	7.5	7.5	7.5	7.5	7.5	7.5
総熱量（Kcal）	210	210	204	210	210	210	210	210
総遊離アミノ酸量（g/容器）	15.00	15.00	13.57	15.00	15.00	13.75	15.00	15.00
E/N比	1.44	1.44	3.11	1.44	1.44	1.38	1.44	1.44
総窒素含有量（g/容器）	2.36	2.35	2.10	2.35	2.35	2.14	2.35	2.35
BCAA含有率（%）	30.0	30.0	29.0	30.0	30.0	31.0	30.0	30.0
液量（mL）	500	500	500	500	500	500	500	500
pH	約6.9	約6.7	4.0〜5.2	約6.7	約6.7	4.6〜5.6	約6.8	約6.9
浸透圧比	約3	約3	約3	約3	約3	約3	約3	約3
他規格あり	1,000mL		200mL	1,000mL	1,000mL	200mL	500mL	1,000mL
ビタミン	—	—		—	VB_1,チアミン（0.75mg）	—	—	VB_1, VB_2, VB_6, VB_{12}, VC, パントテン酸, 葉酸, ナイアシン, ビオチン
製造販売業者	陽進堂	陽進堂	大塚製薬工場	大塚製薬工場	大塚製薬工場	テルモ	テルモ	陽進堂

表6 TPN輸液製剤（TPN基本液）

製品	液量 (mL)	糖 (g/容器)	Na⁺	K⁺	Ca²⁺	Mg²⁺	Cl⁻	総カロリー (kcal/容器)
			(mEq/容器)					
トリパレン1号（大塚製薬工場）	600	139.8	3	27	5	5	9	560
トリパレン2号（大塚製薬工場）	600	175.2	35	27	5	5	44	700
ハイカリック1号（テルモ）	700	120	—	30	8.5	10	—	480
ハイカリック2号（テルモ）	700	175	—	30	8.5	10	—	700
ハイカリック3号（テルモ）	700	250	—	30	8.5	10	—	1,000
ハイカリックNC-L（テルモ）	700	120	50	30	8.5	10	49	480
ハイカリックNC-N（テルモ）	700	175	50	30	8.5	10	49	700
ハイカリックNC-H（テルモ）	700	250	50	30	8.5	10	49	1,000
ハイカリックRF（テルモ）	250	125	12.5	—	1.5	1.5	7.5	500
	500	250	25	—	3	3	15	1,000
	1,000	500	50	—	6	6	30	2,000
リハビックス-K1（陽進堂）	500	85	5	10	4	1	—	340
リハビックス-K2（陽進堂）	500	105	—	15	7.5	2.5		420

発生しうる（表7.8.11）．また，グルコースの過剰投与でも脂肪肝を来たすが，脂肪の欠乏でも脂肪肝になるので，長期のTPNでは脂肪も投与する必要がある．必須脂肪酸欠乏では，皮膚乾燥，脂肪肝に注意をし，必要であれば処方提案も必要である．高度侵襲や重症感染症ではストレスホルモンなどの影響もあって高血糖になりやすいので注意を要する．特に，侵襲時の感染症では高血糖になりやすいので，血糖をチェックしながらインスリンを併用する．ただし，高血糖の際にインスリンを併用するが侵襲を離脱すると血糖が下がってくるので，低血糖にならないようにインスリンの投与量を調節する．糖輸液を急速に滴下すると，高血糖症状後に低血糖症状に移行するため注意を要する．

5）観察

糖尿病患者および周術期の耐糖能異常患者への高カロリー投与は高血糖に注意を要し，尿糖などの毎日の観察が大事である．体重の増減は栄養状態の評価以外に浮腫や腹水の増減などでも変化するので，輸液量の過多・過少のチェックにも有用な指標となる．

①体重：少なくとも週1回
②尿量：毎日
③尿糖：少なくとも週1回

8 経静脈栄養療法

表7.8.7 TPNキット製剤（電解質＋糖質＋アミノ酸）

製品	液量 (mL)	糖 (g/容器)	Na$^+$	K$^+$	Ca^{2+}	Mg^{2+}	Cl$^-$		アミノ酸 (g/容器)	総カロリー (kcal/容器)	NPC/N
					(mEq/容器)						
アミノトリパ1号（大塚製薬工場）	850	139.8	35	22	4	4	35		25	660	143
アミノトリパ2号（大塚製薬工場）	900	175.2	35	27	5	5	35		30	820	149
ユニカリックL（テルモ、田辺三菱）	1,000	125	40	27	6	6	55		25	600	128
ユニカリックN（テルモ、田辺三菱）	1,000	175	40	27	6	6	59		30	820	150
ピーエヌツイン1号（陽進堂）	1,000	120	50	30	8	6	50		20	560	158
ピーエヌツイン2号（陽進堂）	1,100	180	50	30	8	6	50		30	840	158
ピーエヌツイン3号（陽進堂）	1,200	250.4	51	30	8	6	50		40	1,160	164

表7.8.8 TPNキット製剤（電解質＋糖質＋アミノ酸＋脂質）

製品	液量 (mL)	糖 (g/容器)	Na$^+$	K$^+$	Ca^{2+}	Mg^{2+}	Cl$^-$	アミノ酸 (g/容器)	脂質 (g/容器)	総カロリー (kcal/容器)	NPC/N
					(mEq/容器)						
ミキシッドL（大塚製薬工場）	900	110	35	27	8.5	5	44	30	15.6	700	126
ミキシッドH（大塚製薬工場）	900	150	35	27	8.5	5	40.5	30	19.8	900	169

表7.8.9 TPNキット製剤（電解質＋糖質＋アミノ酸＋ビタミン）

製品	液量 (mL)	糖 (g/容器)	Na⁺	K⁺	Ca²⁺	Mg²⁺	Cl⁻	アミノ酸 (g/容器)	総カロリー (kcal/容器)	NPC/N
			(mEq/容器)							
ネオパレン1号（大塚製薬工場）	1,000	120	50	22	4	4	50	20	560	153
	1,500	180	75	33	6	6	75	30	840	
	2,000	240	100	44	8	8	100	40	1120	
ネオパレン2号（大塚製薬工場）	1,000	175	50	27	5	5	50	30	820	149
	1,500	262.5	75	41	7.6	7.5	75	45	1230	
	2,000	350	100	54	10	10	100	60	1640	
フルカリック1号（テルモ、田辺三菱）	903	120	50	30	8.5	10	49	20	560	154
	1,355	180	75	45	12.8	15	73.5	30	840	
フルカリック2号（テルモ、田辺三菱）	1,003	175	50	30	8.5	10	49	30	820	150
	1,505	262.5	75	45	12.8	15	73.5	45	1230	
フルカリック3号（テルモ、田辺三菱）	1,103	250	50	30	8.5	10	49	40	1160	160

表7.8.10 TPNキット製剤（電解質＋糖質＋アミノ酸＋ビタミン＋微量元素）

製品	液量 (mL)	糖 (g/容器)	Na⁺	K⁺	Ca²⁺	Mg²⁺	Cl⁻	アミノ酸 (g/容器)	総カロリー (kcal/容器)	NPC/N	2017年発売 NF製剤
			(mEq/容器)								
エルネオパ1号（大塚製薬工場）	1,000	120	50	22	4	4	50	20	560	153	ビタミン配合量（FDA2000処方適応）微量元素（ASPEN, ESPENのガイドライン遵守）
	1,500	180	75	33	6	6	75	30	840		
	2,000	240	100	44	8	8	100	40	1120		
エルネオパ2号（大塚製薬工場）	1,000	175	50	27	5	5	50	30	820	149	
	1,500	262.5	75	41	7.6	7.5	75	45	1230		
	2,000	350	100	54	10	10	100	60	1640		

表7.8.11 TPN投与時の注意点と合併症

必要エネルギー量の計算時の注意点	TPNの代謝に関する合併症
通常安静時：25〜30kcal/kg/日	血糖，高浸透圧性非ケトン性昏睡
年齢：高齢者は必要エネルギー少ない	低血糖（インスリン併用時）
意識レベル：脳はエネルギー必要	電解質異常、微量元素欠乏、脂肪酸欠乏
ADL：動かないと筋肉が落ちる	ビタミン欠乏（とくにチアミン欠乏）
感染症：エネルギー必要量増加	肝機能異常（投与カロリー過剰）
	胆汁うっ滞（長期絶食）、脂肪肝
	RefeedingSyndrome

④採血：1〜2週に1回
⑤血糖：特に耐糖能異常患者
⑥CVC刺入部観察：毎日（感染症の早期発見）

3. CKD[1]

わが国でCKDの原因で最も多いのは糖尿病腎症である。これらの病態において単に経口摂取を含めた経腸栄養が施行できないという理由でTPNが選択されることはまれである。TPNが選択された理由は循環管理を含む集中管理が必要な状態であることが多い。すなわち，呼吸循環不全や敗血症を含む多臓器不全の症例で多く，各病態が複合したうえ，エネルギーと蛋白の需要が著しく亢進し，窒素平衡の維持に難渋する場合がある。

CKD時のTPN組成に関するガイドラインはわが国では見当たらず，日本腎臓学会による『エビデンスに基づくCKDガイドライン2013』[4]では，血液透析に至らない保存期CKDの摂取基準のみが記載されている。

腎臓病患者に対する静脈栄養は次のとおりである（経腸栄養も同様）[5]。
①GFRが60mL/min以上では，減塩（3以上6g/日未満）を考慮する。ただし，高血圧や体液過剰を伴わない場合には食塩摂取制限緩和も考慮する。
②GFRが30〜60mL/min未満では，減塩（3g/日以上6g/日未満）および蛋白質制限（0.8〜1.0g/kg体重/日）を基本とする。蛋白尿の程度により蛋白質制限を（0.6〜0.8g/kg体重/日）を考慮する。
③GFRが30mL/min未満では，減塩（3g/日以上6g/日未満）および蛋白質制限（0.6〜0.8g/kg体重/日）を基本とする。高カリウム血症があればK摂取を制限する。腎機能低下が顕著であるほど，水分の過剰や血清電解質濃度異常を来たさないように留意する。
④透析期では，透析ごとに血中アミノ酸が10％以上も透析液に損出するので，通常人の摂取量より多くの蛋白摂取が必要であり，蛋白質（約1.2/kg体重/日）を摂取する必要がある。特に浸襲の加わった状態で低蛋白投与状態での透析は著しい低蛋白血症を惹起するので注意するこ

と。

4. おわりに

　現在，安全で有効な血糖コントロールは，炎症を助長せず，細胞免疫を阻害せず，浸透圧利尿が起こらないという点で血糖を180mg/dL以下に維持することが重要である。インスリンの持続投与と糖質輸液のポンプを使った持続投与を併用することで，よりなだらかな血糖変化を維持するべきである。血糖測定とインスリン投与量のコントロールは血糖が不安定な時期には頻回に行う。過栄養製剤投与を回避するために総カロリーの計算は簡易計算として20kcal/kg/日程度の少なめから開始する。糖質の投与量は，十分な脂質，アミノ酸投与とともに最小限を心がけるべきである[1]。

引用文献

1) 片山寛次，Chapter3　静脈栄養　2. 中心静脈栄養法（TPN）　2.15　特殊病態下でのTPN，NPO法人PEGドクターズネットワーク．（http://www.peg.or.jp/lecture/parenteral_nutrition/02-15.html，最終確認日2012年7月19日）
2) 川崎英二，糖尿病を有する患者の栄養管理，"認定NSTガイドブック2017"，一般社団法人日本病態栄養学会編，南江堂，東京，2017，pp.163-167.
3) 鈴木芳樹，他，CKDと栄養，"エビデンスに基づくCKD診療ガイド2013"，日本腎臓学会編，東京医学社，東京，2013，pp.25-40.
4) 和田憲和，中尾俊之，腎疾患を有する患者の栄養管理，"認定NSTガイドブック2017"，一般社団法人日本病態栄養学会編，南江堂，東京，2017，pp.169-175.

9 災害時

1. はじめに

　災害とは，「災害対策基本法（1961年制定）」で定める「暴風，竜巻，豪雨，豪雪，洪水，崖崩れ，土石流，高潮，地震，津波，噴火，地滑りその他の異常な自然現象又は大規模な火事若しくは爆発その他その及ぼす被害の程度においてこれらに類する政令で定める原因により生ずる被害をいう」と定義されている。日本では地震による大規模災害が続いており，将来も発生しうる災害に対する備えが重要視されている。災害時には薬の供給も十分ではなくなるため，限定された種類あるいは使用したことのない銘柄の医薬品を使用せざるを得ない場合には，薬剤師が医師などに医薬品の選択や同種同効薬についての助言を行い，より安全な糖尿病治療が継続できるよう臨機応変に対応する必要がある。ここでは，薬物療法を行っている糖尿病患者への災害時の対応を中心に述べる。なお，糖尿病医療における役割については，『糖尿病医療者のための災害時糖尿病診療マニュアル』（日本糖尿病学会編著）を，薬剤師としてどのような対応が必要かは，日本薬剤師会ホームページ掲載の「薬剤師のための災害対策マニュアル」，日本病院薬剤師会ホームページ掲載の「災害医療支援のための手引き」を熟読していただきたい。糖尿病患者向けの資料としては日本糖尿病協会ホームページ掲載の「災害時ハンドブック―災害を無事に乗り切るために―」，「インスリンが必要な糖尿病患者さんのための災害時サポートマニュアル」，「糖尿病予防及び管理のための栄養と運動」を利用していただきたい。

2. 災害時糖尿病診療の目標

　災害時では，糖尿病を基にした救急患者・搬送患者の発生をいかにして防ぐかが目標となる。ライフラインや物流の途絶による食生活の変化や，インスリンをはじめとする薬剤の不足で生じる低血糖や高血糖での昏睡を予防することはもちろん，感染症や脱水の発症を極力防止することを念頭におく。平常時のようにHbA1c値を7%未満に保つことが目標ではなく，普段よりやや高めの血糖値であっても，低血糖の少ない薬剤を選択し，日々供給量が変化する食事に応じた薬剤調節を行う。一方，持続する高血糖状態を予防し，衛生状態の悪化や免疫力低下から増加する肺炎などの感染症のリスクを減らすことも重要である。

1）災害に対する備え

　ライフラインと情報の整備，食料や医薬品の備蓄，医療機関の災害対応マニュアルの作成・訓練，地域の医療連携など，重要事項は多々あるが，ここでは患者自身による備えについて述べる。
　災害時には，患者の治療情報が喪失する可能性を想定して，患者本人にも「お薬手帳」や「薬剤情報提供用紙」，「糖尿病連携手帳」など，処方内容や検査データ，かかりつけ医療機関，主な連絡

先が記載されたものを，旅行や出張で出かけるときも含め，常に携帯する必要があることを指導する．救援活動が本格化するまでの自分の身は自分で守るという意識をもち，普段内服している薬やインスリン，血糖自己測定機器などを1カ所にまとめて避難袋とともに持ち出しやすい場所に置く，日中過ごしている職場などにも予備の薬を置くなど，その重要性を理解してもらい準備を促す（**表7.9.1**）．平素からシックデイ時の糖尿病治療薬の調節について指導し，食事が摂れない，食事量が安定しない災害時に応用できることも説明する．またせっかく避難しても，糖尿病であることを隠すなどで適切な対応が遅れる場合があるので，糖尿病の増悪因子についても情報提供しておく（**表7.9.2**）．

表7.9.1　非常用キットのチェックリスト

導尿病用医薬品	チェック	生活用品	チェック
経口薬		貴重品（現金，通帳）	
インスリン自己注射セット		懐中電灯，電池	
血糖自己測定器		携帯電話，充電器	
低血糖用のブドウ糖		携帯用ラジオ	
糖尿病連携手帳		飲料水	
お薬手帳（または処方箋の写し）		非常食	
保険証		着替え	
救急箱	**チェック**	室内履き	
常備薬		ウェットティッシュ	
消毒液		ビニール袋	
ばんそうこう		予備のめがね	
体温計		メモ，筆記用具	
マスク		洗面用具，タオル	
		トイレットペーパー	
		生理用品	
		軍手	

（日本糖尿病学会編著，"災害時糖尿病診療マニュアル"，文光堂，東京，2014, p.90.）

表7.9.2　避難所における糖尿病の増悪因子

1. 内服薬の中断，変更，飲み間違い
2. 医療機関受診の中断
3. 高齢者の独立，介護サポートの途絶
4. 精神的ストレス
5. 寒暖の変化，生活環境のストレス
6. ライフラインの途絶による衛生状態の悪化などに伴う感染症の合併
7. 運動量の低下
8. 食生活の量・時間・室の変化（炭水化物食の割合が増加しやすい）

（日本糖尿病学会編著，"災害時糖尿病診療マニュアル"，文光堂，東京，2014, p.86.）

2）薬剤師の役割（図7.9.1）

　患者が現在治療に用いている医薬品であることを鑑別し，その医薬品の品質に異常がないことを確認する．できるだけ適正な服薬行動ができるように，保管などの品質管理について，食事や活動状況に応じた服薬調節の具体的な対策，低血糖に備えたブドウ糖や砂糖の準備について確認・指導する．インスリン依存性が高い患者では，インスリン注射の中断は避けなければならない．よって注射針が少ない場合は再使用もやむを得ない．針管の曲がり，変形，針詰まりがないか外観チェックとともに空打ちを必ず行ってから注射するよう指導する．またアルコール綿がない場合も，消毒を省略する，汚れている場合は穿刺部位を水洗いするなど臨機応変に対応することが必要である．注射製剤の保管は，遮光で高温・凍結を避ける必要があるため，保管ケースがない場合はタオルなどに包んで，直射日光を避け破損に注意する．薬液の性状に異常が生じていないかカートリッジやバイアル内を観察し，異物混入や着色がないこと，懸濁製剤では濁度や結晶の大きさに異常がないか確認してから使用するよう説明する．

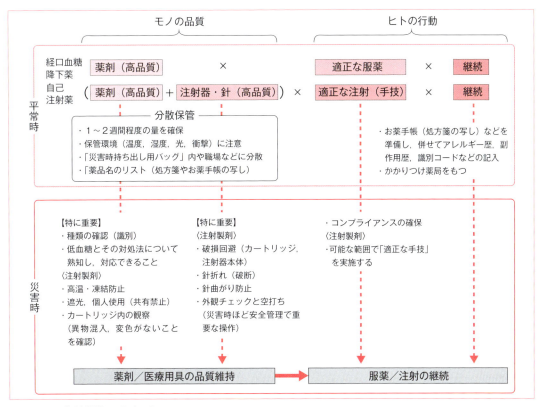

図7.9.1　薬剤指導のポイント

（日本糖尿病学会編著，"災害時糖尿病診療マニュアル"，文光堂，東京，2014，p.33.）

3. 個々の糖尿病薬物療法への対応（表7.9.3）

1) インスリン治療患者

自己判断でインスリン注射を中断してはいけない。可能なかぎり血糖自己測定を継続し，測定値に基づいてインスリン単位を調節する。

(1) 1型糖尿病

インスリンの中断はケトアシドーシスを起こす危険があるので止めてはいけない。食事が摂れない場合でも，基礎インスリン（持効型・中間型）は通常量注射する。食事量に応じて追加インスリン（超速効型・速効型）を注射する。食事のタイミングや量が予測できないときは，食直後注射にする。

【持続皮下インスリン注入療法（continuos subcutaneous insulin infusion：CSII）使用時】

ポンプにトラブルがなく，インスリンやチューブなどの備品類のストックがある場合は治療を継続する。Basalは平常量を，bolusは食事量に合わせて食後注入が安全である。供給不安定時やポンプ不調時には，頻回インスリン療法へ切り替えられるようペン型インスリンを準備する。

(2) 2型糖尿病

インスリン治療の2型糖尿病患者では，インスリン分泌能が低下している場合もあることから，安易に経口血糖降下薬へ変更してはならない。混合型製剤の2回注射では，頻回インスリン療法への変更や，持効型インスリンにグリニド薬やDPP-4阻害薬を組み合わせた治療法を検討する。

2) GLP-1受容体作動薬による治療患者

安定したコントロールが得られている患者では，災害時であっても同薬の継続が望ましい。併用薬によっては低血糖に注意する。供給不足による継続困難時は，インスリン分泌能の保たれた2型糖尿病なので，インスリンへの切り替えでもインスリン分泌促進系の経口薬への切り替えでも両方検討できる。逆に，他の薬剤の供給不足の代替薬としては，消化器症状の副作用が高頻度に出現するため，災害時の新規導入は好ましくない。

表7.9.3 災害時における経口血糖降下薬の調節

機序	インスリン分泌促進系			糖吸収・排泄調節系		インスリン抵抗性改善系	
種類	DPP-4阻害薬	SU薬	グリニド薬	α-GI	SGLT2阻害薬	BG薬	チアゾリジン薬
災害時における調節	特になし	食事量が半分程度なら内服量も半量とし，1/3以下のときは中止する		腹部症状が出現する場合は中止可	食事，水分が十分摂れないときは休薬	下痢や発熱など脱水が懸念される状況では中止可	浮腫がみられた場合は中止可
災害時に懸念される副作用	併用薬によっては低血糖の出現	低血糖		消化器症状	脱水，尿路感染症，ケトアシドーシス	脱水→乳酸アシドーシス，消化器症状	浮腫，心不全

※水分摂取が確保できない場合は，レニン・アンジオテンシン系阻害薬や利尿薬も休薬を検討する

（日本糖尿病学会編著，"災害時糖尿病診療マニュアル"，文光堂，東京，2014, p.49. を元に作成）

3）経口血糖降下薬服用患者

　経口血糖降下薬のみの患者では，高血糖よりも薬効と災害時の食事の変化がかみ合わずに低血糖が起きたり，副作用による体調悪化が起きることがある。薬の中断や糖質の多い食事による高血糖に注意しつつ，低血糖や副作用の少ない治療薬を選択しなければならない。空腹時にも高血糖が持続する場合や感染症が疑われる場合は，インスリン頻回注射への切り替えが望ましい。

（1）DPP-4阻害薬

　単独投与では低血糖の危険性が少なく，食事が不規則な状況でも調節の必要がない。また，急性に発現する副作用も少ないので，災害時における経口血糖降下薬の第一選択薬といえる。SU薬へ追加する場合は，SU薬を減量して重篤な低血糖の発現に注意する。

（2）SU薬

　作用時間が長く，空腹時低血糖の発現危険度が高いため，高用量服用者や高齢者では災害発生時以降は減量のうえ継続を検討する。基本は，食事量に応じて薬も減量する。

（3）グリニド薬

　作用時間が短く，食後高血糖を是正するので，高糖質食が多く食事回数が不規則になりがちな災害時に有用な薬である。ただし食事量に応じて服用量の調節が必要なため，食事量が不安定な時期は食後服用でもやむを得ない。

（4）α-GI

　消化器症状の発現頻度が高く，放屁が集団生活のなかで深刻な問題となる。単独では低血糖が起きにくい薬だが，他薬と併用時に低血糖が出現した場合，必ずブドウ糖が必要となる。災害時には，デメリットが出現する場合もあるため，無理に継続せず休薬を検討する。

（5）SGLT2阻害薬

　食事・水分の摂取が十分できない間は，副作用の危険性が高まるため休薬する。

（6）BG薬

　脱水が乳酸アシドーシスのリスクを高め，災害環境下では下痢や感染なども起こりうるため，体調不良時は早めに休薬する。

（7）チアゾリジン薬

　被災後は塩分過多の食事が多く提供されやすく，水分貯留が起こりやすいので，むくみに気づいたら速やかに休薬する。

VIII章

ライフステージ別の糖尿病薬物治療

1. 小児
2. 高齢者
3. 妊娠

1 小児

1. 小児1型糖尿病

1）治療方針
　糖尿病の治療のみにとどまらず，成長・発育に配慮した治療を行うことが大切で，家族の協力やチーム医療は必須となる。糖尿病教育（療養指導）は家族・保護者にも十分に行う必要があり，場合によっては学校関係者の理解も重要となることに留意する。

2）治療の目標
　小児1型糖尿病においては，個々の患者の普段の食習慣や運動習慣，身体活動強度とインスリン治療をうまく組み合わせることが必要で，心身の正常な成長と発育のためには，食事・運動とインスリン療法に柔軟性をもたせることも必要である。

　『糖尿病診療ガイドライン2016』において，小児・思春期の血糖コントロール管理目標をHbA1c値7.5％未満を望ましいと示している（表8.1.1）[1]。これは，国際小児思春期糖尿病学会（International Society for Pediatric and Adolescent Diabetes；ISPAD）の血糖管理目標を引用し，HbA1c値のほか早朝・空腹時，食後，就寝前，夜間の血糖値の目標も示されているため，治療的介入の時期や治療強度を評価するために有効である。

3）インスリン療法
　インスリン療法の基本は強化インスリン療法となる。小児1型糖尿病の多くは，超速効型インスリンアナログ（rapid-acting insulin analogue：Ra）および持効型溶解インスリンアナログ（long-acting insulin analogue：La）を用いた基礎＋追加インスリン療法により治療されている。超速効型インスリンを用いた頻回注射法は，速効型インスリンと比較して低血糖発作の頻度，生活の質（quality of life：QOL）の向上の面で優れている。超速効型インスリンは食事が不規則な年少児やシックデイにおいて，食事の摂取量をみながら食事中あるいは食直後に投与することも可能である。

(1) 強化インスリン療法におけるインスリンアナログの使い方
　強化インスリン療法は，追加インスリンとして毎食直前（間食，夜食を含む）にRaを注射し，基礎インスリンとして1日に1〜2回Laを注射する。1日あたりの総インスリン使用量は，おおよそ体重1kgあたり0.5〜1.5単位であり，追加インスリンと基礎インスリンの比率は基礎インスリンが全体の30〜40％になる。しかし，思春期には主に成長ホルモンの分泌により，生理的にインスリン抵抗性が増大するので，思春期前より体重1kgあたりのインスリン使用量は増大することが多い。しかし，基礎インスリンの比率が50％を超えることはまれであり，年少者ほど基礎インスリンの比率は少ない傾向にある。

　追加インスリンとしてRaの投与量を決定するには，炭水化物の摂取量によってRaを同期するカ

表8.1.1 血糖コントロールの目標値

管理レベル		理想 (非糖尿病)	適切	許容 (介入を考慮)	ハイリスク(要介入)
臨床的評価	高血糖	なし	無症状	多尿, 口渇, 夜尿	視力障害, 体重増加不良, 発育不良, 思春期遅延, 就学不良, 皮膚または外陰部感染, 血管合併症の所見
	低血糖	なし	重症低血糖を認めない	重症低血糖の発生(意識障害, 痙攣)	
生化学的評価	血糖自己測定血糖値(mg/dL) 早朝空腹時または食前	65〜100	90〜145	>145	>162
	食後	80〜126	90〜180	180〜250	>250
	就寝前	80〜100	120〜180	<120 or 180〜200	<80 or >200
	夜間	65〜100	80〜161	<75 or >162	<70 or >200
	HbA1c (%)	<6.05	<7.5	7.5〜9.0	>9.0

(日本糖尿病学会編著, "糖尿病診療ガイドライン2016, 南江堂, 東京, 2016, p.393. より改変)

ーボカウントが適していると考えられている。欧米ではカーボカウントを用いたインスリン療法が一般的であり, 米国糖尿病学会(American Diabetes Association: ADA)の「Clinical Practice Recommendation」においても, Raによる追加インスリン量は, 摂取する炭水化物量と食前血糖値と運動量によって調節されるべきであると記載されている。

(2) 持続皮下インスリン注入療法

インスリン頻回注射法を行っても血糖値の変動が激しく, 目標とするコントロールが得られない場合には, 持続皮下インスリン注入療法(continuous subcutaneous insulin infusion: CSII)を導入することで, 生活の自由度を保ちながら血糖コントロールが得られるという利点がある。そのため欧米では小児期から頻用されており, わが国においても増加傾向である。小児のCSII絶対適応は, ①重症低血糖が反復する症例, ②血糖値の変動が大きい症例, ③血糖コントロールが不良な症例, ④大血管のリスクが高い症例, ⑤生活様式にあったインスリン注射法を選択したい症例, などである。また, CSIIが有効な適応事例としては, ①乳幼児のように毎日の生活様式や食事の摂取量が一定しない, ②摂食障害のある思春期, ③顕著な暁現象がある小児・思春期, ④針恐怖症のある小児, ⑤思春期の妊娠, 妊娠前管理, ⑥ケトーシス状態, ⑦運動選手, などがある。

(3) カーボカウント法を用いてインスリン量を決める[2]

カーボカウントは糖尿病におけるインスリン調整法であるが, ルールは確定的なものではないため計算値はあくまで参考程度として, 患者個人にあったインスリン/カーボ比, インスリン効果値を調整する必要がある。

①インスリン/カーボ比

インスリン/カーボ比とは，1カーボ（炭水化物10gに相当）を摂るときに必要なインスリン（超速効型）量の目安を示す。500ルールといわれるもので，1カーボに対応するインスリン量は，「インスリン/カーボ比＝10×1日の総インスリン量÷500」で示される。例えば，1日あたりのインスリン総量が30単位であったとすると，インスリン/カーボ比は10×30÷500＝0.6（単位）となる。この計算値から，4カーボ（炭水化物40g相当）を含む食事（間食も同様）を摂る場合は，0.6×4＝2.4≒2（単位）の超速効型インスリンを食直前に皮下注射する。

②インスリン効果値

インスリン効果値とは，インスリン（超速効型）1単位で，血糖値がどの程度低下するかの目安のことである。1,800ルールともいわれ「1,800÷1日あたりのインスリン総量」で示され，計算値は高血糖を補正する際のインスリン量として利用する。例えば，1日あたりのインスリン総量が30単位の場合，インスリン効果値は，1,800÷30＝60となる（これは1単位のインスリン投与が血糖を60mg/dL低下させるという意味）。

③インスリン/カーボ比，インスリン効果値を用いた実際のインスリン量の計算例

インスリン/カーボ比が0.6，インスリン効果値が60の患者で，食前血糖値220mg/dL，5カーボの食事摂取量を予定している。食後の血糖値100mg/dLを目標とした場合の必要なインスリン量を計算する。

・食事摂取に対応する必要なインスリン量は，0.6×5＝3（単位）…（A）
・目標血糖に下げるためのインスリン量は，(220－100)÷60＝2（単位）…（B）

したがって，必要なインスリン量は（A）＋（B）＝3＋2＝5（単位）となる。

2. 小児2型糖尿病

1）特徴と治療目標

小児2型糖尿病では，肥満度（実測体重－標準体重を標準体重で割った値×100）が20％以上である肥満小児が約8割存在し，肥満を伴うことから糖尿病発症にはインスリン抵抗性が関与している可能性がある。

治療目標は，食生活・運動習慣を改善することによって，インスリン抵抗性ならびに代謝を改善し，血糖コントロールを正常化させることにある。小児2型糖尿病は，通常自覚症状に乏しいために治療に対する動機づけが難しい。そのため通院が不定期になりやすく，結果として1型糖尿病よりも短い期間で慢性血管合併症が進行するリスクが高いとされている。

2）薬物治療

小児2型糖尿病では，薬物療法の適応は十分な食事療法ならびに運動療法を行っても，これらに抵抗して血糖コントロールが改善しない場合である。食事・運動療法のみで継続して血糖コントロールが得られるのは60～70％程度とされている。肥満症例の多くは，食事・運動療法により体重が減少すると比較的短期間で血糖コントロールが改善するが，非肥満例では薬物療法に移行することが多い[3,4]。「ISPAD Clinical Practice Consensus Guideline 2014」における，小児2型糖尿病の一

般的な初期薬物治療の指針では，高血糖の症状がなく，HbA1c値9.0%未満でケトアシドーシスを認めない場合は，メトホルミンの内服から開始するとしている．一方，高血糖の症状があり，HbA1c値が9.0%以上の場合では，ケトアシドーシスを認めない症例では，メトホルミンの内服あるいは基礎インスリンの補充から開始とし，ケトアシドーシスを認める症例では1型糖尿病に準じた治療を行うとしている．このガイドラインが推奨する小児2型糖尿病の初期の血糖コントロール目標値は小児1型糖尿病の目標値である7.5%未満より厳格なHbA1c値（6.5%未満）としている．

経口血糖降下薬の使用に関して小児の適応（10歳以上）が承認されているのは，メトホルミンとグリメピリドのみである．グリメピリドを使用する際の「重要な基本的注意」としては，投与する際に，低血糖症状およびその対処方法について保護者などにも十分説明することとしている．小児2型糖尿病の薬物治療に関しては，メトホルミンの単独治療を3～4カ月行ってもHbA1c6.5%未満を達成できない場合には，メトホルミンに加えて基礎インスリンを補充することを推奨している．そして，メトホルミンと基礎インスリンを併用しても血糖コントロールの目標値が達成できない場合には，食前の追加インスリン投与を推奨している[6]．

3. 小児期糖尿病の低血糖の評価と対応

低血糖はインスリン投与量に対して食事摂取量および運動量が対応しない結果，発症する．小児科領域では，低血糖の定義として血糖値65mg/dL未満とするが，経静脈的にブドウ糖を投与（体重1kgあたり10%ブドウ糖を2～3mL）する必要がある緊急の治療が必要な重症低血糖を70mg/dL未満と考えるのがよい[1]．なお，意識障害のみならず痙攣を呈した場合も重症低血糖とする．重症低血糖ではブドウ糖のほかにグルカゴン（12歳未満：0.5mg，12歳以上：1.0mg）の筋肉内または皮下注射を行う．

比較的軽度の低血糖では，症状を認めなくてもブドウ糖10～15gの経口摂取で治療し血糖値が60～70mg/dLに達するまで追加摂取する[5]．治療は体重1kgあたり0.3gのブドウ糖を投与し，10～15分後に血糖値を再評価し血糖値が100mg/dLに達するまで治療を繰り返す．

4. 小児糖尿病におけるシックデイの管理

1）シックデイの管理

ISPADのガイドラインでは小児糖尿病のシックデイ管理として，インスリン投与を中止しないことが強調されている．小児糖尿病患者で嘔吐を認めるときは，その原因が確認できなければ，インスリン欠乏の兆候であることを考慮しなければならないとしている．また，血糖の評価は夜間も含めて3～4時間ごとの頻回のモニタリングにより管理する必要があり，尿ケトン体の測定もシックデイの管理に有用である．しかし，コントロール不良の糖尿病で上昇する血中ケトン体の測定ではβ-ヒドロキシ酪酸を測定しているのに対して，尿中ケトン体の測定はアセト酢酸を測定しているため，尿定性試験では一部のケトン体を測定していることに注意する必要がある．

表8.1.2　少量グルカゴン投与の推奨用量

年齢（歳）	量		
	μg	mg	単位
＜2	20	0.02	2
2〜15	10×年齢	0.01×年齢	1×年齢
＞15	150	0.15	15

上記に記載されている推奨用量は，重症低血糖時の緊急処置として用いるグルカゴンの用量とは大きく異なることに注意すること
（Brink S, et al, *Pediatric Diabetes*, 2014, 15, 193-202を元に作成）

2）シックデイの対応

　シックデイにおいてはケトン体の程度によって対応が異なる。例えば，血糖値が250mg〜400mg/dLの高血糖が認められる場合で，ケトン体が陰性もしくは軽度認めるときは，1日のインスリン総量の5〜10％（または，体重1kgあたり0.05〜0.1単位），中等度もしくは高度のケトン体を認めるときは，1日のインスリン総量の10〜20％（または，体重1kgあたり0.1単位）の速効型あるいは超速効型インスリンを投与する[6]。いずれの場合も，2〜4時間ごとに血糖をモニタリングしながら250mg/dL以下の血糖値になるまで同量のインスリンを投与する。なお，追加投与量は1日あたりのインスリン総量が少ない小児では，1日量に対する割合で計算すると0.1単位/kgを超えてしまうことがあるので注意する。

　ウイルス感染に伴う胃腸炎は嘔吐を伴うことが多く，気道感染に比べて低血糖を発症しやすい。胃腸炎などで低血糖が続く場合は1日のインスリン総量を20〜50％減量する必要があるが，過度の減量はケトーシスやケトアシドーシスを誘発するためケトン体を測定し，十分な炭水化物を摂取できているか判断する。胃腸炎と低血糖に伴うケトン体は一般的にインスリン欠乏ではなく糖質の摂取不足による。低血糖（65〜70mg/dL）があり，嘔気のため経口摂取できないことが続く場合，ISPADのガイドライン[7]では低用量のグルカゴン投与で低血糖と経口摂取が改善されることがあるとしている（表8.1.2）。

引用文献

1) 日本糖尿病学会編著，"糖尿病診療ガイドライン2016"，南山堂，東京，2016，p.393.
2) 藤原幾磨，成長発育に伴った小児1型糖尿病治療の展開，糖尿病診療マスター，2010，8，2，167.
3) Urakami T, Kuwabara R, Habu M, Yoshida A, Okuno M, Suzuki J, Takahashi S, Mugishima H, Pharmacologic treatment strategies in children with type 2 diabetes mellitus, *Clinical Pediatric Endocrinology*, 2013, 1, 1-8.
4) Urakami T, Kuwabara R, Habu M, Okuno M, Suzuki J, Takahashi S, Mugishima H, Clinical characteristics of non-obese children with type 2 diabetes mellitus without involvement of β-cell autoimmunity, *Diabetes Research and clinical Practice*, 2012, 99, 105-111.
5) 望月美恵，小児・思春期の血糖管理目標，月刊糖尿病，2016，8，5，43.
6) 日本糖尿病学会・日本小児内分泌学会編著，"小児・思春期糖尿病コンセンサス・ガイドライン"，南江堂，東京，2015.
7) Brink S, Joel D, Laffel L, Lee WWR, Olsen B, Phelan H, Hanas R, ISPAD clinical practice consensus guidelines 2014, *Pediatric Diabetes*, 2014, 15, 193-202.

2 高齢者

1 高齢者糖尿病

1）高齢者糖尿病とは

　世界保健機関（World Health Organization：WHO）では，65歳以上を高齢者とし，わが国の後期高齢者医療制度では65歳以上75歳未満を前期高齢者，75歳以上を後期高齢者として区分している。糖尿病は臓器障害に加えて認知症または認知機能低下，うつ，日常生活動作（activity of daily living：ADL）低下，サルコペニアなどのリスクを増大させる危険因子となることから，加齢による健康状態への影響を考慮する必要性が通常よりも高い。したがって，後期高齢者と機能低下がある一部の前期高齢者の糖尿病を「高齢者糖尿病」として扱い，治療にあたっては注意を要する[1]。

2）高齢者糖尿病の特徴

　高齢者糖尿病の特徴として，食後に血糖が上昇しやすく，空腹時血糖が必ずしも高くない点があげられる。また，高齢糖尿病患者では拮抗ホルモンの反応が低下しているために，自律神経症状としての発汗，動悸，手のふるえなどの症状が出現せずに非典型的な症状で起こるため低血糖が見逃されやすく，神経症状があっても認知機能低下と誤解される結果，重症の低血糖を起こしやすい。また，重症低血糖と認知機能低下には相互に関係性が認められることが報告されている[2]。

3）高齢糖尿病患者の血糖コントロール目標

　認知機能，ADL，フレイルなどの機能低下に関しては血糖管理を総合的に考えた場合，高齢者でも血糖管理はよいほうが合併症予防には有利である。一方，低血糖が脳卒中，認知症，骨折，転倒のリスクでもあるために低血糖を避けたほうがよいことも事実である。このような観点から，高齢者の血糖コントロール目標としてはHbA1c値7.0～7.9％が最も安全な範囲と考えられている。

　2015年に日本糖尿病学会と日本老年医学会は，高齢者糖尿病の治療向上のための合同委員会を設置し，両学会合同で「高齢者糖尿病の診療ガイドライン」を作成することで合意した。2016年5月の日本糖尿病学会学術集会において「高齢者糖尿病の血糖コントロール目標（HbA1c値）」が発表された（図8.2.1）。

　インスリン，スルホニル尿素薬（sulfonylureas：SU薬）や速効型インスリン分泌促進薬（グリニド薬）など重症低血糖が危惧される薬剤を使用していない場合，HbA1c値の目標は「熊本宣言」で提唱された目標値を用いる。通常は合併症予防目的の7.0％未満を目指し，治療強化が困難な症例では8.0％未満を用いる。適切な食事療法や運動療法だけで達成可能な場合，または薬物療法の副作用がなく達成可能な場合は6.0％未満も目指してよい。一方，重症低血糖が危惧される薬剤を使用している場合については，認知機能正常かつADLが自立している場合，コントロール目標は7.5％未満（ただし，75歳以上であれば8.0％未満），認知機能に軽度障害などがある場合は8.0％未

患者の特徴・健康状態注1)		カテゴリーI ①認知機能正常 かつ ②ADL自立		カテゴリーII ①軽度認知障害～軽度認知症 または ②手段的ADL低下、基本的ADL自立	カテゴリーIII ①中等度以上の認知症 または ②基本的ADL低下 または ③多くの併存疾患や機能障害
重症低血糖が危惧される薬剤（インスリン製剤，SU薬，グリニド薬など）の使用	なし 注2)	7.0%未満		7.0%未満	8.0%未満
	あり 注3)	65歳以上 75再未満 7.5%未満 （下限6.5%）	75歳以上 8.0%未満 （下限7.0%）	8.0%未満 （下限7.0%）	8.5%未満 （下限7.5%）

治療目標は，年齢，罹病期間，低血糖の危険性，サポート体制などに加え，高齢者では認知機能や基本的ADL，手段的ADL，併存疾患なども考慮して個別に設定する。ただし，加齢に伴って重症低血糖の危険性が高くなることに十分注意する。

注1) 認知機能や基本的ADL（着衣，移動，入浴，トイレの使用など），手段的ADL（IADL：買い物，食事の準備，服薬管理，金銭管理など）の評価に関しては，日本老年医学会のホームページ（http://www.jpn-geriat-soc.or.jp）を参照する。エンドオブライフの状態では，著しい高血糖を防止し，それに伴う脱水や急性合併症を予防する治療を優先する。

注2) 高齢者糖尿病においても，合併症予防のための目標は7.0%未満である。ただし，適切な食事療法や運動療法だけで達成可能な場合，または薬物療法の副作用なく達成可能な場合の目標を6.0%未満，治療の強化が難しい場合の目標を8.0%未満とする。下限を設けない。カテゴリーIIIに該当する状態で，多剤併用による有害作用が懸念される場合や，重篤な併存疾患を有し，社会的サポートが乏しい場合などには，8.5%未満を目標とすることも許容される。

注3) 糖尿病罹病期間も考慮し，合併症発症・進展阻止が優先される場合には，重症低血糖を予防する対策を講じつつ，個々の高齢者ごとに個別の目標や下限を設定してもよい。65歳未満からこれらの薬剤を用いて治療中であり，かつ血糖コントロール状態が表の目標や下限を下回る場合には，基本的に現状を維持するが，重症低血糖に十分注意する。グリニド薬は，種類・使用量・血糖値等を勘案し，重症低血糖が危惧されない薬剤に分類される場合もある。

【重要な注意事項】
糖尿病治療薬の使用にあたっては，日本老年医学会編「高齢者の安全な薬物療法ガイドライン」を参照すること。薬剤使用時には多剤併用を避け，副作用の出現に十分に注意する。

図8.2.1 高齢者糖尿病の血糖コントロール目標（HbA1c値）
（日本老年医学会・日本糖尿病学会編著，"高齢者糖尿病診療ガイドライン2017"，南江堂，東京，2017，p.46.）

満，中等度以上の認知障害などがある場合は8.5%未満を目標とし，それぞれの1%低い値を下限値の目標とした点が特徴である。

4）高齢者糖尿病における薬物療法の注意点

高齢者では腎機能低下などによる薬物排泄遅延が起こりやすいので，低血糖などの有害作用に注意する。身体機能，認知機能や社会・経済状況，アドヒアランスなども考慮しながら薬剤を選択す

る。腎機能は血清クレアチニン値（Scr）だけでなく，推算糸球体濾過率（estimated glomerular filtration rate：eGFR）を用いて定期的に評価し用量調節を行う。認知症がある場合は低血糖を起こしにくい薬剤を選択する。負担が大きい治療や複雑な治療を避け，一包化などアドヒアランスを高める工夫を行う[1]。

(1) SU薬

SU薬は遷延性低血糖のリスクが高いために，高齢者ではグリメピリドまたはグリクラジドを少量で慎重に使用するが，日本老年学会の「高齢者の安全な薬物療法ガイドライン2015　特に慎重な投与を要する薬物のリスト」（以下，リスト）では，「可能であれば使用を控える」，「DPP-4阻害薬を代替薬として考慮」としている[3]。

(2) メトホルミン

リストによると，高齢者ではビグアナイド薬（BG薬）のうち，メトホルミン以外は禁忌として使用を控えるとしている。日本糖尿病学会は「メトホルミンの適正使用に関するRecommendation」を公開しており，2012年の初版によると75歳以上で新規の患者への投与は推奨しないとしていたが，2016年に改訂されて「特に75歳以上の高齢者ではより慎重な判断が必要である」との表記に変更された。このRecommendationで，メトホルミンの使用は，eGFR 30（mL/min/1.73m^2）未満では禁忌であり，eGFR 45-60（mL/min/1.73m^2）未満の場合にはメトホルミンは慎重投与（1日500mg以下に減量）[1]としている。Recommendationで慎重な判断と記載する理由としては，75歳以上の高齢者では腎機能を正確に評価できない場合があることによると思われる。筋肉量が少ない高齢者では，Scrは低値になりやすく，eGFRcreでは腎機能が過大評価となる可能性があるため，シスタチンCを用いた，eGFRcysで評価を行う[4]。メタ解析では，BG薬投与例の乳酸アシドーシス頻度はBG薬非投与例と同程度であり，国際糖尿病連盟や欧州の高齢2型糖尿病治療ガイドラインでもフレイルのない症例ではBG薬を第一選択薬に推奨している。

高齢者におけるメトホルミンは，副作用による嘔気・嘔吐などが脱水や急性腎障害をもたらすリスクがあるため，消化器症状，水分摂取，体重などと腎機能をモニターして慎重に使用し，体調不良や食欲低下の場合は中止することを患者やその介護者に説明する。

以上のことから，メトホルミンの使用に関して，個々の症例ごとに慎重に判断し，わが国のRecommendationに記されている禁忌，慎重投与症例に配慮しながら，少量から使用するのが望ましいと考える。

(3) その他経口血糖降下薬

dipeptidyl peptidase 4（DPP-4）阻害薬は，良好な血糖低下作用とともに単独では低血糖を起こしにくいため，高齢者における有用性が報告されている。α-グルコシダーゼ阻害薬（α-glucosidase inhibitor：α-GI）は消化器症状に注意が必要である。チアゾリジン薬は体液貯留の懸念のため少量から開始するなどの配慮が必要で，心機能が低下した高齢者では使用を控えるべきである。「ナトリウム・グルコース共輸送担体2（sodium-glucose cotransporter 2：SGLT2）阻害薬の適正使用に関するRecommendation」では，高齢者使用成績調査の結果を踏まえ，2016年改訂では，75歳以上の高齢者あるいは65歳から74歳で老年症候群（サルコペニア，認知機能低下，ADL低下など）のある場合に投与する際は慎重に行い，投与初期には脱水に対する十分な観察と適切な

（4）インスリン

インスリン依存状態にある患者に対してインスリン治療が必須であることは高齢者でも変わらない。一方，インスリン非依存状態にない2型糖尿病に対してのインスリン治療は，経口血糖降下薬が禁忌あるいは不耐用で使用できないときに基礎インスリンが第二選択となる。

2. 高齢2型糖尿病におけるmultimorbidity

1) multimorbidity（多疾患状態）の概念

糖尿病は基礎疾患であり，患者の高齢化，罹病年数の伸びなどによって，動脈硬化性疾患，慢性閉塞性肺疾患，骨・関節症状，がん，うつ病などのmultimorbidityを有している患者も少なくない。糖尿病，脳卒中，心筋梗塞のうち2つ以上の罹患歴を有する場合を，cardiometabolic multimorbidityとよんでいる。これらの疾患の罹患歴のないグループを対象とした場合，1つの疾患を有する場合の死亡率は対照群の2倍以上であるのに対して，糖尿病と脳卒中あるいは心筋梗塞を合併すると，対照群の約5倍，3疾患を合併すると対照群の約9倍の死亡率である[5]。

2) ポリファーマシー（多剤併用）

高齢者の処方薬剤数は年齢ではなく合併疾患数に依存するといわれている。multimorbidityの多くは，患者の全体像ではなく，機能低下した部分の治療に薬物で対処し，その副作用にさらなる薬剤を追加するということが起きている。糖尿病は，multimorbidityになりやすいためにポリファーマシーとなることが多く，多剤併用によるQOLの低下，薬物相互作用，飲み忘れ・飲み間違いの発生確率増加に関連した薬物有害事象や服薬管理上の問題を生じやすい。

3) ポリファーマシーの対応

高齢者では服薬管理能力の低下を認めることが多い。聴力低下は用法・薬効に対する理解不足，視力低下や手指の障害はシートからの薬剤の取りこぼしを招きやすいので，疾患にかかわらず把握する必要がある。管理能力の低下がみられる場合には，①配合剤を利用した服薬数の低減，②服用回数などの服用法の簡便化，③口腔崩壊錠や貼付剤などの剤型の変更，④一包化調剤などの工夫を行い，服薬アドヒアランスを保つ必要がある。

3. 認知症

1) 概要

高齢糖尿病患者の認知症は，コントロールを悪化させるとともにケアのうえでも大きな問題となる。高齢糖尿病患者の認知症リスクは，アルツハイマー型認知症および脳血管性認知症ともに非糖尿病患者の2～4倍である。高齢者では，インスリン・経口血糖降下薬による低血糖の頻度の増大が脳に不可逆的な障害を来たし，高次脳機能障害の原因になることが指摘されている。

2）糖尿病における認知症の発症機序

　脳は機能維持に大量のグルコースを必要とする臓器であり，糖尿病治療による低血糖発作時に機能が低下することは理解しやすいが，これは一過性の不調和であり慢性的な認知機能障害とは異なる。血糖の急性の変動が脳における活性酸素産生を促進し，酸化ストレスの亢進によって機能障害を惹起している可能性がある。インスリン抵抗性やインスリンのシグナル伝達障害によって，アミロイドβ（Aβ）の代謝障害を引き起こしアルツハイマーのリスクを高めているとされる。また，動脈硬化に伴う細小血管病変による慢性的な脳虚血（低灌流）が白質病変を介して認知機能低下と関連しているともいわれている。

3）認知症合併糖尿病患者の管理

　糖尿病に認知症が合併した症例では，糖尿病の管理と認知症の治療を同時に行う。記憶障害があると薬物療法の自己管理は早期から乱れ，糖尿病の療養行動を守ることは困難になる。しかし，放置によって急性代謝失調（低血糖・高血糖）のリスクが増大する。さらに，認知症の行動・心理症状や身体フレイルの合併により非活動的な生活となり，糖代謝異常はさらに悪化する。

4）認知症合併糖尿病の薬物療法

　認知症合併糖尿病では，食後高血糖を下げて血糖の日内変動を小さくし，低血糖を回避する薬物がよい。チアゾリジン薬は，糖代謝以外の効果が期待されているが結論は得られていない。DPP-4阻害薬，およびグルカゴン様ペプチド-1（glucagon-like peptide-1：GLP-1）受容体作動薬は，単独では低血糖のリスクが低いことから，認知症高齢者では第一選択薬となる。また，DPP-4阻害薬で認知機能が改善されたとの報告[6]やGLP-1受容体が脳にあるとする報告[7]もあり，GLP-1受容体が脳内に広く分布し神経保護作用を有することから，食行動障害の是正を含めた多面的な作用も知られている。

引用文献

1) 日本糖尿病学会編著，"糖尿病診療ガイドライン2016"，南江堂，東京，2016，p.411.
2) Yaffe K, et al, Association between hypoglycemia and dementia in a biracial cohort of older adults with diabetes mellitus, *JAMA Intern Med*, 2013, 173, 1300-1306.
3) "高齢者の安全な薬物療法ガイドライン2015"，日本老年医学会編，メジカルビュー，東京，2015，p.113.
4) 荒木厚，高齢者に対するメトホルミン投与は本当に危険で不利益な治療なのか，*Medichina*，2016，53，10，1620.
5) Danesh J, et al, Association of cardiometabolic multimorbidity with mortality, *JAMA*, 2015, 314, 52-60.
6) Rizzo MR, et al, Dipeptidyl peptidase-4 inhibitors have protective effect on cognitive impairment in aged diabetec patients with mild cognitive impairment, *J Gerontaol A Biol Sci Med Sci*, 2014, 69, 1122-1131.
7) 阿部庸子，他，認知症の糖尿病高齢者のDPP-4阻害薬の利用とQOLの改善について，老年精神医学雑誌，2012，23，255.

3 妊娠

1. はじめに

　妊娠中の糖代謝異常における胎児・新生児への影響（巨大児・新生児低血糖など）は大きく，また母体への影響（肩甲難産・分娩時外傷など）も同様である．妊娠中の糖代謝異常は表8.3.1に示すとおり，「妊娠糖尿病」，「妊娠中の明らかな糖尿病」，「糖尿病合併妊娠」の3つに分類され，周産期では母児を健全に守るために厳格な血糖管理が必要である．糖代謝異常妊婦に対して，妊娠・出産管理で重要なことは，低血糖を回避しながら妊娠中も健常妊婦と同じ血糖日内変動を維持することである[1]．一般的に，健常妊婦は成人女性より常に低い血糖で推移していることが知られており，妊娠中の血糖管理目標は下記のとおりである．

①空腹時血糖値：70〜100mg/dL*
②食後2時間血糖値：120mg/dL 未満*
③HbA1c値：6.2％未満*
④グリコアルブミン（glycoalbumin：GA）値：15.8％未満**
＊：日本糖尿病学会，＊＊：日本糖尿病妊娠学会

糖尿病合併妊娠の場合は個々にもっている病態（糖尿病罹病期間による合併症の状態など）が多様であり，血糖管理が難しい例も多い．この場合，血糖変動の均一化や低血糖への予防・対策を重点的に行いながら，目標値に近づけていくことが望ましい．
　食事療法のみで目標値を達成できない場合はインスリン治療を開始する．

2. 薬物治療について

　食事療法・運動療法にて血糖コントロールが難しい例には薬物療法を開始する．妊娠前・妊娠中・産褥時における血糖コントロールの薬物治療の基本はインスリン療法である．
　血糖は胎盤を通過するが，基本的にインスリンは通過しない．近年，インスリンの種類も増え，非妊娠時の糖尿病治療においてもインスリンアナログなど選択肢が広がってきているが，すべてのインスリンが妊娠中の使用に対して安全性が確認されているわけではない．
　妊娠前の経口血糖降下薬の見直しだけでなく，必要に応じてより安全なインスリンへの変更を検討するなど薬剤師はこの点に着目する必要がある．現在の糖尿病治療薬の添付文書における妊娠・授乳に関する記載を表8.3.2に示した．日本の添付文書では妊娠中や授乳中の使用は厳しい現実がある．しかし，臨床では妊産婦に対するさまざまな研究から，添付文書にはないデータが明らかになっていることも多い．
　ここでは添付文書を参照しながら，妊婦・授乳婦に対する糖尿病薬の安全性について，現在の見解を述べる．

表8.3.1 妊娠糖尿病の定義と診断基準

定義：妊娠糖尿病は妊娠中にはじめて発見または発症した糖尿病に至っていない耐糖能異常である。妊娠中の明らかな糖尿病，糖代謝合併妊娠は含めない。
診断基準
1) 妊娠糖尿病（gestational diabetes mellitus:GDM）
75gOGTT，次の基準の1点以上を満たした場合に診断する。
　①空腹時血糖値≧92mg/dL（5.1mmol/L）
　②1時間値≧180mg/dL（10.0mmol/L）
　③2時間値≧153mg/dL（8.5mmol/L）
2) 妊娠中の明らかな糖尿病[#]（overt diabetes in pregnancy）
以下のいずれかを満たした場合に診断する。
　①空腹時血糖値≧126mg/dL
　②HbA1c値≧6.5%
　・随時血糖値≧200mg/dLあるいは75gOGTTで2時間値≧200mg/dLの場合は，妊娠中の明らかな糖尿病の存在を念頭に置き，①または②の基準を満たすかどうか確認する[##]。
3) 糖尿病合併妊娠（pregestationaldiabetes）
　①妊娠前にすでに診断されている糖尿病
　②確実な糖尿病網膜症があるもの
[#]：妊娠中の明らかな糖尿病には，妊娠前に見逃されていた糖尿病と，妊娠中の糖代謝の変化の影響を受けた糖代謝異常，および妊娠中に発症した1型糖尿病が含まれる。いずれも分娩後は診断の再確認が必要である。
[##]：妊娠中，特に妊娠後期は妊娠による生理的なインスリン抵抗性の増大を反映して糖負荷後の血糖値は非妊時よりも高値を示す。そのため，随時血糖値や75gOGTT負荷後血糖値は非妊時の糖尿病診断基準をそのまま当てはめることはできない。
これらは妊娠中の基準であり，出産後は改めて非妊娠時の「糖尿病の診断基準」に基づき再評価することが必要である。

1）インスリン製剤

(1) ヒトインスリン

ヒトインスリンは古くから使用されているインスリンであり，これまでの治療成績からも催奇形性は認められておらず，最も安全に使用できるインスリンである。

(2) インスリンアナログ

①超速効型インスリン
・インスリンアスパルト：妊娠糖尿病および糖尿病合併妊娠におけるヒトインスリンと比較した6つのRCTのメタ解析おいて，両インスリン製剤における周産期予後に差を認めなかった報告[2]がある。
・インスリンリスプロ：9個の観察研究のメタ解析において，リスプロは妊娠中の妊婦の重症低血糖の発生を下げるが，新生児の過体重児や在胎不当過大児（large for gestational age：LGA）の増加に関連しているとの報告[2]があり，インスリン様成長因子-1（Insulin-like growth factor：IGF-1）受容体と強い相関性を指摘する報告[3]もある。一方，ヒト胎盤を用いた灌流実験において，ほとんど胎盤を通過しなかったとの報告[4]もあり，より精度の高い前向き試験が待たれるところである。
・インスリングルリジン：研究報告なし。
②中間型インスリンリスプロ：研究報告なし。
③持効型インスリン

表8.3.2 各糖尿病治療薬についての添付文書上の妊娠中、授乳中の取り扱いに関する記載（2017年2月現在）

分類名	一般名	主な商品名	添付文書上の妊娠・授乳中の取り扱い		
			妊娠中		授乳中
			妊娠中	安全性未確認	
超速効型インスリン	インスリンアスパルト	ノボラピッド	使用経験少ない		
	インスリンリスプロ	ヒューマログ		✓	
	インスリングルリジン	アピドラ		✓	
速効型インスリン	ヒトインスリン	ヒューマリンR			
中間型インスリン	ヒトイソフェンインスリン水性懸濁	ヒューマリンN			
持効型インスリン	インスリンデテミル	レベミル		✓	
	インスリングラルギン	ランタス		✓	
	インスリンデグルデク	トレシーバ		✓	
SU薬	グリクラジド	グリミクロン	禁忌		中止
	グリベンクラミド	ダオニール	禁忌		中止
	グリメピリド	アマリール	禁忌		中止
BG薬	メトホルミン	グリコラン	禁忌		中止
	ブホルミン	ジベトス	禁忌		
α-GI	アカルボース	グルコバイ	禁忌	✓	中止
	ボグリボース	ベイスン	有益性投与	✓	中止
	ミグリトール	セイブル	禁忌	✓	中止
チアゾリジン薬	ピオグリタゾン	アクトス	禁忌	✓	中止
グリニド薬	ナテグリニド	スターシス	禁忌		中止
	ミチグリニド	グルファスト	禁忌		中止
	レパグリニド	シュアポスト	禁忌	✓	中止
DPP-4阻害薬	シタグリプチン	ジャヌビア	有益性投与	✓	中止
	ビルダグリプチン	エクア	禁忌	✓	中止
	アログリプチン	ネシーナ	有益性投与	✓	中止
	リナグリプチン	トラゼンタ	有益性投与	✓	中止
	テネリグリプチン	テネリア	有益性投与	✓	中止
	アナグリプチン	スイニー	有益性投与	✓	中止
	サキサグリプチン	オングリザ	有益性投与	✓	中止
SGLT2阻害薬	イプラグリフロジン	スーグラ	インスリンへ変更	✓	中止
	ダパグリフロジン	フォシーガ	インスリンへ変更	✓	中止
	ルセオグリフロジン	ルセフィ/デベルザ	インスリンへ変更	✓	中止
	トホグリフロジン	アプルウェイ	インスリンへ変更	✓	中止
	カナグリフロジン	カナグル	インスリンへ変更	✓	中止
	エンパグリフロジン	ジャディアンス	インスリンへ変更	✓	中止
GLP-1受容体作動薬	リラグルチド	ビクトーザ	インスリンへ変更	✓	中止
	エキセナチド	バイエッタ/ビデュリオン	インスリンへ変更	✓	中止
	リキシセナチド	リキスミア	インスリンへ変更	✓	中止

- インスリンデテミル：1型糖尿病妊婦でのRCTにおいてヒトNPHインスリン群と比較して母体の血糖コントロール，低血糖，胎児・新生児転帰を評価した結果，安全性・有効性が同等であった報告[5]があり，安全性は高いと考えられる。胎盤通過しない[6]。
- インスリングラルギン：8つのstudyのメタ解析では児の周産期予後はヒトNPHインスリンと比較してリスク増加を認めていない[2]。しかし，IGF-1受容体親和性や細胞分裂促進能が高い報告[3]と，胎盤を通過せず胎児の成長に影響はないとする報告[7]があり，さらに前向き試験が待たれるところである。
- インスリンデグルデク：研究報告なし。

(3) 実際のインスリン治療における注意点

妊娠初期は悪阻などにより食事量が不安定になることから低血糖に注意を要する。妊娠初期のうちに，低血糖に対する予防や対応についての指導を行っておくことは重要である。また，妊娠中期以降は胎盤からの分泌ホルモン（hPL）の増大によるインスリン抵抗性が増すことにより，インスリン必要量が1.5〜2倍へ増えることが多い（図8.3.1）。妊婦自身が必要インスリン量の増加を病態の悪化と捉え，深刻に考え悩んでしまうこともあるので，不安を取り除くよう丁寧に説明することも重要である。

分娩前にはインスリン必要量が減少することが多く，出産に近づいてきたら本人と一緒に予想される血糖値の推移やインスリン用量調整の考え方の確認を行う。一方，分娩後は急激にインスリン必要量が低下するため，あらかじめインスリン指示量を本人やスタッフとともに確認しておく必要がある。糖尿病合併妊娠においては妊娠前のインスリン量が目安（多くは分娩前の1/2〜1/3量）となるが，妊娠糖尿病では分娩後はインスリン不要になることが多い。

分娩時の血糖管理については，母体高血糖が新生児低血糖などのリスクとなるため，分娩時の母体血糖値は100mg/dL以下を維持する[1]。なお，日本産婦人科学会ガイドラインでは，1〜3時間ごとに血糖測定を行い，70〜120mg/dL管理を目標としている。

授乳期における経口血糖降下薬の安全性を示した根拠は少なく，引き続きインスリン療法を行

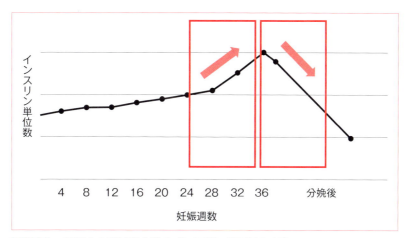

図8.3.1　妊娠中の糖尿病女性のインスリン必要量の変動
（大森安恵，"糖尿病と妊娠の医学"，文光堂，東京，2008，p.108．より改変）

う[1]。妊娠期と比較して注意する点としては，授乳時に低血糖となる例があるため，あらかじめ授乳タイミングを本人と確認し，対策を立てておくとよい。また自宅に帰ってから急な授乳対応なども考えられるため，ときには事前に補食を摂る必要性が生じることを説明しておく。

2) インスリン以外の糖尿病治療薬（経口・注射）

(1) 各薬剤と添付文書における妊娠，授乳中の取り扱いについて

①SU薬：添付文書上は禁忌である。

②BG薬：添付文書上は禁忌である。

③α-GI：ボグリボースのみ有益性投与となっている。アカルボースも同様に，糖質の消化吸収の遅延や腸管から吸収されない性質のため使用可能と考えられるが，禁忌となっている点には注意しておく。ミグリトールは腸から50％以上が吸収され，主に腎臓から排泄される薬剤であることから，同様の扱いは難しいと考えられる。

④チアゾリジン薬・グリニド薬：添付文書上は禁忌である。

⑤DPP-4阻害薬：ビルダグリプチンのみ禁忌，その他のDPP-4阻害薬はすべて有益性投与となっている。

⑥SGLT2阻害薬・GLP-1受容体作動薬：すべての薬において，安全性未確認・インスリン製剤への使用変更が明記されている。

(2) 実際のインスリン以外の糖尿病治療薬（経口・注射）における注意点

糖尿病患者においては計画妊娠が基本であり，事前にインスリン治療へ変更することが原則である。授乳期においても経口血糖降下薬の安全性を示した根拠も少なく，引き続きインスリン療法を行う[1]。

トピックス1　SU薬・BG薬・α-GIの妊婦投与への近年の報告

①SU薬：9個の研究のメタアナリシスにおいて，グリベンクラミドの妊娠糖尿病への使用はインスリン使用と比較して新生児低血糖を上昇させたが，出生体重・出生週数・LGA・児の合併症などのリスクは関連がなかったとの報告[1]がある。ただし妊娠初期での研究報告はない。海外では妊娠糖尿病に対してインスリンに替わる治療薬と位置づける国があるが，日本においては添付文書記載のとおり妊娠前にインスリンに切り替えることが前提である。

②BG薬：メトホルミンは多嚢胞卵巣症候群（PCOS）の排卵障害に対して使用されてきており妊娠初期の使用歴が集積されてきている。現在のところ催奇形性の証拠は認められていない（ただし，添付文書上は禁忌である）。また，妊娠糖尿病に対してはインスリン治療と妊娠転帰に差がなかった研究報告[2]がある。

③α-GI：研究報告はない。ボグリボースのみ有益性投与となっている。アカルボースも同様に糖質の消化吸収の遅延や腸管から吸収されない性質のため，使用可能と考えられるが禁忌となっている点には注意しておく。ミグリトールは腸から50％以上が吸収され，主に腎臓から排泄される薬剤であることから，同様の扱いは難しいと考えられる。

1) Moretti ME, Rezvani M, Koren G, Safety of glyburide for gestational dabetes: a meta-analysis of pregnancy outcomes, *Ann Pharmacotherapy*, 2008, 42, 483-490.

2) Rowan JA, Hague WM, Gao W, et al, Metformin versus insulin for the treatment of gestational diabetes, *N Engl J Med*, 2008, 358, 2003-2015.

薬剤師は医薬品の適正使用や患者の安全を確保する責務があり，「医薬品，医療機器等の品質，有効性及び安全性の確保等に関する法律」に基づき作成された「医薬品添付文書」の情報を確認す

ることは基本となるが，同じ「禁忌」扱いでも，妊娠期の報告が集積されてきている薬剤もあれば，妊娠期の報告・集積が確認できないまま添付文書においては「有益性投与」と明記されている薬剤も存在することに留意しておきたい。

トピックス2　薬剤胎児危険度分類の撤廃

> 以前は米国食品医薬品局（Food and Drug Administration：FDA）による薬剤胎児危険度分類（Pregnancy Category）が活用されていたが，2015年6月から撤廃し，妊娠に関する記述型の添付文書へと変更になっている（2014年12月に要件を発表）。この背景としてFDAは，臨床医がこの分類評価に依存するところが大きく，その根拠となった情報を理解しないまま処方判断を行うことが多かった事実を知ったためと述べている。FDAは記述式にすることで，薬剤の安全性（潜在的リスク）を動物やヒトのデータに基づいて最も的確に把握し，伝え，それを判断することができると考える[1]。
>
> 今後は医療従事者が糖尿病薬その他を含めて薬剤の利点・欠点を評価し，必要時には薬剤選択について妊婦や家族に対して十分なインフォームドコンセントを行い，本人の同意をしっかり得たうえで薬剤を決定していくことが求められる時代である。
> 1）医薬品安全性情報, Vol.13, No.02（2015/1/29）, pp.2-4.

3. 妊娠前～産後フォローアップを通して

　本項では妊娠と糖尿病薬を中心について述べてきたが，安全な計画妊娠を推奨していくためにも薬剤師として服用薬剤すべてを確認することも重要な役割である。近年は晩婚化・晩産化しており妊娠前から高血圧薬・脂質異常症などをすでに服用していることも多い。ACE阻害薬・ARB薬やスタチン系・フィブラート系を服用している場合は薬剤の見直しを行うことが重要であり，主治医と妊娠に向けての薬剤選択について相談するよう促すことも忘れてはならない。

　また，妊娠糖尿病既往の女性の将来の糖尿病発症率は実は高く，日本人においては産後に耐糖能が正常化した症例の約20％が10年以内に糖尿病に移行したとの報告[8]がある。出産を終えた母親に薬剤師が身近にできることは，妊娠糖尿病から糖尿病移行リスクが高いことを伝え，外来で出会った際や薬局に子供の薬を取りに来られた際にも，子供のお薬の情報提供も行いつつ，母親自身の健康管理維持の重要性について情報提供していくことが大切であると考える。

参考文献

1) "糖尿病診療ガイドライン2016", 日本糖尿病学会編, 南江堂, 東京, 2016, pp.367-390.
2) Lv S, Wang J, Xu Y, Safety of insulin analogs during pregnancy：a meta-analysis, *Arch Gynecol Obset*, 2015, 292, 749-756.
3) Kurtzhals P, Schaffer L, Sorensen A, et al, Correlations of receptor binding and metabolic and mitogenic potencies of insulin analogs designed for clinical use, *Diabetes*, 2000, 49, 999-1005.
4) Boskovic R, Feig DS, Derewlany L, et al, Transfer of insulin lispro across the human placenta, *Diabets Care*, 2003, 26, 1390-1394.
5) Mathiesen ER, Hod M, Ivanisevic M, et al, Maternal efficacy and safety outcomes in a randomized, controlled trial comparing insulin detemir with NPH insulin in 310 pregnant women with type 1 diabetes, Diabetes Care, 2012, 35, 2012-2017.
6) Suffecool K, Rosenn B, Niederkofler EE, et al, Insulin detemir does not cross the human placenta, *Diabetes Care*, 2015, 38, e20-21.
7) Pollex EK, Feig DS, Lubetsky A, et al, Insulin glargine safety in pregnancy：a transplacental transfer study,

Diabetes Care, 2010, 33, 29-33.
8) 中林正雄, 清水一紀, 平松祐司, 他, 多施設における妊娠糖尿病の新しい診断基準を用いた臨床統計, 糖尿病と妊娠, 2011, 11, 85-92.

IX章

持続的な治療と検査

インスリンポンプ・SAP・CGM

インスリンポンプ・SAP・CGM

1. はじめに

　糖尿病に対する薬物治療の目標は，安全を確保しつつ，合併症も予防できる良好な血糖コントロールを達成することである。安全を最も脅かす糖尿病治療薬の副作用は低血糖で，患者にとっては不快なだけでなく，昏睡，心筋虚血，不整脈，事故，認知障害につながる危険性がある[1]。しかし，低血糖の自覚症状が，自律神経障害でマスクされたり，夜間就寝中のように自覚しにくい場合は，血糖自己測定（self-monitoring of blood glucose：SMBG）では対応が難しい。この問題に対して，近年，持続血糖モニタリング（continuous glucose monitoring：CGM）システムが有力な解決手段となっている[2]。また，1型糖尿病を中心に，低血糖を避けながら血糖コントロールも良好に保つ治療法として，持続皮下インスリン注入療法（continuos subcutaneous insulin infusion：CSII）が進歩してきた[3]。さらに，CGMとインスリンポンプが一体となったパーソナルCGM機能付きインスリンポンプ（sensor augmented pump：SAP）療法も，安全かつ強力な治療手段としてわが国でも普及しつつある。糖尿病に関わる薬剤師は，このような新しい糖尿病医療を理解してチームの一員として指導に携わる必要がある。

2. 各種のCGMと特徴

　CGM（表9.1, 9.2）はグルコースセンサーを皮下組織に留置し，組織間質液中の皮下グルコース濃度を数分おきに測定するモニター法のひとつである[4]。CGMのひとつであるエンライトセンサーの測定原理は，腹部皮下に留置したセンサー内の酵素層でグルコースとグルコースオキシダーゼ（GOD）が反応して過酸化水素を生じ，次いで電極層で過酸化水素から発生する2つの電子（interstitial signal：ISIG）を信号電流として，2.4GHz電波帯（無線LANやBluetoothなどが使用している電波帯）の通信を使ってモニター本体に送っている。同センサーは10秒ごとに測定し，5分ごとの平均値を記録する。この信号電流は，SMBGにて1日2回以上測定した血糖値によりグルコース濃度に変換較正されて表示・記録される。CGMで示される皮下グルコース濃度は，血中のグルコース（血糖）値との間の生理的遅延により，5〜10分前後のタイムラグがある。

　現在，わが国で利用可能なCGMは，リアルタイム（パーソナル）CGMかブラインド（プロフェッショナル）CGMか，センサー寿命により利用期間が6日間か14日間か，SMBGによる較正が必要か否か，などシステムが異なる。測定した皮下グルコース値をただちに無線でインスリンポンプ本体に送り表示するのが，リアルタイムCGM（「パーソナルCGM機能搭載ミニメド620G」メドトロニック）である。このシステムはリアルタイムに皮下グルコース値を取り込むので，患者は常にグルコース値を知ることができ，低グルコース値や高グルコース値の警告機能も24時間作動する。このシステムはインスリンポンプと一緒に用いることができる。

表9.1 CGM機器（プロフェッショナルタイプ）

機能および特徴	メドトロニック iPro2[1,4] 日本メドトロニック株式会社	FreeStyle リブレ Pro[*2,4] アボットジャパン株式会社
製品名	メドトロニック iPro2[1,4] 日本メドトロニック株式会社	FreeStyle リブレ Pro[*2,4] アボットジャパン株式会社
センサー名	エンライトセンサー	リブレProセンサー
測定可能日数	7日間	14日間
測定箇所	皮下脂肪を含めて十分に皮膚をつまめる部位	上腕の後ろ側
防水性	あり（IP48）	あり（IP27）
保管温度	2～30℃	4～40℃
測定原理	GOD	GOD
干渉物質	記載なし	アスコルビン酸摂取時偽高値，サリチル酸摂取時偽低値を示す可能性あり
測定		
較正	1日最低2回	不要（出荷時較正済み）
精度（MARD）	11.0%（vs. BG）	11.1%（vs. BG）
測定平均化間隔	5分	15分
穿刺補助器具	リユース	ディスポーザブル
測定期間中のデータ閲覧	不可	可能
測定可能範囲	40～400 mg/dL	40～500 mg/dL
適用患者年齢	全年齢	6歳以上
禁忌	MRI，CT，X線使用時は，センサーを抜去する	妊娠中の女性，人工透析患者，6歳未満患者，ペースメーカー埋め込み患者
解析		
解析用ソフトウェア	CareLink iPro （ウェブソフトウェア）	FreeStyle リブレ Pro （PCインストールソフトウェア）
データアップロード	ドックステーション経由	リーダー経由
解析用レポート	パターンスナップショット デイリーオーバーレイ 食事によるオーバーレイ 1日のサマリ	日内パターン（AGP，曲線） グルコース変動パターン（AGP，曲線） 日内グルコースサマリー
マーカー表示	食事，投薬，実測血糖値，運動	食事，インスリン

1. メドトロニック iPro2ユーザーガイド・添付文書より http://www.medtronic-dm.jp
2. エンライトセンサ添付文書より http://www.medtronic-dm.jp
3. FreeStyle リブレ Pro システム販促資材より http://myfreestyle.jp
4. 英国Abbott ウェブサイトより http://abbott.mediaroom.com
5. リブレセンサー添付文書より

表9.2 CGM機器（パーソナルタイプ）

機能および特徴		
製品名	ミニメド 620G インスリンポンプ（CGM機能）[*1,2] 日本メドトロニック株式会社	FreeStyle リブレ[*3,4] アボットジャパン株式会社
センサー名	エンライトセンサー	リブレセンサー
測定可能日数	7日間	14日間
測定箇所	皮下脂肪を含めて十分に皮膚をつまめる部位	上腕の後ろ側
防水性	あり（IP48）	あり（IP27）
保管温度	2～30℃	4～40℃
測定原理	GOD	GOD
干渉物質	記載なし	アスコルビン酸摂取時偽高値，サリチル酸摂取時偽低値を示す可能性あり
測定		
較正	1日最低2回	不要（出荷時較正済み）
精度（MARD）	13.6%（vs. BG）	11.4%（vs. BG）
測定平均化間隔	5分	15分
グルコースアラート	あり（高/低，予測，速度）	なし
データ閲覧方法	無線通信	スキャン
測定可能範囲	40～400 mg/dL	40～500 mg/dL
表示	数値，矢印，グラフ	数値，矢印，グラフ
リーダーデバイス	インスリンポンプ	血糖自己測定器／β-ケトン測定器
イベント入力	可能	可能
適用患者年齢	全年齢	6歳以上
禁忌	MRI，CT，X線使用時は，センサーを抜去する	妊娠中の女性，人工透析患者，6歳未満患者 ペースメーカー埋め込み患者
解析		
解析用ソフトウェア	CareLink Pro（PCインストールソフトウェア）	FreeStyle リブレ（PCインストールソフトウェア）
解析用レポート	9種類	7種類

1. メドトロニック iPro2 ユーザーガイド・添付文書より http://www.medtronic-dm.jp
2. エンライトセンサ添付文書より http://www.medtronic-dm.jp
3. FreeStyle リブレ Pro システム販促資材より http://myfreestyle.jp
4. 英国 Abbott ウェブサイトより http://abbott.mediaroom.com
5. リブレセンサー添付文書

リーダーを留置センサーに近づけたときに，リアルタイムの皮下グルコース値と過去の15分ごとの値を取り込んで表示するflash glucose monitoring（FGM）システム〔「FreeStyleリブレ」（アボット）〕もある。このFGMは，グルコースがGODに結合した反応を電流に変換し測定している。工場出荷時に，電流と血糖値の較正を行い，使用中14日間は較正が不要とされている。FGMでは，センサーにリーダーをかざすと，非接触型ICカード通信により現在のグルコース値から8時間前までのグルコース値を読み込むこと（スキャン）ができる。スキャンを最低8時間ごとに行うことで24時間のモニタリングが可能となっている。直近の値に対して，矢印でグルコース値が上昇か下降方向かも示される。しかし，かざしたときのみリアルタイムの値を示すので，就寝中や自覚症状のない低血糖の警告をリアルタイムに受けとることはできない。

　現在，ISO基準によるCGM・FGMの精度は，エラーグリッド分析のみの評価となっている。ブラインドCGM〔「メドトロニックiPro2」（日本メドトロニック），「FreeStyleリブレPro」（アボット）〕は，皮下センサーの値は記録するが表示せず，医療機関でデータをダウンロードして解析する。このブラインドCGMには，較正用の血糖測定が必要なタイプ（メドトロニックiPro2）と不要なタイプ（FreeStyleリブレPro）がある。利用期間は，それぞれ6日間（メドトロニックiPro2）と14日間（FreeStyleリブレPro，FreeStyleリブレ）である。

3. CGMの有用性と課題

　CGMには，ブラインドCGMを用いて，患者の日常生活内での血糖の推移を測定データの修飾なしに評価する方法と，リアルタイムCGMにより，患者にも血糖推移をリアルタイムに知ってもらい治療に活かす方法がある。

　ブラインドCGMもリアルタイムCGMも，臨床上の活用法は，薬剤・治療効果の把握，無自覚低血糖，特に夜間低血糖や暁現象の検出，生活上の活動強度による血糖変動の把握，食事時間と内容による血糖変動の検出，および患者教育への応用などである[5]。米国糖尿病学会（American Diabetes Association：ADA）でCGM活用を推奨しているように，1型糖尿病25歳以上（成人）で，CGM群がSMBG群と比較して，HbA1c値はベースラインに対して10％以上の相対的な低減，7.0％未満を達成したとの報告がある[6]。治療の安全に直結する低血糖に関して，1型糖尿病を対象として，SMBGとFGMを6カ月間用いて，最初と最後の2週間の低血糖持続時間を比較した研究は，FGM群がSMBG群に比して低血糖持続時間が38％短かったと報告している[7]。いずれのCGMでも，低血糖に関しては，その有無や持続時間，朝の症状との関係，食事・運動・インスリン量との関連などを明らかにすることで，治療改善につなげられる。

　CGMで高血糖を認めた場合は，インスリン注射量の不足，炭水化物などの食事の過剰摂取，ストレスおよび運動不足，シックデイ，低血糖の過剰対処などを検討する。

　現在，わが国でインスリンポンプと併用するリアルタイムCGMは，皮下グルコース値がアラーム設定値を超える高値や低値時，あるいはそれらを予測するときに，音やバイブレーションを通して患者にアラームを発することができる。しかし，アラーム疲れを生じることがあるので，患者の恩恵を最大として，アラーム疲れが最小限となるように設定する[5]。

リアルタイムCGMの副作用としては，患者がリアルタイムのグルコース値に振り回されて，インスリン量や食事量を増減し，かえって血糖変動を増大するケースや，低いグルコース値に反応して過食し体重が増加する場合などがあげられる．心理面のマイナスも起こりうるので，リアルタイムCGM利用時は，データやグラフを示すだけでなく，変動要因を患者と一緒に振り返ることで不安を解消する，新しいかたちの療養指導が求められる．また，CGMによって生じる膨大なデータ処理や情報管理も新たな課題である．

4. SMBGとCGMの違い

ここでSMBGとCGMの違いを整理しておくと，SMBGは自己採血による毛細管血の血糖値であり，CGMは細胞間質液中のグルコース濃度である．グルコースが血管内から間質液へ移行する時間がタイムラグとして生じるので，CGMの値はSMBGの血糖値を後追いしているイメージである．CGMの測定範囲は，SMBGより狭く，極端な変動を伴う低値・高値を捉えることができない．

SMBG値が血糖変動を点で示すとすれば，CGMは，その点と点の間の血糖変動を示すことができることから，食後血糖の上昇やピーク値と夜間血糖値なども把握できる．よって，無自覚低血糖の有無を捉えられる利点がある．

現在わが国で利用できるCGMは，1日2回以上のSMBGによる較正が必要であり，そのタイミングは，タイムラグを考慮し，食後のような血糖変動の激しい時間帯ではなく，空腹時などの安定した血糖値を較正に使用する必要がある．

5. インスリンポンプ療法

インスリンポンプ療法（表9.3）は，今日の持効型インスリンのように作用が持続するインスリン製剤がなかった1970年代後半に，インスリンを持続的に皮下注射するために英国で実用化された．その後，ポンプの進歩により急速に広まり，1980年代に始まった大規模臨床研究（Diabetes Control and Cowplication Trial：DCCT）では，参加した1型糖尿病1,441名の約40％がポンプ治療例であった[8]．現在，米国では約30万人が用いているとされている．わが国では1型糖尿病が少ないこともあり，インスリンポンプ治療の利用者は少なかったが，現在，約8,000人と増えている．

インスリンポンプ療法は，皮下に穿刺したカテーテルからリザーバ内の超速効型インスリンを，ベーサル（基礎）とボーラス（食事と補正）として注入するシステムである．注入セット（カテーテルとリザーバ）は，皮膚硬結[9]や環境温度によるインスリンの作用減弱などを考慮し，48〜72時間ごとに交換する[10]．注入セットの交換は，閉塞（silent occlusion）の原因にならないように速やかに行うように促す[11]．

ベーサルは24時間のインスリン必要量であり，絶食テストによりベーサル量を測定することが望ましく，まず，3食のうちいずれか1食を抜いて血糖値をSMBGで測定し，食事の影響がない時間帯（すなわち本来の食事時間から4時間以上経過した時間帯）で血糖値が30mg/dL以上の上昇や下降のない場合を，適正なベーサル量がなされていると判定する．高度な暁現象があれば，午前

表9.3 インスリンポンプ

機能および特徴	ミニメド 620G インスリンポンプ[*1,4]	パラダイム 722[*2,4]	TOP-8200[*3,4]
製品名	日本メドトロニック株式会社	日本メドトロニック株式会社	トップ株式会社
スペック			
日本語表記	あり	なし	あり
電池/リザーバ	単3電池1本/3.0mL	単4電池1本/3.0mL	単3電池1本/2.2mL
防水性	IPX8	IPX7	IPX8
パーソナルCGM機能	あり	なし	なし
ボーラス			
ボーラス増減幅	0.025, 0.05, 0.1U	0.1Uのみ	0.1Uのみ
プリセットボーラス（注入単位と方法を登録可能）	8種類（朝食, 昼食, 夕食, 軽食＋プリセットボーラス1-4）	なし	なし
ボーラス注入スピード	標準（約0.025U/秒）急速（約0.25U/秒）	約0.025U/秒のみ	約0.02U/秒のみ
スクエア/ロングボーラス	30分〜8時間/15分刻み	30分〜8時間/30分刻み	30分〜8時間/30分刻み
ボーラス計算機能	あり（残存インスリン計算あり）	あり（残存インスリン計算あり）	あり（残存インスリン計算なし）
ベーサル			
基礎, 一時基礎最少単位	0.025U/h（0-1.00U 範囲）0.05U/h（1.00-10.0U 範囲）0.1U/h（10.0-35.0U 範囲）	0.05U/h	0.05U/h
基礎パターン	8種類（パターン1-5, 就業日, 休日, シックデイ）	3種類（スタンダード, パターンA, B）	4種類（A, B, C, D）
一時基礎時間単位	30分単位	30分単位	30分単位
プリセット一時基礎レート	8種類/15分刻み	なし	なし
その他			
メモリ機能	90日分のボーラス, TDDおよびCGM	ボーラス20件, TDD20件	ボーラス270件, TDD50件
メモリデータ転送機能	あり	なし	あり

1. ミニメド620システムユーザーガイドよりhttp://www.medtronic-dm.jp
2. パラダイム722インスリンポンプユーザーガイドよりhttp://www.medtronic-dm.jp
3. トップシリンジポンプTOP-8200 添付文書www.top-tokyo.co.jp/medical/pdf/7290_1
4. 小林哲郎, 難波光義. インスリンポンプ療法マニュアル改訂第二版, 南江堂, 東京, 2014, p.14.

4時より朝食前までの注入量を増やす[3]。ベーサル設定機能は，頻回注射では対応困難な時間ごとの設定が可能であり，インスリンポンプ療法の大きなメリットである。生活リズムやイベントに合わせ調節することで，基礎パターン設定が可能である。日本人の1型患者の1日のベーサル量は，1日の総インスリン量の約25～30％が適切とされている[12]。

ボーラスは，食後の血糖上昇を抑制する追加インスリンと血糖補正のための補正インスリンに分けられる。追加インスリンは，食事や飲みもの，特に炭水化物による血糖上昇を抑制するのに必要なインスリンである。300～400を1日の総インスリン量で割った値を，糖質インスリン比（1単位で処理できる炭水化物量g）として初期設定し，その後調整する方法（300－400ルール）や10gからスタートして調整していく方法が一般的である[3]。インスリンカーボ比（1カーボの炭水化物に対して必要な超速効型インスリンの量）を使用する施設もある[13]。応用カーボカウントを用いることで食事の自由度は広がるが，過剰な食事量に合わせたインスリン注入が続くと肥満を来たしやすい点に注意が必要である。また，糖質インスリン比からインスリン量を計算し注入することで，他のたんぱく質や脂肪などの摂取量や食べ方によりボーラスのインスリン必要量が変化する可能性も理解しておくことが肝要である。

補正インスリンは，血糖値を目標範囲内へ戻すのに必要なインスリン量である。頻回注射療法（MDI）からインスリンポンプ療法に切り替える場合，1,700を1日の総インスリン量で割った値を，インスリン効果値（1単位で降下する血糖値mg/dL）として用いる方法が勧められている（1,700ルール）[3]。ボーラスの注入パターンも，食事内容やストレスなどにより，ノーマルボーラス，デュアルウェーブボーラス，スクエアウェーブボーラスから選択できる。（図9.1）[3]

また，糖質インスリン比と効果値と目標血糖値と残存インスリン時間を設定し，SMBGによる血糖値と食事内の炭水化物量を推算して入力すると，ポンプ本体が自動算出するインスリン量を用いるボーラスウィザードという機能がある[3]。

頻回注射療法とインスリンポンプ療法を比較した多くの臨床研究において，インスリンポンプ療法のほうが血糖コントロールを改善できることを示唆している[14]。ただし，インスリンポンプ療法で成果を出すためには，適応する患者の選択が重要である（表9.4）[3]。さらに，インスリンポンプ治療を継続して血糖コントロールを改善し，安全を確保するには，SMBGあるいはCGMの結果と食事や運動を合わせて，ベーサルやボーラスの設定を見直したり，チューブトラブル，シックデイや旅行などに備えたり，基本の炭水化物摂取量の推算精度を高めることも必要である。チューブトラブルなどでポンプからのインスリンが途絶すると，急速にケトアシドーシスを発症するので，SMBGとともに緊急用のペン型インスリンを持ち歩くことが基本である[3]。

6. SAP療法の実際とメリット

SAP療法は，インスリンポンプとリアルタイムCGMを一体化し，無自覚低血糖や無症状高血糖もリアルタイムで把握でき，安全性も軌道修正能も高められたシステムである。現在，わが国でSAPを行えるのは，パーソナルCGM機能を搭載したミニメド620Gシステム（メドトロニック）が唯一である。このシステムでは，エンライトセンサーが測定した皮下グルコース値が，トランス

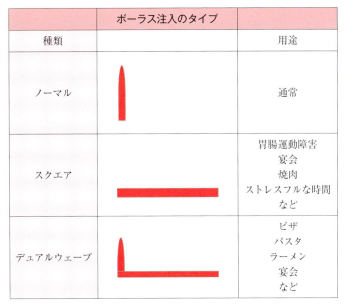

図9.1 ボーラス注入タイプ

(小林哲郎, 他. 糖尿病, 2014, 57, 403-415. より改変)

表9.4 インスリンポンプ治療の適応と必須条件

1a　CSIIが適応となる例
1. 従来の頻回インスリン注射療法では血糖値が不安定で高血糖, 低血糖もしくは無自覚性低血糖などを呈する成人1型糖尿病もしくは, インスリン分泌が著しく低下した2型糖尿病
2. 厳格な血糖コントロールが必要な, 妊娠を計画中もしくは妊娠中の1型あるいは2型糖尿病
3. 小児の1型糖尿病
1b　CSII適応例の必須条件
1. CSIIを理解し, 十分な動機を有する例
2. インスリンポンプの操作, SMBGなどを正確に行える能力がある例。小児糖尿病では保護者が十分教育を受け, ポンプ操作を行うか, もしくは補佐できる例
3. CSIIの十分な経験と技術を有する医療スタッフがおり, CSIIの継続的な教育やトラブルへの対応も十分に行える医療施設に通院中の例

(小林哲郎, 他. 糖尿病, 2014, 57, 403-415. より改変)

ミッタを介して6日間ポンプ本体に送られ, 患者本人がモニター画面上でリアルタイムの値と過去の変動値などを常時見ることができる。安全性を保つためのアラート機能には, 高／低グルコースアラート, 予測アラート, 速度アラートがある。

　SAP療法を行うとき, インスリンポンプ療法に加わる作業は, 6日に1回, センサーを穿刺しなおしてトランスミッタと接続し, SMBGで較正を実施することである。SAP療法を行うと, インスリンポンプ療法に加えて月に2～5個のセンサーコストが増えるが, 皮下グルコース値をリアルタイムに把握でき, インスリン注入パターンと合わせて理解し対応できるメリットは大きい。これらのメリットにより, SAP療法はHbA1c値を改善する例が多い。実際, SAP療法とMDIを比較した研究では, 両群の開始時HbA1c値8.3％が, 1年後にMDI群の8.1％に対して, SAP療法群は7.5％

表9.5　リアルタイムCGMのための教育とトレーニング事項

1. 患者の自己管理行動と知識の評価
   リアルタイムCGMはSMBGにとって代わるものでない患者の理解
   CGMで成果を上げる要因と自己管理行動
2. リアルタイムCGM開始時に検討する項目
   CGMシステムの知識
   血糖値の変化傾向に基づくインスリン量の調節
   CGMシステムを較正するためのSMBGの使用
   注入部位の選択とケア
   警告アラートの設定

(Peter AL, et al, J Clin Endocrinol Metab, 2016, 101, 11, 3922-3937. より改変)

と有意な改善を示した[15]。

　SAP療法例が来院したときは，ポンプ本体からパソコンにデータをダウンロードしたレポートとして，チームで療養指導に利用する。レポートには，一定期間の血糖コントロールおよび統計データ全体の概要，高／低グルコースのエピソードと先行イベントのサマリー，ポンプの使用歴，日々のポンプのインスリン注入記録とグルコース値の突合表示，などがある。これらのレポートと生活のヒアリングをフルに活用して療養指導を行う。SAP療法が成果を上げるための教育とトレーニングも示されている（**表9.5**)[5]。

7. まとめ

　糖尿病を安全かつ効果的に治療するために，24時間の血糖変動をリアルタイムあるいは定期的に振り返って把握できるCGMが日常臨床に入ってきた。インスリンポンプ療法もCGMと合わせたSAP療法となり，さらに，安全かつ強力な治療手段となってきた。先行する米国では，1型の小児から2型の成人まで広く用いられており，ポンプの種類もたいへん多く多彩であり，適正使用のためのトレーニング法まで示されている[5, 14]。わが国では，まだまだ種類は限られているが，それぞれの機器の特徴を最大限に活かすためには，本稿であげた新しい検査・治療機器から生じる膨大なデータを理解して，チームの一員として指導に携わらなければならない。

引用文献

1) Goto A, Arah OA, Goto M, Terauchi Y, Noda M, Severe hypoglycaemia and cardiovascular disease: systematic review and meta-analysis with bias analysis, *BMJ*, 2013, 347, f4533.
2) International Hypoglycaemia Study Group, Minimizing Hypoglycemia in Diabetes, *Diabetes Care*, 2015, 38, 1583-1591
3) 小林哲郎，他，日本先進糖尿病治療研究会，日本先進糖尿病治療研究会によるCSIIおよびCGMに関するステートメント，糖尿病，2014，57，403-415.
4) 日本糖尿病学会編著，"糖尿病治療ガイド2016-2017"，59，文光堂，東京，2016．p.59.
5) Peter AL, Ahmann AJ, Battelino T, Evert A, Hirsch IB, Murad MH, Winter WE, Wolpert H, Diabetes technology-continuous subclinical insulin infusion therapy and continuous monitoring in adults: an endocrine clinical practice guideline, *J Clin Endocrinol Metab*, 2016, 101, 11, 3922-3937.

6) Juvenile Diabetes research Foundation Continuous Glucose Monitoring Study Group, Tamborlane WV, Beck RW, Bode BW, et al, Continuous glucose monitoring and intensive treatment of type 1 diabetes, *N Engl J Med*, 2008, 359, 1464-1476.

7) Bolinder J, Antuna R, Geelhoed-Duijvestijin P, Kroger J, Weitgasser R, Novel glucose-sensing technology and hypoglycaemia in type 1 diabetes : a multicentre, non-masked, randomized controlled trial, *Lancet*, 2016, 388, 2254-2263.

8) Diabetes Control and Complications Trial Research Group, Implementation of treatment protocols in the diabetes control and complications trial, *Diabetes Care*, 1995, 18, 3, 361-376.

9) Conwell LS, Pope E, Artiles AM, Mohanta A, Daneman A, Daneman D, Dermatological complications of continuous subcutaneous insulin infusion in children and adolescents, *J Pediatr*, 2008, 152, 5, 622-628.

10) Schmid V, Hohberg C, Borchert M, Forst T, Pfützner A, Pilot study for assessment of optimal frequency for changing catheters in insulin pump therapy : rouble starts on day 3, *J Diabetes Sci Technol*, 2010, 4, 4, 976-982.

11) Zisser H, Quantifying the impact of a short-interval interruption of insulin-pump infusion sets on glycemic excursions, *Diabetes Care*, 2008, 31, 238-239.

12) Kuroda A, Kaneto H, Yasuda T, Matsuhisa M, Miyashita K, Fujiki N, Fujisawa K, amamoto T, Takahara M, Sakamoto F, Matsuoka TA, Shimomura I, Basal insulin requirement is ~30% of the total daily insulin dose in type 1 diabetic patients who use the insulin pump, *Diabetes Care*, 2011, 34, 1089-1090.

13) "糖尿病のあなたへ かんたんカーボカウント ～豊かな食生活のために～ 改訂版", 大阪市立大学大学院医学研究科発達小児医学教室・同大学附属病院栄養部編, 医薬ジャーナル社, 東京, 2009, pp.26-37.

14) Grunberger G, Abelseth JM, Bailey TS, Bode BW, Hanudelsman Y, Hellman R, Jovanovic L, Lane WS, Raskin P, Tamborlance WV, Rothermeln C, Consensus statement by the american association of clinical endocrinologists/american association of clinical endocrinologists/amerivan college of endocrinology insulin pump management task force, *Endocrine Practice*, 2014, 120, 5, 463-481.

15) Bergenstal RM, Tamborlane WV, Ahmann A, Buse JB, Dailey G, Davis SN, Joyce C, Peoples T, Perkins BA, Welsh JB, Willi SM, Wood MA, for the STAR 3 Study Group, Effectiveness of sensor-augmented insulin-pump therapy in type 1 diabetes, *N Engl J Med*, 2010, 363, 311-320.

参考図書

・小林哲郎（2012）インスリンポンプ療法とは－有用性, EBM. インスリンポンプ療法マニュアル. 小林哲郎, 難波光義編. 南江堂. 東京

・Kaufman FR（2015）インスリンポンプとCGM. 村田敬, 坂根直樹, 松久宗英訳. 医歯薬出版. 東京

X章

糖尿病の社会的問題

1. 医療経済，健康保険など
2. 自動車運転などに関わる問題

1 医療経済，健康保険など

1. 糖尿病薬物療法とわが国の社会保障制度

わが国における糖尿病の薬物療法には，さまざまな社会保障制度が適用されている。ほかに，福祉制度では，小児の1型糖尿病患児への小児慢性特定疾患への適応や介護保険制度では，高齢糖尿病患者の在宅療養支援，糖尿病の合併による透析導入患者では，医療保険制度に加えて，特定疾患も適応もされるなど，糖尿病患者の社会生活を支援するためのさまざまな社会保障制度がある。加えて，糖尿病では，薬物療法の進展や合併症進展予防[1]に伴う併用薬[2,3]など，多剤併用，高齢化による医薬品費の高騰も社会問題となり，わが国でもジェネリック医薬品[4]やインスリンのバイオシミラーなどが販売されている。本項では，糖尿病薬物療法の社会的問題を理解するためのわが国の社会保障制度について解説する。

1）糖尿病薬物療法と医療保険制度

社会保障制度は，主に社会保険，公的扶助，社会福祉，保健医療・公衆衛生に分類される。このうち社会保険は，年金制度，医療保険，介護保険からなる。わが国では，1922年に健康保険法が制定されたが，1955年までは，農業や自営業などを中心に1/3程度は無保険者であった。しかし，1958年の国民健康保制度の全面改正，1961年の施行によって，すべての国民が何らかの医療保険制度に加入する国民皆保険制度となり，一定の自己負担額で必要な医療サービスが受けられる体制が整備されている。例えばインスリン療法の在宅自己注射は，1981年に医療保険制度が適用され，インスリン自己注射に伴うインスリン製剤と針などが病院で処方され，入院しなくても自宅療養が可能になった。

さらに，インスリンを安全に使用するための在宅での血糖自己測定に伴う小型自己血糖測定器，穿刺具，センサーや注射針なども，国内外の研究成果から1986年に医療保険が適用されることとなった。インスリンポンプの保険適用も2000年より開始され，一部負担のみで自宅での療養管理が可能な制度となっている。

2）糖尿病薬物療法と福祉制度

1型糖尿病は，小児・若年期に発病することが多く，インスリン療法が欠かせないものとなっている。治療は長期間にわたり，医療費の負担も高額となるため，患者の家庭の医療費の負担を減らすために，都道府県や市などでは小児慢性特定疾患のひとつとして適応されている。対象年齢は18歳未満の児童で，引き続き治療が必要と認められる場合は，期間が20歳未満まで引き上げられるとされる。補助を受けたときの自己負担額は，原則としては無料になるが，所得の多い家庭では一定の限度額を負担しなければならないこともある。

2. 糖尿病薬物療法と高齢者医療制度，介護保険，地域包括ケアと多職種連携

わが国では2025年には，団塊の世代が75歳以上となり，3人に1人が65歳以上となるなど，高齢化が急速に進行している．高齢者では，複数の疾患をもち，多種類の薬物治療を受けている場合も多いため，薬の重複や相互作用，飲み忘れによる残薬[5]，疾病の悪化などがしばしば医療上の問題となる．さらに，年齢とともに，理解力不足や嚥下能力，歩行など日常生活動作（activity of daily living：ADL）が低下し，要介護度が重度になるほど，在宅での服薬管理が困難となりやすく，一人暮らしの不安や医療上の問題も生じている．

そこで，重度の要介護状態になっても住み慣れた地域で自分らしい暮らしを人生の最後まで続けることができるよう，医療・介護・予防・住まい・生活支援が一体的に提供される「地域包括ケアシステム」（図10.1.1）を地域の特性に応じて構築していくことが必要とされている．

薬局は，医療法第1条の2において，「医療提供施設」として位置づけられ，医薬品・医療材料の供給拠点，休日夜間を含む24時間調剤応需体制，緩和ケア，在宅医療・介護などを通じて，地域包括ケアに参画し，地域医療の担い手としての役割を発揮することが求められている[6]．

超高齢社会となっているわが国では，糖尿病患者の高齢化とともに病状の重症化や合併症が進行することで，通院困難な在宅治療の適応となる糖尿病患者も増加している．例えば糖尿病の合併症である腎症が進行すると，透析療法を受ける糖尿病患者が増加し，現在では透析患者の原因疾患の第1位が糖尿病となっている．また網膜症の合併症の進行により，視力低下や失明状態にあったり，

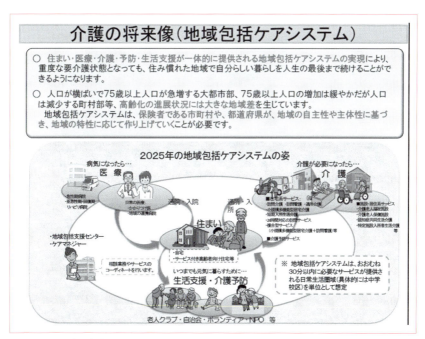

図10.1.1　地域包括ケアの概念　　　　　　　　　　　　　　　（厚生労働省資料より）

薬の識別や自己管理が困難な在宅高齢者も増える。神経障害や足の壊疽などがあるため，手足が不自由で歩行が困難な患者や，大血管障害のため心筋梗塞や脳梗塞の後遺症で，服薬や食事，排泄の介助を必要としたり，寝たきりとなる患者など，在宅での要介護度や医療依存度が高く，地域の多職種での情報共有が必要な糖尿病患者は多い。

さらには，糖尿病が進行しADLの低下状態にある在宅高齢者は，服薬状況の確認のみならずインスリンの手技や家庭での保管状態，針の医療廃棄物の処理，インクレチン製剤の新薬を含む作用や低血糖の副作用など高度な管理を必要とし，シックデイのチェック，合併疾患による多くの併用薬や，健康食品・サプリメントなどとの相互作用のチェックなど，ハイリスク薬[2,3]として重要な安全管理を必要とするため，在宅の糖尿病患者にとって，薬の専門家である薬剤師の関わりが一層重要となっている[6]。

そのためには，地域の医療・介護・福祉に関連する多職種（医師，歯科医師，看護師，薬剤師，栄養士，ケアマネージャー，医療ソーシャルワーカー（medical social worker：MSW），介護士，作業療法士など）が地域で連携・協働し，地域のチーム医療を推進していくことが重要となる。

新しい糖尿病連携手帳には，病院の専門医・主治医のほかに，歯科，眼科，かかりつけ医とケアマネジャーらのほかに，かかりつけ薬局・薬剤師も明記されるようになった（図10.1.2，10.1.3）。療養支援に向けて，薬薬連携も含めた糖尿病の地域連携のしくみを考えていく必要がある。糖尿病連携手帳は，毎月のHbA1c値や血糖値，体重，血圧などの検査値のほか，眼科医や歯科医からの情報記載欄もある。すでに教育入院時の内容や退院時の指導事項など，連携に必要な情報も集約することができるので，お薬手帳と糖尿病連携手帳を地域連携ツールとして活用すれば，

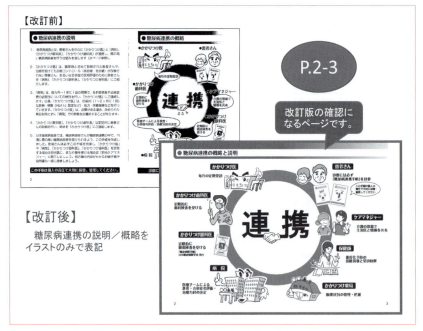

図10.1.2　新しくなった糖尿病連携手帳（1）（日本糖尿病協会「糖尿病連携手帳」より）

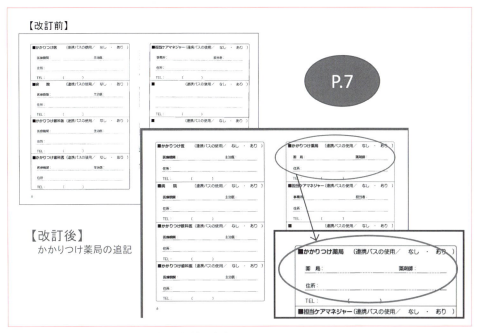

図10.1.3　新しくなった糖尿病連携手帳（2）　　　（日本糖尿病協会「糖尿病連携手帳」より）

地域での役割分担と情報の共有に役立つと考える。

3. 糖尿病薬物療法とポリファーマシー，ジェネリック医薬品

　超高齢社会を迎えたわが国では，複数の慢性疾患を合併し，他科受診・併用薬が増えることによるポリファーマシー（多剤併用）が問題となっており，特に糖尿病では，糖尿病薬の併用や合併症治療薬などポリファーマシーの問題が起きやすい[7]。

①医療・薬剤費の増大（患者負担および国の財政圧迫）
②薬の副作用のリスク増加
③薬の相互作用・重複のリスク増加
④飲み間違い，薬の服用方法，内容が理解しきれない
⑤残薬の増加

などの問題が生じてくることも多い。さらに患者の高齢化とともに，認知症の発症や嚥下，ADLが低下し，要介護度が高くなるほど，在宅でのポリファーマシーの服薬管理は困難となる。

　特に，医療費・薬剤費の増大は，わが国の国民皆保険制度を維持するうえで深刻な問題となり，医療費抑制の観点からは，ジェネリック医薬品（GE）の使用促進策が進められている。政府の「骨太の方針2015」では，2018年度から2020年度末までのなるべく早い時期に80％以上（数量シェア）とする新たな目標が示された。GEの使用は，ポリファーマシーによる医療費・薬剤費の高騰の問題解決につながるほかに，製剤的に工夫されたGEの製剤開発により，高齢者に嚥下しやすい，つ

まみやすい，一包化しても吸湿しにくい，印字されていて一包化してから中止・減量する際も識別しやすい，味が良いなど，高齢者のアドヒアランスを改善する付加価値のあるGEも発売されている[4]。

一方で，一般名処方とGEの商品名での処方，先発品の商品名での処方が混在し，成分の重複に気づきにくいため，GEの使用は，ポリファーマシーの新たなリスクともなってしまう[8]。

そのため，GEで調剤する際は，患者の理解度を確認し，十分な説明を行う。GEに変更する際，①薬剤費の減少，②品質評価（生物学的同等性試験，溶出試験の同等性の評価，印字など識別性，嚥下のしやすさ，無包装状態での安定性，味，服用感，簡易懸濁法の可否，つまみやすさなど），③副作用発生時などの迅速な情報提供体制，④安定供給，小包装の有無，規格の整備などを踏まえて，慎重にGEメーカーの各種製剤を薬学的に評価し，GEを選択する。

高齢糖尿病患者では，視力が低下し，薬の区別がしにくい場合もみられる。GEでは，錠剤にインクジェットなどで文字が読みやすく印字され，入院時に持参した場合も，GEを識別しやすい剤形もある。在宅で療養する高齢者では，嚥下能力が低下し，口から食べ物や薬をうまく飲み込むことが困難な事例にしばしば遭遇する。高齢者は，歯の喪失による咀嚼機能の低下や嚥下反射の衰え，さらに最近では，高齢者のサルコペニア（加齢性筋肉減少症）による筋力低下も嚥下障害の一因といわれる。服用できずに残薬となり，その結果として薬効が発揮されずに処方が追加され，ポリファーマシーとなることがある。

実際に服薬現場に参加すると，患者の実際の服用状況にあった剤形，GEの選択へとつなげることができる。その際，薬学的視点でのGE選択眼が患者の服薬支援とポリファーマシー解消に役立つものと考えられる。

遺尿文献

1) 篠原久仁子，"薬局でできるメタボサポート～薬剤師が行う予防改善・支援～"，高木康編，じほう，東京，2009，pp.125-128.
2) 日本薬剤師会，"薬局におけるハイリスク薬の薬学的管理指導に関する業務ガイドライン 第2版"，2011.（http://www.nichiyaku.or.jp/action/wp-content/uploads/2011/05/high_risk_guideline_2nd.pdf）
3) 篠原久仁子，薬局でのハイリスク薬服薬管理の工夫～経口糖尿病薬を例にして～，日本薬剤師会雑誌，2011，63，1，77-82.
4) 篠原久仁子，ジェネリック医薬品—選択の基準，患者の不安を解消し，服薬上の問題を解決，調剤と情報，2013，19，1720-1724.
5) 篠原久仁子，他，糖尿病患者の残薬要因に応じた服薬指導の介入効果の検討，くすりと糖尿病，2014，3，2，163-170.
6) "平成27年度 在宅医療Q&A"，日本薬剤師会監，じほう，東京，2015，pp.74-164.
7) 秋下雅弘・編著，"高齢者のポリファーマシー"，南山堂，東京，2016，pp.206-226.
8) 篠原久仁子，ポリファーマシー解消のためのジェネリック医薬品の適正使用，"さよならポリファーマシー"，北和也・編著，じほう，東京，2016，pp.303-314.

2 自動車運転などに関わる問題

1. はじめに

　糖尿病治療薬は2017年現在で内服薬7種類，注射薬2種類で保険適用が認められ，診療報酬ではハイリスク薬として算定基準にあった服薬指導をすると「特定薬剤管理指導加算」が算定できる（表10.2.1）。算定基準となる確認事項には，「低血糖および低血糖状態出現時の自覚症状とその対処法の指導」があり，糖尿病薬での服薬指導には低血糖への注意喚起は重要な指導事項となる。つまり，服薬指導時の「低血糖があるか」という質問を患者にした際に，低血糖を起こしているか，起こしていないかだけを確認するのではなく，薬剤師が予防法から対処法までを指導して，特定薬剤管理指導加算が算定できることになる。

　糖尿病の薬物治療では，最初は単剤より開始されるが，患者は罹病歴が長くなると複数の糖尿病薬を併用することが多くなる。近年は基礎インスリン経口併用療法（いわゆるBOT）として内服薬とインスリン注射薬との併用も多く，低血糖発症時には患者自身による予防や対処法の実行がより重要になってきている。また，2016年に発表された「高齢者糖尿病の血糖コントロール目標（HbA1c値）」（332頁，図8.2.1参照）では「重症低血糖が危惧される薬剤」が処方されているかどうかによりコントロール目標値が異なり，HbA1cの下限値も設けられた。これは低血糖対策を患者自身の対処に委ねるだけでなく，医療者側へも注意喚起が示されたことになる。

　このように糖尿病の薬物療法が複雑になり，しかも糖尿病患者の約半数が高齢者という報告もあり，糖尿病患者による社会的な問題が発生してきている。自動車運転中での意識障害による自動車事故が近年増えており，その原因が病気や治療薬の副作用という報告があり，そのひとつとして糖尿病による無自覚性低血糖症があげられている（表10.2.2）。

2. 自動車運転注意薬について

　2013年3月22日に総務省が厚生労働省へ「医薬品の普及・安全に関する行政評価・監視結果に

表10.2.1　ハイリスク薬としての糖尿病薬の確認事項

①　糖尿病用剤　　　②膵臓ホルモン剤
1）患者に対する処方内容（薬剤名，用法・用量など）の確認
2）服用患者のアドヒアランスの確認　（シックデイ時の対処法についての指導）
3）副作用モニタリングおよび重篤な副作用発生時の対処方法の教育（低血糖および低血糖状態出現時の自覚症状とその対処法の指導）
4）効果の確認　（適正な用量，可能な場合の検査値（HbA1cや血糖値）のモニター）
5）一般用医薬品やサプリメント等を含め，併用薬および食事との相互作用の確認
6）注射手技の確認　（薬剤の保管方法，空打ちの意義，投与部位など），注射針の取り扱い方法についての指導

（日本薬剤師会，薬局におけるハイリスク薬の薬学的管理指導に関する業務ガイドライン（第2版），2011．6．）

表10.2.2 道路交通法に定められた「一定の病気等」

■「一定の病気等」とは──免許の取消し，拒否，保留等事由となるもの
（道路交通法第90条第1項第1号～2号，道路交通法施行令第33条の2の3）

1. 総合失調症（自動車等の安全な運転に必要な認知，予測，判断又は操作のいずれかに係る能力を欠くこととなるおそれがある症状を呈しないものを除く。）
2. てんかん（発作が再発するおそれがないもの，発作が再発しても意識障害及び運動障害がもたらされないもの並びに発作が睡眠中に限り再発するものを除く。）
3. 再発性の失神（脳全体の虚血により一過性の意識障害をもたらす病気であって，発作が再発するおそれがあるものをいう。）
4. 無自覚症の低血糖症（人為的に血糖を調節することができるものを除く。）
5. そううつ病（そう病及びうつ病を含み，自動車等の安全な運転に必要な認知，予測，判断又は操作のいずれかに係る能力を欠くこととなるおそれがある症状を呈しないものを除く。）
6. 重度の眠気の症状を呈する睡眠障害
7. そのほか，自動車等の安全な運転に必要な認知，予測，判断又は操作のいずれかに係る能力を欠くこととなるおそれがある症状を呈する病気
8. 認知症（介護保険法第5条の2に規定するもの）
9. アルコール，麻薬，大麻，あへん又は覚醒剤の中毒

基づく勧告」として，副作用報告で意識障害の記載がある医薬品について添付文書に「自動車運転等の禁止」を記載するように勧告した。それを受け，厚生労働省と独立行政法人医薬品医療機器総合機構（Pharmaceuticals and Medical Devices Agency：PMDA）が検討して，同年5月29日に厚生労働省が医師や薬剤師に対して自動車運転禁止などに関する説明を，患者へ徹底するように通知を出した。同年11月26日には厚生労働省は日本製薬団体連合会安全性委員会委員長へ，意識障害の記載がある医薬品で該当する薬への添付文書の改定指示を出した。この時点では，通知のなかに糖尿病薬は含まれていなかったが，2014年1月7日に，単独では低血糖を起さない糖尿病薬へも「低血糖症状を起こすことがあるので，高所作業，自動車運転等に従事している患者に投与するときは注意すること」と記載するように改定通知が出された。

これらの医薬品への行政指導と並行して，道路交通法も整備されていった。2013年6月7日に，衆院本会議で「一定の病気や危険運転者対策など」の法案が可決・成立し，1年後の2014年6月1日に施行された。改正内容は，一定の病気を原因とする事故を防ぐために，運転免許証の取得・更新希望者に対して一定の病気などに該当するかどうかの質問票を出し，虚偽の記載・報告をした場合に，1年以下の懲役または30万円以下の罰金が科せられるようになった。「一定の病気等」には「無自覚性低血糖症」も含まれている。

行政の医薬品の副作用による安全対策が進むと，自動車運転に影響がある医薬品の整理がされて，「自動車運転禁止薬」と「自動車運転注意薬」という分類ができた。自動車運転禁止薬は，文字どおり医師や薬剤師が自動車運転禁止の旨を患者へ説明して，運転を禁止させなければならない。この分類では，糖尿病薬は作用機序を問わずすべてが「自動車運転注意薬」となっている。薬剤師は糖尿病薬を調剤し投薬した場合には，患者へ自動車運転時の無自覚性低血糖症の予防や対処法を説明して，運転時の注意喚起をしなければいけないこととなった。しかし，それぞれの病気にはただし書きがあり，無自覚性低血糖症は「人為的に血糖を調節することができるものを除く」とある。

つまり患者自身が血糖を調整できて，無自覚性低血糖症を起さないような血糖管理ができれば，自動車運転が可能ということになる．

3. 糖尿病薬による低血糖

2型糖尿病に使用される内服薬7種類は，病態に合わせて選択される（52頁，図3.3.3参照）．インスリン分泌能が低下した場合には，膵臓からのインスリン分泌を促進するために，スルホニル尿素薬（sulfonylureas：SU薬）や速効型インスリン分泌促進薬（グリニド薬）が使用される．この薬剤とインスリン製剤は高齢者糖尿病の血糖コントロール目標においても，重症低血糖が危惧される薬剤として下限値が設けられており，単独服用時はもちろん他の糖尿病薬との併用時には，低血糖について十分注意する必要がある．

低血糖症は血糖値が70mg/dL程度に低下した際に，インスリン拮抗ホルモンの分泌が増え，交換神経系ホルモンの症状である，冷や汗，動悸，頻脈，手指振戦などが現れる．血糖値が50mg/dL程度となると中枢神経系の症状が現れ，頭痛，眼のかすみ，集中力の低下や異常行動などが現れ，適切な対処をしないと昏睡となる．通常は血糖降下時には空腹感や動悸など警告症状が現れるが，このときにブドウ糖摂取などの適切な対応をせず，繰り返しの低血糖を起こすと反応性が低下して，突然に意識障害を起こす「無自覚性低血糖」が発現するようになる．

糖尿病患者が自動車運転時の事故を起こさないようにするためには，無自覚性低血糖を防ぐことである．それには患者が低血糖症にどのような症状があるのか理解して，その症状を感じたときには条件反射的にブドウ糖やブドウ糖を含んだ糖分を摂取することを実行できるように指導して，患者に無自覚性低血糖症を起こさせないことである．

4. 自動車運転時の対策

自動車運転をする患者への指導として参考になるのが，米国糖尿病学会による「交通事故を起こさないための低血糖対策7カ条」である（表10.2.3）．自動車運転をする前には必ず，低血糖を起こす可能性と，起こした場合を想定した対処法を説明しなければいけないことがわかる．過去には

表10.2.3 交通事故を起こさないための低血糖対策7カ条（米国糖尿病学会による）

1	運転前と長い時間の運転時には，一定間隔で血糖自己測定を行い，自分の血糖値をチェックしましょう．
2	運転するときは，血糖自己測定器とブドウ糖やそれに代わるものを，常にそばに置いてください．
3	低血糖のサインを感じたり，血糖自己測定を行い血糖値が70mg/dL未満と低かった場合は，運転をやめて，車を安全な場所にとめましょう．
4	低血糖を確かめたときには，吸収の速いブドウ糖製剤や，ブドウ糖を多く含むジュースなど，血糖値を上げやすい食品をとりましょう．ブドウ糖を含まず低カロリー甘味料を使用した清涼飲料水などもあるので，あらかじめ成分を確かめておきましょう．
5	補食をしてから15分待ち，血糖値が目標値に達していることを確認してから，運転を再開しましょう．
6	もしもあなたが無自覚性低血糖を経験しているのなら，運転をやめて，主治医に相談してください．
7	患者によっては糖尿病網膜症により視力障害が起きていることがあります．末梢神経障害によりアクセルやブレーキのペダルの感じ方が弱まっている場合もあります．早期に医師に相談しましょう．

インスリンを注射したにも関わらず食事を摂らずに自動車を運転して事故を起こした例もある。まず大切なことは，患者自身が医薬品の適正使用ができるように指導することである。そのうえで，自身の服用や注射している薬が低血糖になりやすい時間を把握する，その時間帯にはなるべく1人で運転をしない，長時間運転時の食事時間の遅れに注意するように心がける，などのアドバイスも必要である。

自動車内でのブドウ糖やブドウ糖を含んだ糖分の設置場所も重要になる。低血糖状態では意識が朦朧となることもあり，ブドウ糖などは必ず運転席から手の届く場所に置くことが必要となる。運転席の横のサイドポケットや助手席との間の飲み物置場などと具体的に説明をしたほうがよい。ダッシュボードや後席ではいざというときに取り出せない可能性もある。

5. 最後に

低血糖を起こす可能性のある薬剤を投薬すれば，薬剤師ならば低血糖を起こす可能性があると予測ができる。つまり，患者が「低血糖は起きていない」，「血糖値が高いから低血糖なんて起きない」と話していても，薬剤師は低血糖症状を説明し理解させ，ブドウ糖などを携帯させ，低血糖症発症時には適切に糖分を摂れるよう指導をする責務があるといえる。交通網の整備されていない地方は自動車社会であり，糖尿病患者が自動車運転をできなくなることは，仕事や社会生活のうえで非常にQOLが低下することになる。服薬指導をした患者が，糖尿病治療薬により自動車運転事故を起こさないためにも，運転時の重症低血糖症を発症させないように，普段からの低血糖対策の説明を十分行うように心がけてほしい。

付録

糖尿病治療薬一覧
日本くすりと糖尿病学会　入会のご案内
一般社団法人日本くすりと糖尿病学会
　　認定薬剤師制度規程
一般社団法人日本くすりと糖尿病学会
　　申請書類等　細則
認定薬剤師認定制度
　　申請更新時における単位基準
糖尿病薬物療法認定薬剤師研修カリキュラム

付　録

糖尿病治療薬一覧
『治療薬ハンドブック2017』（じほう刊）より作成

スルホニル尿素薬（SU薬）（第一世代）
アセトヘキサミド（acetohexamide）劇

ジメリン（塩野義＝共和薬品）
錠 250mg，500mg
【適応，用法・用量】インスリン非依存型糖尿病（ただし，食事療法・運動療法のみで効果不十分な場合に限る）⇒1日250mg，適宜増量して維持量を決定　1日最高 1000mg。1日1～2回（朝または朝夕），食前または食後
【警告】重篤かつ遷延性の低血糖症を起こすことがある
【禁忌】重症ケトーシス，糖尿病性昏睡または前昏睡，インスリン依存型糖尿病（若年型・ブリットル型糖尿病等），重篤な肝・腎機能障害，重症感染症，手術前後，重篤な外傷，下痢・嘔吐等胃腸障害，スルホンアミド系薬過敏症歴，妊婦・妊娠可能性
【重大な副作用】低血糖，再生不良性貧血，溶血性貧血，無顆粒球症
【半減期】3.2時間（250mg朝食前30分）【排泄】主に尿中

グリクロピラミド（glyclopyramide）劇

デアメリンS（杏林）
錠 250mg
【適応，用法・用量】インスリン非依存型糖尿病（ただし，食事療法・運動療法のみで効果不十分な場合に限る）⇒1日125～250mg，適宜増量して維持量を決定　1日最高 500mg。1日1～2回（朝または朝夕），食前または食後
【警告】重篤かつ遷延性の低血糖症を起こすことがある
【禁忌】重症ケトーシス，糖尿病性昏睡または前昏睡，インスリン依存型糖尿病，重篤な肝・腎機能障害，重症感染症，手術前後，重篤な外傷，下痢・嘔吐等胃腸障害，スルホンアミド系薬過敏症歴，妊婦・妊娠可能性
【重大な副作用】低血糖，再生不良性貧血，無顆粒球症

クロルプロパミド（chlorpropamide）劇

アベマイド（小林化工）
錠 250mg
【適応，用法・用量】インスリン非依存型糖尿病（ただし，食事療法・運動療法のみで効果不十分な場合に限る）⇒1日1回100～125mg，朝食前または後。適宜増量して維持量を決定　1日最高 500mg
【警告】重篤かつ遷延性の低血糖症を起こすことがある
【禁忌】重症ケトーシス，糖尿病性昏睡または前昏睡，インスリン依存型糖尿病，重篤な肝・腎機能障害，重症感染症，手術前後，重篤な外傷，下痢・嘔吐等胃腸障害，妊婦・妊娠可能性，スルホンアミド系薬過敏症歴
【重大な副作用】低血糖，再生不良性貧血，無顆粒球症

スルホニル尿素薬（SU薬）（第二世代）
グリクラジド（gliclazide）劇

グリミクロン（大日本住友）
錠 40mg

グリミクロンHA（大日本住友）
錠 20mg
【適応，用法・用量】インスリン非依存型糖尿病（成人型糖尿病）（ただし，食事療法・運動療法のみで効果不十分な場合に限る）⇒1日40mgから開始し，1日1～2回（朝または朝夕），食前または食後　維持 1日40～120mg　1日最高 160mg

【警告】重篤かつ遷延性の低血糖症を起こすことがある

【禁忌】重症ケトーシス，糖尿病性昏睡または前昏睡，インスリン依存型糖尿病，重篤な肝・腎機能障害，重症感染症，手術前後，重篤な外傷，下痢・嘔吐等胃腸障害，スルホンアミド系薬過敏症歴，妊婦・妊娠可能性

【重大な副作用】低血糖，無顆粒球症，肝機能障害，黄疸

【半減期】8.6時間（40mg）【排泄】主に尿中

グリベンクラミド（glibenclamide）劇

オイグルコン（中外）
ダオニール（サノフィ）

錠 1.25mg，2.5mg

【適応，用法・用量】インスリン非依存型糖尿病（ただし，食事療法・運動療法のみで効果不十分な場合に限る）⇒1日1.25～2.5mg，適宜増量して維持量を決定 1日最高 10mg。原則として1日1～2回（朝または朝夕），食前または食後

【警告】重篤かつ遷延性の低血糖症を起こすことがある

【禁忌】重症ケトーシス，糖尿病性昏睡または前昏睡，インスリン依存型糖尿病（若年型・ブリットル型糖尿病等），重篤な肝・腎機能障害，重症感染症，手術前後，重篤な外傷，下痢・嘔吐等胃腸障害，妊婦・妊娠可能性，スルホンアミド系薬過敏症歴 【投与禁忌】ボセンタン

【重大な副作用】低血糖，無顆粒球症，溶血性貧血，肝炎，肝機能障害，黄疸

【半減期】2.7時間（2.5mg朝食10分前）

スルホニル尿素薬（SU薬）（第三世代）
グリメピリド（glimepiride）劇

アマリール（サノフィ）

錠 0.5mg，1mg，3mg　OD錠 0.5mg，1mg，3mg

【適応，用法・用量】2型糖尿病（ただし，食事療法・運動療法のみで効果不十分な場合に限る）⇒1日0.5～1mgから開始し，1日1～2回（朝また は朝夕），食前または食後 維持 1日1～4mg 1日最高 6mg

【警告】重篤かつ遷延性の低血糖症を起こすことがある

【禁忌】重症ケトーシス，糖尿病性昏睡または前昏睡，インスリン依存型糖尿病（若年型・ブリットル型糖尿病等），重篤な肝・腎機能障害，重症感染症，手術前後，重篤な外傷，下痢・嘔吐等胃腸障害，妊婦・妊娠可能性，スルホンアミド系薬過敏症歴

【重大な副作用】低血糖，汎血球・血小板減少，無顆粒球症，溶血性貧血，肝機能障害，黄疸，（類薬）再生不良性貧血

【半減期】錠 1.5時間（1mg朝食直前）

速効型インスリン分泌促進薬（グリニド薬）
ナテグリニド（nateglinide）劇

スターシス（アステラス）
ファスティック（EAファーマ＝持田）

錠 30mg，90mg

【適応，用法・用量】2型糖尿病における食後血糖推移の改善（ただし，食事・運動療法で効果不十分，または食事・運動療法に加えてαグルコシダーゼ阻害薬・ビグアナイド系薬・チアゾリジン系薬のいずれかを使用しても効果不十分な場合に限る）⇒1回90mgを1日3回，毎食直前（10分以内）効果不十分 1回量を120mgまで増量可

【禁忌】重症ケトーシス，糖尿病性昏睡または前昏睡，1型糖尿病，透析を必要とするような重篤な腎機能障害，重症感染症，手術前後，重篤な外傷，妊婦・妊娠可能性

【重大な副作用】低血糖，肝機能障害，黄疸，（外国）心筋梗塞，突然死

【半減期】1.3時間（60mg空腹時）

ミチグリニドカルシウム水和物
（mitiglinide calcium hydrate）

グルファスト

錠 5mg，10mg（キッセイ＝武田）　OD錠 5mg，10mg（キッセイ）

【適応，用法・用量】2型糖尿病⇒1回10mgを1日3回，毎食直前（5分以内）
【禁忌】重症ケトーシス，糖尿病性昏睡または前昏睡，1型糖尿病，重症感染症，手術前後，重篤な外傷，妊婦・妊娠可能性
【重大な副作用】心筋梗塞，低血糖，肝機能障害
【半減期】錠1.2時間　OD錠1.3時間（いずれも10mg食直前）

レパグリニド（repaglinide）劇

シュアポスト（大日本住友）

錠 0.25mg，0.5mg

【適応，用法・用量】2型糖尿病⇒ 開始 1回0.25mgを1日3回，毎食直前（10分以内） 維持 1回0.25～0.5mg，1回1mgまで増量可
【禁忌】重症ケトーシス，糖尿病性昏睡または前昏睡，1型糖尿病，重症感染症，手術前後，重篤な外傷，妊婦・妊娠可能性
【重大な副作用】低血糖，肝機能障害，（外国）心筋梗塞
【半減期】46分（0.25mg食直前）

ビグアナイド薬（BG薬）

ブホルミン塩酸塩（buformin hydrochloride）劇

ジベトンS（寿）

腸溶錠 50mg

【適応，用法・用量】インスリン非依存型糖尿病（ただし，SU剤が効果不十分，あるいは副作用等で使用不適当な場合に限る）⇒1日量100mgから開始し2～3回に分服，食後 維持 1日最高150mg
【警告】重篤な乳酸アシドーシスでの死亡例報告あり。乳酸アシドーシスを起こしやすい患者には投与しない。重篤な低血糖症を起こす可能性あり
【禁忌】乳酸アシドーシスの既往，腎機能障害（軽度障害も含む），透析患者（腹膜透析も含む），肝機能障害，ショック・心不全・心筋梗塞・肺塞栓等心血管系・肺機能に高度障害およびその他の低酸素血症を伴いやすい状態，過度のアルコール摂取者，脱水症，脱水状態が懸念される下痢・嘔吐等胃腸障害，高齢者，重症ケトーシス，糖尿病性昏睡または前昏睡，1型糖尿病，重症感染症，手術前後，重篤な外傷，栄養不良・飢餓・衰弱状態，脳下垂体・副腎機能不全，妊婦・妊娠可能性，ビグアナイド系薬過敏症歴
【重大な副作用】乳酸アシドーシス，低血糖

メトホルミン塩酸塩（metformin hydrochloride）劇

グリコラン（日本新薬）

錠 250mg

【適応，用法・用量】2型糖尿病（ただし食事・運動療法で効果不十分，または食事・運動療法に加えてSU薬を使用しても効果不十分な場合に限る）⇒1日量500mgから開始し2～3回分服，食後 維持 1日最高750mg
【警告】重篤な乳酸アシドーシスでの死亡例報告あり。乳酸アシドーシスを起こしやすい患者には投与しない。重篤な低血糖を起こす可能性．
【禁忌】乳酸アシドーシスの既往，透析患者（腹膜透析含む）。ショック・心不全・心筋梗塞・肺塞栓等心血管系，肺機能に高度の障害およびその他の低酸素血症を伴いやすい状態。過度のアルコール摂取者。脱水症，脱水状態が懸念される下痢・嘔吐等の胃腸障害．重症ケトーシス，糖尿病性昏睡または前昏睡，1型糖尿病，重症感染症，手術前後，重篤な外傷，栄養不良・飢餓・衰弱状態，脳下垂体・副腎機能不全，妊婦・妊娠可能性，ビグアナイド系薬過敏症歴。腎機能障害（軽度障害含む），肝機能障害，高齢者
【重大な副作用】乳酸アシドーシス，低血糖，肝機能障害，黄疸，横紋筋融解症
【半減期】3.6時間（250mg空腹時）　【排泄】尿中

メトグルコ（大日本住友）

錠 250mg，500mg

【適応，用法・用量】2型糖尿病（ただし食事・運動療法で効果不十分，または食事・運動療法に加えてSU薬を使用しても効果不十分な場合に限る）⇒成人・10歳以上の小児：1日量500mgから

開始し2～3回分服，食直前または食後 維持 成人：1日750～1500mg，小児：1日500～1500mg 1日最高 成人：2250mg，小児：2000mg
【警告】重篤な乳酸アシドーシスでの死亡例報告あり．乳酸アシドーシスを起こしやすい患者には投与しない．腎機能・肝機能障害，高齢者には定期的に腎機能や肝機能を確認する等慎重に投与．特に75歳以上の高齢者では投与の適否を慎重に判断
【禁忌】乳酸アシドーシスの既往，透析患者（腹膜透析含む）．ショック・心不全・心筋梗塞・肺塞栓等心血管系，肺機能に高度の障害およびその他の低酸素血症を伴いやすい状態．過度のアルコール摂取者．脱水症，脱水状態が懸念される下痢・嘔吐等の胃腸障害．重症ケトーシス，糖尿病性昏睡または前昏睡，1型糖尿病，重症感染症，手術前後，重篤な外傷，栄養不良・飢餓・衰弱状態，脳下垂体・副腎機能不全，妊婦・妊娠可能性，ビグアナイド系薬過敏症歴．中等度以上の腎機能障害，重度の肝機能障害
【重大な副作用】乳酸アシドーシス，低血糖，肝機能障害，黄疸，横紋筋融解症
【半減期】4時間（500mg空腹時） 【排泄】尿中

α-グルコシダーゼ阻害薬（α-GI）
アカルボース（acarbose）

グルコバイ（バイエル＝富士フイルムファーマ）

錠 50mg，100mg OD錠 50mg，100mg
【適応，用法・用量】糖尿病の食後過血糖の改善（ただし，食事・運動療法でも効果不十分，または食事・運動療法に加えて経口血糖降下薬もしくはインスリン製剤で効果不十分な場合に限る）⇒1回100mgを1日3回，食直前．ただし 開始 1回50mg，忍容性を確認の上1回100mgへ増量可
【禁忌】重症ケトーシス，糖尿病性昏睡または前昏睡，重症感染症，手術前後，重篤な外傷，妊婦・妊娠可能性
【重大な副作用】低血糖（他の糖尿病用薬併用），腸閉塞，肝機能障害，黄疸，（類薬）重篤な肝硬変例での意識障害を伴う高アンモニア血症

ボグリボース（voglibose）

ベイスン（武田テバ薬品＝武田）

錠 0.2mg，0.3mg OD錠 0.2mg，0.3mg
【適応，用法・用量】①糖尿病の食後過血糖の改善（ただし，食事・運動療法で効果不十分，または食事・運動療法に加えて経口血糖降下剤もしくはインスリン製剤で効果不十分な場合に限る）⇒1回0.2mgを1日3回，食直前 効果不十分 1回0.3mgまで増量可
（0.2mgのみ）②耐糖能異常における2型糖尿病の発症抑制（ただし，食事・運動療法を十分に行っても改善されない場合に限る）⇒1回0.2mgを1日3回，食直前"
【禁忌】重症ケトーシス，糖尿病性昏睡または前昏睡，重症感染症，手術前後，重篤な外傷
【重大な副作用】腸閉塞，劇症肝炎，重篤な肝機能障害，黄疸，（他の糖尿病用薬併用）低血糖，（重篤な肝硬変例への投与）高アンモニア血症増悪・意識障害

ミグリトール（miglitol）

セイブル（三和化学）

錠 25mg，50mg，75mg OD錠 25mg，50mg，75mg
【適応，用法・用量】糖尿病の食後過血糖の改善（ただし，食事・運動療法で効果不十分，または食事・運動療法に加えてSU薬，ビグアナイド系薬，インスリン製剤を使用して効果不十分な場合に限る）⇒1回50mgを1日3回，毎食直前 効果不十分 1回量を75mgまで増量可
【禁忌】重症ケトーシス，糖尿病性昏睡または前昏睡，重症感染症，手術前後，重篤な外傷，妊婦・妊娠可能性
【重大な副作用】低血糖，腸閉塞，肝機能障害，黄疸，（類薬）重篤な肝硬変例での意識障害を伴う高アンモニア血症
【半減期】2.2時間（50mg空腹時） 【排泄】主に腎

チアゾリジン薬

ピオグリタゾン塩酸塩 (pioglitazone hydrochloride)

アクトス（武田）

錠 15mg, 30mg OD錠 15mg, 30mg

【適応, 用法・用量】2型糖尿病（ただし, 食事・運動療法のみ, 食事・運動療法に加えてSU薬・αグルコシダーゼ阻害薬・ビグアナイド系薬・インスリン製剤のいずれかを使用しても十分な効果が得られずインスリン抵抗性が推定される場合に限る）⇒1日1回15～30mg（インスリン製剤使用時は1日1回15mg）, 朝食前または朝食後 1日最高 45mg（インスリン製剤使用時は30mg）

【禁忌】心不全および既往歴, 重症ケトーシス, 糖尿病性昏睡または前昏睡, 1型糖尿病, 重篤な肝・腎機能障害, 重症感染症, 手術前後, 重篤な外傷, 妊婦・妊娠可能性

【重大な副作用】心不全の増悪・発症, 浮腫, 肝機能障害, 黄疸, 低血糖症状（他の糖尿病用薬併用）, 横紋筋融解症, 間質性肺炎, 胃潰瘍再燃

【半減期】錠 未変 5.4時間（30mg空腹時）OD錠 未変 6.7時間（30mg水なし朝絶食下）

DPP-4阻害薬

アナグリプチン (anagliptin)

スイニー（三和化学＝興和創薬）

錠 100mg

【適応, 用法・用量】2型糖尿病⇒1回100mgを1日2回, 朝夕 効果不十分 経過を十分に観察しながら1回200mgまで増量可 腎障害 重度以上または末期腎不全には1日1回100mg

【禁忌】重症ケトーシス, 糖尿病性昏睡または前昏睡, 1型糖尿病, 重症感染症, 手術前後, 重篤な外傷

【重大な副作用】低血糖, 腸閉塞

【半減期】α 2時間, β 6.2時間（100mg）【排泄】主に腎

アログリプチン安息香酸塩 (alogliptin benzoate)

ネシーナ（武田）

錠 6.25mg, 12.5mg, 25mg

【適応, 用法・用量】2型糖尿病⇒1日1回25mg 腎障害 1日1回, 中等度には12.5mg, 重度または末期腎不全には6.25mg

【禁忌】重症ケトーシス, 糖尿病性昏睡または前昏睡, 1型糖尿病, 重症感染症, 手術前後, 重篤な外傷

【重大な副作用】低血糖, 急性膵炎, 肝機能障害, 黄疸, 皮膚粘膜眼症候群, 多形紅斑, 横紋筋融解症, 腸閉塞, 間質性肺炎, 類天疱瘡

【半減期】17時間（25mg）【排泄】主に腎

オマリグリプチン (omarigliptin)

マリゼブ（MSD）

錠 12.5mg, 25mg

【適応, 用法・用量】2型糖尿病⇒1週間に1回25mg 腎障害 重度または透析を要する末期腎不全は週1回12.5mg

【禁忌】重症ケトーシス, 糖尿病性昏睡または前昏睡, 1型糖尿病, インスリン注射による血糖管理が望まれる重症感染症, 手術前後, 重篤な外傷

【重大な副作用】低血糖,（類薬）急性膵炎, 腸閉塞

【半減期】39時間（25mg）【排泄】主に尿中

サキサグリプチン水和物 (saxagliptin hydrate)

オングリザ（協和発酵キリン）

錠 2.5mg, 5mg

【適応, 用法・用量】2型糖尿病⇒1日1回5mg。状態に応じて1日1回2.5mgも可 腎障害 中等度以上は1日1回2.5mg

【禁忌】重症ケトーシス, 糖尿病性昏睡または前昏睡, 1型糖尿病, 重症感染症, 手術前後, 重篤な外傷

【重大な副作用】低血糖症, 急性膵炎, 過敏症反

応，腸閉塞
【半減期】6.8時間（2.5mg）

シタグリプチンリン酸塩水和物 (sitagliptin phosphate hydrate)

ジャヌビア（MSD）
グラクティブ（小野）

錠 12.5mg，25mg，50mg，100mg
【適応，用法・用量】2型糖尿病⇒1日1回50mg 効果不十分 経過を十分に観察しながら1日1回100mgまで増量可 腎障害 程度により用量調節
【禁忌】重症ケトーシス，糖尿病性昏睡または前昏睡，1型糖尿病，重症感染症，手術前後，重篤な外傷
【重大な副作用】アナフィラキシー反応，皮膚粘膜眼症候群，剥脱性皮膚炎，低血糖，肝機能障害，黄疸，急性腎不全・膵炎，間質性肺炎，腸閉塞，横紋筋融解症，血小板減少，類天疱瘡
【半減期】12時間（12.5mg）【排泄】主に尿中

テネリグリプチン臭化水素酸塩水和物 (teneligliptin hydrobromide hydrate)

テネリア（田辺三菱＝第一三共）

錠 20mg
【適応，用法・用量】2型糖尿病⇒1日1回20mg 効果不十分 経過を十分に観察しながら1日1回40mgまで増量可
【禁忌】重症ケトーシス，糖尿病性昏睡または前昏睡，1型糖尿病，重症感染症，手術前後，重篤な外傷
【重大な副作用】低血糖症，腸閉塞，肝機能障害，間質性肺炎，類天疱瘡
【半減期】24時間（20mg）

トレラグリプチンコハク酸塩 (trelagliptin succinate)

ザファテック（武田）

錠 50mg，100mg

【適応，用法・用量】2型糖尿病⇒1週間に1回100mg 腎障害 中等度には週1回50mg
【禁忌】重症ケトーシス，糖尿病性昏睡または前昏睡，1型糖尿病，重症感染症，手術前後，重篤な外傷，高度腎機能障害，透析中の末期腎不全
【重大な副作用】低血糖，（類薬）急性膵炎，腸閉塞
【半減期】54時間（100mg）【排泄】主に腎

ビルダグリプチン (vildagliptin)

エクア（ノバルティス）

錠 50mg
【適応，用法・用量】2型糖尿病⇒1回50mgを1日2回，朝夕。1日1回朝50mgも可 腎障害 中等度以上または透析中の末期腎不全には1日1回朝50mg
【禁忌】糖尿病性ケトアシドーシス，糖尿病性昏睡，1型糖尿病，重度の肝機能障害，重症感染症，手術前後，重篤な外傷
【重大な副作用】肝炎，肝機能障害，血管浮腫（ACE阻害薬併用時），低血糖症，横紋筋融解症，急性膵炎，腸閉塞，間質性肺炎，類天疱瘡
【半減期】1.8時間（50mg）

リナグリプチン (linagliptin)

トラゼンタ（日本ベーリンガー）

錠 5mg
【適応，用法・用量】2型糖尿病⇒1日1回5mg
【禁忌】重症ケトアシドーシス，糖尿病性昏睡または前昏睡，1型糖尿病，重症感染症，手術前後，重篤な外傷
【重大な副作用】低血糖症，腸閉塞，肝機能障害，類天疱瘡
【半減期】105時間（5mg）【排泄】主に糞中

GLP-1受容体作動薬

エキセナチド (exenatide) 劇

バイエッタ（アストラゼネカ）

キット〔皮下注・ペン〕300μg（1回投与量5μ

付録

g，10μg）
【適応，用法・用量】2型糖尿病〔ただし，食事・運動療法に加えてSU薬（ビグアナイド系薬・チアゾリジン系薬との併用を含む）を使用しても効果不十分な場合に限る〕⇒1回5μgを1日2回皮下注，朝夕食前 開始1カ月以上後 1回10μgを1日2回に増量可
【禁忌】糖尿病性ケトアシドーシス，糖尿病性昏睡または前昏睡，1型糖尿病，重症感染症・手術等緊急時，透析患者を含む重度腎機能障害
【重大な副作用】低血糖，腎不全，急性膵炎，アナフィラキシー反応，血管浮腫，腸閉塞
【半減期】1.3時間（5μg）

ビデュリオン（アストラゼネカ）

注射用〔皮下注〕2mg キット〔皮下注ペン〕2mg
【適応，用法・用量】2型糖尿病〔ただし，食事・運動療法に加えてSU薬・ビグアナイド系薬・チアゾリジン系薬（単独または併用）による治療で効果不十分な場合に限る〕⇒1回2mgを週に1回皮下注
【禁忌】糖尿病性ケトアシドーシス，糖尿病性昏睡または前昏睡，1型糖尿病，重症感染症・手術等緊急時，透析患者を含む重度腎機能障害
【重大な副作用】低血糖，腎不全，急性膵炎，アナフィラキシー反応，血管浮腫，腸閉塞

デュラグルチド（dulaglutide）生物 劇

トルリシティ（リリー＝大日本住友）

キット〔皮下注〕0.75mg
【適応，用法・用量】2型糖尿病⇒1回0.75mgを週に1回（同一曜日）皮下注
【禁忌】糖尿病性ケトアシドーシス，糖尿病性昏睡または前昏睡，1型糖尿病，重症感染症・手術等緊急時
【重大な副作用】低血糖，アナフィラキシー，血管浮腫，（類薬）急性膵炎，腸閉塞
【半減期】108時間（0.75mg皮下注）

リキシセナチド（lixisenatide）劇

リキスミア（サノフィ）

キット〔皮下注〕300μg/3mL
【適応，用法・用量】2型糖尿病⇒1日1回20μgを朝食前1時間以内に皮下注 開始 1日1回10μg．1週間以上投与後1日1回15μgに増量．さらに1週間以上投与後に1日1回20μgに増量 1日最高20μg
【禁忌】糖尿病性ケトアシドーシス，糖尿病性昏睡または前昏睡，1型糖尿病，重症感染症・手術等緊急時
【重大な副作用】低血糖，急性膵炎，アナフィラキシー反応，血管浮腫，（類薬）腸閉塞
【半減期】2時間（10μg皮下注）

リラグルチド（liraglutide）劇

ビクトーザ（ノボ）

キット〔皮下注〕18mg/3mL
【適応，用法・用量】2型糖尿病⇒1日1回0.9mgを朝または夕に皮下注．1日1回0.3mgから開始し，1週間以上の間隔で0.3mgずつ増量 1日最高0.9mg
【禁忌】糖尿病性ケトアシドーシス，糖尿病性昏睡，1型糖尿病，重症感染症，手術等の緊急の場合
【重大な副作用】低血糖，膵炎，腸閉塞
【半減期】10～11時間（0.15～0.9mg皮下注）

SGLT2阻害薬

イプラグリフロジン L-プロリン（ipragliflozin L-proline）

スーグラ（アステラス）

錠25mg，50mg
【適応，用法・用量】2型糖尿病⇒1日1回50mgを朝食前または朝食後 効果不十分 1日1回100mgまで増量可 腎障害 重度または透析中の末期腎不全には投与しない 肝障害 重度には低用量開始
【禁忌】重症ケトーシス，糖尿病性昏睡または前

昏睡，重症感染症，手術前後，重篤な外傷
【重大な副作用】低血糖，腎盂腎炎，敗血症，脱水，ケトアシドーシス
【半減期】15時間（50mg食前）

エンパグリフロジン（empagliflozin）

ジャディアンス（日本ベーリンガー）

錠 10mg，25mg
【適応，用法・用量】2型糖尿病⇒1日1回10mgを朝食前または朝食後 効果不十分 1日1回25mgに増量可 腎障害 高度腎機能障害または透析中の末期腎不全患者には投与しない
【禁忌】重症ケトーシス，糖尿病性昏睡または前昏睡，重症感染症，手術前後，重篤な外傷
【重大な副作用】低血糖，脱水，ケトアシドーシス，腎盂腎炎，敗血症
【半減期】9.9時間（10mg空腹時）

カナグリフロジン水和物（canagliflozin hydrate）

カナグル（田辺三菱）

錠 100mg
【適応，用法・用量】2型糖尿病⇒1日1回100mg，朝食前または朝食後 腎障害 重度または透析中の末期腎不全には投与しない
【禁忌】重症ケトーシス，糖尿病性昏睡または前昏睡，重症感染症，手術前後，重篤な外傷
【重大な副作用】低血糖，脱水，ケトアシドーシス，腎盂腎炎，敗血症
【半減期】10時間（100mg食前）

ダパグリフロジンプロピレングリコール水和物（dapagliflozin propylene glycolate hydrate）

フォシーガ（アストラゼネカ＝小野）

錠 5mg，10mg
【適応，用法・用量】2型糖尿病⇒1日1回5mg 効果不十分 1日1回10mgまで増量可 腎障害 重度または透析中の末期腎不全には投与しない
【禁忌】重症ケトーシス，糖尿病性昏睡または前

昏睡，重症感染症，手術前後，重篤な外傷
【重大な副作用】低血糖，腎盂腎炎，敗血症，脱水，ケトアシドーシス
【半減期】12時間（10mg）

トホグリフロジン水和物（tofogliflozin hydrate）

アプルウェイ（サノフィ）
デベルザ（興和＝興和創薬）

錠 20mg
【適応，用法・用量】2型糖尿病⇒1日1回20mg，朝食前または朝食後 腎障害 重度または透析中の末期腎不全には投与しない
【禁忌】重症ケトーシス，糖尿病性昏睡または前昏睡，重症感染症，手術前後，重篤な外傷
【重大な副作用】低血糖，腎盂腎炎，敗血症，脱水，ケトアシドーシス
【半減期】5.4時間（20mg絶食下）

ルセオグリフロジン水和物（luseogliflozin hydrate）

ルセフィ（大正製薬＝大正富山＝ノバルティス）

錠 2.5mg，5mg
【適応，用法・用量】2型糖尿病⇒1日1回2.5mg，朝食前または朝食後 効果不十分 1日1回5mgまで増量可 腎障害 重度または透析中の末期腎不全には投与しない
【禁忌】重症ケトーシス，糖尿病性昏睡または前昏睡，重症感染症，手術前後，重篤な外傷
【重大な副作用】低血糖，腎盂腎炎，敗血症，脱水，ケトアシドーシス
【半減期】 未変 11時間 活性 13時間（2.5mg空腹時）

配合剤（DPP-4阻害薬・BG薬）

アログリプチン安息香酸塩・メトホルミン塩酸塩（alogliptin benzoate・metformin hydrochloride）劇

イニシンク（武田）

錠（アログリプチンとして25mg，メトホルミン塩酸塩500mg）1錠

【適応，用法・用量】2型糖尿病（アログリプチンおよびメトホルミンの併用による治療が適切と判断される場合に限る）⇒1日1回1錠を食直前または食後．2型糖尿病の第一選択薬としない

【警告】メトホルミンにより重篤な乳酸アシドーシスでの死亡例報告あり．乳酸アシドーシスを起こしやすい患者には投与しない．腎・肝機能障害，高齢者には定期的に腎・肝機能を確認する等慎重に投与．特に75歳以上の高齢者では投与の適否を慎重に判断

【禁忌】乳酸アシドーシスの既往，中等度以上の腎機能障害，透析患者（腹膜透析を含む），重度の肝機能障害，ショック・心不全・心筋梗塞・肺塞栓等心血管系・肺機能に高度の障害およびその他の低酸素血症を伴いやすい状態，過度のアルコール摂取者，脱水症，脱水状態が懸念される下痢・嘔吐等胃腸障害，重症ケトーシス，糖尿病性昏睡または前昏睡，1型糖尿病，重症感染症，手術前後，重篤な外傷，栄養不良・飢餓・衰弱状態，脳下垂体・副腎機能不全，妊婦・妊娠可能性，ビグアナイド系薬過敏症歴

【重大な副作用】乳酸アシドーシス，低血糖，急性膵炎，肝機能障害，黄疸，皮膚粘膜眼症候群，多形紅斑，横紋筋融解症，腸閉塞，間質性肺炎，類天疱瘡

【半減期】アログリプチン：19時間，メトホルミン：4.6時間（1錠）【排泄】アログリプチン：主に腎

ビルダグリプチン・メトホルミン塩酸塩（vildagliptin・metformin hydrochloride）劇

エクメット（ノバルティス）

錠〔LD〕（ビルダグリプチン50mg，メトホルミン塩酸塩250mg）1錠

錠〔HD〕（ビルダグリプチン50mg，メトホルミン塩酸塩500mg）1錠

【適応，用法・用量】2型糖尿病（ビルダグリプチンおよびメトホルミンの併用による治療が適切と判断される場合に限る）⇒1回1錠を1日2回，朝夕．2型糖尿病の第一選択薬としない

【警告】重篤な乳酸アシドーシスでの死亡例報告あり．乳酸アシドーシスを起こしやすい患者には投与しない．腎・肝機能障害，高齢者には定期的に腎・肝機能を確認する等慎重に投与．特に75歳以上の高齢者では投与の適否を慎重に判断

【禁忌】ビグアナイド系薬過敏症歴，乳酸アシドーシスの既往，中等度以上の腎機能障害，透析患者（腹膜透析含む），ショック・心不全・心筋梗塞・肺塞栓等心血管系，肺機能に高度の障害およびその他の低酸素血症を伴いやすい状態，過度のアルコール摂取者，脱水症，脱水状態が懸念される下痢・嘔吐等の胃腸障害，糖尿病性ケトアシドーシス，糖尿病性昏睡または前昏睡，1型糖尿病，重度の肝機能障害，重症感染症，手術前後，重篤な外傷，栄養不良・飢餓・衰弱状態，脳下垂体・副腎機能不全，妊婦・妊娠可能性

【重大な副作用】乳酸アシドーシス，肝炎，肝機能障害，黄疸，血管浮腫（ビルダグリプチンとACE阻害薬併用時），低血糖，横紋筋融解症，急性膵炎，腸閉塞，間質性肺炎，類天疱瘡

【半減期】ビルダグリプチン：1.8時間，メトホルミン：3.6時間（LD1錠）

配合剤（DPP-4阻害薬・チアゾリジン薬）

アログリプチン安息香酸塩・ピオグリタゾン塩酸塩（alogliptin benzoate・pioglitazone hydrochloride）

リオベル（武田）

錠〔LD〕（アログリプチンとして25mg，ピオグリタゾンとして15mg）1錠

錠〔HD〕（アログリプチンとして25mg，ピオグリタゾンとして30mg）1錠

【適応，用法・用量】2型糖尿病（アログリプチンおよびピオグリタゾンの併用による治療が適切

と判断される場合に限る）⇒1日1回1錠，朝食前または朝食後。2型糖尿病の第一選択薬としない 腎障害 中等度以上には使用せず各単剤を併用
【禁忌】心不全および既往歴，重症ケトーシス，糖尿病性昏睡または前昏睡，1型糖尿病，重篤な肝・腎機能障害，重症感染症，手術前後，重篤な外傷，妊婦・妊娠可能性
【重大な副作用】心不全の増悪・発症，浮腫，肝機能障害，黄疸，低血糖，横紋筋融解症，間質性肺炎，急性膵炎，皮膚粘膜眼症候群，多形紅斑，腸閉塞，類天疱瘡，胃潰瘍再燃
【半減期】アログリプチン： 未変 18時間，ピオグリタゾン： 未変 9.2時間（HD1錠空腹時）

配合剤（チアゾリジン薬・SU薬）

ピオグリタゾン塩酸塩・グリメピリド
(pioglitazone hydrochloride・glimepiride) 劇

ソニアス（武田）

錠 〔LD〕（ピオグリタゾンとして15mg，グリメピリド1mg）1錠
錠 〔HD〕（ピオグリタゾンとして30mg，グリメピリド3mg）1錠
【適応，用法・用量】2型糖尿病⇒1日1回1錠，朝食前または朝食後。2型糖尿病の第一選択薬としない
【警告】重篤かつ遷延性の低血糖症を起こすことがある
【禁忌】心不全および既往歴，重篤な肝・腎機能障害，重症ケトーシス，糖尿病性昏睡または前昏睡，1型糖尿病，重症感染症，手術前後，重篤な外傷，下痢・嘔吐等胃腸障害，妊婦・妊娠可能性，スルホンアミド系薬剤過敏症歴
【重大な副作用】心不全の増悪・発症，低血糖，浮腫，肝機能障害，黄疸，汎血球・血小板減少，無顆粒球症，溶血性貧血，横紋筋融解症，間質性肺炎，胃潰瘍再燃，（類薬）再生不良性貧血
【半減期】ピオグリタゾン：8.9時間，グリメピリド：7.5時間（〔HD〕1錠絶食下）

配合剤（チアゾリジン薬・BG薬）

ピオグリタゾン塩酸塩・メトホルミン塩酸塩
(pioglitazone hydrochloride・metformin hydrochloride) 劇

メタクト（武田）

錠 〔LD〕（ピオグリタゾンとして15mg，メトホルミン塩酸塩500mg）1錠
錠 〔HD〕（ピオグリタゾンとして30mg，メトホルミン塩酸塩500mg）1錠
【適応，用法・用量】2型糖尿病（ピオグリタゾンおよびメトホルミンの併用による治療が適切と判断される場合に限る）⇒1日1回1錠，朝食後。2型糖尿病の第一選択薬としない
【警告】重篤な乳酸アシドーシスでの死亡例報告あり。乳酸アシドーシスを起こしやすい患者には投与しない。また重篤な低血糖を起こす可能性
【禁忌】心不全および既往歴，乳酸アシドーシスの既往，腎機能障害（軽度障害も含む），透析患者（腹膜透析を含む），ショック・心不全・心筋梗塞・肺塞栓等心血管系・肺機能に高度の障害およびその他の低酸素血症を伴いやすい状態，過度のアルコール摂取者，脱水症，下痢・嘔吐等胃腸障害，高齢者，肝機能障害，重症ケトーシス，糖尿病性昏睡または前昏睡，1型糖尿病，重症感染症，手術前後，重篤な外傷，栄養不良・飢餓・衰弱状態，脳下垂体・副腎機能不全，ビグアナイド系薬過敏症歴，妊婦・妊娠可能性
【重大な副作用】心不全の増悪・発症，乳酸アシドーシス，浮腫，肝機能障害，黄疸，低血糖，横紋筋融解症，間質性肺炎，胃潰瘍再燃
【半減期】ピオグリタゾン：10時間，メトホルミン：4.4時間（〔HD〕1錠絶食下）

配合剤（グリニド薬・α-GI）

ミチグリニドカルシウム水和物・ボグリボース
(mitiglinide calcium hydrate・voglibose)

グルベス（キッセイ）

錠 （ミチグリニドカルシウム水和物10mg，ボグリボース0.2mg）1錠
【適応，用法・用量】2型糖尿病⇒1回1錠を1日

3回，毎食直前。型糖尿病の第一選択薬としない
【禁忌】重症ケトーシス，糖尿病性昏睡または前昏睡，1型糖尿病，重症感染症，手術前後，重篤な外傷，妊婦・妊娠可能性
【重大な副作用】心筋梗塞，低血糖，腸閉塞，劇症肝炎，肝機能障害，黄疸，意識障害
【半減期】ミチグリニド：1.3時間（1錠空腹時）

アルドース還元酵素阻害薬
エパルレスタット（epalrestat）

キネダック（小野）

錠 50mg
【適応，用法・用量】糖尿病性末梢神経障害に伴う自覚症状（しびれ感，疼痛），振動覚異常，心拍変動異常の改善（糖化Hbが高値を示す場合）⇒1回50mgを1日3回，毎食前
【重大な副作用】血小板減少，劇症肝炎，肝機能障害，黄疸，肝不全
【半減期】1.8時間（50mg食前30分）

インスリンアナログ（超速効型）
インスリンアスパルト（insulin aspart）劇

ノボラピッド（ノボ）

注 100単位/mL（包 10mL）
【適応，用法・用量】インスリン療法が適応となる糖尿病⇒ 初期 1回2～20単位を毎食直前に皮下注 維持 持続型インスリンの投与量を含め，1日4～100単位。持続型インスリン製剤と併用することがある。必要に応じ静注，持続静注，筋注可
注 〔ペンフィル〕300単位/3mL
【適応，用法・用量】インスリン療法が適応となる糖尿病⇒ 初期 1回2～20単位を毎食直前に専用の注入器を用いて皮下注 維持 持続型インスリンの投与量を含め，1日4～100単位。持続型インスリン製剤と併用
キット 〔フレックスペン〕300単位/3mL
キット 〔フレックスタッチ〕300単位/3mL
キット 〔イノレット〕300単位/3mL
【適応，用法・用量】インスリン療法が適応となる糖尿病⇒ 初期 1回2～20単位を毎食直前に皮下注 維持 持続型インスリンの投与量を含め，1日4～100単位。持続型インスリン製剤と併用
【禁忌】低血糖症状
【重大な副作用】低血糖，アナフィラキシーショック，血管神経性浮腫

インスリングルリジン（insulin glulisine）劇

アピドラ（サノフィ）

注 100単位/mL（包 10mL）
注 〔カート〕300単位/3mL
キット 〔ソロスター〕300単位/3mL
【適応，用法・用量】インスリン療法が適応となる糖尿病⇒1回2～20単位を毎食直前に皮下注。中間型・持効型溶解インスリン製剤との併用あり 維持 中間型・持効型溶解インスリンの投与量を含め1日4～100単位
【禁忌】低血糖症状
【重大な副作用】低血糖，アナフィラキシーショック，血管神経性浮腫

インスリンリスプロ（insulin lispro）劇

ヒューマログ（リリー）

注 100単位/mL（包 10mL）
【適応，用法・用量】インスリン療法が適応となる糖尿病⇒1回2～20単位を毎食直前（15分以内）に皮下注。時に投与回数を増加したり，持続型インスリン製剤と併用 維持 持続型インスリンの投与量を含め1日4～100単位。必要に応じ持続皮下注入ポンプで投与
注 〔カート〕300単位/3mL
キット 〔ミリオペン〕300単位/3mL
【適応，用法・用量】インスリン療法が適応となる糖尿病⇒1回2～20単位を毎食直前（15分以内）に皮下注。時に投与回数を増加したり，持続型インスリン製剤と併用 維持 持続型インスリンの投与量を含め1日4～100単位
【禁忌】低血糖症状
【重大な副作用】低血糖，アナフィラキシーショック，血管神経性浮腫

【半減期】53分（0.025単位/kg皮下注）

インスリンアナログ（混合型）
インスリンアスパルト（insulin aspart）劇

ノボラピッド30ミックス（ノボ）
注〔ペンフィル〕300単位/3mL
キット〔フレックスペン〕300単位/3mL（インスリンアスパルト3：プロタミン結晶性インスリンアスパルト7）
【適応，用法・用量】インスリン療法が適応となる糖尿病⇒ 初期 1回4〜20単位を1日2回，朝食・夕食直前に皮下注．1日1回投与時は朝食直前 維持 1日4〜80単位

ノボラピッド50ミックス（ノボ）
キット〔フレックスペン〕300単位/3mL（インスリンアスパルト5：プロタミン結晶性インスリンアスパルト5）
【適応，用法・用量】インスリン療法が適応となる糖尿病⇒ 初期 1回4〜20単位を1日2回，朝食・夕食直前に皮下注．1日1回投与時は朝食直前 維持 1日4〜80単位

ノボラピッド70ミックス（ノボ）
キット〔フレックスペン〕300単位/3mL（インスリンアスパルト7：プロタミン結晶性インスリンアスパルト3）
【適応，用法・用量】インスリン療法が適応となる糖尿病⇒ 初期 1回2〜20単位を1日3回，毎食直前に皮下注 維持 他のインスリン製剤投与量を含め1日4〜100単位
【禁忌】低血糖症状
【重大な副作用】低血糖，アナフィラキシーショック，血管神経性浮腫

インスリンリスプロ（insulin lispro）劇

ヒューマログミックス25（リリー）
注〔カート〕300単位/3mL
キット〔ミリオペン〕300単位/3mL（25％インスリンリスプロ＋75％中間型インスリンリスプロ）
【適応，用法・用量】インスリン療法が適応となる糖尿病⇒1回4〜20単位を1日2回朝食・夕食直前（15分以内）に皮下注．投与回数増減の場合も食直前投与．1日1回投与時は朝食直前 維持 1日4〜80単位

ヒューマログミックス50（リリー）
注〔カート〕300単位/3mL
キット〔ミリオペン〕300単位/3mL（50％インスリンリスプロ＋50％中間型インスリンリスプロ）
【適応，用法・用量】インスリン療法が適応となる糖尿病⇒1回4〜20単位を1日2回朝食・夕食直前（15分以内）に皮下注．投与回数増減の場合も食直前投与．1日1回投与時は朝食直前 維持 1日4〜80単位
【禁忌】低血糖症状
【重大な副作用】低血糖，アナフィラキシーショック，血管神経性浮腫

インスリンアナログ（持効型溶解）
インスリングラルギン（insulin glargine）劇

ランタス（サノフィ）
注 100単位/mL（包 10mL）
【適応，用法・用量】インスリン療法が適応となる糖尿病⇒ 初期 1日1回4〜20単位を皮下注．他のインスリン製剤を併用することあり．注射時刻は毎日一定 維持 他のインスリン製剤投与量を含め1日4〜80単位．必要により前記用量を超えて使用することあり
注〔カート〕300単位/3mL
【適応，用法・用量】インスリン療法が適応となる糖尿病⇒ 初期 1日1回4〜20単位をペン型注入器を用いて皮下注．他のインスリン製剤を併用することあり．注射時刻は毎日一定 維持 他のインスリン製剤投与量を含め1日4〜80単位．必要により前記用量を超えて使用することあり
キット〔ソロスター〕300単位/3mL
【適応，用法・用量】インスリン療法が適応となる糖尿病⇒ 初期 1日1回4〜20単位を皮下注．

他のインスリン製剤を併用することあり。注射時刻は毎日一定 維持 他のインスリン製剤投与量を含め1日4〜80単位。必要により前記用量を超えて使用することあり

ランタスXR（サノフィ）

キット 〔XRソロスター〕450単位/1.5mL
【適応，用法・用量】インスリン療法が適応となる糖尿病⇒ 初期 1日1回4〜20単位を皮下注。他のインスリン製剤を併用することあり。注射時刻は朝食前または就寝前のいずれか 維持 他のインスリン製剤投与量を含め1日4〜80単位。必要により前記用量を超えて使用することあり
【禁忌】低血糖症状，他のインスリングラルギン製剤過敏症歴
【重大な副作用】低血糖，ショック，アナフィラキシー

インスリンデグルデク（insulin degludec）劇

トレシーバ（ノボ）

注 〔ペンフィル〕300単位/3mL
【適応，用法・用量】インスリン療法が適応となる糖尿病⇒ 初期 1日1回4〜20単位（小児：1日1回，状態により個別に決定），専用の注入器を用いて毎日一定時に皮下注（成人：必要な場合は変更可） 維持 他のインスリン製剤投与量を含め1日4〜80単位（小児：1日0.5〜1.5単位/kg）。必要により前記投与量を超えて使用することあり
キット 〔フレックスタッチ〕300単位/3mL
【適応，用法・用量】インスリン療法が適応となる糖尿病⇒ 初期 1日1回4〜20単位（小児：1日1回，状態により個別に決定），毎日一定時に皮下注（成人：必要な場合は変更可） 維持 他のインスリン製剤投与量を含め1日4〜80単位（小児：1日0.5〜1.5単位/kg）。必要により前記投与量を超えて使用することあり
【禁忌】低血糖症状
【重大な副作用】低血糖，アナフィラキシーショック
【半減期】18時間（0.4単位/kg皮下注反復）

インスリンデテミル（insulin detemir）劇

レベミル（ノボ）

注 〔ペンフィル〕300単位/3mL
【適応，用法・用量】インスリン療法が適応となる糖尿病⇒ 初期 1日1回4〜20単位，専用の注入器を用いて夕食前または就寝前の毎日一定時に皮下注。他のインスリン製剤との併用で投与回数を1日2回にする場合は朝・夕食前または朝食前・就寝前に投与 維持 他のインスリン製剤投与量を含め1日4〜80単位。必要により前記投与量を超えて使用することあり
キット 〔フレックスペン〕300単位/3mL
キット 〔イノレット〕300単位/3mL
【適応，用法・用量】インスリン療法が適応となる糖尿病⇒ 初期 1日1回4〜20単位，夕食前または就寝前の毎日一定時に皮下注。他のインスリン製剤との併用で投与回数を1日2回にする場合は朝・夕食前または朝食前・就寝前に投与 維持 他のインスリン製剤投与量を含め1日4〜80単位。必要により前記投与量を超えて使用することあり
【禁忌】低血糖症状
【重大な副作用】低血糖，アナフィラキシーショック，血管神経性浮腫

インスリンアナログ（配合溶解）

インスリンデグルデク・インスリンアスパルト（insulin degludec・insulin aspart）劇

ライゾデグ（ノボ）

注 〔フレックスタッチ〕300単位/3mL
注 〔ペンフィル〕300単位/3mL
【適応，用法・用量】インスリン療法が適応となる糖尿病⇒ 初期 1回4〜20単位を1日1〜2回皮下注。1日1回投与時は毎日一定の主たる食事の直前，1日2回投与時は朝夕食直前 維持 1日4〜80単位。必要により前記投与量を超えて使用することあり
【禁忌】低血糖症状
【重大な副作用】低血糖，アナフィラキシーショック

ヒトインスリン（速効型）

ヒトインスリン（insulin human）劇

ヒューマリンR（リリー）

注 100単位/mL （包）10mL

【適応，用法・用量】インスリン療法が適応となる糖尿病⇒ 初期 1回4～20単位を毎食前に皮下注。時に回数を増やしたり，他のインスリン製剤を併用 維持 1日4～100単位（必要により前記用量を超えて使用することあり） 糖尿病昏睡 必要に応じ皮下，筋注，静注または持続静脈内注入

キット 〔カート〕300単位/3mL
キット 〔ミリオペン〕300単位/3mL

【適応，用法・用量】インスリン療法が適応となる糖尿病⇒持続型インスリン製剤と併用。毎食前に2～20単位を皮下注。持続型インスリン製剤の投与量を含めた維持量1日4～100単位

【禁忌】低血糖症状

【重大な副作用】低血糖，アナフィラキシーショック，血管神経性浮腫

ヒトインスリン（insulin human）劇

ノボリンR（ノボ）

注 100単位/mL （包）10mL

【適応，用法・用量】インスリン療法が適応となる糖尿病⇒ 初期 1回4～20単位を毎食前に皮下注。時に回数を増やしたり，他のインスリン製剤を併用 維持 1日4～100単位（必要により前記用量を超えて使用することあり） 糖尿病昏睡 必要に応じ皮下，筋注，静注または持続静脈内注入

キット 〔フレックスペン〕300単位/3mL

【適応，用法・用量】インスリン療法が適応となる糖尿病⇒持続型インスリン製剤と併用。毎食前に2～20単位を皮下注。持続型インスリン製剤の投与量を含めた維持量1日4～100単位

【禁忌】低血糖症状

【重大な副作用】低血糖，アナフィラキシーショック，血管神経性浮腫

ヒトインスリン（混合型）

ヒトインスリン（insulin human）劇

ノボリン30R（ノボ）

キット 〔フレックスペン〕300単位/3mL

【適応，用法・用量】インスリン療法が適応となる糖尿病⇒1回4～20単位を1日2回，朝食前と夕食前30分以内に皮下注。1日1回投与の時は朝食前に皮下注 維持 1日4～80単位

【禁忌】低血糖症状

【重大な副作用】低血糖，アナフィラキシーショック，血管神経性浮腫

ヒトインスリン（insulin human）劇

イノレット30R（ノボ）

キット 300単位/3mL

【適応，用法・用量】インスリン療法が適応となる糖尿病⇒1回4～20単位を1日2回，朝食前と夕食前30分以内に皮下注。1日1回投与の時は朝食前に皮下注 維持 1日4～80単位

【禁忌】低血糖症状

【重大な副作用】低血糖，アナフィラキシーショック，血管神経性浮腫

ヒトインスリン（insulin human）劇

ヒューマリン3/7（リリー）

注 100単位/mL （包）10mL
キット 〔カート〕300単位/3mL
キット 〔ミリオペン〕300単位/3mL

【適応，用法・用量】インスリン療法が適応となる糖尿病⇒1回4～20単位を1日2回，朝食前と夕食前30分以内に皮下注。1日1回投与の時は朝食前に皮下注 維持 1日4～80単位

【禁忌】低血糖症状

【重大な副作用】低血糖，アナフィラキシーショック，血管神経性浮腫

ヒトインスリン（中間型）
ヒトインスリン（insulin human）劇

ノボリンN（ノボ）

キット〔フレックスペン〕300単位/3mL

【適応，用法・用量】インスリン療法が適応となる糖尿病⇒ 初期 1回4〜20単位を朝食前30分以内に皮下注。時に回数を増やしたり，他のインスリン製剤を併用 維持 1日4〜80単位（上記用量を超えて使用することあり）

【禁忌】低血糖症状

【重大な副作用】低血糖，アナフィラキシーショック，血管神経性浮腫

ヒトインスリン（insulin human）劇

ヒューマリンN（リリー）

注 100単位/mL（包 10mL）

キット〔カート〕300単位/3mL

キット〔ミリオペン〕300単位/3mL

【適応，用法・用量】インスリン療法が適応となる糖尿病⇒ 初期 1回4〜20単位を朝食前30分以内に皮下注。時に回数を増やしたり，他のインスリン製剤を併用 維持 1日4〜80単位（上記用量を超えて使用することあり）

【禁忌】低血糖症状

【重大な副作用】低血糖，アナフィラキシーショック，血管神経性浮腫

付　録

日本くすりと糖尿病学会　入会のご案内

　本学会は，糖尿病療養指導に従事する多くの薬剤師，そして，糖尿病治療薬の研究に従事する薬学研究者が連携をとりながら糖尿病薬物療法に貢献することを目的としています。
　この目的達成にはすでに日本糖尿病療養指導士（CDEJ）を取得している2,500名強の病院薬剤師のネットワーク作りならびに地域糖尿病療養指導士（CDEL）および薬局薬剤師との連携強化が必須と考えております。
　糖尿病領域における薬剤師の方々を中心として，これらの環境に対する期待と信頼の高まりに応えるため，私たちは2010年4月に前身団体「薬と糖尿病を考える会」を設立し，2012年1月に一般社団法人「日本くすりと糖尿病学会」と社団化・改称して活動を展開しております。
　これまで，病院薬剤師や薬局薬剤師をはじめとする臨床の薬剤師と基礎薬学研究者の連携を密にし，薬剤師としての糖尿病領域での専門性を高め，糖尿病薬物療法の発展に貢献するための活動を行ってまいりました。近年，医師や栄養士の方々など幅広い専門領域の先生方も当学会の活動に対してご理解やご協力を賜ってきたことで，会員も年々増加し，学術集会の参加者も1,000名を超えるまでに至っております。しかしながら，学会としてまだ成長過程にあり，より多くの皆様方に当学会にご参画いただき，ともに本学会の目標達成に向けて行動していくことを切に願っております。
　多くの方々のご入会，ご賛同を心より祈念するとともに会員の皆様のさらなるご支援をお願いいたします。

　　　　　　　　　　　　　　　　　　　　　　　　　　　　　　　　　2022年4月吉日
　　　　　　　　　　　　　　　　　　　　　　　　　　　一般社団法人日本くすりと糖尿病学会
　　　　　　　　　　　　　　　　　　　　　　　　　　　　　　理事長　　朝倉　俊成

　本学会の概要，入会手続き等の詳細はホームページをご覧ください。

○日本くすりと糖尿病学会ホームページ
　URL　https://jpds.or.jp/

○お問い合わせ先
　日本くすりと糖尿病学会事務局
　　〒104-0032　東京都中央区八丁堀3-14-4　直平ビル2階　（株）アドヴァケーション内
　　TEL：03-6905-7661　FAX：03-6905-7662
　　E-mail：info@jpds.or.jp

付　録

一般社団法人日本くすりと糖尿病学会 認定薬剤師制度規程

※本規程の最新版（2021年9月30日改定）は，日本くすりと糖尿病学会ホームページよりダウンロードしてご確認ください。

第1章　総則

第1条　糖尿病薬物療法認定薬剤師認定制度（以下「本制度」という）は，糖尿病薬物治療に関する十分な知識及び技能を有する薬剤師（研究員，教育者を含む）を養成し，国民の保険・医療・福祉に貢献することを目的とする。

第2条　日本くすりと糖尿病学会（以下「本学会」という）は，前条の目的を達成するため，この規程により糖尿病薬物療法認定薬剤師（以下「認定薬剤師」という）・糖尿病薬物療法准認定薬剤師（以下「准認定薬剤師」という）を認定するとともに，本制度の実施に必要な事業を行う。

第3条　認定薬剤師とは，糖尿病における薬物療法に関する十分な知識と技術を用いて，質の高い医療・教育・研究を行う者をいい，認定に必要な資格を有し，本学会の認定薬剤師認定審査に合格したものとする。英名をCertified diabetes medication therapy pharmacistとする。
2　准認定薬剤師とは，糖尿病薬物療法に関する自己研鑽を積んだ薬剤師をいい，認定に必要な資格を有し，本学会の准認定薬剤師認定審査に合格したものとする。

第2章　他の組織との連携

第4条　認定制度の運営に当たっては，必要に応じて，日本糖尿病学会，日本医療薬学会，日本病院薬剤師会，日本薬剤師会等と協議し，連携をはかることとする。

第3章　糖尿病薬物療法認定薬剤師・准認定薬剤師の認定

第1節　認定薬剤師・准認定薬剤師を認定する委員会

〈認定委員会〉

第5条　認定薬剤師・准認定薬剤師の認定に関する事項の審議は，糖尿病薬物療法認定薬剤師認定制度認定委員会（以下「認定委員会」という）が行う。

第6条　認定委員会は，次の各項について審議する。
  1) 認定薬剤師・准認定薬剤師の認定およびその更新の審議に関すること。
  2) 認定薬剤師・准認定薬剤師の認定およびその更新の実施に関すること。

第7条　認定委員会は，理事長が原則として本学会理事の中から選任し，理事会の議を経て委嘱した委員をもって構成される。

第8条　認定委員会の構成および運営については，細則に定める。

第2節　認定薬剤師・准認定薬剤師の認定における試験を実施する委員会

〈試験委員会〉

第9条　糖尿病薬物療法認定薬剤師認定制度試験委員会（以下「試験委員会」という）は糖尿病薬物療法認定薬剤師制度における認定試験の実施に関するすべての業務を行う。

第10条　試験委員会は，理事長が会員の中から選任し，理事会の議を経て委嘱した委員をもって構成される。

第11条　試験委員会の構成および運営については，細則に定める。

第4章　認定資格の取得条件

第12条　認定薬剤師の受験を申請する者は，申請時に次の各項に定める受験資格を全て満たすこと。
（1）日本国の薬剤師免許を有していること。
（2）本学会が認定した准認定薬剤師として2年以上継続して本学会会員であること。
（3）本学会が示す単位基準の習得単位が，受験年の直近2年間で30単位以上あること。
（4）本学会において，筆頭発表者として1回以上の学会発表があること。
（5）直近5年間の自験例を10例有すること。または，糖尿病に関連した原著論文が3報以上（うち1報以上は筆頭者）あること。
（6）本学会が開催する技能研修会に参加していること。

第13条　第12条の条件を満たし，認定試験（筆記試験）に合格した者は，認定薬剤師の認定を申請できる。

第14条　本学会が認定した准認定薬剤師として2年以上継続して本学会会員であり，日本糖尿病療養指導士（CDEJ）認定を受け5年以上継続している者は第12条（3）（4）（5）（6）及び第13条で定める認定試験（筆記試験）を免除するものとする。

第15条　准認定薬剤師の受験を申請する者は，次の各項に定める資格を全て満たすこと。
（1）日本国の薬剤師免許を有していること。
（2）薬剤師歴5年以上，申請時において2年以上本学会会員であること。
（3）本学会が示す単位基準の修得単位が，申請時の直近2年間で30単位以上あること。
（4）上記（3）において，日本糖尿病療養指導士（CDEJ）地域糖尿病療養指導士（CDEL），日本医療薬学会認定薬剤師，同薬物療法認定薬剤師，日本薬剤師会生涯学習支援システムレベル5以上，薬剤師認定制度認証機構により認証された生涯研修認定制度による認定薬剤師あるいは日本臨床薬理学会認定薬剤師のいずれかを取得している者は，本学会が示す単位基準の習得単位が，申請時の直近2年間で20単位以上あること。

第16条　申請者は，細則に定める申請書類を本学会に提出し，審査料を納付しなければならない。

審査料については細則に定める。

第5章　糖尿病薬物療法認定薬剤師・准認定薬剤師の認定の更新
第17条　本学会は，認定薬剤師・准認定薬剤師のレベル保持のため，更新制を施行する。

第18条　本学会の認定を受けた認定薬剤師・准認定薬剤師は，認定を受けてから5年ごとにこれを更新しなければならない。

第19条　認定薬剤師の認定を更新申請する者は，次の各項に定める資格を全て満たすこと。
（1）日本国の薬剤師免許を有していること。
（2）継続的に本学会会員であること。
（3）本学会が示す単位基準の修得単位が，認定期間中に60単位以上あること。ただし，60単位のうち，本学会主催の学術集会への参加・発表ならびに本学会への論文投稿に係る単位の合計として30単位以上必要であること。
（4）本学会，日本糖尿病学会，日本医療薬学会，日本薬剤師会学術大会などの全国レベルの学会や国際学会において，糖尿病および糖尿病患者の薬物療法に関する学会発表が，認定期間中に1回以上（筆頭発表者）あること。
（5）認定期間中に行った自験例を10例以上有していること。自験例を提出できない場合には認定薬剤師として十分な活動実態を有していること。

第20条　准認定薬剤師の認定を更新申請する者は，次の各項に定める資格を全て満たすこと。
（1）日本国の薬剤師免許を有していること。
（2）継続的に本学会会員であること。
（3）本学会が示す単位基準の修得単位が，認定期間中に50単位以上あること。

第6章　認定薬剤師・准認定薬剤師の資格の喪失
第21条　認定薬剤師・准認定薬剤師は，次の各項の理由により，認定委員会の議を経て，その資格を喪失する。
（1）認定薬剤師・准認定薬剤師の資格を辞退したとき。
（2）認定薬剤師・准認定薬剤師の認定の更新をしなかったとき。
（3）日本国の薬剤師免許を喪失，もしくは返上，取り消されたとき。
（4）本学会を退会したとき。
第22条　認定薬剤師・准認定薬剤師としてふさわしくない行為があったときは，認定委員会の審議を経て，理事長がその認定を取り消すことがある。

第7章　特例処置
第23条　本章に定める糖尿病薬物療法認定薬剤師特例処置は，別に定める。

第8章　規程の見直し，変更

第24条　この規程については，理事会の議決を経て変更することができる。

第9章　補 則

第25条　この規程を施行するために必要な事項は，細則に定める。

附 則

この規則は，2015年5月20日から施行する。

2015年5月20日施行
2016年7月1日改定（第12条改定）
2016年10月28日改定（第19条改定）

付　録

<h1 style="text-align:center">一般社団法人日本くすりと糖尿病学会申請書類等 細則</h1>

※本細則の最新版（2021年9月30日改定）は，日本くすりと糖尿病学会ホームページよりダウンロードしてご確認ください。

第1条　糖尿病薬物療法認定薬剤師・准認定薬剤師の認定を申請する者は，以下の書類を添えて本学会事務局に申請する。

（糖尿病薬物療法准認定薬剤師）
1) 糖尿病薬物療法 認定薬剤師 准認定薬剤師 認定申請書（申請・更新 書式1）
2) 薬剤師免許の写し（裏書のある場合は，裏面も含む）
3) 糖尿病薬物療法（准）認定薬剤師 新規申請・更新に関する単位一覧（申請・更新 書式2）とその裏面に日本くすりと糖尿病学会認定薬剤師制度規定第15条（3）を満たす証明書の写し，ないしは日本くすりと糖尿病学会認定薬剤師制度規定第15条（4）を満たす証明書の写しを貼付（原著論文に関するものは投稿規程と表紙）したもの

（糖尿病薬物療法認定薬剤師）
1) 糖尿病薬物療法 認定薬剤師 准認定薬剤師 認定申請書（申請・更新 書式1）
2) 糖尿病薬物療法 准認定薬剤師の認定証
3) 糖尿病薬物療法（准）認定薬剤師 新規申請・更新に関する単位一覧（申請・更新 書式2）とその裏面に日本くすりと糖尿病学会認定薬剤師制度規定第12条（3）を満たす証明書の写し（原著論文に関するものは投稿規定と表紙）と（6）の参加証・修了証の原本を貼付したもの
4) 日本くすりと糖尿病学会ならびに学会での発表の証明（抄録等の写し）
5) 日本くすりと糖尿病学会認定薬剤師制度規定第12条（5）を満たす自験例10例の表紙（申請・更新 書式3）と自験例10例（申請・更新 書式5）の原本1部と写し2部，または，糖尿病薬物療法認定薬剤師認定申請資料4（申請・更新 書式4）原著論文の別刷りまたは写し

第2条　糖尿病薬物療法認定薬剤師の認定を希望する者の内，認定委員会により受験資格を有すると判断されたものは，糖尿病薬物療法認定薬剤師認定試験を受験することができる。

第3条　申請審査料
1) 糖尿病薬物療法 准認定薬剤師は，書類審査料として10,000円
2) 糖尿病薬物療法 認定薬剤師は，書類審査料10,000円の他，認定試験を受験するものは認定試験受験料として15,000円

第4条　糖尿病薬物療法認定薬剤師・准認定薬剤師の認定を更新する者は，以下の書類を添えて本学会事務局に申請する。

（糖尿病薬物療法准認定薬剤師）
1) 糖尿病薬物療法 認定薬剤師 准認定薬剤師 認定申請書（申請・更新 書式1）
2) 糖尿病薬物療法（准）認定薬剤師 新規申請・更新に関する単位一覧（申請・更新 書式2）とその裏面に日本くすりと糖尿病学会認定薬剤師制度規定第20条（3）を満たす証明書の写しを

貼付（原著論文に関するものは投稿規程と表紙）したもの

（糖尿病薬物療法認定薬剤師）
1) 糖尿病薬物療法 認定薬剤師 准認定薬剤師 認定申請書（申請・更新 書式1）
2) 糖尿病薬物療法（准）認定薬剤師 新規申請・更新に関する単位一覧（申請・更新 書式2）とその裏面に日本くすりと糖尿病学会認定薬剤師制度規定第19条（3）を満たす証明書の写しを貼付（原著論文に関するものは投稿規定と表紙）したもの
3) 日本くすりと糖尿病学会ならびに学会での発表の証明（抄録等の写し）
4) 日本くすりと糖尿病学会認定薬剤師制度規定第19条（5）を満たす自験例10例の表紙（申請・更新 書式3）と自験例10例（申請・更新 書式5）の原本1部と写し2部を提出すること。自験例を提出できない場合は，認定薬剤師として活動している証明として糖尿病薬物療法認定薬剤師認定申請資料4（申請・更新 書式4）を用い，原著論文（3報以上，うち1報は筆頭著者）の別刷りまたは写しをご提出いただくか，教育・指導を実践していた証明

第5条　更新審査料
1) 糖尿病薬物療法 准認定薬剤師は，書類審査料として10,000円
2) 糖尿病薬物療法 認定薬剤師は，書類審査料として10,000円

付 則
1. この内規は2015年5月20日から施行する。
2. この内規を変更する場合は，理事会の承認を必要とする。

2015年5月20日施行
2016年7月1日改定（第1条改定）
2016年10月28日改定（第1条改定）

付　録

認定薬剤師認定制度　申請更新時における単位基準

学会・学術集会への参加・発表に関する所定単位	単位		
	参加	筆頭演者	共同演者
日本くすりと糖尿病学会学術集会	15	5	2
日本糖尿病学会（地方会を含む）・日本糖尿病合併症学会・日本糖尿病情報学会・糖尿病学の進歩・肝臓と糖尿病・代謝研究会・日本糖尿病協会療養指導学術集会・日本糖尿病　妊娠学会・日本糖尿病　肥満動物学会	10	5	2
日本医療薬学会年会・日本薬剤師会学術大会・日本薬学会年会　日本臨床薬理学会・医療薬学フォーラム	5	3	2

原著論文の執筆に関する所定単位 下記に示す，複数者の査読がある国内外の学会誌[*1]	単位	
	筆頭著者	共同著者
日本くすりと糖尿病学会誌	10	2
インパクトファクター（impact factor：IF）のある雑誌（欧文）	10	2
日本糖尿病学会誌・日本糖尿病合併症学会誌・日本糖尿病情報学会誌・日本糖尿病　妊娠学会誌・日本糖尿病　肥満動物学会誌	10	2
医療薬学・TDM研究・YAKUGAKU ZASSHI・日本臨床薬理学会誌　日本病院薬剤師会雑誌・日本薬剤師会雑誌など	5	1

技能研修会への参加	単位
インスリン・SMBG	2
症例検討	2

・発表および論文は，糖尿病に関わる薬物療法に限る

[*1]：申請時には，各雑誌の論文投稿時の投稿規定を提出すること。

（2015年5月20日　理事会承認）
（2016年6月30日理事会改定承認）
（2016年10月28日理事会改定承認）

付録

糖尿病薬物療法認定薬剤師研修カリキュラム

（2016年6月30日現在）

　糖尿病薬物療法認定薬剤師をめざす者（以下，研修者）は，本研修カリキュラムにしたがって，糖尿病薬物療法認定薬剤師の職務に必要な薬物療法における薬学知識・臨床知識・専門的技術を修得することを目標とする。

研修項目

1. 糖尿病とは

| 1 | 糖尿病の概念および定義 |

【一般目標】

・適正な薬物療法を行うために糖尿病の定義について説明できる。

【到達目標】	知識	技能	態度
1　糖尿病の定義			
・糖尿病の疾病概念について説明できる。	○		
・糖尿病における基本的な代謝異常について説明できる。	○		
・糖尿病治療の一般的目標について説明できる。	○		
・糖尿病の発症に関わる素因と要因について説明できる。	○		
・糖尿病の慢性合併症について説明できる。	○		

2. 血糖の恒常性とその異常

1	血糖の恒常性とその異常
2	膵島とインスリン分泌
3	インスリン作用とインスリン抵抗性
4	インスリン拮抗ホルモン
5	インクレチンの分類と作用
6	インスリン作用と脂質代謝

【一般目標】

・適正な薬物療法を行うために，糖尿病の病態の理解に基づいた血糖調節機構の異常について説明できる。

【到達目標】	知識	技能	態度
1　血糖の恒常性とその異常			
・血糖の恒常性とその維持機構，ならびに異常について説明できる。	○		

付　録

	知識	技能	態度
2　膵島とインスリン分泌 ・インスリン分泌調節機構とその異常について説明できる。 ・糖毒性を来すメカニズムについて，糖代謝異常と関連づけて説明できる。	○ ○		
3　インスリン作用とインスリン抵抗性 ・インスリンの作用について説明できる。 ・インスリン抵抗性の病態と成因について説明できる。	○ ○		
4　インスリン拮抗ホルモン ・インスリン拮抗ホルモンの作用について説明できる。 ・インスリン拮抗ホルモンが血糖恒常性に及ぼす影響について説明できる。	○ ○		
5.インクレチンの分類と作用 ・インクレチンの分類と作用について説明できる。	○		

3．糖尿病の診断

1　診断の進め方
2　診断基準
3　経口ブドウ糖負荷試験の解釈
4　境界型耐糖能障害の診断と意義

【一般目標】

・適正な糖尿病治療を支援するために，臨床情報を収集し，解釈することにより，医師の糖尿病及び関連する糖代謝異常に対する診断を理解する。

【到達目標】	知識	技能	態度
1　診断の進め方 ・糖尿病の診断に必要な病歴や身体所見について説明できる。	○		
2　診断基準 ・糖尿病の診断基準の理念について説明できる。	○		
3　経口ブドウ糖負荷試験の解釈 ・経口ブドウ糖負荷試験について，検査結果の解釈・説明ができる。	○		
4　境界型耐糖能障害の診断と意義 ・境界型耐糖能障害について説明できる。	○		

4. 糖尿病の成因と分類

1　糖尿病における成因と病態
2　1型糖尿病の成因と分類
　2-1　1型糖尿病の定義と成因
　2-2　緩徐進行1型糖尿病
　2-3　劇症1型糖尿病
3　2型糖尿病の定義と成因
4　その他の特定の機序，疾患によるもの
　4-1　薬剤や化学物質によるもの
　4-2　その他
5　妊娠糖尿病の定義

【一般目標】

・適正な薬物療法を行うために，糖尿病の成因と病態を理解し，糖尿病を正しく分類できる。

【到達目標】	知識	技能	態度
1　糖尿病における成因と病態 ・糖尿病における成因（発症機序）と病態（病期）の概念について説明できる。	○		
2　1型糖尿病の成因と分類 ・1型糖尿病の定義・成因について説明できる。 ・緩徐1型糖尿病の定義・病態について説明できる。 ・劇症1型糖尿病の定義・病態について説明できる。	○ ○ ○		
3　2型糖尿病の定義と成因 ・2型糖尿病の定義と成因について説明できる。	○		
4　その他の特定の機序，疾患によるもの ・糖尿病を誘引する薬剤や化学物質を例示して成因について説明できる。 ・その他の特定機序等により発症する糖尿病について代表的なものを例示して説明できる。	○ ○		
5　妊娠糖尿病の定義 ・妊娠糖尿病の定義について説明できる。	○		

5. 食事療法

1　食事療法

【一般目標】

・適正な薬物療法を行うために，食事療法を理解する。

【到達目標】	知識	技能	態度
1　食事療法 ・糖尿病の食事療法の原則について説明できる。	○		

6. 運動療法

1　運動療法

【一般目標】

・適正な薬物療法を行うために，運動療法を理解する。

【到達目標】	知識	技能	態度
1　運動療法 ・運動療法の意義について説明できる。	○		

7. 薬学基礎

1　薬物の体内動態
2　薬物の投与方法
3　薬物の主作用と副作用
4　薬物の作用点
5　薬物相互作用
6　製剤の種類と特徴

【一般目標】

・医薬品を適正に使用し，安全でより効果的な薬物療法を行うために，薬物の生体内における動きと作用に関する基本的知識を修得する。

【到達目標】	知識	技能	態度
1　薬物の体内動態			
・薬物の吸収過程（初回通過効果も含む）について説明できる。	○		
・薬物の分布過程について説明できる。	○		
・薬物の代謝過程について説明できる。	○		
・第Ⅰ相代謝（シトクロムP-450）について説明できる。	○		
・第Ⅱ相代謝（抱合反応などの反応形式と関連する代謝酵素）について説明できる。	○		
・薬物の排泄過程について説明できる。	○		

	知識	技能	態度
2　薬物の投与方法 ・薬物の代表的な投与方法（剤形，投与経路）を列挙し，その意義について説明できる。	○		
3　薬物の主作用と副作用 ・薬物の主作用と副作用（有害作用），毒性との関連について説明できる。 ・薬効に個人差が生じる要因を列挙できる。	○ ○		
4　薬物の作用点 ・薬物の用量と作用の関係について説明できる。 ・アゴニストとアンタゴニストについて説明できる。 ・薬物の作用するしくみについて，受容体，酵素およびチャネルを例に挙げて説明できる。	○ ○ ○		
5　薬物相互作用 ・薬物動態学的相互作用と薬力学的相互作用について説明できる。	○		
6　製剤の種類と特徴 ・糖尿病治療薬に見られる製剤学的な工夫や特徴について説明できる。	○		

8．各論

1．経口血糖降下薬

1　スルホニル尿素薬
2　速効型インスリン分泌促進薬
3　DPP-4阻害薬
4　α-グルコシダーゼ阻害薬
5　ビグアナイド薬
6　チアゾリジン薬
7　SGLT2阻害薬

【一般目標】

・安全かつ有効な薬物療法を導入・継続するために必要な経口血糖降下薬の特徴，作用機序，副作用，体内動態，相互作用，禁忌などについて習熟し，個々の薬剤の違いについて説明できる。

【到達目標】	知識	技能	態度
1　スルホニル尿素薬 ・薬理作用について説明できる。 ・吸収・分布・代謝・排泄について代謝酵素などを含め説明できる。 ・警告項目を列挙できる。 ・禁忌症例について理由を含め説明できる。 ・慎重投与について理由を含め説明できる。 ・重要な基本的注意を列挙できる。 ・相互作用とその理由について説明できる。	○ ○ ○ ○ ○ ○ ○		

	・重大な副作用について発生機序と初期症状，その時の対応を含め説明できる。	○		
	・頻度の高い副作用について対応を含め説明できる。	○		
	・アレルギーに対する聞き取りの方法について説明できる。	○		
	・生殖発生毒性試験を踏まえ，妊婦への投与が妥当かどうかについて説明できる。	○		
	・スルホニル尿素薬の種類と薬剤の違いについて説明できる。	○		
	・飲み忘れ時の対応やシックデイの対応などを概説し，服薬指導を行うことができる。	○	○	
2	速効型インスリン分泌促進薬			
	・薬理作用について説明できる。	○		
	・吸収・分布・代謝・排泄について代謝酵素などを含め説明できる。	○		
	・警告項目を列挙できる。	○		
	・禁忌症例について理由を含め説明できる。	○		
	・慎重投与について理由を含め説明できる。	○		
	・重要な基本的注意を列挙できる。	○		
	・相互作用とその理由について説明できる。	○		
	・重大な副作用について発生機序と初期症状，その時の対応を含め説明できる。	○		
	・頻度の高い副作用について対応を含め説明できる。	○		
	・アレルギーに対する聞き取りの方法について説明できる。	○		
	・生殖発生毒性試験を踏まえ，妊婦への投与が妥当かどうかについて説明できる。	○		
	・速効型インスリン分泌促進薬の種類と薬剤の違いについて説明できる。	○		
	・飲み忘れ時の対応やシックデイの対応などを概説し，服薬指導を行うことができる。	○	○	
3	DPP-4阻害薬			
	・薬理作用について説明できる。	○		
	・吸収・分布・代謝・排泄について代謝酵素などを含め説明できる。	○		
	・警告項目を列挙できる。	○		
	・禁忌症例について理由を含め説明できる。	○		
	・慎重投与について理由を含め説明できる。	○		
	・重要な基本的注意を列挙できる。	○		
	・相互作用とその理由について説明できる。	○		
	・重大な副作用について発生機序と初期症状，その時の対応を含め説明できる。	○		
	・頻度の高い副作用について対応を含め説明できる。	○		
	・アレルギーに対する聞き取りの方法について説明できる。	○		
	・生殖発生毒性試験を踏まえ，妊婦への投与が妥当かどうかについて説明できる。	○		
	・DPP-4阻害薬の種類と薬剤の違いについて説明できる。	○		
	・飲み忘れ時の対応やシックデイの対応などを概説し，服薬指導を行うことができる。	○	○	

4　α-グルコシダーゼ阻害薬				
・薬理作用について説明できる。	○			
・吸収・分布・代謝・排泄について代謝酵素などを含め説明できる。	○			
・警告項目を列挙できる。	○			
・禁忌症例について理由を含め説明できる。	○			
・慎重投与について理由を含め説明できる。	○			
・重要な基本的注意を列挙できる。	○			
・相互作用とその理由について説明できる。	○			
・重大な副作用について発生機序と初期症状，その時の対応を含め説明できる。	○			
・頻度の高い副作用について対応を含め説明できる。	○			
・アレルギーに対する聞き取りの方法について説明できる。	○			
・生殖発生毒性試験を踏まえ，妊婦への投与が妥当かどうかについて説明できる。	○			
・α-グルコシダーゼ阻害薬の種類と薬剤の違いについて説明できる。	○			
・飲み忘れ時の対応やシックデイの対応などを概説し，服薬指導を行うことができる。	○	○		
5　ビグアナイド薬				
・薬理作用について説明できる。	○			
・吸収・分布・代謝・排泄について代謝酵素などを含め説明できる。	○			
・警告項目を列挙できる。	○			
・禁忌症例について理由を含め説明できる。	○			
・慎重投与について理由を含め説明できる。	○			
・重要な基本的注意を列挙できる。	○			
・相互作用とその理由について説明できる。	○			
・重大な副作用について発生機序と初期症状，その時の対応を含め説明できる。	○			
・頻度の高い副作用について対応を含め説明できる。	○			
・アレルギーに対する聞き取りの方法について説明できる。	○			
・生殖発生毒性試験を踏まえ，妊婦への投与が妥当かどうかについて説明できる。	○			
・飲み忘れ時の対応やシックデイの対応などを概説し，服薬指導を行うことができる。	○	○		
6　チアゾリジン薬				
・薬理作用について説明できる。	○			
・吸収・分布・代謝・排泄について代謝酵素などを含め説明できる。	○			
・警告項目を列挙できる。	○			
・禁忌症例について理由を含め説明できる。	○			
・慎重投与について理由を含め説明できる。	○			
・重要な基本的注意を列挙できる。	○			
・相互作用とその理由について説明できる。	○			
・重大な副作用について発生機序と初期症状，その時の対応を含め説明できる。	○			
・頻度の高い副作用について対応を含め説明できる。	○			
・アレルギーに対する聞き取りの方法について説明できる。	○			

付　録

	知識	技能	態度
・生殖発生毒性試験を踏まえ，妊婦への投与が妥当かどうかについて説明できる。	○		
・飲み忘れ時の対応やシックデイの対応などを概説し，服薬指導を行うことができる。	○	○	
7　SGLT2阻害薬			
・薬理作用について説明できる。	○		
・吸収・分布・代謝・排泄について代謝酵素などを含め説明できる。	○		
・警告項目を列挙できる。	○		
・禁忌症例について理由を含め説明できる。	○		
・慎重投与について理由を含め説明できる。	○		
・重要な基本的注意を列挙できる。	○		
・相互作用とその理由について説明できる。	○		
・重大な副作用について発生機序と初期症状，その時の対応を含め説明できる。	○		
・頻度の高い副作用について対応を含め説明できる。	○		
・アレルギーに対する聞き取りの方法について説明できる。	○		
・生殖発生毒性試験を踏まえ，妊婦への投与が妥当かどうかについて説明できる。	○		
・SGLT2阻害薬の種類と薬剤の違いについて説明できる。	○		
・飲み忘れ時の対応やシックデイの対応などを概説し，服薬指導を行うことができる。	○	○	

2.　注射薬（血糖降下薬）

1　インスリン
2　GLP-1受容体作動薬
3　適正な注射手技
4　適正なSMBGの手技と活用法

【一般目標】

・安全かつ有効な薬物療法を導入・継続するために必要な糖尿病治療用注射薬の特徴，作用機序，副作用，体内動態，相互作用，禁忌などについて習熟し，適正な取り扱いと血糖管理について説明できる。

【到達目標】	知識	技能	態度
1　インスリン			
・インスリン治療の絶対適応と相対適応について説明できる。	○		
・薬理作用について説明できる。	○		
・保管方法について説明できる。	○		
・製剤の特徴について説明できる。	○		
・製剤が妊婦へ投与できるかについて説明できる。	○		
・警告項目を列挙できる。	○		
・禁忌症例について理由を含め説明できる。	○		

・慎重投与について理由を含め説明できる。	○		
・重要な基本的注意を列挙できる。	○		
・相互作用とその理由について説明できる。	○		
・重大な副作用について発生機序と初期症状，その時の対応を含め説明できる。	○		
・インスリン療法の種類と使用するインスリンを説明できる。	○		
・頻度の高い副作用について対応を含め説明できる。	○		
・投与量調節の基本的考え方について説明できる。	○		
・打ち忘れ時の対応やシックデイの対応などを概説し，服薬指導を行うことができる。	○	○	
・ヒトインスリン製剤とインスリンアナログ製剤の特徴について説明できる。	○		
・バイオ後続品のインスリンと先発品との違いについて説明できる。	○		
・CSII（SAPを含め）の適応患者とその管理について説明できる。	○		
・アレルギーや抗体について免疫機序から説明できる。	○		
2　GLP-1受容体作動薬			
・薬理作用について説明できる。	○		
・吸収・分布・代謝・排泄について代謝酵素などを含め説明できる。	○		
・警告項目を列挙できる。	○		
・禁忌症例について理由を含め説明できる。	○		
・慎重投与について理由を含め説明できる。	○		
・重要な基本的注意を列挙できる。	○		
・相互作用とその理由について説明できる。	○		
・重大な副作用について発生機序と初期症状，その時の対応を含め説明できる。	○		
・頻度の高い副作用について対応を含め説明できる。	○		
・GLP-1受容体作動薬の種類と薬剤の違いについて説明できる。	○		
・打ち忘れ時の対応やシックデイの対応などを概説し，服薬指導を行うことができる。	○	○	
・アレルギーや抗体について免疫機序から説明できる。	○		
3　適正な注射手技			
・代表的なインスリン注入器による基本的な自己注射の方法について説明し，操作できる。	○	○	
・安全な注射針の取り扱いについて説明し，注意点を列挙できる。	○		
・適正な注射針の穿刺に関して，注意点を列挙できる。	○		
・代表的な自己注射時のトラブル事例を列挙し，対処法と予防法について説明できる。	○		
・適正な注射針の廃棄法について説明し，注意点を列挙できる。	○		
・自己注射の手技が薬液の動態に影響を与える項目を列挙し，注意点について説明できる。	○		
4　適正なSMBGの手技と活用法			
・代表的な血糖測定器や穿刺器による基本的な測定の方法について説明し，操作できる。	○	○	
・SMBGの値に影響を及ぼす因子を列挙し，対処法について説明できる。	○		
・薬剤師ではSMBG手技の介助ができない（医行為）項目を列挙できる。	○		

	知識	技能	態度
・代表的なSMBGでのトラブル事例を列挙し，対処法と予防法について説明できる。	○		
・適正な穿刺針の廃棄法について説明し，注意点を列挙できる。	○		
・適正な血糖測定器や穿刺器の保守，メンテナンス方法について説明し，注意点を列挙できる。	○		
・SMBGとCGM（持続グルコース測定）の違いを挙げ，両者の関係について説明できる。	○		

3. 薬剤の併用療法

1 内服薬同士の併用療法
2 内服薬と注射薬の併用療法
3 注射薬同士の併用療法

【一般目標】

・安全かつ有効な薬物療法を導入・継続するために必要な糖尿病治療薬の特徴，作用機序，体内動態，相互作用などを踏まえ併用療法について説明できる。

【到達目標】	知識	技能	態度
1 内服薬同士の併用療法			
・薬理作用をもとに併用の有用性について説明できる。	○		
・併用による重大な副作用について発生機序と初期症状，その時の対応を含め説明できる。	○		
・併用するうえで治療上および日常生活上で注意すべきことについて説明できる。	○		
2 内服薬と注射薬の併用療法			
・薬理作用をもとに併用の有用性について説明できる。	○		
・併用による重大な副作用について発生機序と初期症状，その時の対応を含め説明できる。	○		
・併用するうえで治療上および日常生活上で注意すべきことについて説明できる。	○		
3 注射薬同士の併用療法			
・薬理作用をもとに併用の有用性について説明できる。	○		
・併用による重大な副作用について発生機序と初期症状，その時の対応を含め説明できる。	○		
・併用するうえで治療上および日常生活上で注意すべきことについて説明できる。	○		

4. 合併症

1 急性合併症
2 慢性合併症

【一般目標】
・急性・慢性合併症の成因・病態を理解し，安全かつ有効な薬物療法を導入・継続するために薬剤の提案ができる。

【到達目標】	知識	技能	態度
1　急性合併症			
・糖尿病性ケトアシドーシスの治療に使用する薬剤を列挙し，その使用法について説明できる。	○		
・高血糖高浸透圧諸侯群を引き起こす可能性がある主な薬剤を列挙できる。	○		
・高血糖高浸透圧諸侯群の治療に使用する薬剤を列挙し，その使用法について説明できる。	○		
・低血糖を引き起こす主な薬剤（血糖降下薬以外も含めて）を列挙できる。	○		
・インスリノーマや反応性低血糖の治療に用いられる薬剤を列挙できる。	○		
2　慢性合併症			
・腎症の進行阻止のため治療に使われる主な薬剤を列挙できる。	○		
・神経障害進行抑制に使用される薬剤を列挙し，その作用機序や副作用について説明できる。	○		
・神経障害の症状緩和のために使用される薬剤を列挙し，その作用機序や副作用について説明できる。	○		
・大血管障害のリスク軽減に使用される薬剤を列挙し，その作用機序や副作用について説明できる。	○		

5. 妊娠

1	妊娠

【一般目標】
・安全を確保するために妊娠中の薬物選定とコントロール目標について説明できる。

【到達目標】	知識	技能	態度
1　妊娠			
・妊娠中の血糖コントロール目標について理解し，適切な薬物治療について説明できる。	○		

6. 小児

1	小児1型糖尿病
2	小児2型糖尿病

【一般目標】
・必要な薬物治療の導入・継続するために，小児糖尿病の病態に合った薬物提案ができる。

【到達目標】	知識	技能	態度
1 小児1型糖尿病 ・インスリン治療を中心とした薬物治療について説明できる。	○		
2 小児2型糖尿病 ・成因と病態に合わせた薬物治療について説明できる。	○		

7. 高齢者

1 高齢者糖尿病
2 高齢2型糖尿病におけるmultimorbidity（多疾患状態）

【一般目標】
・適正な薬物療法を進めるために，高齢者糖尿病の病態，生理機能を把握し，生活環境，社会的機能などに合わせた薬物の提案ができる。

【到達目標】	知識	技能	態度
1 高齢者糖尿病 ・成因と病態に合わせた薬物治療について説明できる。	○		
2 高齢2型糖尿病におけるmultimorbidity（多疾患状態） ・患者のアドヒアランスを観察・検討し，多剤処方から生ずる薬学的問題点と解決法について説明できる。	○		

8. 糖尿病の社会的問題

1 医療経済，健康保険など
2 自動車運転などに関わる問題

【一般目標】
・糖尿病の継続した治療により患者の安全とQOLを維持するために適切な支援を行う能力を身につける。

【到達目標】	知識	技能	態度
1 医療経済，健康保険問題 ・わが国の医療保険制度を理解し，小児慢性特定疾患治療研究事業などをふまえ医療費について説明できる。 ・後発医薬品への切り替え意義と選択理由について説明できる。	○ ○		
2 自動車運転などに関わる問題 ・運転中に低血糖を起こす危険のある薬剤を理解し，危険回避について適切な指導ができる。	○	○	

9. 特殊な病態における薬物治療

1 周術期
2 経腸栄養療法
3 経静脈栄養療法
4 感染症発症時
5 副腎皮質ホルモン投与時
6 肝障害
7 腎障害
8 災害時

【一般目標】

・特殊な状況下においても良好な血糖コントロールを確保するために，必要な薬剤の提案や薬学的管理ができるよう知識を身につける。

【到達目標】	知識	技能	態度
1 周術期 ・周術期の一般的血糖コントロール目標を理解し，薬剤投与法について予測できる。	○		
2 経腸栄養療法 ・血糖の状態に合わせた経腸栄養剤を理解し，血糖降下薬を選択できる。	○		
3 経静脈栄養療法 ・末梢・中心静脈栄養を理解し，インスリンをはじめとする血糖降下薬を選択できる。	○		
4 感染症発症時 ・重症感染症時の糖代謝異常を理解し，血糖降下薬を選択できる。	○		
5 副腎皮質ホルモン投与時 ・副腎皮質ホルモン剤の種類と血糖への影響を理解し，血糖降下薬を選択できる。	○		
6 肝障害 ・肝硬変時の糖代謝を理解し，血糖降下薬を選択できる。	○		
7 腎障害 ・腎不全時の薬剤動態を理解し，血糖降下薬を選択できる。	○		
8 災害時 ・災害時の代替薬を選択できる。	○		

一般社団法人日本くすりと糖尿病学会利益相反（COI）に関する指針

「日本くすりと糖尿病学会　利益相反（Conflict of Interest，COIと略す）に関する指針（以下「COI指針」という）」をここに定める。
　COI指針の対象者である医学・薬学研究に関係する研究者等は，日本くすりと糖尿病学会（以下「本学会」）の構成員全体に広く適用されることを前提として制定された本COI指針を遵守することが求められる。

1　目的
　医学・薬学研究実施者，関係者，被験者及び医療機関を取り巻く利益相反の存在を明らかにし，社会の理解と信頼を得て，医学・薬学研究の適正な推進を図ることを目的として，本COI指針を定めた。

2　適用範囲
　本COI指針は，本学会会員が，国内及び国外において行う基礎研究並びに臨床研究（以下「研究」）に適用する。

3　利益相反の定義
　研究に係る利益相反とは，研究実施者及び関係者が，被験者及び医療機関等と連携をとりながら行う研究によって得られる直接的利益及び間接的利益等と，患者の健康増進に寄与する医療人としての責務又は患者の希望する最善の治療を提供する医療関係者としての責務などが衝突・相反している状況をいう。なお，臨床研究実施者とは，主任研究者及び研究分担者等をいい，関係者とは臨床研究実施者の所属長及び実施する研究に関連する企業・団体等に所属する者をいう。

4　利益相反の開示
　本ポリシーは，研究実施者，関係者，被験者及び医療機関等を取り巻く利益相反の存在を明らかにし，社会の理解と信頼を得て，研究の適切な推進を図るものである。このため，開示対象及び開示すべき者の範囲は次のとおりとする。
(1) 開示対象
　①経済的利益知的財産権の取得，株式又は新株予約権の取得（未公開株を含む。），金銭収入（実施料収入，兼業報酬，寄付金等を含む。），借入，役務提供の受領等
　②経営関与による経済的利益，役員，顧問就任等
(2) 開示すべき人的範囲
　①研究実施者及び関係者（研究協力者（コーディネータ等）は，研究実施者に含まない。）
　②①に規定する者の配偶者及び生計を一にする一親等の者
　③その他，本会COI委員会が必要と判断した者

5 実施手順

「一般社団法人 日本くすりと糖尿病学会「利益相反（COI）に関する指針」の細則」に従って，実施するものとする．

附則 本指針は，平成28年10月29日から施行する．

平成28年6月30日制定
平成28年10月28日改定

一般社団法人 日本くすりと糖尿病学会「利益相反（COI）に関する指針」の細則

日本くすりと糖尿病学会は，「日本くすりと糖尿病学会利益相反（COI）に関する指針」に則り，本学会並びに本学会員の利益相反（COI）状態を公正にマネージメントするために，「利益相反（COI）に関する指針の細則」を次のとおり定める．

第1条（本学会講演会などにおけるCOI事項の申告と公表）

第1項

会員，非会員の別を問わず本学会が主催する学術集会・講演会（学術集会，その他），市民公開講座などで医学・薬学研究に関する発表・講演を行う場合，および企業・法人組織，営利を目的とする団体が主催または共催の講演会，研究会，ランチョンセミナー，イブニングセミナーなどで発表・講演を行う場合，筆頭発表者は，今回の演題発表に際して，医学・薬学研究に関連する企業・法人組織，営利を目的とする団体との経済的な関係について，申請時点での過去1年間におけるCOI状態の有無を本学会所定の様式により申告するものとする．また，本学会が発刊する学会誌，書籍等においても筆頭著者が申告するものとする．

筆頭発表者は該当するCOI状態について，発表スライドの最初（または演題・発表者などを紹介するスライドの次）に，あるいはポスターの最後に所定の様式により公表するものとする．

第2項

「医学・薬学研究に関連する企業・法人組織，営利を目的とする団体」とは，医学・薬学研究に関し次のような関係をもった企業・組織や団体とする．

① 医学・薬学研究を依頼し，または，共同で行った関係（有償無償を問わない）
② 医学・薬学研究において評価される療法・薬剤，機器などに関連して特許権などの権利を共有している関係
③ 医学・薬学研究において使用される薬剤・機材などを無償もしくは特に有利な価格で提供している関係
④ 医学・薬学研究について研究助成・寄付などをしている関係
⑤ 医学・薬学研究において未承認の医薬品や医療器機などを提供している関係

⑥寄付講座などの資金提供者となっている関係

第3項
　発表演題に関連する「医学・薬学研究」とは，医療における疾病の予防方法，診断方法および治療方法の改善，疾病原因および病態の理解ならびに患者の生活の質の向上を目的として実施される医学・薬学系研究である．人間を対象とする医学・薬学研究には，個人を特定できる人間由来の試料および個人を特定できるデータの研究を含むものとする．個人を特定できる試料またはデータに当たるかどうかは，文部科学省・厚生労働省公表（平成26年12月）の「人を対象とする医学系研究に関する倫理指針」に定めるところによるものとする．

第2条（COI自己申告の基準について）
　COI自己申告が必要な金額等の基準は以下のとおりとする．
① 医学・薬学研究に関連する営利を目的とした企業・法人組織・団体（以下，企業・組織や団体という）の役員，顧問職については，1つの企業・組織や団体からの報酬額が年間100万円以上とする．
② 株式の保有については，1つの企業についての1年間の株式による利益（配当，売却益の総和）が100万円以上の場合，あるいは当該全株式の5％以上を所有する場合とする．
③ 企業・組織や団体からの特許権使用料については，1つの権利使用料が年間100万円以上とする．
④ 企業・組織や団体から，会議の出席（発表）に対し，研究者を拘束した時間・労力に対して支払われた日当（講演料など）については，1つの企業・団体からの年間の講演料が合計50万円以上とする．
⑤ 企業・組織や団体がパンフレットなどの執筆に対して支払った原稿料については，1つの企業・組織や団体からの年間の原稿料が合計50万円以上とする．
⑥ 企業・組織や団体が提供する研究費については，1つの企業・団体から医学研究（治験，臨床試験費，受託研究費，共同研究費など）に対して支払われた総額が年間100万円以上とする．
⑦ 企業・組織や団体が提供する奨学（奨励）寄付金については，1つの企業・組織や団体から，申告者個人または申告者が所属する部局（講座・分野）あるいは研究室の代表者に支払われた総額が年間100万円以上の場合とする．
⑧ 企業・組織や団体が提供する寄付講座に申告者らが所属している場合とする．
⑨ その他，研究とは直接無関係な旅行，贈答品などの提供については，1つの企業・組織や団体から受けた総額が年間5万円以上とする．但し，⑥，⑦については，発表者個人か，発表者が所属する部局（講座，分野）あるいは研究室などへ，研究成果の発表に関連して開示すべきCOI関係にある企業や団体などからの研究経費，奨学寄付金などの提供があった場合に申告する必要がある．

第3条（COI自己申告書の取り扱い）
第1項

　学会発表のための抄録登録時や執筆時に提出されるCOI自己申告書は提出の日から2年間，理事長の監督下に学会事務局で厳重に保管されなければならない．2年間の期間を経過したものについては，理事長の監督下において速やかに削除・廃棄される．但し，削除・廃棄することが適当でないと理事会が認めた場合には，必要な期間を定めて当該申告者のCOI情報の削除・廃棄を保留できるものとする．

第2項

　本学会の理事会は，本細則に従い，提出された自己申告書をもとに，当該個人のCOI状態の有無・程度を判断し，本学会としてその判断に従ったマネージメントならびに措置を講ずる場合，当該個人のCOI情報を随時利用できるものとする．しかし，利用目的に必要な限度を超えてはならず，また，上記の利用目的に照らし開示が必要とされる者以外の者に対して開示してはならない．

第3項

　COI情報は，第3条第2項の場合を除き，原則として非公開とする．COI情報は，学会の活動，委員会の活動（附属の常設小委員会などの活動を含む），臨時の委員会などの活動などに関して，本学会として社会的・道義的な説明責任を果たすために必要があるときは，理事会の協議を経て，必要な範囲で本学会の内外に開示もしくは公表することができる．但し，当該問題を取り扱う特定の理事に委嘱して，COI委員会の助言のもとにその決定をさせることを妨げない．この場合，開示もしくは公表されるCOI情報の当事者は，理事会もしくは決定を委嘱された理事に対して意見を述べることができる．但し，開示もしくは公表について緊急性があって意見を聞く余裕がないときは，その限りではない．

第4項

　特定の会員を指名しての開示請求（法的請求も含めて）があった場合，妥当と思われる理由があれば，理事長からの諮問を受けてCOI委員会が個人情報の保護のもとに適切に対応する．しかし，COI委員会で対応できないと判断された場合には，理事長が指名する本学会会員若干名および外部委員1名以上により構成されるCOI調査委員会を設置して諮問する．開示請求書の受領後，可及的すみやかに委員会を開催してその答申を行う．

第4条（COI委員会）

　理事長が指名する本学会会員若干名および外部委員1名以上により，COI委員会を構成し，理事長の指名により委員長を選出する．COI委員会委員は知り得た会員のCOI情報についての守秘義務を負う．COI委員会は，理事会と連携して，COIポリシーならびに本細則に定めるところにより，会員のCOI状態が深刻な事態へと発展することを未然に防止するためのマネージメントと違反に対する対応を行う．委員にかかるCOI事項の報告ならびにCOI情報の取扱いについては，第3条の

規定を準用する。

第5条（違反者に対する措置）
　本学会主催講演会などの発表予定者，本学会誌や書籍への投稿者によって提出されたCOI自己申告事項について，疑義もしくは社会的・道義的問題が発生した場合，本学会として社会的説明責任を果たすためにCOI委員会が十分な調査，ヒアリングなどを行ったうえで，発表予定者の学会発表や論文発表の差止めなどの適切な措置を講じることができる。深刻なCOI状態があり，説明責任が果たせない場合には，理事長は，COI委員会からの報告をもとに理事会で審議のうえ，必要な措置を講じることができる。既に発表された後に疑義などの問題が発生した場合には，理事長は事実関係を調査し，違反があれば必要な措置を講じ，違反の内容が本学会の社会的信頼性を著しく損なう場合には，本学会の定款に従い，会員資格などに対する措置を講じることができる。

第6条（不服申し立て）
第1項：不服申し立て請求
　第5条により，本学会事業（学術集会など）での発表に対して理事長による措置の決定通知を受けた者で，当該結果に不服がある場合は，理事会議決の結果の通知を受けた日から7日以内に，理事長宛ての不服申し立て審査請求書を学会事務局に提出することにより，審査請求をすることができる。審査請求書には，COI委員長が文書で示した措置の理由に対する具体的な反論・反対意見を簡潔に記載するものとする。その場合，COI委員長に開示した情報に加えて異議理由の根拠となる関連情報を文書で示すことができる。

第2項：不服申し立て審査手続
1. 不服申し立ての審査請求を受けた場合，理事長は速やかに不服申し立て審査委員会を設置しなければならない。不服申し立て審査委員会は理事長が指名する本学会会員若干名および外部委員1名以上により構成され，委員長は委員の互選により選出する。COI委員会委員は不服申し立て審査委員会委員を兼ねることはできない。不服申し立て審査委員会は審査請求書の受領後，可及的すみやかに委員会を開催してその審査を行う。
2. 不服申し立て審査委員会は，当該不服申し立てにかかるCOI委員会委員長ならびに不服申し立て者から必要がある時は意見を聴取することができる。
3. 不服申し立て審査委員会は，特別の事情がない限り，審査に関する第1回の委員会開催日から1ヶ月以内に不服申し立てに対する答申書をまとめ，理事長に提出する。
4. 不服申し立て審査委員会の決定をもって最終とする。

第7条（細則の変更）
　本細則は，社会的要因や産学連携に関する法令の改変などから，個々の事例によって一部に変更が必要となることが予想される。COI委員長は，必要に応じて，理事長の指示のもとにCOI細則検討のための小委員会を設置し，本細則の見直しのための審議を行い，COI委員会，理事会の決議を

経て，本細則を変更することができる．なおCOI委員会委員は小委員会委員を兼ねることができる．

附則
第1条（施行期日）
　本細則は，平成28年10月29日より施行とし，2年間の試行期間を設けた後に完全実施とする．

第2条（本細則の改正）
　本細則は，社会的要因や産学連携に関する法令の改正，整備ならびに医療および医学研究をめぐる諸条件の変化に適合させるために，原則として，数年ごとに見直しを行うこととする．

平成28年6月30日制定
平成28年10月28日改定

索　引

数　字

1A型	15
1B型	15
1型糖尿病	15, 30, 49
2型糖尿病	16, 32
50% effective dose	81
50% lethal dose	78, 81
50%致死量	78, 81
50%有効量	81
75g経口糖負荷試験	24

英　文

A

ABCトランスポーター	85
absorption	64
activity of daily living	14
ADL	14
AGEs	16
Afrezza	98
aromatic waters	103
ATP-binding cassette	85

B

basal supported oral therapy	108
BG薬	211, 219
bioavailability	64
BOT	108

C

capsules	96
CDEJ	2, 7
CDEL	2, 8
CDKAL1	32
Certified Diabetes Educator of Japan	2
Certified Diabetes Educator of Local	2
CGM	344
chronic kidney disease	257
CKD	257, 317
continuos subcutaneous insulin infusion	322, 327, 344
continuous glucose monitaring	344
COPD患者	298
creams	102
CSII	169, 322, 327, 344
CTLA-4遺伝子	16, 31
CYP	66, 79, 84
cytochrome P450	66
cytotoxic T lymphocyte associated antigen 4	16, 31
C-ペプチド	20, 162

D

DCCT	241
decoctions	103
DHA	39
dialysis agents	98
dipeptidyl peptidase -4	120
distribution	64
DKA	230
docosahexaennoic acid	39
DPP-4	120
DPP-4阻害薬	120, 212, 217

E

ear preparations	99

ED₅₀	81
eGFR	17
eicosapentaenoic acid	39
end-stage renal disease	257
enemas for rectal application	100
EPA	39
ESRD	257
estimated glomerular filtration rate	17
excretion	67
extracts	103

F

first-pass effect	64
fluidextracts	103

G

GAD抗体	29, 31
gels	102
genetic polymorphisms	67
genome wide association study	16
GER	70
GFR	67, 257
GIP	20, 22, 120
glomerular filtration rate	257
GLP-1	20, 22, 120
GLP-1受容体作動薬	98, 181, 191, 220
glucagon-like peputide-1	20
glucose-dependent insulinotropic polypeptide	20
glucose transporter	153
glucose transporter 2	20, 104
glucose transporter 4	14, 22, 44
GLUT	153
GLUT2	20, 104
GLUT4	14, 22, 44
glutamic acid decarboxylase	31
glycation	19
GPCR	83
G-protein-coupled receptor	83

granules	96
GWAS	16, 32
G蛋白質共役型受容体	83

H

HbA1c	24
HHS	232
HLA	16, 30
HLA遺伝子	16, 31
human leukocyte antigen	15

I

IA-2抗体	29
ICA	29
infusions	103
inhalations	98
injections	97
Insulin autoantibody	31
in vitro	81
in vivo	81
Islet cell antibody	31

J

JADEC	5
Japan Association for Diabetes Education and Care	5
Japan Diabetes Clinical Data Management Study Group	236
JDDM10	236
jellies for oral administration	96

K

KCNQ1	32
Kumamoto Study	241

L

LD₅₀ ·· 78, 81
Lipoatrophy ··· 177
Lipohypertrophy ···································· 177
liquids and solutions for oral administration
 ·· 96
liquids and solutions for cutaneous
 application ··· 101
liquids and solutions for oro-mucosal
 application ··· 97

M

MBI ··· 90
Mechanism-based inhibition ···················· 90
metabolism ··· 66
multimorbidity ······································· 334

N

n-3系多価不飽和脂肪酸 ························· 39
nasal preparations ···································· 99
NPH製剤 ·· 166

O

OD ·· 95
OGTT ·· 24, 26
ointments ·· 101
ophthalmic ointments ······························· 99
ophthalmic preparations ··························· 99
oral disintegrating ···································· 95
oral glucose tolerance test ······················· 24

P

patches ·· 102
peroxisome proliferator-activated receptor
 γ ··· 84
pH ·· 70

pills ··· 103
POCT ··· 202
powders ·· 96
PPAR γ ·· 84
PP細胞 ··· 19

S

SAP療法 ·· 344, 350
self-monitoring of blood glucose
 ·· 202, 253, 344
semi-solid preparations for oro-mucosal
 application ··· 97
semi-solid preparations for rectal application
 ·· 100
sensor augmented pump ························ 344
SGLT ··· 153
SGLT1 ··· 153
SGLT2 ··· 153
SGLT2阻害薬 ········ 153, 212, 218, 220, 255, 286
SGLT2阻害薬の適正使用に関する
 Recommendation ······························· 157
SLCトランスポーター ··························· 85
slowly progressive insulin dependent
 diabetes mellitus ································ 31
SMBG ··································· 202, 253, 344
sodium-glucose cotransporter ··············· 153
sodium-glucose cotransporter2阻害薬 ··· 255
solid dosage forms for cutaneous application
 ·· 100
SPIDDM ·· 31
spirits ·· 103
sprays for cutaneous application ··········· 101
sprays for oro-mucosal application ········· 97
sulfonylureas ·· 104
suppositories for rectal application ······· 100
suppositories for vaginal use ················· 100
SUR2A ··· 108
SU受容体 ·· 108
SU薬 ·· 104, 212
syrups ··· 96

T

tablets	95
tablets for oro-mucosal application	97
tablets for vaginal use	100
TCF7L2	32
teabags	103
tinctures	103
total parenteral nutrition	309
TPN	309
TPN製剤	312
Transdermal Therapeutic System	74
TTS	74

U

UAE	17
UKPDS	236
United Kingdom Prospective Diabetes Study	236

V

vascular endothelial growth factor	16
VEGF	16

Z

ZnT8抗体	29

和文

あ

アカルボース	85, 95, 131
アクトスOD錠	95
アゴニスト	82
アスピリン	117
アセチル抱合	66
アセトアミノフェン	66
アセトヘキサミド	106
アドヒアランス	9
アナグリプチン	125
アナフィラキシー	78
アマリールOD錠	95
アルゴリズム法	171
α-グルコシダーゼ阻害薬	131
α細胞	19
α-GI	212
アルブミン尿	268
アログリプチン	124
安全域	81
アンタゴニスト	82, 85

い

イオンチャネル	85
イオンチャネル内蔵型受容体	83
イソニアジド	66
依存性薬物	78
一次作用	76
一過性	77
一価不飽和脂肪酸	39
遺伝子多型	67, 79
イトラコナゾール	90
胃内容物排出速度	70, 71
イプラグリフロジン	86
イリノテカン	66
医療保険制度	356
インクレチン	22, 120
インクレチン関連薬	255
インスリン	98, 162, 191
インスリンアスパルト	163
インスリンアナログ	98
インスリンアレルギー	177
インスリン依存状態	28, 49
インスリン遺伝子	16, 31
インスリン拮抗ホルモン	21
インスリン吸入製剤	98
インスリングラルギン	163
インスリングルリジン	163

インスリン自己抗体⋯⋯⋯⋯⋯⋯⋯⋯29, 31
インスリン抵抗性⋯⋯⋯⋯⋯⋯13, 16, 26
インスリン デグルデク⋯⋯⋯⋯⋯⋯163
インスリン デテミル⋯⋯⋯⋯⋯⋯⋯163
インスリン非依存状態⋯⋯⋯⋯⋯28, 51
インスリン分泌機序⋯⋯⋯⋯⋯⋯⋯104
インスリン分泌障害⋯⋯⋯⋯⋯⋯⋯⋯12
インスリン分泌不全⋯⋯⋯⋯⋯⋯12, 16
インスリンポンプ⋯⋯⋯⋯⋯⋯⋯⋯⋯344
インスリンポンプ療法⋯⋯⋯⋯⋯⋯348
インスリン由来アミロイドーシス⋯177
インスリン リスプロ⋯⋯⋯⋯⋯⋯⋯163
インスリン療法⋯⋯⋯⋯⋯⋯48, 49, 217
インターフェロン⋯⋯⋯⋯⋯⋯⋯⋯⋯49
インヒビター⋯⋯⋯⋯⋯⋯⋯⋯⋯⋯⋯85

う

運動器疾患⋯⋯⋯⋯⋯⋯⋯⋯⋯⋯⋯⋯46
運動療法⋯⋯⋯⋯⋯⋯⋯⋯⋯⋯⋯⋯⋯42

え

エイコサペンタエン酸⋯⋯⋯⋯⋯⋯⋯39
エキス剤⋯⋯⋯⋯⋯⋯⋯⋯⋯⋯⋯⋯⋯103
エキセナチド⋯⋯⋯⋯⋯⋯⋯⋯184, 188
エナラプリル⋯⋯⋯⋯⋯⋯⋯⋯⋯⋯⋯68
エネルギー摂取量⋯⋯⋯⋯⋯⋯⋯⋯⋯38
エピネフリン⋯⋯⋯⋯⋯⋯⋯⋯⋯21, 117
エルゴメータ⋯⋯⋯⋯⋯⋯⋯⋯⋯⋯⋯46
塩化カルシウム水和物⋯⋯⋯⋯⋯⋯⋯98
塩化ナトリウム⋯⋯⋯⋯⋯⋯⋯⋯⋯⋯98
塩化マグネシウム⋯⋯⋯⋯⋯⋯⋯⋯⋯98
エンパワーメント⋯⋯⋯⋯⋯⋯⋯9, 58

お

黄斑症⋯⋯⋯⋯⋯⋯⋯⋯⋯⋯⋯⋯⋯⋯16
オマリグリプチン⋯⋯⋯⋯⋯⋯⋯⋯125
オランザピン⋯⋯⋯⋯⋯⋯⋯⋯⋯⋯⋯34

か

カートリッジ剤⋯⋯⋯⋯⋯⋯⋯⋯⋯⋯97
カートリッジ使用型⋯⋯⋯⋯⋯⋯⋯⋯98
カートリッジ製剤⋯⋯⋯⋯⋯⋯⋯⋯170
カーボカウント法⋯⋯⋯⋯⋯⋯39, 327
解糖系⋯⋯⋯⋯⋯⋯⋯⋯⋯⋯⋯⋯⋯⋯22
外用液剤⋯⋯⋯⋯⋯⋯⋯⋯⋯⋯⋯⋯101
外用固形剤⋯⋯⋯⋯⋯⋯⋯⋯⋯⋯⋯100
解離度⋯⋯⋯⋯⋯⋯⋯⋯⋯⋯⋯⋯⋯⋯69
カウンセリング手法⋯⋯⋯⋯⋯⋯⋯⋯9
化学的拮抗⋯⋯⋯⋯⋯⋯⋯⋯⋯⋯⋯⋯77
カプセル剤⋯⋯⋯⋯⋯⋯⋯⋯⋯⋯⋯⋯96
空打ち⋯⋯⋯⋯⋯⋯⋯⋯⋯⋯⋯⋯⋯193
顆粒剤⋯⋯⋯⋯⋯⋯⋯⋯⋯⋯⋯⋯⋯⋯96
肝移植⋯⋯⋯⋯⋯⋯⋯⋯⋯⋯⋯⋯⋯273
肝癌⋯⋯⋯⋯⋯⋯⋯⋯⋯⋯⋯⋯⋯⋯273
肝クリアランス⋯⋯⋯⋯⋯⋯⋯⋯⋯⋯68
がん原性⋯⋯⋯⋯⋯⋯⋯⋯⋯⋯⋯⋯⋯78
丸剤⋯⋯⋯⋯⋯⋯⋯⋯⋯⋯⋯⋯⋯⋯103
緩徐進行1型糖尿病⋯⋯⋯⋯⋯⋯⋯⋯31
間接作用⋯⋯⋯⋯⋯⋯⋯⋯⋯⋯⋯⋯⋯76
完全静脈栄養⋯⋯⋯⋯⋯⋯⋯⋯⋯⋯309
冠動脈疾患⋯⋯⋯⋯⋯⋯⋯⋯⋯⋯⋯⋯17
眼軟膏剤⋯⋯⋯⋯⋯⋯⋯⋯⋯⋯⋯⋯⋯99

き

奇形⋯⋯⋯⋯⋯⋯⋯⋯⋯⋯⋯⋯⋯⋯⋯78
キシリトール⋯⋯⋯⋯⋯⋯⋯⋯⋯⋯312
基礎インスリン経口併用療法⋯⋯⋯108
拮抗作用⋯⋯⋯⋯⋯⋯⋯⋯⋯⋯⋯⋯⋯92
拮抗薬⋯⋯⋯⋯⋯⋯⋯⋯⋯⋯⋯⋯82, 85
キット型⋯⋯⋯⋯⋯⋯⋯⋯⋯⋯⋯⋯⋯98
キット製剤⋯⋯⋯⋯⋯⋯⋯⋯⋯⋯⋯170
機能的拮抗⋯⋯⋯⋯⋯⋯⋯⋯⋯⋯⋯⋯77
キモトリプシン⋯⋯⋯⋯⋯⋯⋯⋯⋯⋯70
吸収⋯⋯⋯⋯⋯⋯⋯⋯⋯⋯⋯⋯⋯⋯⋯64
吸収率⋯⋯⋯⋯⋯⋯⋯⋯⋯⋯⋯⋯⋯⋯64
急性1型糖尿病⋯⋯⋯⋯⋯⋯⋯⋯⋯⋯31
急性毒性⋯⋯⋯⋯⋯⋯⋯⋯⋯⋯⋯⋯⋯77

吸入剤	98	経口ブドウ糖負荷試験	26
境界型	24	経肺投与	72
強化インスリン療法	169, 326	経皮吸収治療システム	74
競合阻害	84	経皮投与	73
競合的拮抗薬	82	経鼻投与	73
経静脈栄養療法	309	劇症1型糖尿病	32
経粘膜投与	72	血液胎盤関門	66
協力作用	77, 92	血液透析用剤	98
局所作用	76	血液脳関門	66
		血液脳脊髄液関門	66
		血管内皮細胞増殖因子	16
		血糖コントロール	14

く

空腹時血糖値	24
クエチアピン	34
クエン酸	22
クラリスロマイシン	90
クリーム剤（creams）	102
グリクラジド	107
グリニド薬	113, 212
グリベンクラミド	67, 106
グリメピリド	95, 106, 107
グルカゴン	21
グルカゴン様ペプチド1	20
グルカゴン様ペプチド1受容体作動薬	181
グルクロン酸抱合	66
グルコース依存性インスリン分泌刺激ポリペプチド	20
グルコースオキシダーゼ	202
グルコースデヒドロゲナーゼ	202
グルコバイOD錠	95
グルタチオン抱合	66
グルタミン酸脱炭酸酵素抗体	31
クレアチニンクリアランス	67
クロピドグレル	117

血糖自己測定	202, 253, 344
ゲノムワイド関連解析	16
ゲル剤	102
懸濁製剤	193

こ

口腔内投与	73
口腔内崩壊錠	95
口腔用液剤	97
口腔用錠剤	97
口腔用スプレー剤	97
口腔用半固形剤	97
高血圧	246
高血圧診療ガイドライン2014	246
抗血小板薬	248
高血糖	24, 173
高血糖高浸透圧症候群	232
酵素共役型受容体	83
高濃度アミノ酸輸液製剤	311
興奮作用	76
高齢者	53, 68, 79
高齢者糖尿病	331
五炭糖リン酸経路	22
コルチゾール	21
混合型（二相性）インスリンアナログ製剤	167
混合型ヒトインスリン製剤	167
コントロール指標	14

け

経口液剤	96
経口血糖降下薬	51
経口ゼリー剤	96
経口投与	69

混和 ·· 193

さ

災害	319
催奇形性	78
細小血管障害	45
細胞障害性Tリンパ球抗原-4遺伝子	16, 31
サキサグリプチン	125
坐剤	100
作動薬	82
酸化ストレス	13
散剤	96
三大合併症	12

し

ジェネリック医薬品	359
識別色	192
糸球体濾過速度	67
糸球体濾過率	17, 257
シクロスポリン	92
持効型溶解インスリンアナログ製剤	167
自己免疫性	31
自己免疫性1型糖尿病	15, 31
脂質	39
歯周疾患	18
歯周病	12
持続血糖モニタリング	344
持続性	77
持続性エキセナチド	184, 189
持続皮下インスリン注入療法	169, 322, 327, 344
シタグリプチン	85, 124
シックデイ	111, 179, 329
シックデイ対応	252, 284
シックデイルール	179, 253
シトクロムP450	66, 79, 84
ジペプチジルペプチダーゼ-4	120
シメチジン	67
弱塩基性薬物	69

弱酸性薬物	69
周術期	277
終末糖化産物	16
主作用	76
酒精剤	103
受動拡散	64
准認定薬剤師	3
錠剤	95
脂溶性	69
小腸上皮細胞	89
小児	68
小児1型糖尿病	326
小児2型糖尿病	328
初回通過効果	64
食塩	40
食事バランス	38
食事療法	36
植物性蛋白質	39
ショック症状	78
シロップ剤	96
腎・肝不全用アミノ酸輸液製剤	311
神経障害	12
人工腎臓透析用剤	98
浸剤	103
腎症	12
身体活動量	38
診断基準	24
心理	56

す

膵β細胞	31, 104
推算糸球体濾過率	17
随時血糖値	24
膵島細胞抗体	29, 31
スクラルファート	89
スタチン	67
ステロイド糖尿病	32
スプレー剤	101
スライディングスケール法	171
スルホニル尿素薬	104

せ

成長ホルモン	21
絶対的適応	49
煎剤	103
全身作用	76
選択性	77

そ

相加作用	77, 92
臓器毒性	78
相乗作用	77, 92
増殖前網膜症	16
増殖網膜症	16
相対的適応	49
阻害薬	85
速効型インスリン分泌促進薬	113
速効型ヒトインスリン製剤	165
速効性	77
ソルビトール	312

た

大血管合併症	244
大血管障害	17, 46
胎児毒性	78
代謝	66
代謝酵素阻害	90
体内動態	64
ダパグリフロジン	86
単回投与毒性	77
炭酸水素ナトリウム	91
単純網膜症	16
炭水化物	38
蛋白質	39
蛋白尿	268
蛋白非結合率	67
ダンピング症候群	282

ち

チアゾリジン薬	146, 211, 219
地域糖尿病療養指導士	2
遅効性	77
膣錠	100
膣用坐剤	100
茶剤	103
中間型インスリンアナログ製剤	166
中間型ヒトインスリン製剤	166
注射剤	97
注射投与	74
注射部位	194
注腸剤	100
注入操作	195
注入デバイス	191
超速効型インスリンアナログ製剤	166
貼付剤	102
直接作用	76
直腸投与	72
直腸用半固形剤	100
チンキ剤	103

て

低血糖	172, 173, 175, 187, 363
低血糖昏睡	234
テーラーメイド医療	14
テオフィリン	68
デスモプレシン	73
テトラサイクリン	117
テネリグリプチン	124
デフェラシロクス	117
テモカプリル	68
デュラグルチド	184, 189
δ 細胞	19
点眼剤	99
点眼投与	73
点耳剤	99
点鼻剤	99

と

糖化作用	19
糖質	38
糖質コルチコイド作用	288
透析患者	259
透析用剤	98
糖代謝異常	28
糖尿病型	24, 25
糖尿病感受性遺伝子	16
糖尿病神経障害	17, 46, 240
糖尿病腎症	17, 45, 236, 257
糖尿病性ケトアシドーシス	230
糖尿病網膜症	16, 45
糖尿病ライフさかえ	6
糖尿病療養指導	8
動物性蛋白質	39
動脈硬化症	12
糖輸送担体	153
糖輸送担体2	20, 104
糖輸送担体4	14, 22, 44
特異性	77
特殊毒性	78
毒性	77
特発性	15, 31
ドコサヘキサエン酸	39
トラブル	197
トランスポーター	85
トリアシルグリセロール	22
トリアシルグリセロール合成	22
トリアゾラム	90
トリプシン	70
トリメトプリム	117
トレッドミル	46
トレラグリプチン	125

な

ナテグリニド	113
ナトリウム・グルコース共役輸送担体	153
ナファレリン	73
ナロキソン	93
軟膏剤	101

に

ニコチン酸ピラジナミド	117
二次作用	76
二次性糖尿病	29
二次無効	112
日常生活動作	14
ニボルマブ	49
日本くすりと糖尿病学会認定薬剤師制度	2
日本糖尿病学会	7
日本糖尿病教育・看護学会	7
日本糖尿病協会	5
日本糖尿病療養指導士	2
日本糖尿病療養指導士認定機構	7
日本病態栄養学会	7
乳酸アシドーシス	140, 233
尿蛋白	17
尿中アルブミン排泄量	17
妊娠	68, 336
認知症	334
認知症合併糖尿病	335
認定薬剤師	3
認定薬剤師制度	2

の

脳血管障害	17
濃度	81
能動輸送	64

は

バイアル-シリンジ型	98
バイアル製剤	170
廃棄	196
配合溶解インスリンアナログ製剤	167
排泄	67
白内障	17

白斑 ………………………………………… 16
パーソナルCGM機能付きインスリンポンプ
　………………………………………… 344
発がん性 …………………………………… 78
反復投与毒性 ……………………………… 78

ひ

非アルコール性脂肪性肝疾患 …………… 271
ピオグリタゾン ……………………… 84, 95
非競合阻害 ………………………………… 84
非競合的拮抗薬 …………………………… 82
ビグアナイド薬 ………………………… 137
ピタバスタチン …………………………… 92
ビタミンK ………………………………… 93
ヒトインスリン ………………………… 163
ヒト白血球抗原遺伝子 ……………… 15, 30
標準体重 …………………………………… 38
ビルダグリプチン …………………… 85, 124
ピロカルピン ……………………………… 73

ふ

フィブラート …………………………… 117
フェニトイン ……………………… 67, 117
フェノチアジン系薬剤 ………………… 117
フェノバルビタール ……………………… 90
フェロジピン ……………………………… 89
不競合阻害 ………………………………… 84
副作用 ……………………………………… 76
福祉制度 ………………………………… 356
副腎皮質ホルモン …………………… 117, 287
腹膜透析用剤 ……………………………… 98
ブセレリン ………………………………… 73
ブドウ糖 …………………………………… 98
フルクトース …………………………… 312
プレフィルド型 …………………………… 98
プレフィルドシリンジ …………………… 97
プレフィルド製剤 …………………… 170, 191
プロインスリン ………………………… 162
プロテインキナーゼC …………………… 16

プロプラノロール ………………………… 92
プロポキシフェン ………………………… 68
分布 ………………………………………… 64

へ

ベイスンOD錠 …………………………… 95
閉塞性動脈硬化症 ………………………… 12
β細胞 ……………………………………… 19
β酸化 ……………………………………… 22
β遮断薬 ………………………………… 117
ヘキソサミン経路 ………………………… 16
ペムブロズマブ …………………………… 49
変異原性 …………………………………… 78
変化ステージモデル ……………………… 59
変化ステージ理論 ………………………… 59
ペンタゾシン ……………………………… 68

ほ

芳香水剤 ………………………………… 103
ボグリボース ………………………… 85, 95, 132
ホスホフルクトキナーゼ ………………… 22
ポリオール代謝系 ……………………… 242
ポリオール代謝経路 ……………………… 16
ポリファーマシー …………………… 334, 359

ま

マイクロスフェア ………………………… 98
末期腎不全 ……………………………… 257
末梢動脈疾患 ……………………………… 18
マルトース ……………………………… 311
慢性合併症 ………………………………… 16
慢性腎臓病 ……………………………… 257
慢性毒性 …………………………………… 78

み

ミグリトール ………………………… 85, 132
ミチグリニド …………………………… 113

む

無自覚性低血糖 …………………… 176

め

メタボリックシンドローム …………… 26
メチル抱合 ……………………………… 66
メトホルミン …………………… 67, 85
メトホルミンの適正使用に関する
　Recommendation ………………… 142

も

網膜症 …………………………………… 12
網膜浮腫 ………………………………… 16
目標体重 ………………………………… 38
モノアシルグリセロール ……………… 22
モルヒネ ………………………………… 92

や

薬物アレルギー ………………………… 78
薬物依存 ………………………………… 78
薬物過敏症 ……………………………… 78
薬物治療 ………………………………… 48
薬物動態学的相互作用 ………………… 87
薬物トランスポーター ………………… 64
薬理学的拮抗 …………………………… 77
薬理作用 ………………………………… 76
薬力学的相互作用 ……………………… 92

ゆ

有酸素運動 ……………………………… 46

遊離脂肪酸 ……………………………… 22

よ

溶解速度 ………………………………… 70
ヨード造影剤 ………………………… 140
抑制作用 ………………………………… 76

ら

ランゲルハンス島 ……………… 19, 162
卵胞ホルモン ………………………… 117

り

リガンド ………………………………… 82
リキシセナチド ……………… 184, 188
リスクマネジメント ………………… 198
リナグリプチン ……………………… 124
リファンピシン ………………………… 90
リポアトロフィー …………………… 177
リポハイパートロフィー …………… 177
流エキス剤 …………………………… 103
硫酸抱合 ………………………………… 66
リラグルチド ………………… 184, 189

れ

レギュラーインスリン ……………… 165
レパグリニド ………………… 67, 113

わ

ワルファリン ………………… 67, 93

糖尿病の薬学管理必携
糖尿病薬物療法認定薬剤師ガイドブック

定価　本体4,500円（税別）

2017年11月10日　発　行
2022年 9 月20日　第 2 刷発行

監　修	清野　裕　杉山 雄一　門脇　孝　南條 輝志男
編　集	一般社団法人 日本くすりと糖尿病学会
発行人	武田　信
発行所	株式会社 じ ほ う

　　　　101-8421　東京都千代田区神田猿楽町1-5-15（猿楽町SSビル）
　　　　振替　00190-0-900481
　　　　＜大阪支局＞
　　　　541-0044　大阪市中央区伏見町2-1-1（三井住友銀行高麗橋ビル）
　　　　お問い合わせ　https://www.jiho.co.jp/contact/

©2017　　　　　組版　(株)明昌堂　　印刷　(株)日本制作センター
Printed in Japan

本書の複写にかかる複製，上映，譲渡，公衆送信（送信可能化を含む）の各権利は
株式会社じほうが管理の委託を受けています．

JCOPY ＜出版者著作権管理機構 委託出版物＞
本書の無断複製は著作権法上での例外を除き禁じられています．
複製される場合は，そのつど事前に，出版者著作権管理機構（電話 03-5244-5088,
FAX 03-5244-5089, e-mail：info@jcopy.or.jp）の許諾を得てください．

万一落丁，乱丁の場合は，お取替えいたします．
ISBN978-4-8407-4999-2